广州市高校创新创业（就业）教育项目（穗教高教〔2019〕15号）成果

·原书第4版·高级生命支持小组

Managing Medical and Obstetric
Emergencies and Trauma
A Practical Approach

产科紧急情况与创伤医疗管理
实用管理方法

原著　[英] Rosamunde Burns
　　　[英] Kara Dent
主译　李映桃　陈娟娟　梁伟璋

中国科学技术出版社
·北 京·

图书在版编目（CIP）数据

产科紧急情况与创伤医疗管理：实用管理方法：原书第 4 版 /（英）罗莎蒙德·伯恩斯 (Rosamunde Burns),（英）卡拉·登特 (Kara Dent) 原著；李映桃，陈娟娟，梁伟璋主译 . — 北京：中国科学技术出版社，2023.3

书名原文：Managing Medical and Obstetric Emergencies and Trauma: A Practical Approach, 4e

ISBN 978-7-5046-9864-3

Ⅰ . ①产… Ⅱ . ①罗… ②卡… ③李… ④陈… ⑤梁… Ⅲ . ①产科外科手术 Ⅳ . ① R719

中国版本图书馆 CIP 数据核字 (2022) 第 203351 号

著作权合同登记号：01-2022-6676

策划编辑	靳 婷 延 锦 焦健姿
责任编辑	靳 婷
文字编辑	郭仕薪
装帧设计	佳木水轩
责任印制	徐 飞

出 版	中国科学技术出版社
发 行	中国科学技术出版社有限公司发行部
地 址	北京市海淀区中关村南大街 16 号
邮 编	100081
发行电话	010-62173865
传 真	010-62179148
网 址	http://www.cspbooks.com.cn

开 本	889mm×1194mm 1/16
字 数	540 千字
印 张	23.5
版 次	2023 年 3 月第 1 版
印 次	2023 年 3 月第 1 次印刷
印 刷	北京盛通印刷股份有限公司
书 号	ISBN 978-7-5046-9864-3/R·2964
定 价	258.00 元

（凡购买本社图书，如有缺页、倒页、脱页者，本社发行部负责调换）

版权声明

Title: *Managing Medical and Obstetric Emergencies and Trauma: A Practical Approach, 4e*
By Rosamunde Burns, Kara Dent
ISBN: 978-1-119-64574-0

© 2022 John Wiley & Sons Ltd
This fourth edition first published 2022
Edition History: Cambridge University Press (3e 2014, 2e 2007, 1e 2002)

All Rights Reserved. This translation published under license. Authorized translation from the English language edition, Published by John Wiley & Sons. No part of this book may be reproduced in any form without the written permission of the original copyrights holder.

Copies of this book sold without a Wiley sticker on the cover are unauthorized and illegal.
本书中文简体版专有翻译出版权由 John Wiley & Sons, Inc. 公司授予中国科学技术出版社。未经许可，不得以任何手段和形式复制或抄袭本书内容。
本书封底贴有 Wiley 防伪标签，无标签者不得销售。

内容提要

本书引自 Wiley 出版社，为全新第 4 版，设置参照 mMOET 课程（MMET 课程提供的是一种高层次、结构化的患者管理方法）。新版本在上一版的基础上，增加了心脏病、神经系统急症、新型冠状病毒合并妊娠及人为因素等内容，并更新了孕产妇创伤团队治疗的全新观念。本书提供了用于管理医疗、产科紧急情况与创伤识别和治疗的循证学结构化方法，同时为从事产科相关专业的临床医生、助产士、麻醉师与急诊科医生提供了有关改善母亲和胎儿结局所需知识、实用技能和流程的指导。

译校者名单

主　译　李映桃　陈娟娟　梁伟璋
副主译　胡峻岩　王寿平　温济英　范建辉　吴兆红
译校者（以姓氏笔画为序）
　　　　　万　波　南方医科大学第三附属医院妇产科
　　　　　王　勍　广州医科大学附属第三医院脊柱外科
　　　　　王寿平　广州医科大学附属第三医院麻醉科
　　　　　王振宇　中山大学孙逸仙纪念医院妇产科
　　　　　尹保民　珠海市妇幼保健院妇产科
　　　　　甘玉杰　广东省中山市博爱医院妇产科
　　　　　卢金强　暨南大学附属第一医院烧伤整形科
　　　　　卢澄钰　南方医科大学深圳医院妇产科
　　　　　叶　婷　广州医科大学附属第三医院妇产科
　　　　　丘峻朝　广州医科大学附属第五医院妇产科
　　　　　朱元方　深圳市宝安区妇幼保健院妇产科
　　　　　朱永城　广州医科大学附属第二医院急诊科
　　　　　刘红娥　广州开发区医院妇产科
　　　　　刘思华　南方医科大学南方医院妇产科
　　　　　刘晓绛　广州医科大学附属第三医院医务科
　　　　　刘海智　暨南大学附属第一医院妇产科
　　　　　刘梦玥　广州医科大学附属第三医院妇产科
　　　　　江慧琳　广州医科大学附属第二医院急诊科
　　　　　李　佳　广州医科大学附属第三医院产科
　　　　　李玉芳　广州医科大学附属第三医院妇产科
　　　　　李兆生　珠海市妇幼保健院产科
　　　　　李映桃　广州医科大学附属第三医院妇产科
　　　　　李湘元　广东省妇幼保健院生殖科
　　　　　肖大为　广东医科大学顺德妇女儿童医院内科
　　　　　肖国强　广州医科大学附属第三医院精神心理科
　　　　　肖晓梅　广州医科大学附属第三医院妇产科
　　　　　吴　繁　广州医科大学附属第三医院儿科

吴兆红　广州医科大学附属第三医院心胸外科
吴增晖　广州医科大学附属第三医院脊柱外科
邱国莹　广州医科大学附属第三医院儿科
何　青　深圳市宝安区妇幼保健院妇产科
何洁云　广东医科大学顺德妇女儿童医院产科
余丽君　广州医科大学附属第五医院妇产科
张　弛　广州医科大学附属第三医院关节外科
张兰珍　广州医科大学附属第二医院妇产科
张春华　广东省罗定市人民医院妇科
张梦雨　广州医科大学附属第三医院妇产科
张梦琪　广州医科大学附属第三医院妇产科
陈　平　惠州第一妇幼保健院妇产科
陈　戎　广州医科大学附属第三医院普通外科
陈　佳　佛山市妇幼保健院妇产科
陈　慧　中山大学孙逸仙纪念医院妇产科
陈绍呈　南方医科大学第三附属医院妇产科
陈美夙　广州医科大学附属第三医院妇产科
陈高文　南方医科大学珠江医院妇产科
陈海霞　佛山市妇幼保健院妇产科
陈娟娟　广州医科大学附属第三医院妇产科
陈德雄　广州医科大学附属第三医院全科
范建辉　中山大学附属第三医院妇产科
林绍鹏　广州医科大学附属第二医院急诊科
罗　金　广州医科大学附属第三医院麻醉科
季　杨　广州医科大学附属第二医院急诊科
周宇恒　广东省妇幼保健院产科
周伯荣　广州医科大学附属第三医院精神心理科
周梦阳　广州开发区医院妇产科
郑　兴　广州医科大学附属第三医院心胸外科
赵永朝　广州医科大学附属第三医院妇产科
胡峻岩　广州医科大学附属第三医院急诊科

钟彩娟　广东省妇幼保健院妇产科
洪　丽　广州医科大学附属第三医院妇产科
袁俏奇　广州市白云区妇幼保健院妇产科
莫均荣　广州医科大学附属第二医院急诊科
钱东翔　广州医科大学附属第三医院神经外科
徐崇彬　佛山市第二人民医院妇产科
高云飞　南方医科大学南方医院妇产科
郭　岩　南方医科大学第三附属医院妇产科
郭　慧　广州医科大学附属第二医院妇产科
郭晓玲　佛山市妇幼保健院妇产科
黄　蓓　广州医科大学附属第三医院产科
黄心怡　茂名市电白区人民医院科教科
黄俊巧　广州医科大学附属第三医院妇产科
黄莉萍　南方医科大学南方医院妇产科
崔金晖　中山大学附属第三医院妇产科
梁伟璋　广州医科大学附属第三医院妇产科
梁黎璇　广东省东莞市松山湖中心医院妇产科
梁燕玲　广州医科大学附属第三医院神经内科
彭宇华　广州医科大学附属第三医院急诊科
程　澄　广州金域医学检验中心集团股份有限公司
温济英　广东省妇幼保健院产科
温景锋　广州医科大学附属第三医院妇产科
谢玉珍　惠州第一妇幼保健院妇产科
蓝　天　广州医科大学附属第三医院妇产科
潘石蕾　南方医科大学珠江医院妇产科
魏立平　广州医科大学附属第三医院呼吸与危重症医学科

学术秘书　李玉芳　广州医科大学附属第三医院妇产科
　　　　　　张梦琪　广州医科大学附属第三医院妇产科
　　　　　　黄俊巧　广州医科大学附属第三医院妇产科
　　　　　　温景锋　广州医科大学附属第三医院妇产科

中文版序

妇女儿童健康是全民健康的基石，孕产妇死亡率和婴儿死亡率是国际公认的、反映一个国家或地区国民健康水平和社会文明程度的综合指标。近年来，我国危重孕产妇救治中心的建设与管理工作不断推进，倡导并进一步完善了产科、儿科、麻醉科、重症医学科、内科、外科、妇科、急诊科、放射科、输血科、药剂科等多学科协同合作机制，建立并完善了区域性危重孕产妇转会诊和救治网络，提高了危重孕产妇救治能力和服务质量，确保了救治服务的及时性和安全性。这些对产科的同仁来说，既是使命也是挑战。

作为一名急诊科医生，当急症孕产妇来到急诊科时，如何能更及时有效地救治危重症孕产妇呢？在我看来，*Managing Medical and Obstetric Emergencies and Trauma:A Practical Approach, 4e* 一书从病情识别、复苏技术、创伤合并妊娠抢救、产科急症管理及实操技术要点等方面，为我们提供了改善产科紧急情况救治效果所需知识、实用技能和流程的专业性指导，具有很强的参考价值。

本书由高级生命支持小组（advanced life support group，ALSG）主持编写，目前已更新至第 4 版。与以往版本相比，第 4 版经过多次审查和修订，增加了有关心脏病、神经系统急症、新型冠状病毒合并妊娠及人为因素等内容，并根据现代创伤管理理念为治疗妊娠创伤患者的产科团队提供了最新进展和相关插图。基于对本书专业性与重要性的认可，产科专家李映桃教授集结了多学科专家，高效地完成了全书的翻译，可谓"恰逢其时、至关重要"。该中文译本翻译质量高，表达简练，有助于我国更多妇产科医生、助产士、麻醉师、急诊科医生等相关专业技术人员更好地理解书中的内容，及时了解危重孕产妇急救的最新指南。基于对其重要性的深刻认识，我愿向各位同行推荐本书，期待其出版能为提升我国危重症孕产妇救治水平提供基础理论支持和实操技术指导。

广州医科大学 陈晓辉

原 书 序

在临床实践领域中，很少有像产科这样两极分化如此严重，即正常妊娠的女性在分娩时展现的生命奇迹与突如其来且无比凶险的产科急症常常形成鲜明对比。

因此，为任何可能的突发异常做好预案是保证产科临床安全的基石，这些预案可以帮助避免某些情况的发生，也可以提高对早期危机的识别意识，并降低其对孕产妇的伤害。在那些难以避免的紧急情况下，全面充分了解情况、做好准备、不断实践完善能决定生与死或健康与残疾的预案，足以让临床医生竭尽全力去保持清醒、警觉和警惕。

本书不仅是一个关于妊娠（或围产期）女性病理生理学和紧急情况管理的信息宝库，同时也是一部实用性手册，既包含了很多实用性技巧和流程，同时提供了逻辑解释和延伸知识，以助临床医生理解。虽然它是 mMOET 课程课前阅读的一部分，但也可作为从事该专业临床医生的优秀读本。

请不要毫无准备，要阅读、学习、实践和传授本书的知识，做到有备无患，才能保障母婴安全。

Sara Paterson-Brown, FRCS FRCOG

译者前言

在医学临床实践领域中,很少有像产科一样,在正常妊娠及分娩过程中展现的生命奇迹与突如其来且无比凶险的产科急症形成巨大的反差。据估计,全球范围内每分钟就有 1 名孕产妇死亡。因此在世界范围内,降低孕产妇死亡率仍然是非常严峻的挑战。

产科紧急情况通常难以预测和预防。因此,为任何可能的突发异常做好预案是保证产科临床安全的基石。

对绝大多数临床医生来说,阅读国外教科书是系统了解国外医学进展的最佳途径。循证医学在欧美国家及地区无疑是临床医疗、教学和科研的基础。*Managing Medical and Obstetric Emergencies and Trauma: A Practical Approach* 是一部产科急症抢救方面的专著,著者根据英国 60 余年长期调查得到的经验教训,不断总结产科急症和创伤救治技术、紧跟疾病谱变化和医学科技发展,依据孕产妇的病理生理学特点,以及各种疾病诊治最新指南,创新性归纳出重症和重伤孕产妇管理系统,设计了简单并容易记住的临床路径和流程,便于在出现危及生命的紧急情况时更好地实施。本书从病情识别、复苏技术、创伤合并妊娠抢救、产科急症管理及实操技术要点等方面进行了系统阐述,是妇产科医生、助产士、麻醉医生、内科医生等相关专业技术人员必备的参考书之一。

本书自 2002 年首版问世至今,已更新至全新第 4 版。有 30 余年妇产科医生的经历及 20 余年广州重症孕产妇救治中心急救工作背景的我,有幸成为本书的主译,对此书的感受是"爱不释手、相见恨晚、共鸣良多",这是产科医生、麻醉医生及其他多学科医生的心血之作。因为太过热爱,笔者集结了产科、麻醉科、内科、外科、急诊科、烧伤整形及法学等多学科专家,快速且高效地完成了翻译和审校工作,以便更早、更快地将新知识、新理念传递给更多从事与产科相关的临床工作者。

我们 60 余位译者字斟句酌,翻译时力求忠于原文,汉化得宜且表达简练。为保证翻译质量,译者在翻译完各章后,审校专家会对其再次进行认真审阅及修改。中国科学技术出版社的编辑们也在此基础上进一步对译稿进行全面细致的编校,并提出了很多宝贵的建议,在此我深表谢意。但是,由于本书内容涉猎广泛,加之中外术语规范及语言表达习惯有所差异,中文译本可能存在疏漏或欠妥之处,恳请读者批评指正,不吝赐教。

正如本书原著者所述,"我们有幸参与出生的奇迹,但我们也有责任保护母婴安全"。希望本书的出版能帮助我们不断提高临床诊治水平,处理好产科紧急情况,改善母婴结局;也真心希望每位产科工作者,都向 Richard Johanson 致敬,把"成为您可能成为的人,永远都不晚"牢记心中。

广州医科大学附属第三医院妇产科
广州重症孕产妇救治中心

原书前言

我们有幸参与出生的奇迹，分享来自不同家庭的经历，但伴随这份荣誉，我们也有责任保护母婴安全。

MOET 是满怀激情的产科医生和麻醉医生的心血之作，因为大家意识到，虽然我们的专业很有价值，但也会使某些孕产妇处于高风险状态。不过我们可以通过训练和学习，改善我们的临床能力和孕产妇的预后。自 1997 年以来，约 720 名讲师和超过 8380 名临床医生进行了 MOET 培训。我们在世界范围内（如利比里亚、瑞士、澳大利亚、荷兰和伊朗等）开办课程，分享我们的技术。

在过去的 24 年里，我们的专业自然而然地发展，这门课程也是如此。在意识到国家在创伤管理方面的最新发展，以及我们当地医院的医疗复杂性日益增加后，MOET 也希望作出改变。通过创伤医学和母胎医学的发展，我们希望在一线工作的产科医生、麻醉医生及助产同事们所提供的诊疗也能有所改善。

在过去数十年里，MOET 的培训重点一直是子痫前期和出血的相关内容，从而使孕产妇死亡率有所下降，但现在我们需要解决的是在日常工作中所遇到的新的医疗并发症和紧急情况。最近的 MBRRACE-UK 报道显示，心脏疾病、血栓栓塞性疾病和神经系统疾病已成为目前孕产妇死亡的主要原因。因此，为了应对这些挑战，我们也作出了相应的改变，即从"产科紧急情况与创伤的管理"（MOET）转为"产科紧急情况与创伤的医疗管理"（mMOET）。

因为我们曾在急诊科工作，所以在课程中重新开设创伤内容。我们深知在凌晨前往急诊室接诊一位受伤的孕产妇是一件多么令人生畏的事情。我们希望本书能帮助读者提前做好准备，了解其在创伤团队中的角色，并让其有信心，懂得如何运用专业知识为患者的紧急医疗作出贡献。如果本书能够作为必要工具帮助读者解决其必须处理的紧急情况，那么我们就达成了目标。

致现在和未来的所有产科医生和麻醉医生，我们希望本书和 mMOET 课程将激励您继续学习，在最困难的情况下尽力而为，给予母婴最高质量的医疗保障。

Kara Dent & Rosamunde Burns

献 词

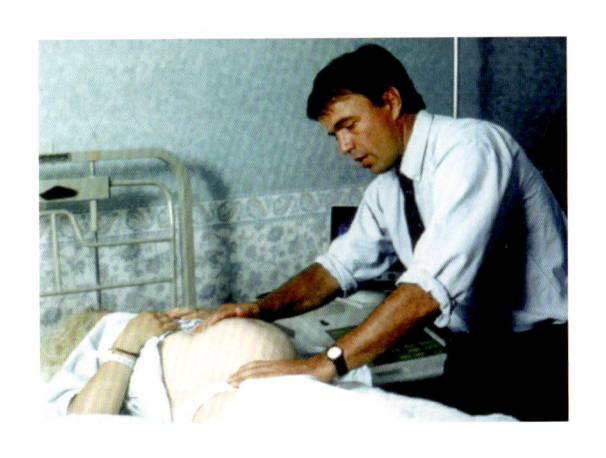

Richard Johanson（1957—2002 年）

谨以此书纪念 Richard Johanson，在本书出版前，他于 2002 年 2 月 20 日不幸逝世。

"成为您可能成为的人，永远都不晚。"

—— *George Eliot*

该语录对 Richard 具有重要意义，甚至被他贴在了学习墙上。

Richard 在产科工作方面有两个主要目标，即避免不必要的干预，但在需要时能采用紧急熟练的技术干预，他在这两方面都有天赋。他希望干预措施能以现有的最佳证据为基础，有良好的监督，以检查是否遵循正确的流程。在斯托克城和海外的经历给了他实现这些目标的能力。他致力于制订简明的应急预案来拯救母婴的生命，这使他在产房急症的临床实践和教育方面具有领导者风范。

最初，他在西米德兰兹郡为危及生命的产科急诊组织了结构化培训。1997 年，他和 Charles Cox 开发了"产科紧急情况和创伤的管理"（managing obstetric emergencies and trauma，MOET）课程，针对高年资产科医生和麻醉医生进行培训。此外，他还修订了 MOET 课程并在海外开展培训，展现出机智且高效的临床思路和急救预案。

他与助产士紧密合作，研究和施行产房指南，与"国家分娩信托和婴儿生命线"（National Childbirth Trust and Baby Lifeline）一起组织了全国会议对分娩相关问题进行探讨，再次倡议"促进安全分娩，避免过度医疗"。为了持续改善对分娩期女性的照护，他还建立了慈善研究机构"无惧分娩（childbirth without fear）基金会"。

  Richard将会被很多人记住，尤其是他的学员。他倾注了无限的热情、慷慨和大量的时间，吸引了无数人与他一起进行智慧碰撞和学术研讨。随着出版问题的解决，学员将会迎来一位深受大众尊敬对其职业永远充满热情的导师。

  或许是本能地觉得时间很宝贵，所以他在短时间内就取得了很多成就，这些成就很大程度上得益于他和妻子Charlotte（一位麻醉师）的智慧火花，他们一起展示了MOET哲学中的团队协助精神。

  "要想看到一个人是否具有非凡品质，必须长期观察其言行。如果这些言行是绝对无私的、宽宏大量的、从未寻求过任何回报的，并且令人印象深刻，那么我们就可以毫不畏惧地说，我们面对的就是一个大公无私的人。"

——Jean Giono, *The Man Who Planted Trees*

致 谢

很多人为本书和相应的课程做了大量工作，感谢所有贡献者的付出，感谢所有 mMOET 的提供者和讲师，他们抽出了宝贵时间编写资料和课程并提供了有价值的意见。

书中使用的一些资料来自高级生命支持小组的其他出版物，特别是 *Advanced Paediatric Life Support: The Practical Approach, Neonatal, Adult and Paediatric Safe Transfer and Retrieval: The Practical Approach* 和 *Major Incident Medical Management and Support: The Practical Approach in the Hospital* 等。

复苏章节依据的是国际心肺复苏联盟（ILCOR，2020）新制订的国际指南。

我们还要感谢 mMOET 创伤审查小组的成员，感谢他们在审查和更新创伤部分所做的一切工作。

Rosamunde Burns	MBChB FRCA，爱丁堡皇家医院麻醉医学顾问医生，爱丁堡大学名誉高级讲师
R. John Elton	FRCA，考文垂和沃克里郡 NHS 信托大学医院产科麻醉医学顾问医生
Kyle Gibson	MRCP，FRCA，FFICM，苏格兰东南部麻醉和重症监护医学专科培训生
Brigid Hayden	FRCOG，PGCTLCC，DMCC，妇产科学顾问医生，伊丽莎白公主医院和医疗专家组、产科病房主任
Audrey Jeffrey	FRCA，利文斯顿圣约翰医院麻醉医学顾问医生
Dean Kerslake	FRCP，FRCEM，EDIC，FFICM，急诊医学和重症医学顾问医生，爱丁堡皇家医院创伤科主任
Darren Walter	MPH，FRCS，FRCEM，FIMC，FAEMS，急诊医学荣誉顾问医生，曼彻斯特大学国际紧急卫生高级讲师，曼彻斯特大学 NHS 基金会信托
Arlene Wise	FRCA，洛锡安 NHS 麻醉医学顾问

感谢 Catherine Giaquinto 设计的流程，以及 Helen Carruthers 和 Kate Wieteska 为本书提供的插图。感谢以下机构分享他们的数据、表格和流程（临床路径）。

Alma Medical

American Journal of Obstetrics and Gynecology

Arrow

Association of Anaesthetists

COBIS

Difficult Airway Society (DAS)

Freelance Surgical

MBRRACE-UK

Northern Neonatal Network

Obstetric Anaesthetists' Association (OAA)

Omega Healthcare

Resuscitation Council UK

Royal College of Physicians

Scottish Patient Safety Programme Maternity and Children Quality Improvement Programme

The American Civil Defense Association (TACDA)

VBM

Victoria Health

Wiley

World Health Organization

同时，还要感谢《英国医学杂志》（*BMJ*）的创伤时刻表、Laura May 的 TRAUMATIC 助记词、代表英国脓毒症信托基金的 Tim Nutbeam 和 Ron Daniels，以及代表 "Think Aorta"（警惕主动脉）运动的 Gareth Owens，感谢他们友好地分享资源。

我们感谢即将参加"产科紧急情况与创伤的医疗管理"（mMOET）课程的各位和使用本书的其他人，感谢你们为课程及本书的未来发展提出建设性意见。

目　录

第一篇　总　论

- 第 1 章　概述　002
- 第 2 章　拯救母亲的生命：从机密调查中得到的经验教训　004
  - 一、概述　004
  - 二、调查是如何进行的　004
  - 三、既往的经验教训　005
  - 四、近期的经验教训　006
  - 五、直接死亡　007
  - 六、间接死亡　011
  - 七、意外死亡　012
  - 八、医疗质量　012
  - 九、国际层面　013
  - 十、结论　013
- 第 3 章　产科急症的结构化处理方法　014
  - 一、概述　014
  - 二、复苏　016
  - 三、确定性诊疗　018
  - 四、结论　018
- 第 4 章　人为因素　019
  - 一、概述　019
  - 二、医疗差错的程度　019
  - 三、医疗差错的原因　020
  - 四、人为错误　020
  - 五、从错误中学习　021
  - 六、沟通　022
  - 七、团队合作、领导力和服从力　023
  - 八、态势感知　025

九、提高团队和个人表现 ·· 026

　　十、结论 ··· 028

第二篇　识　别

第 5 章　识别重症患者 ·· 030

　　一、概述 ··· 030

　　二、改良早期预警系统 ·· 031

　　三、结论 ··· 036

　　附 A：血气分析 ·· 037

　　附 B：孕产妇的放射学检查 ··· 038

第 6 章　休克 ·· 039

　　一、概述 ··· 039

　　二、主动脉下腔静脉受压和仰卧位低血压综合征 ·· 040

　　三、休克类型 ·· 041

　　四、休克的症状和体征 ·· 043

　　五、治疗原则 ·· 044

　　六、结论 ··· 047

第 7 章　脓毒症 ·· 048

　　一、概述与定义 ··· 048

　　二、妊娠期脓毒症 ·· 050

　　三、脓毒症的病理生理学 ·· 051

　　四、微生物学 ·· 051

　　五、临床问题和表现 ··· 052

　　六、监测、评估和紧急治疗 ··· 053

　　七、结论 ··· 056

　　附：妊娠期病毒性皮疹 ·· 057

第 8 章　静脉通路与容量复苏 ·· 058

　　一、静脉通路 ·· 058

　　二、外周静脉通路的替代方案 ··· 059

　　三、静脉注射 ·· 061

　　四、静脉注射的类型 ··· 061

　　五、指导液体复苏的临床指征 ··· 065

六、特殊情况下的液体复苏 066
　　七、结论 067

第 9 章　妊娠期急性心脏病 068
　　一、概述 068
　　二、心脏疾病 069
　　三、胸痛 069
　　四、结论 079

第三篇　复　苏

第 10 章　气道管理和机械通气 082
　　一、概述 082
　　二、气道评估 082
　　三、气道管理 084
　　四、高级气道管理策略 085
　　五、机械通气的管理 088
　　六、结论 089
　　附：实操流程 089

第 11 章　孕产妇心肺复苏 093
　　一、概述 093
　　二、心肺复苏的管理 094
　　三、遵循高级生命支持的流程 097
　　四、影响复苏的妊娠期生理变化 100
　　五、围死亡期剖宫产 100
　　六、沟通、团队合作和人为因素 102
　　七、结论 102

第 12 章　羊水栓塞 103
　　一、概述 103
　　二、羊水栓塞的发生率 103
　　三、临床表现 105
　　四、症状和体征 106
　　五、羊水栓塞的诊断 107
　　六、羊水栓塞的治疗 107

七、结论 ··· 109

第13章 静脉血栓栓塞性疾病 ··· 110
一、概述 ··· 110
二、血栓栓塞性疾病的病理生理学 ··· 110
三、肺栓塞的临床表现 ·· 111
四、血栓栓塞性疾病的管理 ·· 111
五、可疑肺栓塞患者的检查 ·· 113
六、血栓栓塞性疾病的治疗 ·· 114
七、结论 ··· 114

第14章 新生儿复苏 ··· 115
一、概述 ··· 115
二、正常生理 ··· 115
三、病理生理 ··· 117
四、新生儿复苏物品 ·· 120
五、新生儿出生时评估和复苏策略 ··· 120
六、喉罩 ··· 128
七、气管插管 ··· 128
八、早产儿 ·· 129
九、复苏不佳时的措施 ·· 131
十、在产房外分娩 ··· 131
十一、与父母的沟通 ·· 131
十二、结论 ·· 132

第四篇 创 伤

第15章 创伤概述 ··· 134
一、概述 ··· 134
二、病因学和流行病学 ·· 134
三、创伤的产科并发症 ·· 135
四、创伤医疗组织 ··· 135
五、创伤合并妊娠患者的创伤呼叫时刻表 ··· 135
六、损伤控制性复苏 ·· 137
七、介入放射学 ·· 139

八、结论 ... 139

第 16 章　家庭虐待 ... 141
一、概述 ... 141
二、家庭虐待与妊娠 ... 142
三、结论 ... 144

第 17 章　胸部急症 ... 145
一、概述 ... 145
二、胸部急症的首次评估和处理 ... 145
三、致命性胸部损伤 ... 146
四、潜在致命性胸部损伤 ... 147
五、结论 ... 148
附：实操流程 ... 149

第 18 章　妊娠期腹部创伤 ... 151
一、概述 ... 151
二、子宫创伤 ... 152
三、首次评估和处理 ... 153
四、再次评估 ... 155
五、结论 ... 155

第 19 章　昏迷患者 ... 156
一、概述 ... 156
二、昏迷患者的治疗原则 ... 156
三、首次评估和复苏 ... 157
四、胎儿健康与生存能力评估 ... 158
五、再次评估 ... 158
六、颅脑损伤的类型 ... 160
七、结论 ... 162

第 20 章　脊椎和脊髓损伤 ... 163
一、概述 ... 163
二、固定和活动限制技术 ... 164
三、对疑似脊髓损伤患者的评估 ... 165
四、脊柱损伤的治疗原则 ... 166
五、结论 ... 167

第 21 章　肌肉骨骼损伤 ... 168
一、概述 ... 168

二、首次评估	169
三、再次评估	170
四、结论	171

第 22 章　烧伤 172
一、概述 172
二、烧伤的病理生理学 175
三、首次评估和复苏 176
四、再次评估 177
五、确定性的诊疗 177
六、结论 178

第五篇　其他妊娠合并内外科急症

第 23 章　急腹症 180
一、概述 180
二、妊娠期腹痛的病理生理学 182
三、临床诊断方法：病史、体格检查和辅助检查 182
四、急腹症的临床处理 185
五、结论 187

第 24 章　糖尿病急症 188
一、概述 188
二、糖尿病酮症酸中毒的病理生理学 189
三、糖尿病酮症酸中毒的临床表现 189
四、糖尿病酮症酸中毒的治疗 190
五、妊娠期低血糖 191
六、结论 192

第 25 章　神经系统急症 193
一、概述 193
二、头痛 193
三、原发性头痛 196
四、继发性头痛 197
五、妊娠期抽搐发作的鉴别诊断 200
六、抽搐发作的急诊治疗 200

七、结论 ... 201

第 26 章　围产期心理疾病 ... 202
　　一、概述 ... 202
　　二、妊娠期心理健康问题 ... 202
　　三、产后心理健康问题 ... 203
　　四、对孕产妇死亡的机密调查 ... 203
　　五、心理健康问题的管理 ... 205
　　六、产房急症 ... 206
　　七、新生儿科医师 ... 207
　　八、结论 ... 207

第六篇　产科紧急情况

第 27 章　子痫前期与子痫 ... 210
　　一、概述 ... 210
　　二、子痫前期 ... 211
　　三、重度子痫前期的处理 ... 211
　　四、子痫的处理 ... 218
　　五、HELLP 综合征 ... 219
　　六、结论 ... 219

第 28 章　产科大出血 ... 221
　　一、概述 ... 221
　　二、产科大出血 ... 222
　　三、孕产妇的休克迹象 ... 225
　　四、产科大出血的处理 ... 225
　　五、患者拒绝输注血液和血液制品 ... 229
　　七、结论 ... 230

第 29 章　剖宫产 ... 231
　　一、概述 ... 231
　　二、剖宫产的手术技巧 ... 232
　　三、剖宫产中的特殊困难 ... 234
　　四、审核标准 ... 236
　　五、结论 ... 236

第 30 章　胎盘植入性疾病和胎盘滞留 238
一、概述 238
二、胎盘植入性疾病 238
三、胎盘滞留 241
四、结论 242

第 31 章　子宫内翻 243
一、概述 243
二、子宫内翻的识别 244
三、子宫内翻的处理 244
四、结论 245

第 32 章　子宫破裂 246
一、概述 246
二、病因 246
三、子宫破裂的处理 247
四、结论 248

第 33 章　胎头吸引器与产钳助产 249
一、概述 249
二、产科的培训与模拟 250
三、阴道手术助产的适应证 250
四、胎头吸引器 / 真空吸引器 252
五、产钳 255
六、所有器械助产完成后的要点 260
七、器械助产的督导 260
八、书面记录和报告 260
九、结论 261
十、在线资源 261

第 34 章　肩难产 262
一、概述 262
二、肩难产的临床风险及结局 262
三、肩位难产的处理 265
四、分娩后 268
五、医疗诉讼 268
六、结论 269

第 35 章　脐带脱垂 270

一、概述	270
二、脐带脱垂的临床处理	271
三、记录	272
四、结论	272

第 36 章　面先露 ·········· 273

一、概述	273
二、面先露的临床表现	273
三、结论	275

第 37 章　臀位分娩和外倒转 ·········· 276

一、概述	276
二、外倒转	276
三、阴道臀位分娩	279
四、分娩失败	285
五、医疗诉讼	286
六、结论	286

第 38 章　双胎妊娠 ·········· 288

一、概述	288
二、双胎妊娠的临床管理策略	289
三、双胎阴道分娩的产前管理	290
四、沟通和团队合作	291
五、结论	291

第 39 章　会阴和肛门括约肌的复杂裂伤 ·········· 292

一、概述	292
二、会阴裂伤的评估	293
三、裂伤缝合	293
四、培训	297
五、结论	297

第 40 章　耻骨联合切开术和毁胎术 ·········· 298

一、概述	298
二、耻骨联合切开术	299
三、毁胎术	300
四、结论	302

第 41 章　产科麻醉并发症 ·········· 303

一、概述	303

二、困难气道插管	303
三、区域阻滞麻醉（硬膜外和蛛网膜下腔麻醉及镇痛）	309
四、区域麻醉并发症	311
五、局麻药物所致的并发症	311
六、局部麻醉药物的严重即时并发症	312
七、阿片类药物的并发症	316
八、技术导致的并发症	316
九、神经损伤	317
十、并发症对胎儿的影响	318
十一、结论	318

第 42 章　分诊 …… 319

一、概述	319
二、孕产妇的评估	321
三、情景分析	321
四、结论	323

第 43 章　转诊 …… 324

一、概述	324
二、ACCEPT 方法	325
三、常见的协调问题	332
四、结论	333

第 44 章　知情同意 …… 334

一、概述	334
二、充分的信息	336
三、能力	337
四、自愿知情同意	341
五、谁可以获得知情同意	341
六、结论	341

附录　缩略语 …… 343

第一篇 总 论
Introduction

第1章 概述 …………………………………………………………………… 002
第2章 拯救母亲的生命：从机密调查中得到的经验教训 ………………… 004
第3章 产科急症的结构化处理方法 ………………………………………… 014
第4章 人为因素 ……………………………………………………………… 019

第1章 概 述
Introduction

陈美夙　张梦雨　译
林绍鹏　陈娟娟　校

如何降低孕产妇死亡率，仍然是所有发达国家和发展中国家所面临的一个非常严峻的挑战。据统计，在全球范围内每分钟就有 1 名孕产妇死亡。本书将为您提供一个孕产妇急危重症管理流程。该急救流程被设计成简单并容易记住的结构化流程，以便在出现危及生命的紧急情况时更好地实施。

该结构化流程以 ABC 复苏流程为基础，并已被应用于医学和急救服务的所有领域。这些流程不但适用于专业医务人员，即使是非医务人员和学生都可以应用。这种流程促进了针对新生儿、儿童、成人及具有生理解剖结构改变的妊娠期女性患者复苏课程的发展。

《产科紧急情况与创伤医疗管理》（*Managing Medical and Obstetric Emergencies and Trauma*，*mMOET*）这本书的在线材料和实践课程分为几个部分，为妊娠期间紧急情况的识别、复苏和治疗提供了结构化的修订，其中包括创伤、内科和外科急救、产科急救，其目标人群是产科医生、麻醉师、急诊科医生和其他内科医生及助产士。这种结构化的流程可应用于复苏的实施和教学训练，为重症和创伤孕产妇的识别及管理提供帮助。

妊娠后的生理变化会影响母体对疾病和伤害的反应。这些变化意味着应该为孕产妇量身定制复苏流程。本书及 mMOET 课程将会指导如何实现这一目的。

产科紧急情况和创伤管理（Managing Obstetric Emergencies and Trauma，MOET）课程始于 2001 年，并在高级生命支持小组（Advanced Life Support Group，ALSG）的资助下开展。其目的是提供必要的知识、实用技能和操作流程，以拯救危重症孕产妇和胎儿。该课程已在 6 个国家开设，自成立以来，已培训了 8380 多名临床医生和 720 名讲师。所有候选教师的课程信息和链接都可从 ALSG 网站（www.alsg.org）获得。

近期发生的灾难性创伤事件（包括恐怖主义袭击和重大火灾），使人们更加认识到，在产科领域扩大创伤的教育具有必要性。到目前为止，创伤管理还没有在产科医生中推广，但当孕产妇发生创伤时，其他专业的医生会认为产科医生是管理创伤孕产妇的专家。

一系列的死亡率报告强调了可导致母体死亡的合并症及并发症的重要性，以及早期识别重症孕产妇的必要性。这促使 MOET 得到关注，我们现在称之为"产科紧急情况与创伤的医疗管理"。

本书是 mMOET 课程必备的课前阅读，可为参与孕产妇保健的医护人员提供宝贵的参考。

近年来，为适应英国新的学习环境，课前在线学习内容（框 1-1）被设计、试用和广泛引用，以作为教材和面对面教学素材的补充（www.alsg.org/vle），同时将继续更新，旨在加强本书的内容，并提供一种互动的知识教学模式。为学员在面对面的课程中进行实际应用做好准备。

框 1-1　mMOET 在线学习内容

- 结构化流程
- 心肺复苏术、复苏术和围死亡期剖宫产
- 气道管理和呼吸
- 创伤
- 严重产科出血
- 分娩并发症
- 妊娠期高血压疾病
- 神经系统急症
- 糖尿病急症
- 心脏急症
- 脓毒症
- 新生儿复苏
- 局部麻醉
- 产后抑郁和心理健康
- 人为因素

面对面教学为学员提供了进一步加强课程前学习及练习基本技能的机会。通过讲座、互动会议、演示和讲习班探讨了包括产科和创伤在内的各种急症，但越来越多地关注在"母婴：通过英国各地的评审和机密查询降低风险"及经机密调查降低英国母婴风险项目（Mothers and Babies: Reducing Risk through Audit and Confidential Enquiries across the UK, MBRRACE-UK）[既往称为英国母婴调查中心（Centre for Maternal and Child Enquiries, CMACE）或孕产妇死亡机密调查中心（Confidential Enquiries into Maternal Deaths, CEMD）] 的机密死亡率报告中确定为孕产妇死亡的主要原因及紧急医疗情况。模拟、讨论和技能练习使学员能够将知识和技能结合在一起，并在安全的条件下进行练习和学习。在这方面，他们得到了讲师及其他学员的反馈。不断评估并选出那些达到"mMOET 提供者"标准的学员，这种模式已持续了 4 年。

那些被证明有潜力成为一名讲师的学员将被邀请参加一个结构化的培训课程。在讲师课程（generic instructor course, GIC）中，讲师将进行讲座、技能教学、小组讨论、模拟培训、完成评估。当新讲师在前两次教授 mMOET 课程时，会由经验丰富的讲师予以支持及评价以提高其授课能力。然后，讲师将在每 2 年内教授 3 门课程，以保持他们的能力。

随着培训优先级的变化，mMOET 课程在得到课程主任、讲师和学员、主要报告 [如 MBRRACE 和英国产科监测系统（UK Obstetric Surveillance System, UKOSS）] 中所展示的趋势信息等反馈后将不断改进。这确保了它一直适合于产科紧急情况与创伤医疗管理的目的，并重点关注目前造成孕产妇死亡和发病的主要原因。

第 2 章 拯救母亲的生命：从机密调查中得到的经验教训

Saving mothers' lives: lessons from the Confidential Enquiries

陈娟娟　张梦雨　译
李映桃　校

一、概述

这本书中的很多知识都是通过付出惨痛的代价所获得，其中不乏"血的教训"。当一名女性死于产科并发症时，我们在这场悲剧中唯一获得的是汲取了死亡的教训。60多年来，英格兰和威尔士已经建立可用于分析所有孕产妇死亡、确定死因并强调可避免因素的系统，并随着时间的推移，该系统已经扩展到苏格兰和爱尔兰。

英国的产科医生和助产士对孕产妇死亡机密调查（Confidential Enquiries into Maternal Deaths，CEMD）非常熟悉，以至于我们很难想象缺乏该系统会如何。然而，英国是极少数建立了国家系统的国家，在该系统中，经验丰富的临床医生会详细审查病例，以确定当类似的紧急情况再次发生时，是否可以以及如何避免死亡。

CEMD的建议在政治和临床层面上都占有相当大的分量。本章将描述提出这些建议的系统，并集中讨论与紧急情况和创伤有关的经验教训（包括在项目早期学到且很容易被遗忘的经验教训）。

二、调查是如何进行的

英格兰和威尔士从1952年开始收集孕产妇死亡人数的机密数据，并在1957—2008年每3年发布1次报告。类似的调查始于1956年的北爱尔兰和1965年的苏格兰。自1985年以来，机密调查覆盖了整个英国，2003年，它成为妇幼健康机密调查（Confidential Enquiry into Maternal and Child Health，CEMACH）的一部分，随后成为英国母婴调查中心（Centre for Maternal and Child Enquiries，CMACE），自2012年（分析2009年以后的死亡病例）以来，它成为MBRRACE-UK的一部分，该项目是基于牛津大学国家围产期流行病学小组的合作项目。目前，来自爱尔兰共和国的病例也被包括在内。

从一开始，人们就认识到保密至关重要，只有这样，医务工作者才能如实地讲述事件，而不必担心诉讼或纪律处分。在这方面和其他本质方面，始于20世纪50年代的方法至今仍在使用。这里总结的过程适用于英格兰，但在其他联合王国国家也是类似的。

（一）病例报告

当孕产妇死亡时，会向所有相关的主要专业人员发送一份表格，以获取匿名的事实信息和反思性意见。这些表格连同这名女性的病历副本将一起送回 MBRRACE-UK 办事处。

（二）专家评估

为了确保机密性，信息在进行数字化处理和存储在安全的服务器上之前是保密的。所有记录均采用匿名形式，并由产科学、助产学、麻醉学、病理学、围产期精神病学、内科学、心脏病学、神经病学、传染病学、急诊医学、全科医学和重症医学领域的资深临床医生组成专家评估员进行审查。他们为临床医生、管理者和政治家寻找新兴的模式和经验教训。公共卫生信息特别重要，分母数据来自国家统计局（Office for National Statistics，ONS）及其殖民地国家和爱尔兰共和国。

（三）发布报告

如今每年都会发布一份报告，其中包括监测信息及专题章节，每个章节每 3 年更新 1 次。章节由撰写委员会起草，该委员会包括来自 4 个联合王国国家和爱尔兰共和国的专家评估员，以及该主题领域的其他相关专家，并由包括流行病学家在内的整个编辑小组进行讨论。一旦最终报告被发送给印刷商，任何与相关女性身份的有关信息都将被销毁。公布的报告可供公众查阅，这一事实让较为保守国家的医生感到惊讶。

任何报告面临的一个挑战是确保人们阅读它。最近的机密报告以《拯救母亲的生命，改善母亲的医疗》为标题（既往的《为什么母亲会死》都有一个富有情感的封面照片）并通过会议发布。它们是英国皇家妇产科学院（Royal College of Obstetricians and Gynaecologists，RCOG）书店的畅销书，部分原因是应试者知道它们是必读书目。现在可以从英国 MBRRACE 网站免费下载报告，以便更广泛地传播。此外，报告发布当天，可以通过专业人员和志愿组织及媒体发布该报告的链接获取。然而，报告信息越来越需要被其他专业的人员了解，但这更难实现。

三、既往的经验教训

（一）有效干预

在 CEMD 开始实施之前，英国的孕产妇死亡率已经大幅下降，从 1935 年的 400/10 万下降到 1952—1954 年的 66/10 万（事实上，在这个阶段，确定病例仍存在问题，更合理的估计是 90/10 万）。在第二次世界大战期间下降得最迅速，这与社会条件是决定妊娠安全的主要因素的观点相矛盾。下降的原因是采用了如下有效的治疗方法。

- 20 世纪 30 年代，尽管已经广泛使用无菌预防措施，但产褥期脓毒症仍然是导致孕产妇死亡的主要原因。当抗生素磺胺类药物在 1937 年被引入时，其对死亡率的影响是惊人的。
- 20 世纪 40 年代，输血变得更为安全。
- 20 世纪 40 年代，引入用于治疗和预防产后出血的麦角新碱。

20 世纪 30 年代，英国拥有发达的医疗基础设施，因此，当有效的治疗手段最终面世时，人们很快就能感受到它们的影响。

（二）产道裂伤

在涵盖 1952—1954 年的第一份 CEMD 报告

中，产道裂伤是仅次于高血压疾病的第二大常见死亡原因（表 2-1）。然而，该报告不需要单独的章节，表 2-1 摘自该报告的附录。

表 2-1 1952—1954 年因产道裂伤导致的孕产妇死亡人数

原因	死亡人数（n）
产程延长	63
胎位不正	23
其他损伤	55
其他分娩并发症	66
总数	207

如今，我们很难想象一个女性会因产程延长而死亡，我们只能猜测术语"其他损伤"和"其他分娩并发症"掩盖了什么（表 2-1）。在 20 世纪 50 年代，剖宫产（caesarean section，CS）率<3%，孕产妇医疗与如今有很大的不同。1955—1957 年的报告包括了 33 名死于子宫破裂的女性，主要是由于宫内操作不当所导致。1958—1960 年，有 43 名女性死于难产，根据该 3 年期的报告，18 名女性在家中分娩，14 名女性在社区医院由全科医生接生。这些报告有效地纠正了 20 世纪 50 年代是非医疗化分娩的黄金时代的观点。

四、近期的经验教训

（一）目前的产道裂伤

2006—2008 年，首次出现没有因生殖道裂伤导致的死亡，关于处理这些病例的章节被取缔。然而，该报告评论表示，有 2 名死于产后大出血的女性涉及生殖道裂伤。生殖道裂伤的风险并没有消失，事实上，目前由于肥胖的流行，阴道高位裂伤已经变得更加难以处理。CEMD 建议，面临危及生命的大出血的手术医生应该常规请同事协助。生殖道裂伤再次成为孕产妇死亡的原因，在涵盖 2009—2012 年死亡病例的第一份 MBRRACE-UK 报告中，有 7 人死于生殖道裂伤后的出血。在 2013—2015 年，只有 1 名女性死于生殖道裂伤，但在 2016—2018 年，又有 4 名女性死于生殖道裂伤。然而，在 2018 年的报告中，对随机抽取的 34 名产科大出血（输血 8U 或以上）后存活女性的医疗资料进行审查时发现，有 11 名女性因生殖道裂伤导致出血，强调死亡人数下降背后由发病率所带来的巨大负担。

（二）谁有风险

该调查确定了并发症风险增加的群体，随着人们意识的提高，死亡率已经下降，如有血栓栓塞史的人群。在妊娠早期识别风险因素至关重要。

（三）年龄

自 2006—2008 年 CEMD 报告以来，34 岁以下孕产妇死亡率（maternal mortality rate，MMR）一直保持稳定，但 35 岁以后，孕产妇死亡率增加了 1 倍，40 岁以后增加了 4 倍。在最新的 2016—2018 年报告中也显示了同样的模式。英国的平均生育年龄有所上升，2008 年为 29.3 岁，≥ 35 岁占 20%，而 2018 年为 30.6 岁，≥ 35 岁占 23%

（四）肥胖症

这个问题仍在继续发展。在 2016—2018 年的报告中，已知的 196 例死亡女性中有 119 例（61%）的体质重指数（body mass index，BMI）

为超重，而 2009—2012 年为 49%。在这些超重的女性中，57 人（29%）的 BMI 为 25~29.9，62 人为（32%）肥胖（BMI>30）。相比之下，2009—2012 年这一比例分别为 22% 和 27%。

（五）社会经济分类

2016—2018 年，生活在最贫困地区的孕产妇死亡率（MMR）为 15.3，而生活在最富裕地区的 MMR 则为 5.7，两者相差近 3 倍。此外，还应关注预约产前保健较迟或复诊不及时的孕产妇。在 2016—2018 年死亡的孕产妇中，22% 预约时间较迟，61% 没有接受推荐的产前保健，27% 没有接受英国国家健康和护理卓越研究所（National Institute for Health and Care Excellence，NICE）建议的最低要求产前保健。

（六）种族

在 2016—2018 年的报告中，黑种人女性的孕产妇死亡率比白种人女性高 4 倍多，这种差异多年来一直很明显，最近还在不断恶化。其他种族的增长幅度较小（表 2-2），但来自亚洲和混合种族背景的女性也明显较高。新近从海外抵达的女性往往因有沟通困难，也将面临特殊的风险。

五、直接死亡

（一）高血压疾病

因子痫前期死亡的人数仅为 1952—1954 年的一小部分（表 2-3），并且最近已从 2006—2008 年的 19 人大幅下降到 2009—2011 年的 10 人、2010—2012 年的 9 人、2014—2016 年的 6 人。这种减少在很大程度上是由于引入了液体管理指南，最近的死亡病例中没有 1 例是由肺水肿或脑水肿所导致。然而，收缩期高血压控制失败仍然是一个持续存在的问题，而且预防颅内出血依然是一个挑战。在最近的建议中，我们强调以下几点。

- 妊娠中晚期出现上腹痛在找到其他原因之前，都应被认为是子痫前期所致。

- 保持血压（blood pressure，BP）<150/100mmHg，收缩压过高属于一种医疗紧急情况，需要紧急治疗。

- 如果患有高血压或子痫前期的女性有局灶性神经病学表现、严重或非典型头痛或癫痫发作后不完全恢复，应进行神经影像学检查。

- 气管插管前，稳定母亲病情（包括控制血压）是至关重要的。

表 2-2 2016—2018 年英格兰按种族分类评估孕产妇死亡率

种族（仅英格兰）	孕产妇总人数	死亡人数（n）	比率/10 万（95%CI）	相对风险（95%CI）
白种人	1 486 428	117	7.87（6.51~9.43）	1（参考标准）
亚洲人种	191 145	28	14.65（9.73~21.17）	1.86（1.19~2.83）
黑种人	81 704	28	34.27（22.77~49.53）	4.35（2.77~6.62）
中国人/其他	75 270	6	7.97（2.93~17.35）	1.01（0.36~2.27）
混合人种	31 823	8	25.14（10.85~49.53）	3.19（1.35~6.50）

表 2-3 1952—2018 年向 CEMD 报告的直接死亡病例变化情况

原因	1952—1954（英格兰+威尔士）	2006—2008（英国）	2009—2011（英国+爱尔兰）	2010—2012	2014—2016	2016—2018
高血压疾病	246	19	10	9	6	4
产道裂伤	197	0	7	7	1	4
出血	188	8	14	11	17	10
早孕/流产	153	0	—	7	3	7
血栓栓塞	138	18	30	26	32	33
麻醉	49	7	3	4	1	1
生殖道脓毒症	42	26	15	12	11[*]	12[*]

[*]. 现报告为妊娠相关脓毒症，因此现包括尿路感染

- 新发高血压或蛋白尿需要及时转诊，并与医疗专业人员进行明确沟通。

其中一些建议是针对非产科医生的，不幸的是，产科医护人员并不总能认识到有效控制血压的必要性。

（二）出血

在过去的 40 年里，因出血死亡的人数有所波动（图 2-1），这可能代表着管理标准的放松和收紧。例如，1988—1990 年的高死亡人数包括医生忽视了关于前置胎盘应由顾问医师进行 CS 建议的病例。

然而，重要的是要察觉这些数字出现的背景。出血是迄今为止最常见的危及生命的分娩并发症：对严重发病率的调查显示，约 300 例分娩过程中会发生 1 次>2.5L 的出血。因此，英国在 3 年时间里有 200 多万例分娩，有数千例病例得到成功治疗。

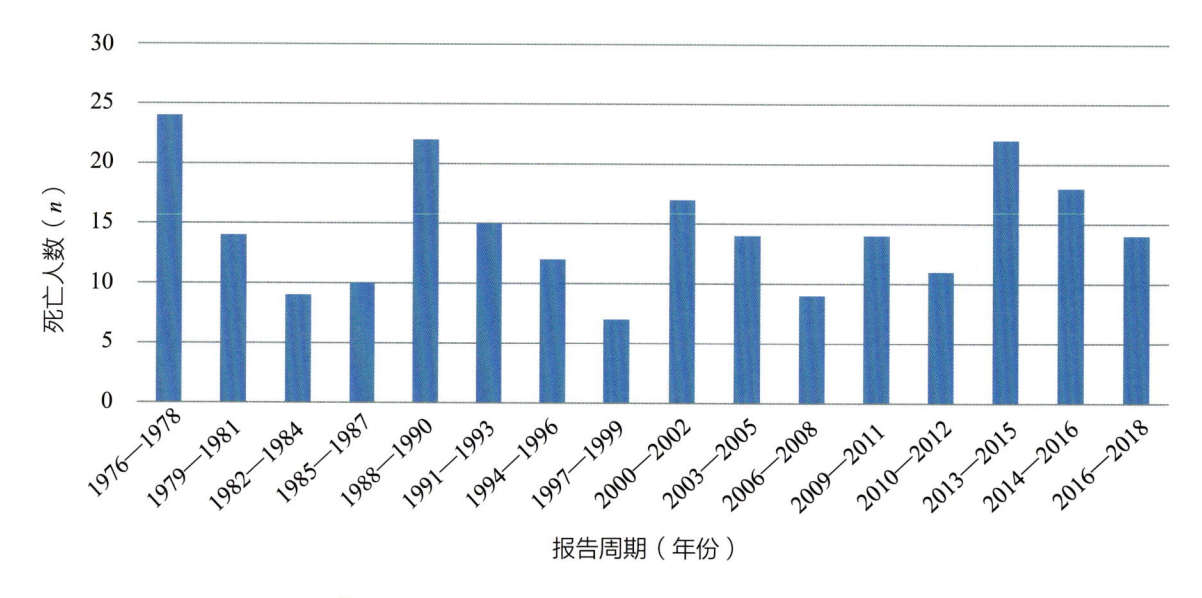

▲ 图 2-1 1976—2018 年向 CEMD 报告的出血死亡人数

2016—2018 年，因出血导致的死亡总数为 14 例，包括 2 例子宫收缩乏力，3 例胎盘附着异常，3 例胎盘早剥，2 例子宫内翻，4 例生殖道损伤。有 79% 的病例在医疗方面有改善的空间，主要信息集中在以下方面。

- 确保资深临床医生对产科大出血患者的管理采取"直升机视角"，以协调医疗的各个方面。
- 早期识别（特别是当出血隐匿时）包括注意子宫内翻的迹象。
- 确保对产科出血的应对措施符合根据女性体重按循环血容量百分比计算的失血量。
- 早期纠正凝血功能障碍。
- 当出血不受控制时，特别是由于胎盘附着异常或子宫破裂时，应进行子宫切除术。

据统计每 3 年就有 1 名或多名女性因拒绝输血而死亡，故发布了此类患者的管理指南。与子宫瘢痕相关的前置胎盘尤其危险，所有既往有剖宫产病史的女性都应在妊娠中期进行胎盘定位扫描，如果位置较低，则应在 32 周时再次进行扫描。

（三）血栓栓塞

自 1985 年以来，血栓栓塞一直是英国孕产妇死亡的主要直接原因，尽管死亡人数在 2003—2005 年和 2006—2008 年从 41 人大幅下降至 18 人，但这种改善并未持续。20 世纪 90 年代，在 RCOG 发表了关于预防剖宫产术后血栓的建议后，曾出现过一次下降。然而，妊娠期间和阴道分娩后的死亡人数继续上升，这是 2004 年 RCOG 指南进一步的目标。这类病例在 2006—2008 年急剧下降，这是新指南发布后的第一个完整的 3 年期时间段。然而，血栓栓塞导致的死亡病例再次上升，2016—2018 年为 33 例（图 2-2）。

血栓栓塞最重要的危险因素是肥胖，目前的指南包括针对预防血栓的特定体重剂量建议。妊娠早期的风险评估是进一步降低死亡率的关键，这一信息需要在妇科病房和早孕检测机构及产科病房中了解。然而，2020 年报告的一个明确信息是，风险评估评分仍然存在混乱，而在所审查的许多病例中，风险评估评分的做法并不准确。

此外，还需要强调个性化医疗的价值。

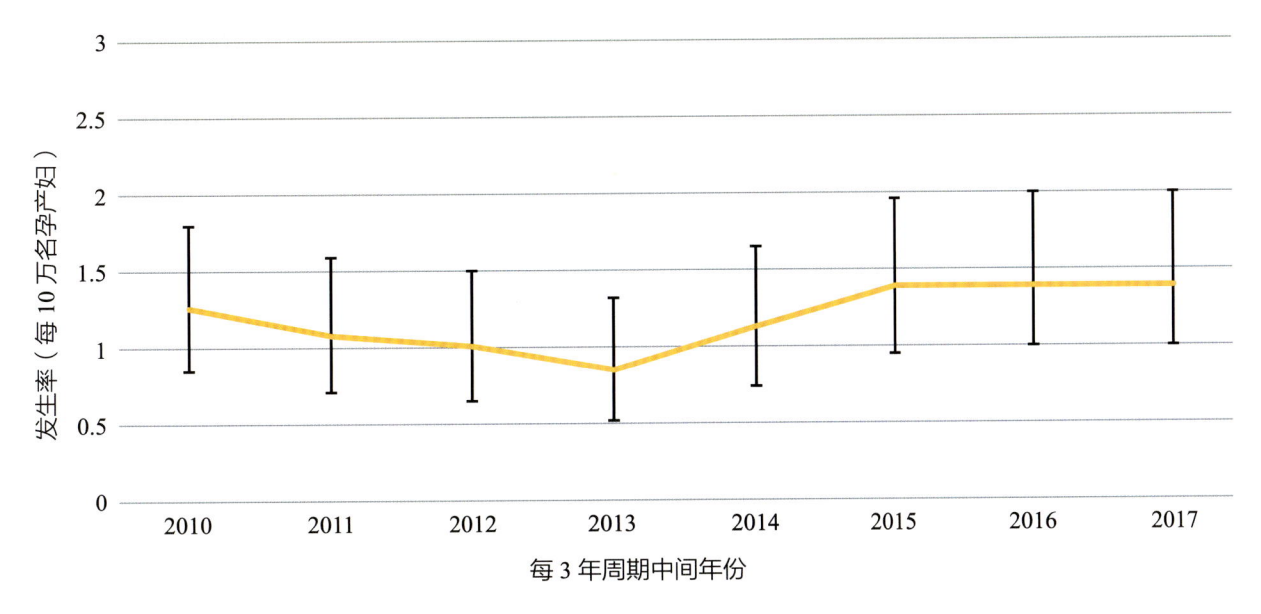

▲ 图 2-2　2010—2017 年英国静脉血栓栓塞导致的孕产妇死亡率，3 年滚动率

2006—2008 年的报告强调，弱势女性（如有学习障碍的女性）可能无法执行自我注射的医嘱，需要给予特别护理。

妊娠或产褥期首次出现胸部症状（气促或不适 / 疼痛）、"惊恐发作"或腿部疼痛时，需要仔细评估，尤其是对高危女性。这一经验需要传达给其他专业工作人员。

（四）异位妊娠

异位妊娠造成的死亡比例仍然没有下降的迹象。CEMD 一再提醒，其临床表现常常是不典型的，要注意类似食物中毒样的胃肠道症状。2019 年的报告建议，所有因虚脱、头晕、腹部或盆腔疼痛或胃肠道症状（包括呕吐和腹泻）到急诊科就诊的育龄期女性，都应进行妊娠实验。少数民族裔女性中因异位妊娠死亡的比例过高，可能是因为沟通困难导致。

（五）流产

1967 年的《堕胎法》消除了非法流产造成的死亡，在 20 世纪 50 年代，非法流产每年造成约 30 人死亡。在 2019 年的报告中，1 名女性死于与自行终止妊娠相关的并发症。既往因终止妊娠而死亡的病例包括接受了大剂量宫缩剂的瘢痕子宫的患者和出现脓毒症的患者，因此在 RCOG 指南中推荐预防性使用抗生素。既往病例中死于自发性流产出血者，特别是在妊娠中期的，与剖宫产瘢痕处发生胎盘植入有关。因此，再次强调了胎盘定位的重要性。

（六）羊水栓塞

30 年来，羊水栓塞导致的死亡人数保持不变。这种情况并不总是致命的，当女性存活下来时，可能会获得有用的信息。所有病例（无论是否致命）均应上报告给位于牛津大学的国家围产期流行病学单位的英国产科监测系统（UK Obstetric Surveillance System，UKOSS）。

最近，CEMD 强调子宫过度刺激可作为羊水栓塞的原因，特别是在宫内死胎引产、过量使用米索前列醇时。对于围产期晕倒的反应（这是羊水栓塞患者的表现）而言，除了快速反应和复苏外，关键之处在于预测随后可能会发生大出血并拨打产科大出血（major obstetric haemorrhage，MOH）救援电话。

（七）脓毒症

在 1982—1984 年，仅有 9 例死于脓毒症，但无 1 例在产后。随后脓毒症 / 败血症导致的死亡人数稳步上升，在 2006—2008 年，它成为孕产妇死亡的直接原因，有 26 例死亡。其中 13 例是 A 组 β 溶血性链球菌（化脓性链球菌）所致，在 2016—2018 年为 4 例。在 2016—2018 年死于生殖道脓毒症的 10 名女性中，有 6 名死于大肠埃希菌引起的妊娠中期绒毛膜羊膜炎，这 6 名女性中有 3 名出现早产临产前胎膜破裂。这突显了妊娠中期胎膜早破为脓毒症的高风险因素，2020 年的报告强调了高年资医生早期参与治疗远离足月胎膜早破女性的重要性，并充分解释了继续妊娠的风险和益处。

脓毒症的发病通常较为隐匿，进展可以非常迅速。如有疑似病例，需要紧急转运到医院。到医院后，无须等待检查结果，应立即开始使用大剂量广谱抗生素。2012 年，为应对死亡人数的攀升，RCOG 发布了关于妊娠期及产后细菌性脓毒症的新指南。

呼吸道疾病导致的脓毒症仍然是妊娠期或产后死亡的主要原因，2009 年 AH1N1 流感大流行时就很明显，新冠肺炎疫情再次强调了这一点。在英国发生的第一轮新冠肺炎疫情中，有 10 名女性死于 SARS-CoV-2 感染，其中 8 人死于 COVID-19 的并发症。MBRRACE-UK 的一份快速报告（《拯救生命，改善母亲医疗快速报告：从 2020 年 3—5 月英国 SARS-CoV-2 相关及相关孕产妇死亡中吸取的教训》）指出，通常情况下女性的疾病要严重到危及生命时才会被发现，强调了多学科团队医疗和产科领导力的重要性，这些对确保及时识别病情恶化、尽早评估医源性分娩的必要以帮助改善呼吸功能并识别产后并发症均至关重要。

同样重要的是要记住，尽管疫苗接种已得到广泛应用，但仍有病例死于流感。由于妊娠期的免疫率<50%，流感仍然是一种威胁，对出现严重上呼吸道感染的女性仍应使用流感拭子检测，并开始抗病毒治疗，直到检查结果排除流感。

（八）麻醉

20 世纪 70 年代，由于改为区域麻醉并对麻醉师进行了良好的培训，因麻醉而死亡的人数稳步下降。自 1985 年以来，这一数字在每个 3 年期内都是单位数，鉴于剖宫产比率的上升，这是一种改善。近年来，气管插管失败、过敏反应和误吸导致通气困难成为关注的焦点。最近的报道强调麻醉师在产科出血女性的复苏、管理和术后护理中的关键作用。具体信息包括①确保足够的静脉注射通路以促进液体复苏；②在液体复苏和输血期间需要使用适当的快速液体加热装置；③必须确保有证据体现对产科出血的女性进行了充分的复苏，并且出血在拔管前就已经停止。

六、间接死亡

自 1994—1996 年以来，英国的间接死亡人数超过了直接死亡人数（表 2-4）。在这 3 年期内，英国国家统计局（Office for National Statistics，ONS）将出生和死亡登记联系起来，从而更好地确定。

2000—2002 年开始，CEMACH 的区域管理人员参与了数据的收集，这进一步改进了确定工作。但是，更好地识别了病例只是间接死亡人数上升的原因之一，还有一个原因是吸烟、肥胖和生育年龄较大等风险因素的增加。

（一）心脏疾病

死于心脏病的人数一直在上升，这是目前英国孕产妇死亡的主要原因，每 3 年约有 50 例死亡。在 2015—2017 年，只有 4 例死于先天性心脏病，主要原因有成人猝死综合征、心肌梗死、胸主动脉夹层和心肌疾病（包括心肌病）。死于心脏病的女性仅有 1/4 在妊娠前就已知有心脏病，而呼吸困难等症状经常被错误地归因于妊娠。1/3 死于心脏病的女性的 BMI 为 30 或更高。从所有

表 2-4　1991—2018 年向 CEMD 通报孕产妇的间接死亡人数上升

	1991—1993	1994—1996	1997—1999	2000—2002	2003—2005	2006—2008	2009—2011	2010—2012	2016—2018
直接	129	134	106	106	132	107	83	78	92[*]
间接	100	134	136	155	163	154	170	165	125
总数	229	268	242	261	295	261	253	243	217

*. 在世界卫生组织指南发生改变后，自杀已包含在孕产妇直接死亡的分类中

这些病例中获得的主要经验教训是，对于主诉胸痛或呼吸困难的妊娠女性或产后不久的产妇，尤其是如果她们有高血压等风险因素，必须设立一个较低的心脏病排查标准。患有心脏病的女性应由产科医生、心脏病专科医生和产科麻醉师以协作的方式进行保健，联合诊疗是金标准。

（二）精神心理疾病

精神健康障碍常见于妊娠期及分娩后。然而，总体上导致死亡最多的自杀事件最常发生在分娩后6周至1年。此外，由于死亡事件常发生在分娩后42天以上，通常是通过暴力手段自杀。因而对孕产妇死亡的标准定义忽略了自杀。大多数自杀死亡的女性都有情感障碍病史，该病史在分娩后复发的风险很高。必须在妊娠早期识别既往精神病史，并积极应对风险。在2018年MBRRACE-UK的医学报告中，对精神疾病所导致的死亡进行了最后一次分析。这突显了英国和爱尔兰各地提供的心理健康服务的巨大差异，以及如暴力自残想法或行为等"预警"症状的重要性。

（三）其他间接死亡

在许多其他导致间接死亡的原因中，最主要的是中枢神经系统疾病（包括癫痫），这是因为女性在妊娠期间可能会停止服用药物。由于疾病和妊娠的相互影响，妊娠期间的所有内科疾病都需要定期监测。这一责任往往由全科医生、助产士、产科医生和内科医生分担，他们通常在没有充分了解临床表现和风险的情况下孤立工作。医护人员的良好沟通是必要的，如果不能在联合诊所进行，至少应该进行电话讨论，并记录其结果。沟通不应该只留给患者自己或她手持的笔记。

七、意外死亡

意外死亡的最常见原因是道路交通事故和谋杀。在2006—2008年的报告建议，所有妊娠女性在机动车上应佩戴三点式安全带，而2014—2016年的报告再次建议在预约产检或孕期保健时应常规询问家庭暴力情况，所有女性在妊娠期至少应接受一次单独检查。如果发现损伤（如黑眼圈），工作人员应先表示同情，然后直接询问损伤是如何造成的，并应该准备好提供支持。在2014—2016年被谋杀的所有女性都是被现任伴侣或前任伴侣谋杀，与SARS-CoV-2相关的死亡快速报告也指出，有2名女性死于家庭暴力。重要的是，要让女性有机会披露被家庭虐待情况，如果她们这样做了，也要适当地转介她们到相应的机构以寻求支持。

八、医疗质量

在评估医疗质量时，CEMD的评估人员试图更现实一点，现在他们把注意力集中在医疗改善是否会影响结果上，而不是将医疗分级为是否合格。在2020年的报告中，可以合理预期医疗改善会影响结果的死亡占比为51%，而29%被认为接受了良好的医疗。主要缺点仍然存在，其中包括缺乏临床知识、未能识别出高风险临床表现、未能识别病重的女性、未能升级至高级支持或足够迅速地向其他专家求助。

近年来，医院已经自行对"严重不良事件"进行调查，并将这些报告提供给CEMD。这些报告的质量变化很大，之前的一份报告评论表示，有些报告"还不值写这些报告的纸，还有一些实际上是为了粉饰或掩盖不可接受的情况"。

从发生在自己医院的孕产妇死亡中吸取教训并不容易。自 2015 年以来，MBRRACE-UK 已就这些地方审查提出了具体建议，其中包括设立外部专家组成员以确保地方审查是健全的，并且能够吸取经验教训。

九、国际层面

全球每年有超过 30 万名孕产妇死亡，其中 99% 发生在发展中国家，主要原因见表 2-5。

表 2-5 全球孕产妇死亡原因

原因	百分比（%）
出血	27
脓毒症	11
不安全堕胎	8
子痫前期/子痫	14
栓塞	3
其他直接原因	10
间接原因	28

引自 Maternal mortality, 2015, World Health Organization.https://data.unicef.org/topic/maternal-health/maternal-mortality/.

死亡的根本问题包括无法获得避孕药具，缺乏初级保健或交通设施，地区医院的设备和人员配备不足。联合国已将降低孕产妇死亡率作为其千年发展目标之一。在全球范围内，由经过培训的助产士助产的比例已升至 61%，但仍有许多工作要做。

英国机密调查在全球被视为良好做法的典范，几个国家（如南非、摩尔多瓦和哈萨克斯坦）根据英国模式建立了自己的调查系统。

十、结论

认为安全分娩是国家繁荣的侧边效应这一普遍假设是错误的，随着国家的繁荣，我们看到越来越多的女性患有合并症，妊娠女性年龄逐渐增加，最显著的是肥胖率的增加。虽然血栓形成等并发症通常是可以预防的，但情况并非总是如此。出血等其他病理情况（有时可通过及时识别和及时干预加以预防或尽量减少）仍可能是灾难性的，而子痫前期等情况也不能完全预防。在所有这些情况及更多的情况下，英国各地每天都在及时有效的治疗，以常规地拯救生命。当死亡确实发生时，公众期望进行详尽的分析，有时这将强化旧的教训，但通常会出现新的教训。回顾 CEMD 过去 60 年的报告，有一个结论是明确的，即当放松警惕时，人就会死亡。

拓展阅读

[1] Knight M, Bunch K, Cairns A, et al. (eds), on behalf of MBRRACE-UK. Saving Lives, Improving Mothers' Care Rapid Report: Learning from SARS-CoV-2-related and Associated Maternal Deaths in the UK March-May 2020. Oxford: National Perinatal Epidemiology Unit, University of Oxford, 2020.

[2] Knight M, Bunch K, Tuffnell D, et al. (eds), on behalf of MBRRACE-UK. Saving Lives, Improving Mothers' Care-Lessons Learned to Inform Maternity Care from the UK and Ireland Confidential Enquiries into Maternal Deaths and Morbidity 2015-17. Oxford: National Perinatal Epidemiology Unit, University of Oxford, 2019.

[3] Knight M, Bunch K, Tuffnell D, et al. (eds), on behalf of MBRRACE-UK. Saving Lives, Improving Mothers' Care - Lessons learned to Inform Maternity Care from the UK and Ireland Confidential Enquiries into Maternal Deaths and Morbidity 2016-18. Oxford: National Perinatal Epidemiology Unit, University of Oxford, 2020.

第 3 章 产科急症的结构化处理方法
Structured approach to emergencies in the obstetric patient

陈娟娟　陈美夙　译
林绍鹏　李映桃　校

> **学习目的**
>
> 阅读本章后，您能够：
> - 理解在评估和管理重症或重伤患者时应遵循的正确顺序。
> - 了解首次和再次评估的概念。

一、概述

结构化方法指的是挽救生命的"ABCDE"方法。结构化方法的目的是提供一个在紧急情况下有效且易于记住的评估和管理系统（图 3-1）。它可以适用于任何生命受到威胁的患者，无论是疾病还是创伤所致。评估分为首次评估和再次评估。该方法对所有人都是相同的，其中包括成人、儿童、老年人和妊娠女性。

（一）首次评估

该系统遵循简单的 ABCDE 方法，即在发现问题后立即进行复苏，是一个评估和复苏同时进行的过程。

首次评估按优先级别需要先解决会立即危及生命的问题。ABCDE 方法的医疗顺序是：气道异常比呼吸异常更快地危及患者生命，而呼吸异常比循环异常更快危及患者生命，循环异常则又比意识（神经系统）异常更快危及患者生命。

（二）气道

可通过视觉、听觉和触觉来评估气道是否开放。如果气道不通畅，则使用简单的操作打开气道，如头部后仰和上抬下颌，或者在必要时进行更为复杂的操作（见第 10 章）。开放患者气道的操作不应对颈椎造成伤害或进一步的伤害。因此，如果怀疑颈椎损伤，在气道护理期间必须固定颈椎。

第3章 产科急症的结构化处理方法
Structured approach to emergencies in the obstetric patient

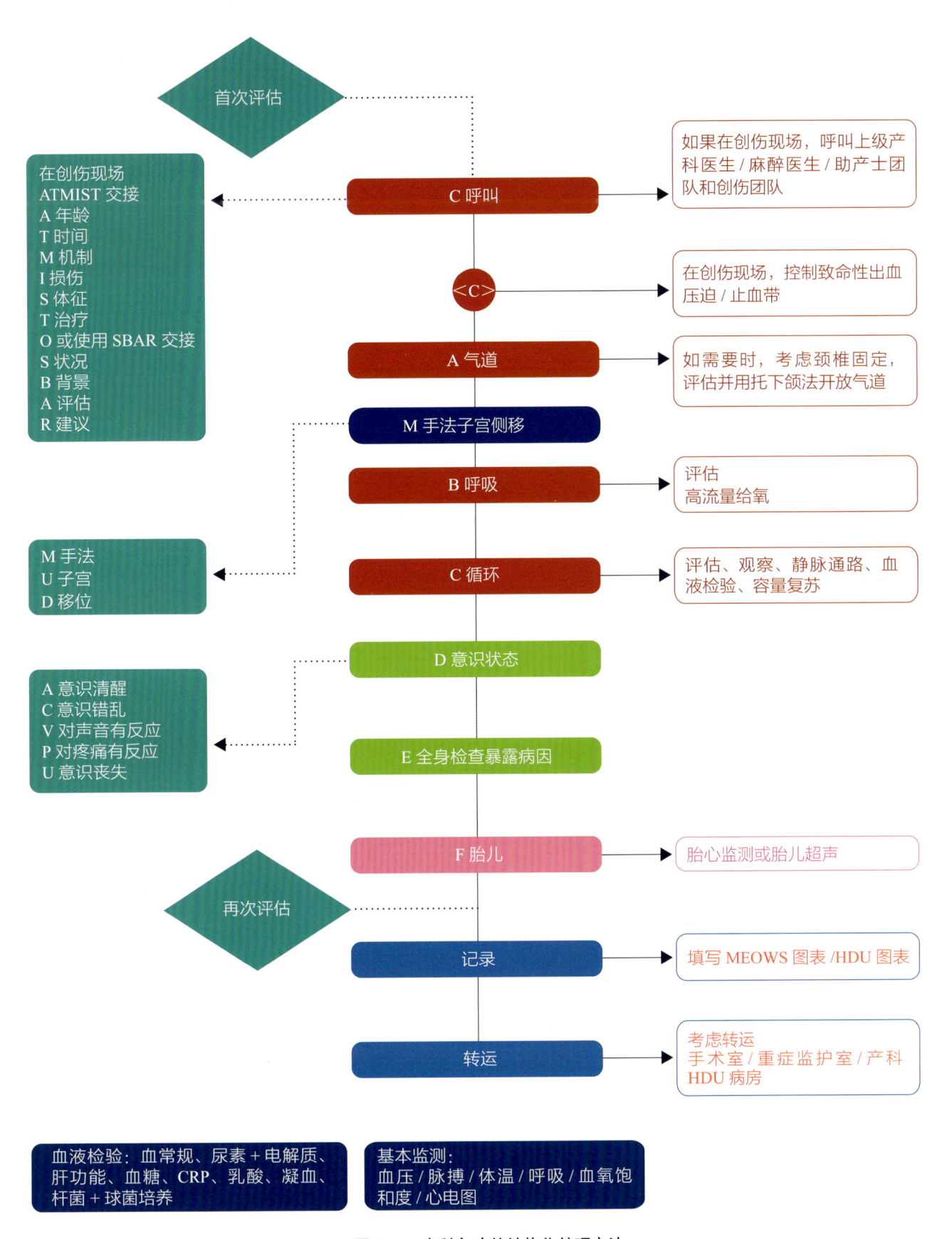

```
                    ┌─────────┐
                    │ 首次评估 │
                    └────┬────┘
                         │
在创伤现场                C 呼叫 ──────→  如果在创伤现场，呼叫上级产
ATMIST 交接                                科医生/麻醉医生/助产士团
A 年龄                                     队和创伤团队
T 时间
M 机制
I 损伤                   <C> ──────────→  在创伤现场，控制致命性出血
S 体征                                     压迫/止血带
T 治疗
O 或使用 SBAR 交接
S 状况                  A 气道 ──────→   如需要时，考虑颈椎固定，
B 背景                                     评估并用托下颌法开放气道
A 评估
R 建议
                     M 手法子宫侧移

                        B 呼吸 ──────→   评估
                                          高流量给氧

M 手法
U 子宫                   C 循环 ──────→   评估、观察、静脉通路、血
D 移位                                     液检验、容量复苏


                       D 意识状态
A 意识清醒
C 意识错乱
V 对声音有反应
P 对疼痛有反应         E 全身检查暴露病因
U 意识丧失


                        F 胎儿 ──────→   胎心监测或胎儿超声

                    ┌─────────┐
                    │ 再次评估 │
                    └────┬────┘

                         记录 ──────→   填写 MEOWS 图表/HDU 图表


                                          考虑转运
                         转运 ──────→   手术室/重症监护室/产科
                                          HDU 病房
```

血液检验：血常规、尿素+电解质、肝功能、血糖、CRP、乳酸、凝血、杆菌+球菌培养

基本监测：血压/脉搏/体温/呼吸/血氧饱和度/心电图

▲ 图 3-1 产科急症的结构化处理方法

（三）呼吸

通过视、触、听评估呼吸，根据需要给予氧气和通气支持。

（四）循环

通过检查灌注、心率和血压来评估血液循环。可能需要补充血容量和控制出血（见第 6 章和第 8 章）。

（五）意识异常

评估和确认神经系统的功能，其中包括评估意识水平（ACVPU）、瞳孔和血糖。

（六）全面检查

充分暴露患者以进行全面的评估，要调整环境避免患者体温下降和潜在的低体温。

二、复苏

复苏与首次评估应同时进行。识别危及生命的情况并立即处理。发现的问题在得到纠正之前，不要进入首次评估的下一个阶段。如果患者的病情恶化，请使用"ABCDE"方法重新评估。

（一）再次评估

再次评估是一项综合评估，在首次评估中发现和治疗危及生命的情况后进行。再次评估要解决不会立即危及生命的情况。使用 AMPLE 助记词获取完整的病史。

当患者病情稳定后进行再次评估。如果需要手术作为复苏阶段的一部分，再次评估可能在手术结束后才进行。再次评估是一个"从上到下"

A（allergies）：过敏。
M（medication）：药物。
P（past medical history, pregnancy issues）：既往病史、既往妊娠情况。
L（last meal）：最近一餐进食时间。
E（background to the illness/injury in terms of events and environment）：与疾病/创伤的有关事件和环境背景。

和"从前向后"的过程。

- 头皮和颅骨。
- 面部和颅底。
- 颈部和颈椎。
- 胸部。
- 腹部。
- 骨盆。
- 脊柱和四肢。
- 神经系统检查。
- 必要时进行直肠和阴道检查。
- 检查创伤所致的伤口。需要注意的是，避免清除穿透性伤口的异物，异物可能刚好堵塞流血的血管。

如果首次评估中未使用格拉斯哥昏迷评分，则应在再次评估中使用（见第 19 章）。

（二）使用"ABC"方法评估心搏骤停患者

首先，大声呼叫患者。在复苏过程中尽早迅速地进行手法子宫侧移（manual uterine displacement, MUD），请记住："你好，怎么了，MUD 女士？"

这个回复会给您提供几条临床信息。如果能够进行口头回答，患者必须具备以下条件。

- 有效的循环（未发生心跳呼吸骤停）。
- 足够开放的气道。
- 足够的潮气量能发出声音。

- 足够的脑灌注能理解和回答问题。

如果患者没有反应,那么我们就不能做出上述假设。

(三)对无明显生命迹象(无反应)患者的管理

对于明显没有生命迹象患者的救治方法是进行心肺复苏(cardiopulmonary resuscitation,CPR),首先要打开气道和评估呼吸,然后根据需要持续进行心肺复苏(见第 11 章)。

(四)重伤妊娠女性的管理

对于有生命迹象的重伤患者,应采取以下方法。如果可能,从院前团队接受 ATMIST 交接开始,确保患者是持续左侧倾斜或已给予手法侧移子宫的。

> A (age and gestational age):年龄和孕周。
> T (time of injury):受伤时间。
> M (mechanism of injury):损伤机制。
> I (injuries sustained or suspected):存在或可疑的受伤。
> S (signs and symptoms):体征和症状。
> T (treatment given so far):到目前为止的治疗。

- 首次评估和复苏:识别危及生命的情况,并在识别到这些情况时立刻进行处理。对于多发性损伤患者,在进行"ABCDE"方法前要进行<C>,<C>即是要控制致命性出血,如对断肢使用止血带和压迫绷带。
- 评估胎儿的健康状况和生存能力:可能需要分娩。
- 再次评估:从上到下、从前往后检查。
- 确定性诊疗:专科治疗。

持续的重新评估对于识别新的危及生命的情况来说非常重要。

(五)监测(在首次评估期间应用)

- 脉搏血氧饱和度测定。
- 心率/心电图(electrocardiogram,ECG)。
- 血压。
- 呼吸频率。
- 呼气末二氧化碳(CO_2)监测:适用于已进行气管插管的患者。
- 尿量:充分灌注和液体复苏的衡量指标。
- 胎心监护:反映母亲的血流动力学状态,直到血液循环问题作为首次评估的一部分得到解决为止,它能提示妊娠女性复苏是否充分。

脉搏血氧饱和度测定的局限性是,充分灌注的患者才能获取读数。环境光线和染料,如指甲油或循环中的甲基血红蛋白,可能会导致错误的读数。氧饱和度下降是气道、呼吸或循环问题的晚期信号。

(六)评估所需的辅助检查

- 血液检验(全血细胞计数、血型和配血、静脉血气、尿素和电解质、血栓弹力图和外周血涂片胎儿血红细胞)。
- 在首次评估和复苏期间对胸部和骨盆进行 X 线片检查。
- 创伤重点超声评估法(focused assessment with sonography for trauma,FAST)筛查。

(七)评估胎儿的健康状况和生存能力

超声检查具有以下作用,同时充分的母体复苏将改善胎儿预后。

- 探测胎心并检测胎心率。
- 确定胎儿的数目及其位置。
- 确定胎盘的位置和羊水量。
- 寻找胎盘后出血和血肿。

- 如检查到胎儿位置异常、腹腔内有游离液体，则提示子宫破裂。
- 检查其他组织器官的损伤。
- 检查腹腔内有无游离液体和血液。

三、确定性诊疗

在相关专科的专家指导下进行确定性诊疗，对改善患者的生活质量至关重要。

四、结论

通过对患者的首次评估（评估同时进行复苏）、胎儿评估、再次评估和确定性诊疗这种系统方法，可帮助临床医生能够在复杂情况下给患者提供最佳的治疗方案。

第 4 章 人为因素
Human factors

陈娟娟 陈美夙 译
莫均荣 梁伟璋 李映桃 校

> **学习目的**
> 阅读本章后，您能够：
> - 了解人为因素如何影响医疗保健环境中的个人和团队表现。

一、概述

产科急救医疗管理的重点，是在传统上集中于特定情况下的知识和对技能的应用，但经常被忽视的一点是，由各学科组成的孕产妇救治团队如何在高压急迫的环境下凝聚成一个高效的团队，最大限度地避免失误和预防不良事件发生，尽量降低对患者的伤害。产科急救团队是由不同专业及不同资历的医务人员、助产士和辅助人员（包括医护助理、手术助手、洗手护士等）组成。在紧急情况下，以医院为基础的产科团队还依赖与实验室和影像学团队的密切联系，以及来自行政团队（住院部管理人员和医院总值）和转运部门的支持。这是一个复杂的系统，需要个人与团队的合作。在 mMOET 课程中进行的模拟和训练对于改善个人在产科急救中的团队工作方式至关重要。

本章简要介绍可能影响医疗环境中个人和团队成效的一些人为因素。人为因素是一门已建立的科学学科，称为工效学。临床上的人为因素是指"通过对团队合作、任务、设备、工作环境及文化的了解，对人类行为和能力的组织，以及以上在临床环境中的应用来提高临床疗效"（Kohnt 等，2010）。

二、医疗差错的程度

2000 年，一份题为《人皆犯错：建立一个更安全的健康系统》（Kohn 等，2010）的非常具有影响力的报告指出，全美每年有 44 000～

98 000 人的死亡可归因于医疗差错。另一项在英国的试点研究表明，约 1/10 接受医疗保健的患者经历过不良事件。

医疗保健公司已经从许多其他高风险行业，其中包括核、石化、太空勘探、军事和航空行业了解如何管理团队，这些经验教训已慢慢被采纳并应用到医疗行业之中。

专业工作组和国家部门在促进人们对医疗保健中人为因素的重要性认识方面，发挥了重要作用。其旨在提高对人为因素的认识、提倡促进人为因素的原则和实践，确定当前人为因素的活力、能力和障碍，并在当地水平上创造条件来支持人为因素的深入。在英国，上述这样的例子是"人为因素临床工作组和国家质量委员会"关于人为因素的协定声明。

三、医疗差错的原因

思考以下不良事件。

产妇在产程中需要接受一种特定药物输注以控制严重高血压，但是发生了差错，她接受到不正确的药物剂量。造成这种情况的潜在原因是什么？

案例中药物错误的潜在原因	
处方错误	开具错误的药物
审核错误	处方正确，但被错误理解
调配错误	配药过程贴错标签
配制错误	选择错误的药物
执行错误	混淆患者 ID，药给了错误的患者

问题：哪一件事能将所有这些错误联系起来？
回答：涉及人为因素——这都是人为错误的例子。

人都会犯错。再多的检查和操作都无法解决这一事实。事实上，完全消除人为错误的唯一方法是摒弃参与其中的人。因此最重要的是，我们以一种尽可能减少错误发生的方式去工作，并确保当错误发生时，该方法已将因错误导致不良事件发生的可能性降至最低。

四、人为错误

有学者建议人为错误可分类：①发生在治疗团队和个体给予的医疗结束时；②发生在直接或组织层面的错误，通常是政策、程序、人员配备和文化这些方面。这些错误可以进一步细分（表 4-1）。

通常发现潜在的 / 组织性的问题往往与严重错误共存。孤立的错误发生是罕见的，事实上，通常是由一系列事件的发生导致的不良事件。"瑞士奶酪"模型展示了看似随机、不相关事件和组织决策如何都有可能使错误更容易发生（图 4-1）。相反，具有良好防御能力的标准化系统可以发现这些错误，并防止不良事件的发生。

每一块瑞士奶酪片都代表着屏障，在理想情况下，可以防止或检测错误。奶酪片的洞代表这些屏障的弱点；如果所有的洞对齐，错误可以通过而未被检测到，从而导致不良结果和患者受到伤害。

我们可以使用瑞士奶酪模型重新考虑药物错误的例子。第一片是医生写处方，第二片是药物调配政策，第三片是助产士配置药物，第四片是助产士二次检查（核对）药物。

现在考虑以下几点，即如果是产科病房的低年资医生，不熟悉该疾病下特定药物或剂量，会怎么样？答案是他们的"奶酪片"会有更大的洞。如果组织层面上没有制订一个合适、健全的药物政策，或者指南已过时或不容易获得，会怎么样？答案是这第二片奶酪就被削弱，甚至相当于

表 4-1 错误类型

		说 明	示 例
治疗团队/个体在治疗患者时出现的严重错误	错误	缺乏或误用知识	不知道正确的药物
	失误或大意	基于技能的错误	知道正确的药物,但写了另一种
	违规	常规或特殊的蓄意行动	因为缺乏工作人员,所以没有尝试对药物二次检查
直接/组织的错误		政策、程序、基础设施和建筑布局当中的错误	同一疾病,不同专科和科室使用不同药物

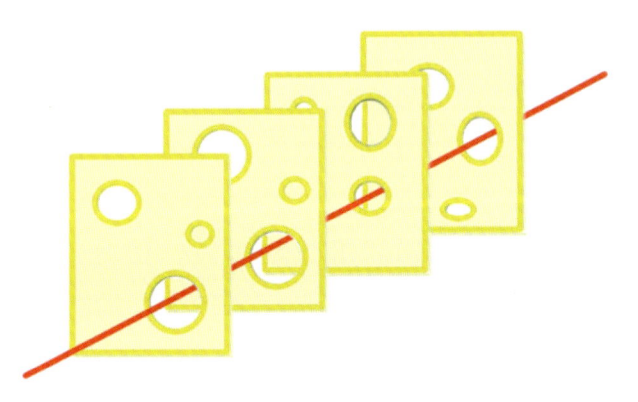

▲ 图 4-1 "瑞士奶酪"模型

被丢弃。如果药物是由刚结束休假、不熟悉抗高血压药物使用的助产士来配置,又会如何?答案是"奶酪片"就有更大的洞。产房经常长期缺乏工作人员,而进行药物核对的助产士会在同时照护 2 名高危妊娠女性时分心。不经意间,核对会变得粗略,即最后的奶酪片(或障碍)也被完全丢弃了。

最终的结果是多重防御已经被削弱或丢弃,导致意外伤害的错误更有可能发生。我们还要注意系统内不同类型的错误:①潜在错误,包括组织错误(如缺乏有效的政策、过时的指南和人员配备水平的不足);②主动错误(如不重视、用药错误、生命体征恶化时未能及时监测或治疗)。

五、从错误中学习

长期以来犯错的人会被识别出来,接受惩罚和(或)再培训,这通常被称为指责文化。以上述例子为例,药物错误的责任很可能落在管床护士和(或)开错处方的医生身上。对这些人进行再培训会使其他或未来的患者更安全吗?这显然取决于潜在的原因。如果这纯粹是一种知识差距,但同样的知识差距不也存在于其他地方吗?这样的话,其他的问题可能仍未得到解决。此外,这种惩罚性动作会使个人在日后变得侥幸和不愿承认错误。

重点是要从错误中学习,转移个人焦点,更多地集中在系统或组织上的错误。一旦建立起可靠且有效的系统、程序和政策,就可以捕捉错误。当然,在个人鲁莽或缺乏知识的情况下,仍然需要解决一些问题,如审视这些人违规或缺乏所需知识的原因。

为此,卫生服务部门需要从错误、不良事件和侥幸事件中吸取教训。这需要在个人层面上报告错误,在组织层面上用系统的方法调查和反馈错误。同样关键的是,通过该组织和整个卫生服务部门逐级上报和反馈,以提高认识和防止类似情况的发生。

违规可能表明有系统、程序、政策或其他文化问题的错误。重要的是,政策、程序、角色,甚至是建筑和设备在设计时都要考虑到人为因素,这样在不良事件发生时,就不必事后返修。

这意味着该组织的所有成员都必须意识到人为因素，而不仅仅是一线临床工作人员。

提高团队和个人的工作表现

在讨论了医疗差错问题的严重性之后，本章的其余部分将集中讨论如何提高团队和个人的工作表现。

提高对人为因素的认识，在多专业团队中实践这些技能和操作，可以使团队在所有情况下都有高效的发展。模拟训练活动允许团队探索，实践并发展新想法。这需要在一个安全的环境中对团队的表现进行反馈。在这个环境中，没有患者处于危险之中，自我和个人利益可以被放在一边。想象您将如何提升临床技能。这是一件需要反复练习的事情，最终使其成为自动的和常规的。这同样适用于人为因素的行为。此外，要认识到人类固有的局限性和更容易发生错误的情况，这样才能在必要时保持高度警惕。

六、沟通

沟通不良是导致不良事件的主要原因，这并不奇怪。为了拥有一个高效团队，就需要有良好的沟通。领导者需要与下属沟通，下属也需要与领导者及其他同事沟通。沟通不仅仅是说些什么，而是确保信息被准确地传递和接收。任何时候都要确保有效的沟通。多个要素组成了有效沟通（表 4-2）。

当面对面沟通时，很多信息是通过非语言的方式传递，这在电话或电子邮件沟通时就变得困难。当跨越职业、专业或等级障碍交谈时，沟通可能会更加困难，因为我们并不总是说相同的专业语言、具有相同的理解水平，甚至没有充分认识对方的角色。

有各种各样的工具来帮助沟通，如 SBAR [情况（situation）、背景（background）、评估（assessment）和建议（recommendation）] 工具。SBAR 是为临床急症交流而设计的，便于发送者规划和组织信息，使其简洁和重点突出，并以逻辑和预期的顺序发送。SBAR 也是一种授权工具，允许发送者（低年资医生）向高年资医生请示治疗方案。找出您所在组织使用的沟通工具并培训，同时其他工作人员也应使用这个沟通工具。虽然沟通工具很有用，但往往只适用于某些情况，而我们希望建立常规的有效沟通。常规改进沟通的方法是加入一个反馈闭环。

具有反馈闭环的有效沟通

错误可以发生在任何级别或多个级别。考虑到在繁忙的临床情况下，团队领导在处理持续的产后出血（postpartum haemorrhage，PPH）时会大喊"我们需要 4 单位的红细胞"或"那个谁能申请 4 单位的红细胞吗"，这时怎么办？实际大多数时候是什么都没有，没有人会去拿血！那么，如何才能改进这一点呢？要避免使用上述的两个指令，记住，没有人被称为"那个谁"！一个人能回应并执行任务，最明显的是呼叫名字："Michael，您能去拿 4 单位的红细胞吗？"。如果 Michael 回答"是"，那么就可以认为是有效的沟通，但并非总是如此。实际 Michael 听到了什么，

表 4-2 沟通要素

发送者	发送者	传送方式	接收者	接收者
思考该说啥	传达信息	面对面 / 电话 / 电子邮件	听到并确认消息	考虑并采取行动

他会做什么？目前我们还不确定他收到了什么讯息。这时 Michael 可能会带着一杯茶冲过来，因为他以为他听到的是这个。虽然这看起来是一件离谱的事情，但在临床紧急情况下，您要求某样东西而得到的却是另一样东西的概率有多大呢？在紧急情况下每个人都很忙，大家不太可能去提问问题。这就可能会加速错误的产生或导致任务的失败。那么，我们如何知道 Michael 接收到了什么信息呢？最简单的方法是使用特定的"任务分配"纳入一个正式的"反馈循环"（又称"闭环沟通"）。

对话可以是以下这样的。

> 组长（Liz）："Michael，您能申请 4 单位的红细胞吗？"
> Michael："好的，您想让我申请 4 单位的红细胞吗？"
> 组长："是的。"

当 Michael 回到病房并确认分配的具体工作已经完成时，这个沟通环就闭合了。

> Michael："Liz，4 单位的血液已申请，5 分钟之后拿到。"
> 组长："知道了！Michael，谢谢您！"

我们现在知道，该讯息已经被正确地传达和接收。为了实现这个过程，双方（发送方和接收方）都需要理解并预判它，这再次证明我们一起实践和训练的必要性。"有没有人……"通常被用来避免当您不记得某人名字时的尴尬。但在紧急情况下，必须避免这一点，使用其他吸引他人注意的方法：您需要指向团队成员或向其挥手！这虽然做起来不容易，但如果想有效地分配和完成工作，这是绝对重要的。

七、团队合作、领导力和服从力

从根本上说，团队由一群有共同事业的个人所组成。过去我们倾向于单独训练或进行专业培训，但这样存在的风险是，我们建立的会是一个团队的专家，而不是一个专家团队。在医疗保健部门中，团队通常是在短时间内形成，并可能在不同的时间到达现场。以前人们非常强调领导者的角色，但领导者自己不能组成一个团队。需要强调的是如何发展其他团队成员，如积极的下属。随着更多的高级医护人员到达并同意接管该任务，一个好的领导者将能够从领导的角色转换为下属角色。

（一）领导者

领导者的作用是多方面的，其中包括指导团队、分配任务和评估成效、激励和鼓励团队合作、规划和组织。所有领导的技能和行为都需要发展和实践。他们有不同的领导风格，需要根据不同情况选择合适的风格。有效的沟通是关键，应定期回顾和反思。可以提出建设性的反馈，也可以寻求建设性的反馈，从而促进大家的工作表现能持续不断的提高。

（二）谁是领导者

有一个明确的领导者至关重要。有时人们来来去去，或者不同专业的人员到达，可能造成一种不清楚谁是领导者的情况。在某些情况下或机构中，个人会佩戴标签或其他形式的身份识别，以减少这种不确定性。如果有文员记录事件，则应该记录谁是领导者及领导者的转换。

（三）领导者的角色站位

一旦领导者开始接手并专注于任务，他们就主要专注于手头的工作。这会成为他们思考的焦点，而他们就会失去态势感知（对情况的客观概述）。"情境领导力"一词用来描述领导力可以随着紧急情况的发展而变化。如果要求领导者承担具体的技术任务，他就必须交出领导者的位置。例如，顾问医生在肩难产发生时承担情境领导者，助产士无法进行胎肩内旋转，并呼叫顾问医生来接管。当顾问医生为了旋转后肩而进行内检时，他（她）必须将"情境领导者"先移交给其他人，通常是病房里的高级助产士。领导者应该站在一个最佳的位置，可以收集所有的信息，在理想情况下查看患者、团队成员和监测及调试设备。当一个成员在一项工作或操作中挣扎，可以及时发现并适当地支持他们。

（四）明确角色

理想情况下，团队应该在事件发生前会面，以便有机会互相介绍，并明确在紧急情况下的角色和行动。这可以在交接班时进行，但其他时间是难以预测或安排的。因此，重要的是，每个人在到达时都要向领导者表明自己的身份，并对角色进行商定、分配和理解。很多时候，他们的角色可能纯粹与个人携带的特殊符号有关，但重要的是团队成员是灵活的。例如，如果有三个气道管理者都第一时间到达现场，也应该安排他们承担其他任务。

（五）服从力

和领导者一样，下属的角色对任务至关重要。下属期望在自己的执业范围内工作，但也要采取主动。没有人会期望在病房急诊的情况下，一排整齐的工作人员靠墙等待指示。领导者和下属之间的沟通水平非常重要。如果我们很显然是在做一项任务，就不需要沟通。但有一个风险是，下属可能会在口头沟通上淹没领导者的声音，而实际上，关键是要沟通他们所担心的事情或异常的事情。在一级方程式赛车维修站更换轮胎时，机组人员在任务完成时会（眼神）交流；在遇到问题时他们会进行信号交流，他们并不会在每个预定步骤上进行口头交流。

（六）等级制度

团队内部需要有等级制度。这就是"权力梯度"；领导者是最顶端进行协调、指导和做出决策的人。然而，这也不应该是绝对的。在文献中对等级梯度的程度有很多的讨论，如果等级过于悬殊，领导者就拥有巨大的权力地位，他的决定是不容置疑的，下属们盲目地服从命令，这并不安全。因为领导者也是人，也会犯错，而团队就是他们的安全网。

当下属们觉得他们可以提出担忧或质疑时，就实现了安全实践。领导者和下属都必须明白这点。减少层次梯度的方法之一是，领导者要提出团队的想法和担忧，特别是关于患者安全的问题。对于下属来说，学习如何适当地提出担忧也很重要。这通常被称为"扁平等级金字塔"，即领导者"更接近"他的团队，积极倾听提出的问题，同时团队成员有效地承担分配的任务，并感到有权去"质疑"或提出问题。

可用缩写词"PACE"[探究（probe）、提醒（alert）、质疑（challenge）和最终宣布危机熔断（emergency）]提出担忧。探究性的问题允许交际和等级维持，同时提出相应的担忧。

阶 段	关注的程度
探究（P）	"您知道吗……"
提醒（A）	"我现在更担心了……"
质疑（C）	"请停止您正在做的事情，并考虑一下……"
危机熔断（E）	"您要立即停下来，因为……"

以下通过实例描述这些阶段。

- 探究：这是用于某人注意到他们认为可能有问题的事情时。他们常以疑问句形式口头表达这个问题："您注意到这个女人流血过多了吗？"
- 提醒：观察者加强和引导他们的陈述，并建议一个方案。"Brown 医生，我很担心，产妇的失血量仍然比我想象的要多，我可以使用麦角新碱吗？"
- 质疑：该情况需要紧急关注。其中一个关键的主角需要直接参与进来。如果可能的话，提出者会将自己置于他们想要交流的人的视线中。"Brown 医生，您现在必须听我的，这个患者需要更进一步的处理，因为出血没有减慢。"
- 危机熔断：当所有其他因素都失败和（或）观察者感知到重大事件即将发生时使用。如果可能，应使用物理信号或物理屏障和清晰的语言表达。"Brown 医生，您并未对这个产妇的严重持续出血采取措施，请挪开，我自己来评估。"

PACE 结构可以在任何适当的级别开始，并逐步升级，直到得到令人满意的答复为止。如果不良事件即将发生，那么它可能从宣布"紧急"状态开始，而较低风险的事件很可能从一个"探究"问题开始。

一些行业还采用了组织范围内的关键短语来传达情况的重要性。例如，"我很担心""我很不安"或"我很害怕"。在一个高效的团队中，领导者积极倾听团队成员提出的问题，很少需要超越"探究"或"提醒"步骤。

八、态势感知

良好的团队合作和领导力的一个关键要素是充分意识到正在发生的事情，称为态势感知。它不仅包括看到正在发生的事情，还包括如何理解和解释这一点，如何做出决策，并最终提前计划。

通常，态势感知可分为三个级别。

> 1 级：到底发生了什么事？收集信息。
> 2 级：那又怎么样？解读信息。
> 3 级：现在怎么办呢？预测未来状态。

（一）1 级（基本水平）：发生了什么？收集信息

即使在这个层面上，我们也容易出现错误，即风险在于，所看到或听到的是自己预测会看到或听到的事情，而不是实际发生的事情。图 4-2 显示了两种不同药物的类似包装设计，十分容易出现错误。真正专注于观察实际情况非常重要。

注意力分散

在医疗保健领域，分心成为一种常态，以至于人们甚至没有意识到它。风险在于人会犯错误，信息会被遗漏。在执行关键任务时，尝试去质疑并中断很重要，当中断发生时，重新启动任务，而不是从中断发生的地方重新开始。一些组织正在寻找特定的安静区域来完成关键任务。无论在什么地方，关键是培养和维持每个人对于"分散注意力会大大增加出错概率"的意识。

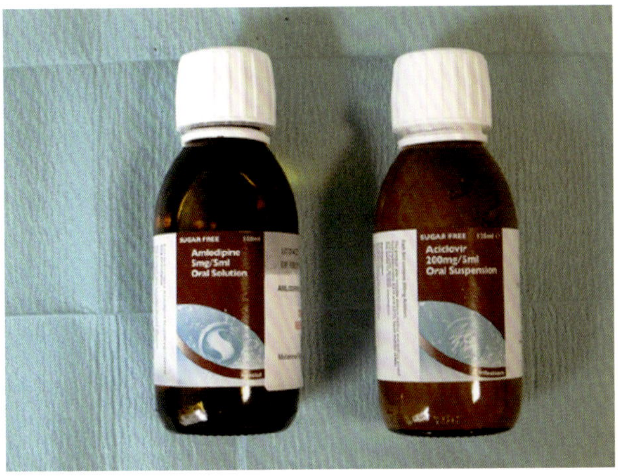

▲ 图 4-2 两种不同药物的类似包装设计

（二）2级：那又怎么样？解读信息

这围绕着某人对所看到的信息的理解。为了尽量减少2级错误，需要考虑人类大脑如何工作，如何识别事物并做出决定和选择。这一级别的细节超出了本章的范围 [有兴趣可进一步了解 Flin 等出版的《Safety at the Sharp End》（2008），该书是一个很好的学习资源，涵盖了医疗保健中所有人为因素的领域]。因此，本部分将重点关注其中的一部分，即进入第 3 级的决策制订。

从表面上看，每个人都熟悉决策的实践。然而，要了解可能影响这一过程的因素，就必须了解影响该决策的因素。为了做出一个好的决策，我们需要评估一个问题的所有方面，确定对这个问题可能的反应，考虑每个反应的后果，然后权衡利弊，最后得出结论。完成这些之后，他们需要向团队传达决策。

良好的态势感知是这一过程的前提基础。为了实现这一目标，决策者必须确保他们拥有所有的关键信息。在一个运作良好的团队中，每个人都对模棱两可、带有偏见或自相矛盾的信息保持警惕。任何不一致的事实都应被视为错误态势感知的潜在标志。重要的是在没有证据支持的情况下，不要无视这些异常情况。

在许多临床情况中，可能会有很大的时间压力。如果情况并非如此，那么在团队获得所有信息并考虑了所有选项之前，不应该结束决策过程。当有时间压力时，就必须运用一定程度的实用方法。有大量的证据证实，实践和经验可以减少被压缩的决策过程所带来的一些负面影响。在这种情况下做出决定的人需要继续保持他们已采取的"捷径"的警惕，并时刻准备从团队那里得到反馈，特别是当团队中的任何成员对拟议的方案有重大疑虑时。

（三）3级：现在怎么办呢？预测未来状态

在使用我们所有的感官收集信息之后（1级），在我们计划使用既往的经验之前，我们需要解读信息（2级），必要时从团队寻求意见（3级）。最后，我们必须决定行动计划，并与团队进行沟通。

团队态势感知

团队中的个人可能会根据他们以前的经验、专业、角色站位等，对境况有独特的认识。团队的态势感知往往比任何一个人都强。然而，只有在团队成员之间清晰有效地沟通各要素的情况下才能发挥作用。高效的领导者会积极鼓励这样做，因为会形成一个"共享的思维模式"，而这就是高效团队的特征。

英国皇家妇产科学院正在将人为因素整合到新的英国研究生培训课程中，并在"每个孩子都很重要"倡议中开发了学习资源：https://www.rcog.org.uk/en/guidelines-research-services/audit-quality-improvement/each-baby-counts/implementation/improving-human-factors/（最近访问时间为 2020 年 10 月）。

九、提高团队和个人表现

除了有效的沟通、团队合作、态势感知、领导能力和服从能力之外，还有许多其他的方法可以进一步发展和提高团队和个人的表现。

（一）对更容易出错情况的认知

如果我们意识到错误很有可能出现，我们可以更主动地检查它们。除了分心之外，两种更容易导致错误的常见情况是压力和疲劳。当我们过度工作和被过度刺激时，压力不仅是错误的来源，在一个极端状态下，当我们受到的刺激不足时，我们就会变得注意力不集中。

首字母缩写 HALT 被用来描述更有可能出错的情况。

> H（hungry）：饥饿。
> A（angry）：愤怒。
> L（late）：时间不够。
> T（tired）：疲惫。

考虑一下，在过去的 1 周里，您有多少次感到饥饿、愤怒、时间不够或疲惫，但仍然在一个犯错误有可能造成严重影响的环境下工作。不幸的是，在许多工作文化中，这些情绪和（或）身体状态被认为是不可避免的。

I'M SAFE 已被用作航空业的检查表，询问个人是否会受到以下因素的影响。

> I（illness）：疾病。
> M（medication）：药物。
> S（stress）：压力。
> A（alcohol）：饮酒。
> F（fatigue）：疲劳。
> E（eating）：进食。

理想情况下，受到潜在影响的个人需要得到适当的支持，允许有时间去恢复，并让团队意识到这一点。但如何在夜班中实现这一点是个问题。

（二）意识到错误陷阱

人类容易产生几种"认知偏差"（如常态、确认、从众和固定偏差）。常态性偏差是指同时低估一种情况的严重性及出现不良结果的可能性的偏差，即您低估了最坏的情况。

确认偏差也很常见，它倾向于只关注那些符合您自己目前"心理模型"的信息。即使存在相互矛盾的证据，人们也不愿意改变想法。当这种情况发生时，人们更倾向于那些能证实他们的先入之见或假设的信息，而不管这些信息是否真实。这可以在转诊或转运过程中的医疗保健环境中观察到。举个例子，一位医生接到电话，要求其去病房复查一个病情突然恶化的晕倒的产妇。在去病房的路上，医生会对其到达后会发生的情况建立了一系列先入为主的预判。医生甚至可以在前往现场时，根据自己的预判，制订了一个治疗计划。一旦这种"心态"建立起来，就很难改变。到达后，医生会先检查假设诊断所影响的系统。他们试图通过重点触诊子宫底而不是进行彻底的系统评估来确认她是因 PPH 而晕厥的预判。医生可能没有注意到患者呼吸困难的事实，其预先设想认为这是由于 PPH 导致的，这意味着其余的系统未充分评估。这像是作为一个预定的演练进行操作，而不是进行一个开放性的探索。在这种情况下，最终的诊断是肺栓塞，这一诊断在鉴别诊断时可能会较晚才考虑到。

除了全面的病史和临床评估外，利用团队内的专业知识，仔细倾听不同的观点或质疑，可以将这些认知偏见的影响降至最低。

（三）认知辅助工具：检查清单、指南和操作规范

认知辅助工具如指南或清单之类的很重要，因为人类的记忆并非绝对可靠。通过使用标准化的回答来赋予团队理解力，可以减少压力，在发生不常见的紧急事件时尤其如此。团队成员可能彼此不熟悉，每个成员都要努力记住该做什么，需要什么治疗和治疗的顺序。一个

好的团队领导者会使用现有的认知辅助工具作为一个提示，而团队的成员可以使它成为一种资源以便可以提前计划，并在紧急情况下通过使用这些工具而不是依靠记忆来促进临床实践的安全。

（四）提前呼叫帮助

所有培训学员通常都不愿意向上级求助，部分原因是他们没有认识到情况的严重性，部分原因是他们担心会浪费上级的时间。对于所有紧急事件，特别是产科急症事件，应尽快进行事态的升级和寻求适当的帮助。记住，帮助也不是立即能到达的。

（五）使用所有可用资源

团队资源包括工作人员、观察人员、设备、认知辅助工具和当地的设施。团队领导的角色是不断考虑是否适当地利用可用的、未执行任务的工作人员或设备来优化患者的治疗，并防止在治疗过程中遭遇瓶颈。

（六）反馈

在任何可能的情况下，在不良临床事件发生后进行一次简要的反馈非常有帮助。最好是将反馈视为处理所有产科急诊过程的正常部分，而不是用于记录灾难性事件。反馈的目的是总结团队遇到的任何特殊问题，并反思团队的表现。一些组织已经设置了模板来促进反馈，提供了个人、团队和组织不断发展的机会。

虽然在某些情况下，事后立即汇报可能有用，但它并不总是理想。产科的某些情况可能会导致情感创伤，特别是当孕产妇或新生儿的结局很差时。必须建立一种平衡，即在合理的短时间内向所有相关的团队成员进行正式的汇报和反馈。所有的团队成员都必须注意到在紧急情况下受到情感创伤同事的情感需求。

十、结论

在本章中，简要介绍了人为因素，并描述了对沟通、情境意识、领导能力、团队合作和决策重要性的认识缺乏是如何导致患者的损伤和不良事件的发生。对读者来说，利用每一个机会反思和发展自己的表现并影响他人及团队的发展非常重要。在 mMOET 课程的场景中包含适当的反馈，可以帮助将此过程纳入到您的临床实践中。

拓展阅读

[1] Bromiley M. *Just a Routine Operation*. https://vimeo.com/970665. Clinical Human Factors Group, www.chfg.co.uk (last accessed February 2022).

[2] Flin R, O'Connor P, Crichton M. *Safety at the Sharp End: A Guide to Non-technical Skills*. Abingdon: CRC Press, 2008.

第二篇 识 别
Recognition

第 5 章 识别重症患者 ··· 030
第 6 章 休克 ·· 039
第 7 章 脓毒症 ·· 048
第 8 章 静脉通路与容量复苏 ··· 058
第 9 章 妊娠期急性心脏病 ··· 068

第 5 章　识别重症患者
Recognising the seriously sick patient

陈娟娟　张梦雨　译
梁伟璋　李映桃　朱永城　校

> **学习目的**
>
> 阅读本章后，您能够：
> - 确定目前孕产妇死亡和发病的原因及其相关检查和治疗问题。
> - 了解一种利用早期预警图进行监测的系统方法，以帮助识别风险患者。
> - 认识到"红色预警"症状及需要产科团队和其他专业人员紧急应对的情况。

一、概述

在死亡率和发病率报告中反复出现"监护欠佳"一词，表明其可能是导致死亡的间接原因。因为超过 2/3 的病例存在合并症，并且间接死亡人数超过直接死亡，所以跨专科协调监护的重要性越来越突显。未能识别潜在危及生命疾病的症状和体征、针对检查结果迟迟不采取行动，以及延迟寻求适当专家的帮助，这些都是特别值得关注的问题。可见，关注的重点应是如何提高对病情恶化患者临床症状的识别和及时应对。

当发病呈隐匿性或非典型时，对妊娠女性或刚妊娠女性严重危及生命情况的诊断尤其具有挑战性。此外，患病妊娠女性前往非产科病区就诊，如工作人员不熟悉妊娠生理学的急诊科。在这种情况下，预示即将发生的重大疾病的生命体征反应可能会被忽略。

不仅"高风险"患者会病情危重，产科患者通常无法预测是否或何时会发生这种情况。妊娠期间发生危及生命事件的相对罕见性，使相关急诊科工作人员的多学科业务和培训需求增加。

以下为处理妊娠女性问题的卫生保健人员总结的经验教训。

- 了解妊娠的生理适应情况，以便能够识别严重疾病的病理变化，重要的是能够区分妊娠的常见不适主诉和严重疾病的体征，以免遗漏这些体征（表 5-1）。

- 注重第一次就把事情做好，其中包括高质量的病史采集、体格检查、基本观察和发现的细致记录，并立即根据这些发现采取行动。
- 请记住这些红色预警症状（包括妊娠期间反复就诊或再次入院）。
- 确保专业人员之间的良好沟通和及时有效的转诊。

二、改良早期预警系统

人们认为，妊娠和分娩是正常的生理事件，但"没有测量就不能假定正常"（Knight 等，2014）。专为妊娠设计的孕产妇早期预警评分（Maternity early warning score，MEWS）系统旨在检测何时出现偏离正常值的情况。定期观察生命体征应是所有孕产妇监护的组成部分。院内应在妊娠女性可能就诊的产科和非产科病区随时提供和使用 MEWS 图表。

在每次评估中建议有一个最小的观测数据集，该数据应记录在 MEWS 图表上（图 5-1）。建议住院患者的最低观察频率为 12 个小时。观察的频率取决于风险状态、初始观察和临床诊断。当患者从一个临床病区转移到另一个病区时，应保留相同的 MEWS 图表，以便检查生理变化趋势。

妊娠正常范围外的 MEWS 评分记录在图表的彩色区域中，并应立即使用 SBAR [情况（situation）、背景（background）、评估（assessment）和建议（recommendation）] 沟通工具与适当的医务人员进行沟通，要求进行紧急检查（框 5-1）。临床医生应进行全面的系统检查，根据需要进行复苏和治疗，并申请适当的检查。必须强调的是，无论是定期还是严谨地记录观察结果，都是不够的，必须对异常的观察结果采取行动。如果已经联系过的临床医生不能在 10 分钟内处理，可以选择联系更资深的产科医生或麻醉团队，尽早考虑邀请产科顾问医生和麻醉顾问医生参与。如果一名高年资医生委托低年资产科医生出席，则助产士和主管助产士需要评估出席医生的级别是否合适，并考虑按规定上报。在最合适的临床领域对患者进行医疗很重要。如果这不可能，即使延迟转诊也不能延迟即时的病史采集、查体、辅助检查、治疗、记录审查和 ABCD 的重新评估。如有需要，请随时联系值班的临床主管医生以寻求帮助。

在急诊科或急症医疗单位等非产科病区，应为所有妊娠女性提供与产科团队进行有效沟通的明确途径。事件升级的路径应向所有工作人员清楚展示，在 MEWS 图表上记录的观察结果提示该患者是否应该接受检查或病情出现临床恶化。如果救护车或急诊科工作人员将妊娠女性送往急诊科复苏室，应拨打"产科急救"电话（或同等电话），以确保有包括新生儿科医生在内的完整团队在场。

（一）呼吸急促

这种常见症状可由于对妊娠的正常呼吸适应而逐渐出现，通常在患者说话或休息时被注意到。在正常妊娠中，每分钟通气量增加 40%～50%，主要是潮气量增加，而不是呼吸频率增加，这使得呼吸是有主观意识的。因此，孕期轻度、完全代偿性呼吸性碱中毒是正常的（表 5-3）。

> 然而，对于任何抱怨呼吸急促的妊娠女性，必须在病史采集期间寻找"红色预警"特征（表 5-2），并采取相应措施。

以下为妊娠期呼吸急促的鉴别诊断。

表 5-1 妊娠期间的生理变化和正常表现

指 征	妊娠期正常表现
心率	每分钟增加 10～20 次，尤其是在妊娠晚期
血压	妊娠 20 周内可降低 10～15mmHg，但在足月时恢复至妊娠前水平
呼吸频率	• 妊娠期间无变化 • 如果呼吸频率＞20 次/分，则考虑病理因素
血氧饱和度	在整个妊娠期内保持不变
温度	在整个妊娠期内保持不变
全血细胞计数	• 妊娠期间改变的范围 • 血红蛋白（105～140g/L） • 白细胞 [（6～16）×10^9/L]
肾功能	• 肾小球滤过率升高 • 肌酐在妊娠早中期下降 • 正常尿素参考范围 2.5～4.0mmol/L • 正常肌酐＜77μmol/L
肝脏检查	妊娠期间碱性磷酸酶升高到孕前水平的 3～4 倍是正常的
肌钙蛋白	• 正常妊娠期间不升高 • 可能在子痫前期、肺栓塞、心肌炎、心律失常和脓毒症中升高
D-二聚体	不推荐用于妊娠期检测
肌酐激酶	正常范围为 5～40U/L，即妊娠期较低
胆固醇	妊娠时最高升高 5 倍（因此不应常规检查）
甲状腺功能检查	使用当地特定的妊娠范围
心电图	• 窦性心动过速 • 由于膈肌抬高导致心轴左偏 15° • T 波变化，导联Ⅲ和 aVF 中常见的 T 波倒置 • 非特异性 ST 波变化，如抑郁症、小 Q 波
动态心电图监测	室上性和室性早搏较为常见
胸部 X 线检查	血管标志突出，因妊娠子宫引起的膈肌抬高，左边膈肌变平
呼气峰值流速	妊娠期间无变化
动脉血气	轻度、完全代偿性呼吸性碱中毒在妊娠期间是正常的

引自 RCP (Royal College of Physicians). *Acute Care Toolkit 15: Managing Acute Medical Problems in Pregnancy*. London: RCP, 2019.©Royal College of Physicians.

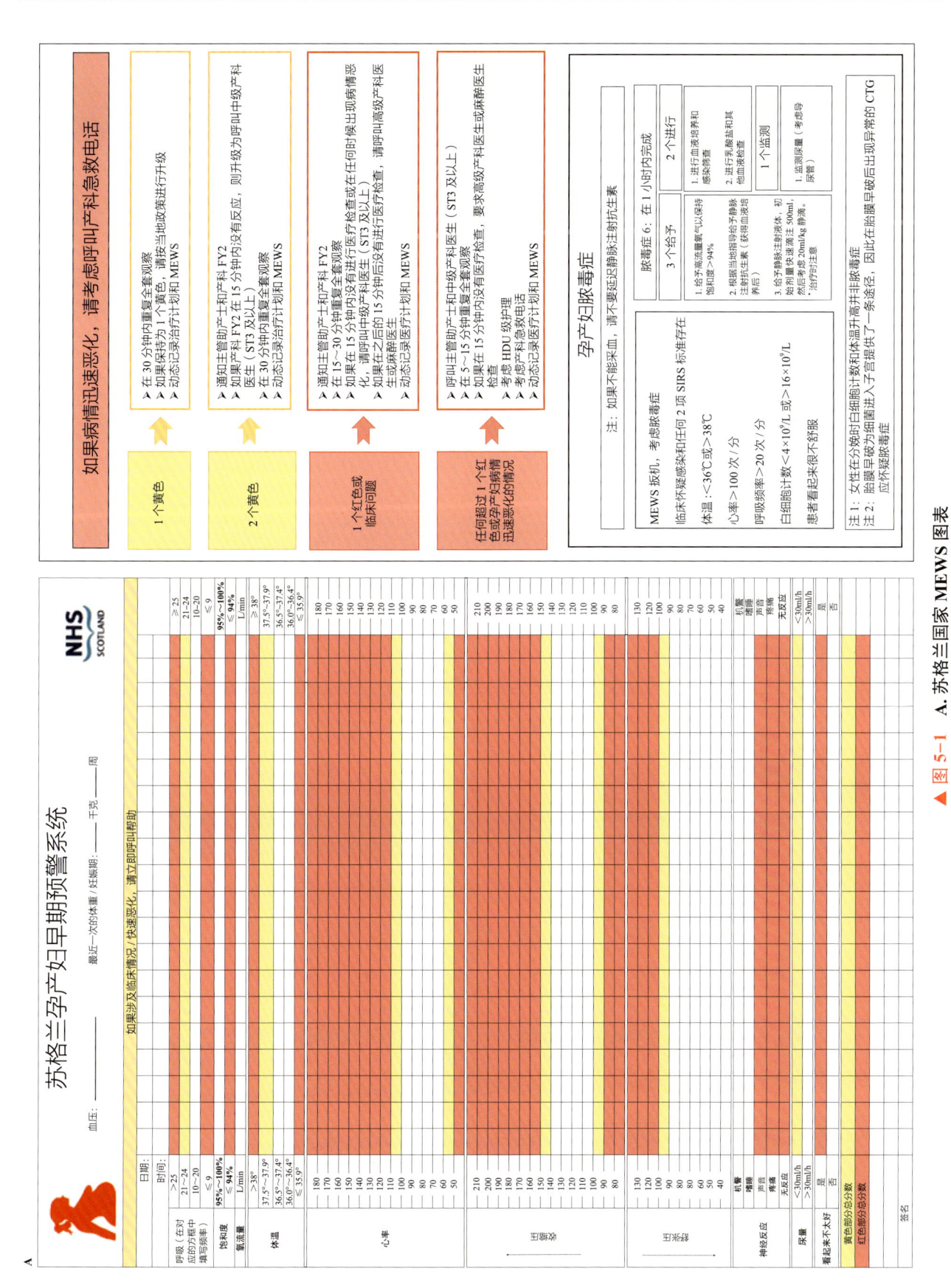

第5章 识别重症患者
Recognising the seriously sick patient

▲ 图 5-1 A. 苏格兰国家 MEWS 图表

（引自 Scottish patient safety programme, Maternity and Children quality Improvement programme.© The Improvement Hub）

B

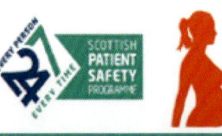

苏格兰孕产妇的早期预警评分：

生理参数	红色	黄色	标准	黄色	红色
呼吸频率（次/分）	≤9		10～20	21～24	≥25
氧饱和度（%）	≤94		95～100		
体温（℃）	≤35.9		36.0～37.4	37.5～37.9	≥38
心率（次/分）	≤50	50～60	61～99	100～109	≥110
收缩压（mmHg）	≤90	90～99	100～139	140～149	≥150
舒张压（mmHg）			40～89	90～99	≥100
神经反应（AVPU）			A 或 S		V、P 或 U
尿量（ml/h）		<30	>30		
看起来不舒服			不		是

任何与临床状况/快速恶化有关的问题都需要紧急求助

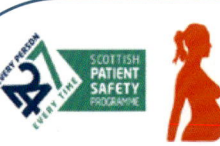

C

早期预警评分的触发、警报和回顾

触发	警报	回顾
1 个黄色	主管助产士	在 30 分钟内重复观察，如果没有变化，则上报至 FY2
2 个黄色	主管助产士和 FY2	在 30 分钟内重复整套观察
1 个红色	主管助产士和 FY2	在 15～30 分钟重复整套观察
>1 个红色	主管助产士及 ST3 或以上考虑呼叫产科顾问医生和（或）麻醉医生检查	• 在 5～15 分钟重复整套观察 • 考虑产科紧急电话 • 考虑 HDU 级别的护理

动态记录每个 MEWS 及其触发事件的行动计划

▲ 图 5-1（续） B 和 C. MEWS 图表

引自 Scottish patient safety programme，Maternity and Children quality Improvement programme.© The Improvement Hub

第5章 识别重症患者
Recognising the seriously sick patient

<table>
<tr><td colspan="2" align="center">框 5–1　SBAR</td></tr>
<tr><td>情况（situation）</td><td>• 表明您的身份，患者的身份，以及从哪里呼救
• "我打电话是因为……"要具体说明您的担忧</td></tr>
<tr><td>病史（background）</td><td>列出入院的背景，提供重要病史，既往接受过何种手术/处理，任何重要的血液检验结果和近期观察结果。概述她的正常情况</td></tr>
<tr><td>评估（assessment）</td><td>• 给出您对情况的评估
• "我认为她患有……"
• "我不知道是什么问题，但我非常担心她病情恶化……"</td></tr>
<tr><td>建议（recommendation）</td><td>• 要非常明确地说明您希望接听者做什么
• "我需要您马上来……"
• "我需要您来，或者在接下来的 10 分钟内……"
• "我想立即把她转到产房，因为……"</td></tr>
</table>

表 5–2　"红色预警"症状体征

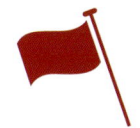

呼吸急促	尤其是在以下情况： • 突然发作 • 平躺会加重 • 伴有心动过速、胸痛或晕厥 • 呼吸频率＞20 次/分 • SAO_2＜94% 或在用力时降至＜94%
头痛	尤其是在以下情况： • 突然发作或有史以来最严重的头痛 • 头痛需要比平时更长的时间来缓解或持续超过 48 小时 • 有相关的发热、癫痫发作、局灶性神经病、畏光或复视 • 需要阿片类药物
胸痛	尤其是在以下情况： • 疼痛严重到需要使用阿片类药物 • 放射至手臂、肩膀、背部或下颌骨 • 突发、撕裂或劳力性胸痛 • 与咯血、呼吸困难、晕厥或神经异常有关 • 与异常观察结果相关联
心悸	尤其是在以下情况： • 该女性患者有心脏性猝死家族史 • 存在结构性心脏病或既往心脏手术史 • 与晕厥相关 • 伴有胸痛 • 持续性严重心动过速

(续表)

发热＞38℃	无发热不能排除脓毒症，因为对乙酰氨基酚（扑热息痛）和其他解热药物可暂时抑制发热；同样，在脓毒症存在的情况下不发热也是令人担忧的
腹痛	需要阿片类药物（不包括宫缩） 伴有腹泻和（或）呕吐
胎动减少或消失，胎心率降低或消失	
子宫（不包括宫缩）或肾区疼痛或压痛	
全身不适，特别是在痛苦和焦虑时	病情恶化的迹象

改编自 RCP(Royal College of Physicians). Acute Care Toolkit 15: Managing Acute Medical Problems in Pregnancy. London: RCP, 2019.©2019 Royal College of Physicians

- 贫血。
- 呼吸系统原因：哮喘、肺炎、气胸、肺栓塞、肺水肿。
- 心脏原因：心肌病、肺动脉高压、心瓣膜病。
- 羊水栓塞。
- 代谢性疾病（如糖尿病酮症酸中毒）。
- 神经肌肉疾病（如重症肌无力）。

> 同样重要的是要记住，由于呼吸频率在正常妊娠期间不会增加，因此呼吸频率的增加通常是妊娠危重疾病即将发生的第一个细微迹象，应促使进行系统的 ABCDE 临床评估。

（二）头痛

这是妊娠期间的常见症状。由于无法观察、检查或测量，这是最难处理的症状之一。大多数情况下，病因是良性的，但也有多种以头痛或意识模糊为主要特征的严重疾病（见第 25 章）。应在病史中寻找"红色预警"特征（表 5-2）。

（三）腹痛和腹泻

在妊娠早期，排除异位妊娠至关重要。可能没有阴道出血。除非出现明显的脱水，否则肠胃炎通常不会出现晕厥和头晕，但因失血导致低血容量可引起晕厥和头晕。妊娠测试是排除腹痛的育龄女性是否妊娠的要点。

腹痛和腹泻也可能是腹腔内脓毒症的症状（见第 23 章）。

三、结论

- 所有妊娠女性都应进行生命体征的系统测量，并绘制在 MEWS 图表。
- 由于妊娠期病情恶化可能很快，当生命体征异常时，应了解导致病情升级到需要高级医疗的诱因。
- 当妊娠女性到医院的非产科病区就诊时，应告知产科团队，并开始绘制 MEWS 图表。
- 正常妊娠期间呼吸频率不会增加，因此呼吸急促不容忽视。
- 识别妊娠期间的显著"红色预警"症状和细微的临床体征，对于及时采取适当干预措施以降低孕产妇死亡率和发病率至关重要。

拓展阅读

[1] Knight M, Bunch K, Tuffnell D, et al. (eds), on behalf of MBRRACE-UK *Saving Lives, Improving Mothers' Care - Lessons Learned to Inform Maternity Care from the UK and Ireland Confidential Enquiries into Maternal Deaths and Morbidity 2015-17*. Oxford: National Perinatal Epidemiology Unit, University of Oxford, 2019.

[2] Knight M, Bunch K, Tuffnell D, et al. (eds), on behalf of MBRRACE-UK. *Saving Lives, Improving Mothers' Care - Lessons Learned to Inform Maternity Care from the UK and Ireland Confidential Enquiries into Maternal Deaths and Morbidity 2016-18*. Oxford: National Perinatal Epidemiology Unit, University of Oxford, 2020.

[3] RCP (Royal College of Physicians). *Acute Care Toolkit 15: Managing Acute Medical Problems in Pregnancy*. London: RCP, 2019.

附 A：血气分析

（一）乳酸

现代血气分析仪能够测量血清乳酸含量，血清乳酸是无氧代谢的产物，也是微循环状态的标志。当患者出现休克时，血清乳酸水平的升高可用来预测死亡率，而在脓毒性休克中，乳酸水平的升高比临床观察能更可靠地预测多器官功能衰竭的发展。治疗后乳酸水平下降失败与较高的死亡率相关。即使是患者血流动力学稳定，但乳酸水平升高（这种情况被称为代偿性休克），其死亡风险也会增加。乳酸水平测量＞4mmol/L 可作为重症的标志，并作为开始复苏的触发点（见第 7 章）。

（二）ABG 阴离子间隙分析

表 5-3 列出了非妊娠状态和妊娠状态的正常值。要进行血气分析，请查看以下内容。

- 检查 PaO_2（空气中正常值为 11～13kPa）：如果该值较低，则患者为低氧血症。

- 检查 pH：确定主要变化方向（正常、酸中毒或碱中毒），代偿总是不完全的。

- 检查通过呼吸（肺泡通气）测定的 $PaCO_2$：低 $PaCO_2$（过度通气）表示呼吸性碱中毒或代谢性酸中毒的呼吸代偿；$PaCO_2$ 升高（通气不足）表明呼吸性酸中毒，请注意，$PaCO_2$ 的升高并不能弥补代谢性碱中毒。

- 检查标准碳酸氢盐（将碳酸氢盐值调整为 $PaCO_2$ 正常时的值）：如果标准碳酸氢盐升高，则存在代谢性碱中毒或呼吸性酸中毒的代谢性代

表 5-3 非妊娠女性和妊娠女性血气分析

	pH	$PaCO_2$	标准碳酸氢盐	碱剩余	
正常值	7.34～7.44	4.7～6.0kPa	21～27mmol/L	−2～+2mmol/L	
妊娠期值	7.40～7.46	3.7～4.2kPa	18～21mmol/L	无变化	
	增 加	减 少	减 少		
呼吸性酸中毒	↓	↑	↑	+ve	通气不足最终导致碳酸氢盐代偿性肾潴留
呼吸性碱中毒	↑	↓	↓	−ve	过度通气导致肾脏碳酸氢盐排泄
代谢性酸中毒	↓	↓	↓	−ve	代谢性酸过量会导致过度通气，以补偿大多数休克类型中的乳酸含量升高
代谢性碱中毒	↑		↑	+ve	代谢性碱过量而无呼吸代偿

偿；如果标准碳酸氢盐较低，则存在代谢性酸中毒或呼吸性碱中毒的代谢性代偿。

- 检查碱剩余：如果为阴性，则存在代谢性酸中毒；如果为阳性，则为代谢性碱中毒。

附 B：孕产妇的放射学检查

使用电离辐射进行影像学检查通常是危重患者管理的一部分。患者和医护人员经常担心所用辐射剂量可能对胎儿有害（表 5-4）。胸部 X 线片对胎儿的辐射量最小，相当于在伦敦 1 周的背景辐射。如果临床表明胸部 X 线检查是胸痛或呼吸困难的首选检查，则应进行该检查。

在整个妊娠期间，超声、头部和胸部计算机断层扫描（computed tomography，CT）和磁共振成像（magnetic resonance imaging，MRI）均安全。但应避免使用钆对比剂。

对于疑似肺栓塞且胸部 X 线正常的女性，由于对母体肺和乳腺组织的辐射剂量较低，应要求进行肺灌注扫描，而不是 CT 肺血管造影术（CT pumonary angiography，CTPA）。

表 5-4 不同成像技术的安全性

调查	辐射剂量（mGy）	妊娠早期	母乳喂养
胸部 X 线检查	<0.01	安全	安全
CT 头部扫描*		安全	应避免
MRI 头部扫描*		应避免	安全
CTPA*	<0.13	安全	应避免
V/Q 扫描		安全	应避免
CT 腹部*		安全	应避免
超声		安全	安全

*. 如果使用对比剂，请将 24 小时内的母乳挤出并丢弃

第6章 休克
Shock

陈娟娟　张梦雨　**译**
梁伟璋　李映桃　莫均荣　**校**

> **学习目的**
>
> 阅读本章后，您能够：
> - 解释和识别休克。
> - 详述低血容量性休克的治疗原则。
> - 认识到妊娠期间心血管系统的生理变化及其对低血容量性休克表现的影响。
> - 识别其他休克综合征并了解其管理方法。

一、概述

休克的定义是组织无法获得足够的氧气，这是一种危及生命的表现。如果不及时治疗，休克会导致持续的多器官功能障碍、终末器官损伤和死亡。当心血管对失血或脓毒症等全身性挑战的反应不足时，就会发生休克（流程6-1）。

组织血流灌注减少、血氧饱和度不足或组织需氧量增加会导致氧输送不足。

心排血量减少和灌注压降低会减少组织的血液灌注。心排血量是每搏量（每1次心脏跳动从心脏泵出的血液量）与心率的乘积。

每搏量取决于前负荷（充盈状态）、心脏收缩力（泵血强度）和后负荷（血管阻力，心肌泵血的阻力）。如果这些因素中的任何一个受到损害，都可能导致休克。

在正常稳态中，器官灌注受到一定动脉压范围内的局部代谢和微循环因素的调节，这叫作自身调节。超过这个范围，流向器官的血液主要是由动脉和静脉系统之间的压差决定。

重要器官的血液供应所维持的血压水平低于非重要器官。在休克状态下，血液优先供应到大脑和心脏，而牺牲了其他部位的灌注。不幸的是，对于胎儿来说，子宫并不算是女性的重要器

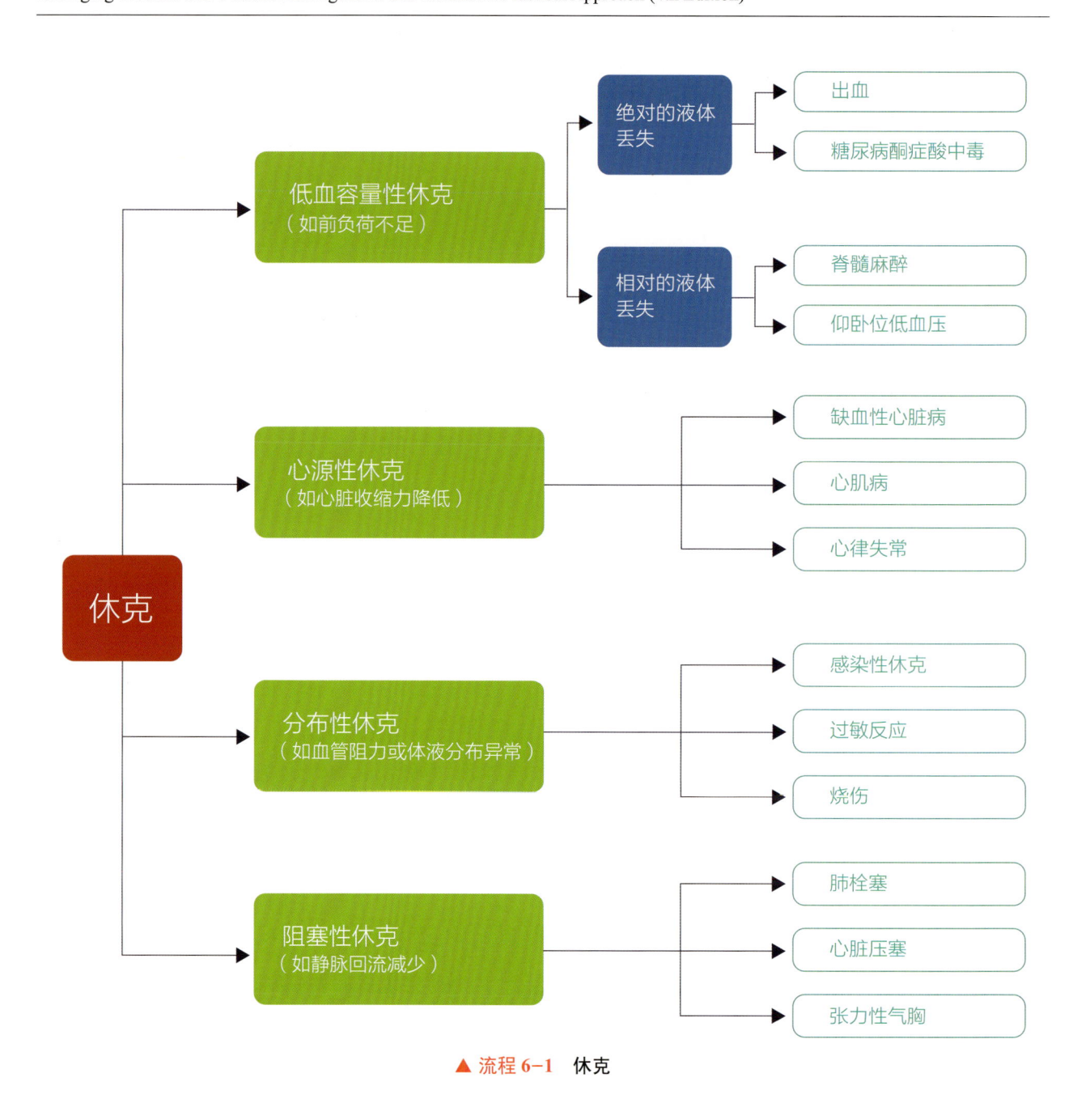

```
                                    ┌─ 绝对的液体 ──┬─→ 出血
                                    │   丢失       └─→ 糖尿病酮症酸中毒
            ┌─ 低血容量性休克 ──────┤
            │  （如前负荷不足）      │
            │                       └─ 相对的液体 ──┬─→ 脊髓麻醉
            │                           丢失       └─→ 仰卧位低血压
            │
            │                                       ┌─→ 缺血性心脏病
            ├─ 心源性休克 ──────────────────────────┼─→ 心肌病
  休克 ────┤   （如心脏收缩力降低）                  └─→ 心律失常
            │
            │                                       ┌─→ 感染性休克
            ├─ 分布性休克 ──────────────────────────┼─→ 过敏反应
            │  （如血管阻力或体液分布异常）          └─→ 烧伤
            │
            │                                       ┌─→ 肺栓塞
            └─ 阻塞性休克 ──────────────────────────┼─→ 心脏压塞
               （如静脉回流减少）                    └─→ 张力性气胸
```

▲ 流程 6-1 休克

官之一，因此，在母亲面临危及生命的威胁时，胎盘的血液供应将无法维持。由此产生的胎儿受累是母体休克早期的重要指标。

二、主动脉下腔静脉受压和仰卧位低血压综合征

妊娠 20 周后，妊娠女性在仰卧位时，子宫压迫下腔静脉，回流心脏的静脉血量减少。下腔静脉阻塞和主动脉受压可使心排血量减少 30%。患者可能会出现恶心、呕吐或头晕等症状。这就是所谓的仰卧位低血压综合征。静脉回流的减少将影响缺乏自我调节的胎盘的血流量。

为预防主动脉下腔静脉受压的影响，妊娠女性应保持侧卧位。虽然主张向左侧倾斜 15°（图 6-1B），但有证据表明压迫的影响仍然存在。手

动将子宫从下腔静脉的上方移至左侧，可更有效地缓解压迫（图 6-1A）。重要的是要记住，在休克女性的初始治疗中要减轻主动脉下腔静脉受压，以避免加重其他原因引起的低血压。

要在复苏早期提示手法子宫移位（MUD），请记住以下表达。

"你好，怎么了，MUD 小姐？"

三、休克类型

可将休克分为 4 种类型。
- 低血容量性休克。
- 心源性休克。
- 分布性休克。
- 阻塞性休克。

为区分这些类型的休克，可以从病史、查体、选定的辅助检查和对治疗的反应中获得线索。

（一）低血容量性休克：前负荷不充足

- 绝对液体丢失：如出血。
- 相对液体丢失：血管扩张，如椎管/硬膜外麻醉。

1. 绝对低血容量症：失血、失液

这种形式的休克是由于有效循环血容量下降导致静脉回流减少，这会导致每搏量下降。通常会出现心率代偿性增加以维持心排血量，同时还会出现血管阻力代偿性增加。这种由内源性儿茶酚胺释放介导的血管收缩，增加了舒张压，但对收缩压没有影响，因此脉压差减小。代偿性液体从血管外转移进入血管腔内，导致细胞内脱水，以及出现口渴的感觉。

出血对妊娠生理的重要影响：妊娠期间，由于血浆和红细胞体积增加，循环血容量增加约 40%。对于体重为 70kg 的女性，妊娠时的血容量从 70ml/kg 升高至 100ml/kg（从 4900ml 升高至 7000ml）。该循环血容量可使妊娠女性在出现任何低血容量症体征（其循环血容量的 35%）之前失血达 1200～1500ml。这种增强的失血代偿能力增加了我们低估失血严重程度的风险，有时甚至直至心搏骤停了才发现。

2. 相对低血容量症：区域阻滞导致的血管扩张

硬膜内区域麻醉和较小程度的硬膜外区域麻醉阻断交感神经系统，导致血管扩张和低血压。通常出现代偿性心动过速伴舒张压下降。

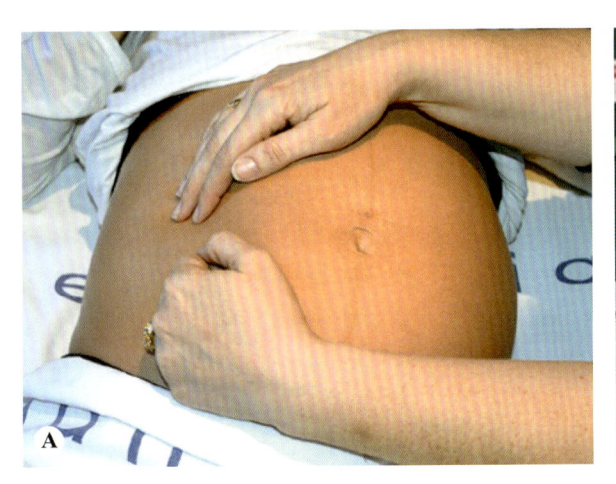

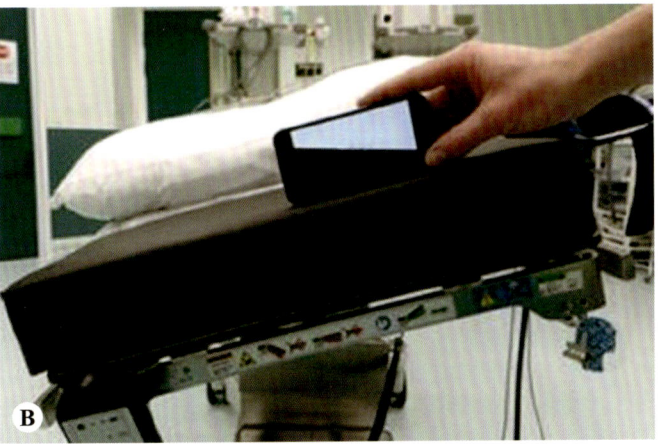

▲ 图 6-1　**A.** 对妊娠女性进行手法子宫侧移；**B.** 左侧倾斜 15°

A. 图片由 Trauma Victoria-Obstetric Trauma guideline 提供，http://trauma.reach.vic.gov.au/

随后，收缩压的下降要早于实际失血时发生的时间。

这种交感神经阻滞加剧了同时引起低血压的其他原因，如出血，并导致早期失代偿。

"高位"椎管内麻醉也会影响控制心率的交感神经，导致心动过缓和严重低血压。

（二）心源性休克：心脏收缩力降低

心源性休克的原因如下。
- 缺血性心脏病。
- 心肌病。
- 心律失常。

心源性休克的显著特征包括端坐呼吸和肺充血征象，如颈静脉压升高、血氧饱和度降低和肺基底部湿啰音，出现气促、胸痛、晕厥、出汗、四肢厥冷和心动过速等症状和体征，但并不是心源性休克所特有。

（三）分布性休克：血管阻力和体液分布异常

下列病变可导致分布性休克。
- 脓毒症。
- 过敏反应。
- 烧伤。

1. 脓毒症

在这种形式的休克中（见第 7 章），患者会出现全身炎症的体征和症状，以及引起脓毒症的疾病的体征和症状。病理过程为严重的血管扩张，因此尽管处于休克状态，这些患者也可能出现外周温暖的状况，尤其是在该过程的早期。还会存在代偿性心动过速和心排血量增加以维持灌注压。

根据脓毒症的持续时间和程度，可见不同程度的器官功能障碍。在休克晚期，脓毒症患者会出现血管收缩，伴四肢厥冷。

2. 过敏反应

过敏反应是一种由过敏原引起的严重且危及生命的全身性超敏反应，在该过程中机体会释放组胺、5-羟色胺和其他血管活性物质。过敏反应通常在接触过敏原的 5~10 分钟开始，整个反应通常在 30 分钟内加剧。

如果怀疑存在过敏反应，则应采集用于系列血清类胰蛋白酶评估的样本。胰蛋白酶由肥大细胞释放，它与组胺的释放相平行。峰值浓度远高于 20ng/ml 表明存在真正的过敏反应。峰值出现在暴露后 30 分钟至 6 小时的任何时间。必须在患者病情稳定的急性反应发生时、1~2 小时后、>24 小时后再次取样。

急性反应发生后的后续检查包括皮肤测试，以确定是否存在特异性免疫球蛋白 E（IgE）抗体。皮肤试验，特别是点刺试验的价值已在广泛的研究中得到证实。

据估计，英国每年会发生 500 例严重过敏反应。危及生命的产科麻醉围术期过敏反应的发生率约为 3.4/100 000（来自 2017 年公布的皇家麻醉师学院国家审计 6）(Kemp 等，2017)，或每 100 000 名产妇发生 1.2 例，这明显低于非产科成人麻醉病例中 1/10 000 发生率。围术期最常见的过敏原为抗生素、神经肌肉阻滞药、氯己定和专利蓝染料。83% 的病例在接触过敏原 10 分钟内出现过敏反应，接触氯己定和专利蓝染料的病例出现过敏反应较慢。46% 的过敏反应病例以低血压为表现特征，并且所有病例中在过敏反应期间均出现低血压。支气管痉挛发生率为 49%。荨麻疹和潮红为不常见的表现特征，在更为严重的反应中皮肤体征并不常见，有时仅在复苏后出现。在对产科病例进行检查时，大多数患者在出现反应时是清醒的，并在低血压发作前主诉"感觉不舒服"。人们通常对关键事件的识别很迅速，但识别过敏反应并开始进行过敏反应特异性治疗的速度要慢于非产科病例。该报告评论道，这可能是因为产科环境中低血压的鉴别诊断更广泛，而过敏反应在列表中排名较低。肾上腺素的给药频率明显低于非产科环境，这可能反映产科环境中去氧肾上腺素的可用性。然而，产妇和新生儿预后良好，无心搏骤停发生。

3. 烧伤

烧伤的直接影响是体液流失，从而导致低血容量性休克。此外，炎性介质被释放，导致大量液体渗漏到组织中，从而导致体液分布异常。这一主题将在第22章进一步讨论。

（四）阻塞性休克

阻塞性休克可由以下原因引起。
- 大面积肺栓塞（见第13章）。
- 心脏压塞（见第17章）。
- 张力性气胸（见第17章）。

这种形式的休克是由于回流至心脏的静脉血减少。如果患者意识清醒，就会出现呼吸困难，需要端坐呼吸。极端的心动过速是心排血量受损的一种代偿机制，并且还会有引起血流阻塞的相关病理特征。

四、休克的症状和体征

在各种形式的休克中出现的症状和体征主要是由于组织灌注不足导致的器官功能障碍。这种表现也部分受到引起休克综合征的病理因素影响。

（一）低血容量性休克

这是产房中最常见的休克形式。低血容量性休克的体征如下。
- 胎儿心率异常。
- 母体心率增加。
- 皮肤寒冷、苍白、多汗、发绀，伴毛细血管再充盈延迟。
- 精神状态改变。
- 呼吸急促。
- 尿量减少。
- 脉压差减小。
- 低血压（晚期体征）。

1. 心率增加

心率增加是为了补偿低血容量（失血量达1000~1500ml）或血管扩张，这两种情况都可能导致低血压和休克。母体心率超过100次/分应视为不良事件，除非另有原因。如果出血明显，大多数（但不是所有）患者会出现心动过速，但也会出现反常的心动过缓。由宫颈刺激（如子宫颈内口中的分泌物）或腹膜刺激作用于迷走神经可产生足以引起休克的严重心动过缓。β受体拮抗药和拉贝洛尔（α和β受体拮抗药）等药物可防止低血容量引起的心动过速反应，这可能对出血患者造成错误的评估。

2. 皮肤、毛细血管再充盈、精神状态和尿量

皮肤、肾脏和大脑可被视为反映组织灌注充足性的"终末器官"。

3. 毛细血管再充盈时间

毛细血管再充盈时间（capillary refill time, CRT）是皮肤灌注的指征。可通过按压手指甲或胸骨，并停留5秒来评估。如果在抬手后2秒内颜色恢复正常（CRT时间<2秒），则测试正常。如果患者处于寒冷环境中，CRT（尤其是外周）则是不可靠的。

4. 精神状态

如果患者意识清醒且说话清晰有条理，那么

她不仅是能通过开放气道呼吸，而且向大脑皮层灌注了足够的含氧血液（正常心排血量的50%）。低血容量的进一步加重和随后的脑灌注不足将导致意识改变。这些改变可能始于躁动，如果未得到治疗，可能会进展到烦躁和谵妄，最终导致意识丧失和死亡。

5. 脉压差减小

脉压差减小是由舒张压升高所引起，反映了内源性儿茶酚胺释放作为低血容量的补偿而发生的血管收缩。

6. 收缩期低血压

低血压是在休克中最常提及的体征，是产科人群中的晚期体征，仅在发生显著失血时才出现。成功的治疗取决于休克的早期识别、容量的恢复和对出血的控制。

（二）低血容量的识别

产妇失血的严重程度可分为4类（表6-1和图6-2）。

要记住这些不同类型失血量的不同百分比，可以参考在网球比赛中的计分方式。

图6-2显示了与失血量相关妊娠女性持续急性失血中观察到的各种临床体征。脉率高于收缩压时是严重失代偿的标志。以下4点为妊娠期休克的认识误区。

- 有些妊娠女性不会出现心动过速，甚至会出现心动过缓。这可能是矛盾的，这是由于迷走神经刺激或因患者正在服用β受体拮抗药。
- 装有心脏起搏器的女性有固定的心率最高值。
- 运动员的基础心率可能非常慢。
- 血红蛋白浓度只有在进行液体复苏之后才是一个有用的衡量失血量的指标。

在急性失血期，血红蛋白浓度不会改变。从细胞外快速流入血管腔内的液体和静脉内透明液体，将导致红细胞比容下降。红细胞比容下降可能是缓慢持续出血的唯一指标。红细胞比容迅速下降且伴有低血容量的早期症状提示严重失血。

五、治疗原则

（一）低血容量性休克

应根据ABC原则进行初步检查和复苏。A、B的管理情况详见第10章。

表6-1 孕产妇失血量严重程度评估

级别	循环血量丢失（%）	70kg 妊娠女性失血量(ml)	症状和体征
I	0~15	<1000	血液可从内脏池转移而获得完全补偿。患者没有症状，轻微心动过速可能是唯一的异常体征。对于无其他问题的女性，只要出血停止，就不需要治疗
II	15~30	1000~2000	外周血管收缩以维持收缩压。患者可能意识到心率加快，并可能表现出躁动或攻击性。脉压差缩小和呼吸急促是早期发现的关键表现，因为心率仅略有增加，收缩压保持正常。外周血管收缩维持血压。需要使用晶体液
III	30~40	2000~2700	心血管系统表现出失代偿迹象。患者看起来会很不舒服，出现心动过速、呼吸急促、精神状态改变、收缩压下降。有需要晶体液和输血可能
IV	>40	>2700	即将危及生命。患者出现心动过速、血压下降、精神状态改变、无排尿迹象。血迹丢失>50%会导致意识丧失，需要立即进行手术和大量输血

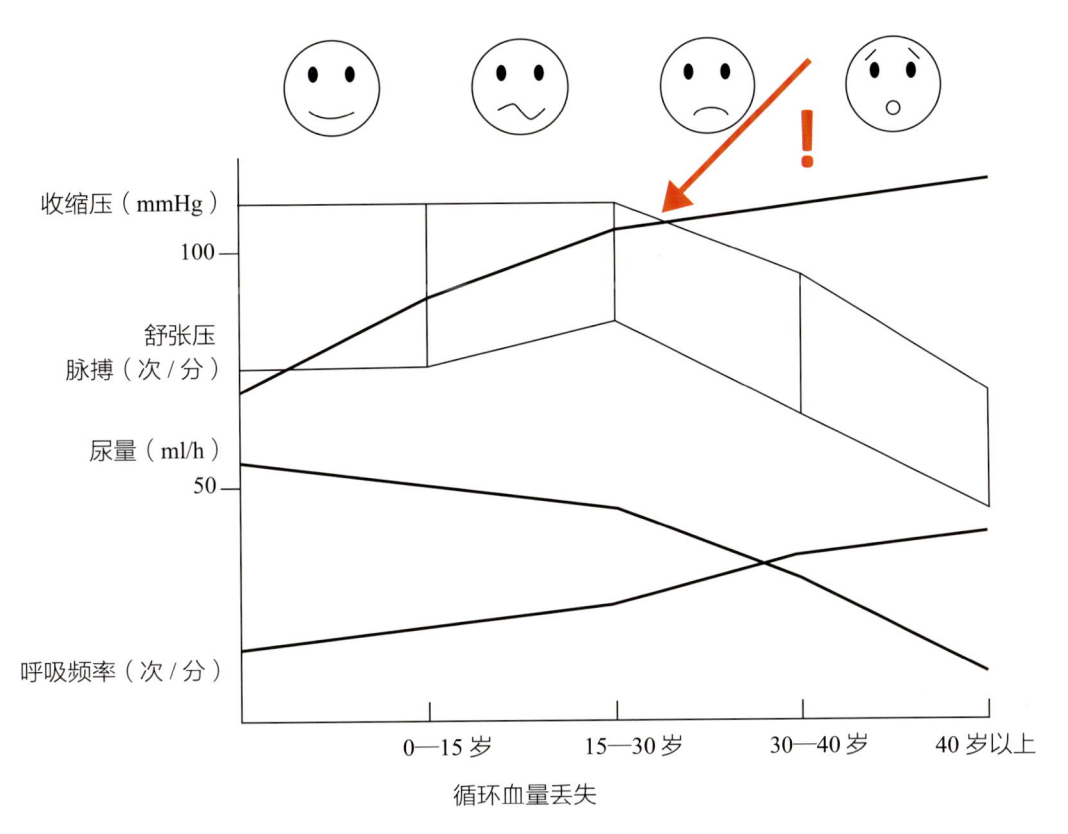

▲ 图 6-2 孕产妇失血量增加后的临床参数

循环（circulation，C）

诊断为低血容量性休克后，必须立即采取以下措施。

- 通过恢复足够的循环容量和足够的携氧能力来恢复向组织的足够供氧（见第 8 章）。
- 止血（见第 28 章）。

考虑将出血分为两种类型。

- 可压迫。
- 不可压迫。

可压迫性出血可通过直接加压、抬高肢体、填塞、骨折复位和固定或在产科情况下压迫子宫来控制。不可压迫性出血发生于体腔（胸部、腹部、骨盆或腹膜后）。外伤出血参见第 17 章、第 18 章和第 21 章。

（二）感染性休克

分娩过程中感染性休克可能由生殖道感染引起，但也可能由其他感染源引起，如尿路或胸部感染。

休克的发生是由于对微生物入侵的全身炎症和免疫反应失调，从而导致血管扩张、低血压和器官功能障碍。脓毒症患者有代谢性酸中毒，乳酸含量升高，可在动脉或静脉血取样时检测到。

在创伤患者中，脓毒症不太可能在发病时就引起休克。在腹部贯穿伤和腹腔已被肠内容物污染的患者中，最可能在后期发展为休克。

由于围产期脓毒症是一种快速进展性疾病，因此管理的关键是高度怀疑、快速诊断和紧急治疗。感染性休克的妊娠女性需要尽早转至重症监护病房。有关母体感染性休克的更多信息，请参见第 7 章。

（三）心源性休克

由于心室不能产生足够的心排血量，妊娠期

心源性休克是一种危及生命的状况。缺血性心脏病、心瓣膜病、心律失常、心肌病、肺栓塞和羊水栓塞是妊娠期心源性休克的主要原因。

在发生创伤时，患者可因贯穿伤、心脏压塞、张力性气胸和心肌挫伤而发生心源性休克。

这些形式的休克与低血容量性休克在体征和症状上有显著重叠。一个显著特征是心源性休克患者极端渴求氧气，以及出现端坐呼吸。听诊呼吸音可以提供肺部充血的线索，因为肺循环压力增加会导致肺水肿。

心源性休克的死亡率较高，要求相关的心脏病学、心脏外科和危重症监护的多学科顾问医生来管理。此时可能需要转入能够提供复杂的有创心脏支持中心。

（四）过敏性休克

如果患者出现以下情况，应根据临床情况考虑做出相关诊断。

- 不明原因的低血压或支气管痉挛。
- 不明原因的心动过速或心动过缓。
- 血管性水肿（严重病例中常无）。
- 排除其他原因的不明原因心搏骤停。
- 与一种或多种上述体征相关的皮肤潮红（严重病例中通常不存在）。

过敏性休克（框 6-1）的处理步骤如下。

框 6-1　过敏性休克的处理

- 停止使用可能引起过敏反应的药物/血液制品
- 根据 ABC 原则对任何心搏骤停进行复苏，并重新评估
- 关键的治疗方法是吸氧、肾上腺素和补液。肾上腺素非常有效，应尽早给药
- 当收缩压＜50mmHg 或患者出现心搏骤停时，应考虑实施心肺复苏

改编自 AAGBI（Association of Anaesthetists of Great Britain and Ireland）. *Quick Reference Handbook 3-1 Anaphylaxis*, 2019.

1. 打电话求助并记录时间。
2. 呼叫提供心搏骤停抢救车、过敏反应治疗和检查包（应在手术室复苏，需熟悉存放的位置）。
3. 清除所有潜在过敏原。
4. 手法子宫侧移。
5. 打开并保持气道畅通。给予高流量/100%氧气，并确保充分通风。严重喘鸣或心肺衰竭时可能需要气管插管。
6. 如果出现低血压，抬高腿部。
7. 如果收缩压＜50mmHg 或出现心搏骤停，开始实施心肺复苏。
8. 给予治疗低血压的药物。

- 肾上腺素 0.5mg（0.5ml，1∶1000），每 5 分钟肌内注射 1 次，直至脉搏和血压有改善为止。静脉注射肾上腺素可由有经验的（麻醉）医务人员在监测患者时使用，剂量为 50μg（0.5ml，1∶10 000），根据反应调剂量。

如果静脉注射困难，则可采取骨髓腔内注射。低血压可能具有抵抗性，需要延长治疗时间。

考虑在 3 次注射后开始肾上腺素输注，5mg 溶于 500ml 葡萄糖（1∶100 000）中调剂量至有效，或 3mg 溶于 50ml 0.9% 生理盐水中，以 3ml/h（3μg/min）开始，调剂量至最大值 40ml/h（40μg/min）。

- 胰高血糖素 1mg，必要时在对肾上腺素无反应的 β 受体拮抗药患者中重复给药。

如果出现低血压抵抗，则给予备选的血管加压药，即间羟胺、去甲肾上腺素或血管加压素。

9. 晶体液 20ml/kg，扩张血管内容量，即重复初始剂量注射，直至低血压缓解。
10. 以下为其他可以使用的药物。

- 氢化可的松 200mg 静脉注射。
- 氯苯那敏 10mg 静脉注射。

11. 如果已使用足够剂量的肾上腺素来稳定

血压，但仍出现持续性支气管痉挛，可考虑使用支气管扩张药。

- 沙丁胺醇 5mg（通过氧气驱动雾化器）或 250μg 稀释静脉缓慢推注。
- 硫酸镁 2g 静脉注射应持续 20 分钟以上。
- 如果尚未服用茶碱，可给予氨茶碱 5mg/kg 静脉注射持续 20 分钟以上。

12. 检查胎心，并进行持续胎心监护。如果心搏骤停，进行围死亡期剖宫产。如果不是心搏骤停，则在母体状况稳定后考虑分娩时机和方式。

13. 待患者病情稳定后，立即取 5~10ml 凝血标本用于血纤维蛋白溶酶测定，并计划在 1~2 小时和 >24 小时重复取样。

14. 计划穿刺置入动脉和中心静脉压力管，并将患者转移至重症监护病房。

15. 防止重新服用可能的过敏原 [过敏带、更新注意事项和药物图表，就正在进行的检查和转诊与过敏反应负责人联系（www.bsaci.org），以确定过敏原]。通知患者、产科顾问医生和全科医生，并向药品和医疗产品监管机构报告（MHRA，www.mhra.gov.uk/yellowcard）。

六、结论

- 低血容量是产科和创伤患者最常见的休克原因。
- 在评估过程中，持高度怀疑的态度对于确保早期识别和快速复苏至关重要。
- 在出血性休克中，治疗需要补充丢失的血容量并提高携氧能力，预防凝血功能障碍，并通过直接压迫、夹板或必要时紧急手术立即控制出血。
- 其他形式的休克需要同样的警惕性和早期复苏措施来恢复循环和组织灌注。

拓展阅读

[1] Kemp HI, Cook TM, Harper NJN. UK anaesthetists' perspectives and experiences of severe perioperative anaphylaxis. *Br J Anaesth* 2017; 119: 132-9. (Gives details of the Sixth National Audit Project (NAP6).)

[2] NAP (National Audit Projects). https://www.nationalauditprojects.org.uk/NAP6home (last accessed January 2022). (Gives resources for the management, investigation and communication required following life-threatening anaphylaxis.)

第 7 章 脓毒症
Sepsis

陈娟娟　张梦雨　译
季　杨　李映桃　校

> **学习目的**
>
> 阅读本章后，您能够：
> - 识别患有脓毒症的女性。
> - 懂得脓毒症的急救流程。
> - 安排适当的检查并转诊。

一、概述与定义

在全球范围内，脓毒症导致的孕产妇死亡率为 1/10，是导致孕产妇直接死亡的第三大常见原因（Turner，2019）。为减少可避免的死亡，需要识别患有脓毒症的女性（图 7-1），以便尽早开始治疗。

2017 年，世界卫生组织将孕产妇脓毒症定义为妊娠、分娩、流产后或产褥期感染导致的器官功能障碍，是一种危及生命的疾病（图 7-2）。

第三次国际共识（2016 年）对脓毒症（SEPSIS-3）的定义是，脓毒症是由于宿主对感染的反应失调而导致的危及生命的器官功能障碍。

脓毒症休克是一种危及生命的疾病，一旦发生，尽管进行积极的补液治疗，但仍有无法纠正的低血压，以及器官功能障碍甚至衰竭。第三次国际共识（SEPSIS-3）对感染性休克的定义是，尽管已经进行了充分的液体复苏，仍有持续性低血压，需使用血管活性药物才能维持平均动脉压 ≥65mmHg 且血清乳酸水平 >2mmol/L。

这些定义取决于对感染情况下的器官功能障碍进行评估。在一般的成年人群中，可使用简单的床边工具，如 SEPSIS-3 中描述的快速序贯器官衰竭评分（sequential organ failure assessment，SOFA）或 qSOFA 评分。qSOFA 评分评估三项临床标准的存在：收缩压 ≤100mmHg、呼吸频率 ≥22 次/分

第7章 脓毒症
Sepsis

| 脓毒症筛查工具 – 脓毒症 6 | 二选一：妊娠期或产褥期孕妇或产妇（产后 6 周内） |

患者详细信息：

日期：　　　　　　时间：
姓名：
职称：
签名：

在 1 小时内完成所有操作

01　确保上级医参与
姓名：　　　　　　职称：
时间 □□:□□

02　氧疗，如果需要
如果血氧饱和度＜92% 时开始给氧，血氧饱和度目标值为 94%～98%
如果有患高碳酸血症的风险，则氧饱和度 88%～92%
时间 □□:□□

03　建立静脉通道，采集血液
血培养、血糖、乳酸、FBC、U&E、CRP 和凝血
如果有必要，需进行腰椎穿刺
时间 □□:□□

04　给予静脉注射抗生素
最大剂量广谱治疗
考虑：当地政策 / 过敏状况 / 抗病毒药物
时间 □□:□□

05　给予静脉注射
如果年龄＜16 岁，20ml/kg 液体静脉滴注；如果年龄＞16 岁，静脉补液 500ml
建议使用乳酸盐进行进一步的液体治疗
时间 □□:□□

06　监测
测量尿量：这可能需要留置尿管，以及重复监测乳酸含量
如果初始乳酸升高或临床情况改变，则可能至少需要每小时监测 1 次
时间 □□:□□

1 小时后出现红色预警，立即向上级医师请示

在此记录附加说明
如过敏状态、专家团队到达、与脓毒症 6 变化情况

THE UK SEPSIS TRUST

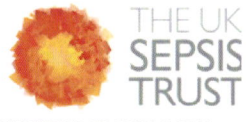

UKST 2019 1.2 PAGE 2 OF 2 / UKST, REGISTERED CHARITY 1158843

▲ 图 7-1　脓毒症 6（脓毒症筛查工具）
引自 Nutbeam T, Daniels R on behalf of the UK Sepsis Trust.©2019 UK Sepsis Trust

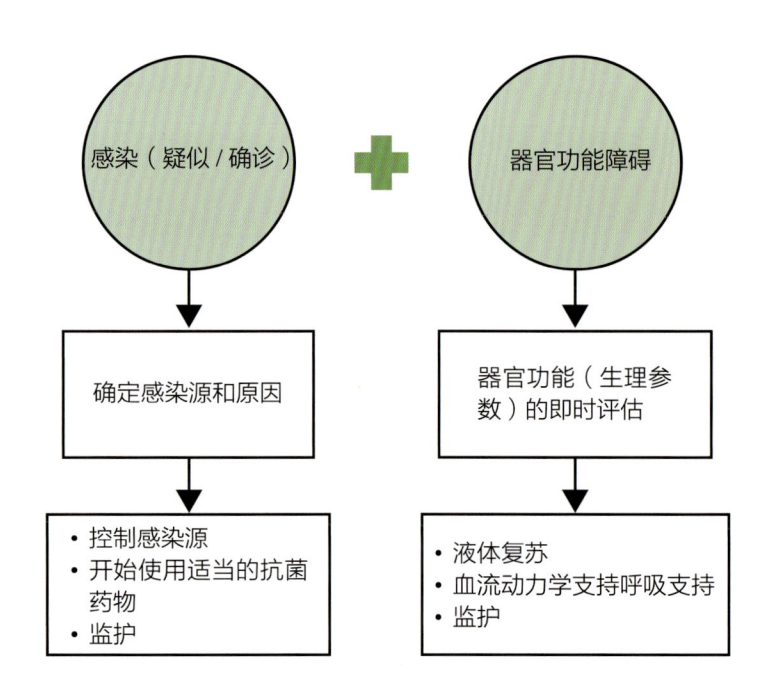

◀ 图 7-2 WHO 对产妇脓毒症新定义的实施方法
引自 Statement on maternal sepsis, WHO.©2017 WHO

和神志改变。如果符合这些标准中的两项或多项，则患者发生脓毒症相关不良结局的风险增加，提示需采取紧急措施。澳大利亚和新西兰产科医学会提出来一种产科改良 qSOFA，将收缩压调整为≤ 90mmHg，呼吸频率调整为≥ 25 次 / 分，并伴有神志改变。表 7-1 总结了脓毒症引起的系统器官损害。

尽管脓毒症患者伴有感染，但并不一定会出现发热。脓毒症的症状和体征可能是非特异性的，如果临床医生不考虑"这可能是脓毒症吗？"，则可能会漏诊。

以下为脓毒症诊断和治疗的关键措施（Knight 等，2014 和 2017）。

- 及时识别。
- 尽快给予抗生素治疗。
- 专家的快速参与，高年资医生查房至关重要。

二、妊娠期脓毒症

- 孕产妇对某些传染病的易感性增加，如恶性疟原虫和李斯特菌。

表 7-1　脓毒症导致的器官损害

器官系统	临床特征
中枢神经系统	神志改变
心血管系统功能障碍	血管扩张和第三腔隙引起的低血压；心肌损伤
呼吸系统	急性呼吸窘迫综合征
消化道	麻痹性肠梗阻
肝脏系统	肝衰竭或转氨酶异常
泌尿系统	少尿或急性肾损伤
血液系统	血小板减少症或弥散性血管内凝血
内分泌系统	肾上腺功能障碍和胰岛素抵抗增加

引自 Plant LA, Pacheco LD, Louis JM.Sepsis during pregnancy and the puerperium.SMFM Consult Series No.47: *Am J Obstet Gynecol* 2019; 220(4):B2-B10.©2019 Elsevier

- 在妊娠晚期，人体的免疫系统发生生理性"免疫耐受"，导致细胞介导的适应性免疫降低，因此会增加感染的严重程度。孕妇罹患流感病毒、戊型肝炎病毒、单纯疱疹病毒和疟原虫的表现更为严重。

- 妊娠的生理变化导致肺活量下降，促使尿液潴留，有可能会加重感染。

2014 年的 MBRRACE-UK 报告强调大量孕产妇在感染流感后死亡，并建议在妊娠期间接种流感疫苗。2017 年的 MBRRACE-UK 报告再次强调，流感是一种可通过接种疫苗来预防的疾病，需要嵌入有关疫苗接种和治疗流感的信息，以预防死亡，并为未来的疫情做好准备。工作人员应始终注意流感病毒感染的可能性，特别是在季节性高峰期。新冠肺炎疫情再次突显这些信息的重要性。

产前脓毒症的病因通常是非盆腔源性的。产时和产后脓毒症则更可能是盆腔源性。框 7-1 列出了母体感染的分类。

三、脓毒症的病理生理学

一旦感染因子进入体内，它就会与巨噬细胞和单核细胞等免疫细胞表面结合，启动免疫和凝血级联反应。这涉及促炎和抗炎细胞因子，以及激活外源性凝血途径和抑制纤溶的促凝介质的释放。当促炎和抗炎机制的平衡趋向促炎时，感染就会演变为脓毒症。

促炎细胞因子会引起内皮功能障碍和毛细血管渗漏，导致血管扩张和体液分布不均匀。同时外源性凝血级联反应的激活和纤溶的抑制促进了微循环血栓形成。这些血栓会影响器官灌注，导致组织和器官供氧受损。如果不加以控制，可能会引起多器官衰竭，最终导致死亡。

血流动力学改变的临床表现

在脓毒症早期，由于低血压使心排血量减少，充盈压下降，小动脉和静脉张力降低引起静脉血液淤积和血管阻力下降，从而导致低血压。

> **框 7-1 孕产妇感染分类与 WHO 孕产妇死亡分类**
>
> **妊娠特异性感染**
> - 绒毛膜羊膜炎
> - 子宫内膜炎
> - 哺乳期乳腺炎
> - 会阴外伤部位
> - 手术部位，如剖宫产
>
> **因妊娠而加剧的感染**
> - 尿路感染
> - 流行性感冒
> - 李斯特菌病
> - 戊型肝炎
> - 单纯疱疹病毒
> - 疟疾
>
> **偶发感染**
> - 下呼吸道感染
> - 急性阑尾炎
> - 急性胆囊炎
> - 急性胰腺炎
> - 坏死性筋膜炎
> - 肺结核
> - 性传播疾病

引自 Turner MJ.Maternal sepsis is an evolving challenge. *Int J Gynecol Obstet* 2019: 146: 39-42.©2019 John Wiley & Sons

随着体液的复苏，心排血量增加，机体进入高动力循环状态，但由于血管阻力降低，血压没有太大变化。同时由于肺血管阻力增加，导致肺动脉压升高，而不同血管床的张力变化不同，引起血管容量和流量分布不均匀。有研究表明，由于线粒体功能障碍导致组织摄氧功能受损，进而促进组织中的无氧代谢，最终导致乳酸性酸中毒。

四、微生物学

在英国进行的一项关于孕产妇严重脓毒症的研究（2011—2012 年）发现，生殖道感染（31%）中大肠埃希菌（21%）是最常见的病因，其次是 A 族链球菌、B 族链球菌、其他链球菌和葡萄球菌。严重脓毒症的高危因素包括黑种人或其他少数民族的女性、初产妇、既往有内科病史，以及在自然分娩、阴道手术分娩或剖腹产前 2 周内有发热或服用抗生素的经历。分娩至脓毒症发生的平均时间为 3 天。多胎妊娠和 A 族链球菌与感染性休克的进展有关。在感染 A 组链球菌的女性中，脓毒症的进展往往很快。每 50 例患有严重脓毒症的女性患者中，就有 1 例孕产妇因脓毒症而死亡。

爱尔兰的一项针对孕产妇菌血症的研究（2005—2012 年）再次发现，大肠埃希菌是主要病原体，其次是 B 族链球菌。61% 的病例感染源为生殖道，25% 为泌尿道；17% 的脓毒症发生在产前，36% 发生在产时，47% 发生在产后。脓毒症与早产和高围产期死亡率相关。毒性最强的微生物是与产后脓毒症相关的 A 族链球菌和早产儿大肠埃希菌性脓毒症。

A 族链球菌是一种常见的皮肤或咽喉部共生菌，无症状携带者可达人口的 30%。它很容易传播，是导致链球菌性咽喉炎（一种非常常见的儿童疾病）的主要原因。然而，在全球范围内，A 族链球菌仍是女性产后死亡的最常见原因，并能以毁灭性的速度引起死亡。患者在发病初期的表现隐匿且缺乏特异性，从而延误治疗，其主要症状包括肌痛、发热、轻度意识模糊、头晕和腹痛。

孕妇的传播途径主要是以咽喉为入口通过血液传播，或者通过会阴途径从阴道定植部位上行感染（即使在黏膜完整的情况下，细菌也可以穿过这道明显的屏障）。阴道菌群移位可能是由于出生时的医院内暴露或通过剖宫产切口感染。在北半球，12 月至次年 4 月链球菌感染的发病率呈季节性上升。孕妇和 A 族链球菌性咽喉炎患儿的联系被认为是一个可能的感染源。

过去，人们认为感染是护理人员传染给孕产女性的，自从医院实行严格的无菌制度以来，这种现象已大大减少。人们认为，提高公众对家庭成员风险的健康意识，鼓励女性遵循适当的个人卫生习惯，可能有助于减少感染的传播；特别是应鼓励妊娠女性上厕所前后洗手，以避免来自其他家庭成员的微生物感染。

五、临床问题和表现

通过避免不必要的阴道检查和注意阴道卫生将产前感染风险降至最低，可降低脓毒症的发生率。早期识别和加强对高危人群的监测（包括仔细对产后母亲进行评估），尤其是胎膜早破、胎膜或胎盘残留，以及有子宫压痛或增大的女性，这将有助于筛查出那些可能发生严重感染的人员。具有多个临床表现应被视为危险信号，需要仔细审查，并上报给高年资医生进行评估

以下脓毒症可能发生的症状。
- 感觉不适、焦虑或情绪低落。
- 颤抖或发热。
- 喉咙痛、咳嗽或流感样症状（肺炎是妊娠女性在产前入住重症监护病房的主要原因）。
- 皮疹（相关病毒性皮疹疾病的妊娠女性网络评估报道，见章末）。
- 胸痛。
- 呕吐和（或）腹泻。
- 腹痛、子宫和肾区疼痛，注意与已知原因不成比例且对常规镇痛无反应的"后痛"。
- 伤口压痛。
- 如果妊娠，可能主诉胎动减少。
- 有异味的阴道流液。
- 持续性阴道出血可能是子宫脓毒症的征兆。
- 乳房触痛，提示乳腺炎。
- 头痛。

- 无法解释的体征。

保持警惕和密切监测将有助于识别早期脓毒症，在评估一名身体不适的女性时，除了改良产科早期预警评分（modified early obstetric warning score，MEOWS）外，还要重新审视病史并结合她的临床表现，不要仅通过 MEOWS 图上的一组观察结果来降低警惕（Knight 等，2017）。慢性病和免疫抑制是脓毒症的危险因素。免疫抑制会使女性在面临脓毒症时有快速恶化的风险，当她们感到不适时，应高度警惕脓毒症的可能。

严重的临床症状可分类标记为红色和橙色。

图 7-3 中再现了英国脓毒症信托组织提供的急性评估妊娠女性或产后 6 周女性的脓毒症筛查工具，并定义了红色和橙色标志。

六、监测、评估和紧急治疗

持续监测疑似脓毒症的红色和橙色预警征的女性，并使用 MEWS 图表进行记录（NICE，2016）。还应使用 ACVPU [神志清醒（alert）、意识模糊（confusion）、对声音有反应（voice）、对疼痛有反应（pain）、意识丧失（unconscious）] 监测意识状态。脓毒症的集束化治疗必须以结构化和系统化的方式紧急使用。抗生素给药时间是脓毒症死亡率的一个预测因素，请勿推迟并按当地指南规范使用抗生素。抗病毒药物也可适当使用。上级医生参与综合评估十分重要，必须不断对女性进行评估。对于确诊为脓毒症的女性，按照产科大出血应急方案进行处理。

英国脓毒症信托基金推荐脓毒症 6（图 7-1），所有操作均需在 1 小时内完成。

> 您可以将其总结为："三进三出"：液体、抗生素和氧气的"进"/导管，乳酸和血液培养的"出"。

最初的血液检查包括动脉血（如果有缺氧迹象）或静脉血、乳酸盐。每个疑似脓毒血症且乳酸 >2mmol/L 的女性都需要立即开始复苏治疗。血清乳酸水平升高是器官灌注不良和组织缺氧的标志。

其他血液检查包括血液培养、全血细胞计数、凝血功能筛查、尿素和电解质、血糖、肝功能和 C 反应蛋白（C-reactive protein，CRP）。此外，还需要尿液分析、尿液培养、痰培养、阴道拭子、母乳培养和咽拭子。建议对所有疑似脓毒症患者进行胸部 X 线检查。如果临床检查和初步检查后未发现可能的感染源，则建议进一步完善腹部和盆腔影像学检查。

（一）气道和呼吸

维持足够的氧合是脓毒症女性患者复苏的重要步骤。保障气道畅通以维持呼吸和氧供。因呼吸困难加剧进而发展为急性呼吸窘迫综合征（acute respiratory distress syndrome，ARDS）或有原发性基础疾病，大多数休克患者最终需要气管插管及机械通气。

（二）液体

采用初始剂量为 20ml/kg 晶体溶液静脉滴注 30 分钟以上，同时观察血流动力学改善情况。当抬高腿部可暂时改善血压时，可诊断为低血容量血症。精确记录液体出入量是必不可少的。

脓毒症休克时维持液体平衡很困难，因为毛细血管通透性增加、心肌功能障碍、肾功能损害和低血浆胶体渗透压会不可避免地导致液体渗漏至肺组织。如果积极补液后血压无改善，则需要转至重症监护病房进一步治疗。

（三）血管升压药

对于经过充分的液体复苏后仍持续低血压的

脓毒症筛查工具的急性评估	二选一：妊娠期或产褥期孕妇或产妇（产后 6 周内）

| 患者详细信息： | 日期：
姓名：
职称：
签名： | 时间： |

01 如果患者看起来不适或触发了 MEOWS 预警，开始此图表

脓毒症的危险因素包括：
- ☐ 免疫力受损（如糖尿病、类固醇、化疗）
- ☐ 最近有创伤 / 手术 / 侵入性手术
- ☐ 留置管道 / 宫内节育器 / 破损的皮肤

02 是以下原因导致感染吗？

可能来源：
- ☐ 呼吸系统
- ☐ 泌尿系统
- ☐ 剖宫产切口 / 会阴部伤口感染
- ☐ 乳腺脓肿
- ☐ 腹痛、腹胀
- ☐ 绒毛膜羊膜炎 / 子宫内膜炎

否 → 不太可能为脓毒症，请考虑其他诊断

是 ↓

03 有红色预警吗？

- ☐ 新的客观证据或神志改变
- ☐ 收缩压≤ 90mmHg（或>较正常水平下降 40mmHg）
- ☐ 心率≥ 130 次 / 分
- ☐ 呼吸频率≥ 25 次 / 分
- ☐ 需要氧气来保持 SpO_2 ≥ 92%
- ☐ 出血性皮疹 / 斑点 / 苍白 / 发绀
- ☐ 乳酸≥ 2mmol/L*
- ☐ 18 小时内未排尿（置管时为每小时＜0.5ml/kg）

*. 乳酸含量可在正常分娩后立即升高

是 → 红色预警征脓毒症开始 脓毒症 6

否 ↓

04 有橙色预警吗？

- ☐ 功能急剧下降
- ☐ 呼吸频率 21～24 次 / 分
- ☐ 心率 100～129 次 / 分或新发的心律失常
- ☐ 收缩压 91～100mmHg
- ☐ 在过去的 6 周内做过侵入性手术吗（如剖宫产、产钳分娩、逆行胰胆管造影、环扎、羊膜腔穿刺、流产、终止妊娠）
- ☐ 体温＜36℃
- ☐ 患有糖尿病或妊娠期糖尿病
- ☐ 与 GAS 密切接触
- ☐ 胎膜破裂时间过久
- ☐ 出血和伤口感染
- ☐ 阴道分泌物有异味
- ☐ 异常的胎心监护图 / 胎儿心动过速>160 次 / 分
- ☐ 行为 / 心理状态的改变

是 → 需要再次评估
- 抽血送检验并追踪结果
- 确保在 1 小时内有高年资医生参与评估

检查时间：■■：■■
需要抗生素
☐是　☐否

无橙色预警标志 = 常规监护 / 考虑其他诊断

THE UK SEPSIS TRUST

UKST 2019 1.2 PAGE 1 OF 2 / UKST, REGISTERED CHARITY 1158843

▲ 图 7-3　英国脓毒症信托组织用于急性评估的脓毒症筛查工具

引自 Nutbeam T，Daniels R on behalf of the UK Sepsis Trust.©2019 UK Sepsis Trust

患者，建议尽早使用血管升压药物治疗，同时进行有创动脉压和中心静脉压力监测。目标是保持平均动脉压＞65mmHg。

经中心静脉给予去甲肾上腺素是首选的给药方式，如果情况紧急，也可在麻醉医生和ICU医生的指导下采用外周给药。如果效果不佳可增加肾上腺素剂量。脓毒血症患者对儿茶酚胺的敏感性显著降低，因此儿茶酚胺所需剂量比其他临床情况更高。

（四）早期识别和控制感染源

体格检查时查找可能需要手术引流或手术切除感染组织的感染源，并根据病史和体检结果进行适当的检查。死亡率报告强调，由于过度依赖抗生素控制感染，对生殖道作为感染源的认识往往被推迟。那些死于脓毒症且不愿采取手术措施的患者，影像学检查往往被延误。

- 尽快确定感染源，可能需要进行影像学检查和重复进行影像学检查。
- 闭合性感染需要进行手术引流（包括清除残留的妊娠组织物）。
- 对抗生素治疗无效的子宫内膜炎患者，应考虑脓毒性盆腔血栓形成；这些患者将需要同时使用抗凝药和抗生素。
- 抗生素治疗无效的患者，可能出现子宫肌层坏死和（或）脓肿形成，脓肿继续渗入血流；这些案例，早期进行手术干预，可能需采用子宫切除术，以挽救生命。
- 坏死性筋膜炎是另一种需要通过筋膜切开术进行早期手术干预和积极抗生素治疗的疾病。

（五）甲型H1N1流感

近年来，死于流感的人数越来越多。研究发现，同年龄段中死于流感的孕妇是非孕妇的7倍。这些人口具有以下特征。

- 少数族裔群占多数。
- 与临床合并症有关，如哮喘、截瘫、脊柱侧凸。
- 死亡的女性都没有接种疫苗。
- 临床表现特征与每种伴有心动过速、呼吸急促和不同程度缺氧的严重疾病相似。
- CRP异常升高，在病毒感染中并不常见。

1. 处理

有记录显示，死亡孕产妇在疾病诊断及奥司他韦使用方面存在一些延误。这些女性死于肺炎或ARDS，部分死于用于维持氧合的体外膜氧合（extracorporeal membrane oxygen，ECMO）治疗的并发症。

2. 建议

- 保持高度怀疑。
- 确保良好的多学科团队工作和规划。
- 对所有出现呼吸系统症状的女性进行血氧饱和度监测。
- 必须重视呼吸困难这一症状：可能是与呼吸系统、心脏或代谢紊乱，如糖尿病酮症酸中毒有关。
- 应采集病毒拭子，并立即开始抗病毒药物治疗。
- 即使计划进行进一步影像学检查，也可以开始抗病毒治疗。
- 患者入院时注意感染的控制。
- 建议妊娠女性接种季节性流感疫苗。

（六）新型冠状病毒

妊娠期间新冠肺炎的常见症状是咳嗽、发热、咽喉痛、呼吸急促、肌痛和味觉丧失。然而，2/3确诊为新冠肺炎的妊娠女性没有症状。

越来越多的证据表明，与非妊娠女性相比，

妊娠女性患新冠肺炎严重疾病的风险可能更高，尤其是在妊娠晚期。以下为妊娠期间感染及住院的风险因素。

- 未接种疫苗。
- 年龄＞35 岁。
- 黑种人、亚洲人和少数族裔群背景。
- BMI＞25kg/m²。
- 妊娠前罹患疾病，如高血压或糖尿病。

孕产妇感染新冠肺炎，死产风险约增加 1 倍，并且可能与小于胎龄儿相关。有症状的新冠肺炎患者的早产率（主要为医源性）似乎比普通人群高 2~3 倍。

在英国第一波新冠肺炎疫情大流行期间死亡的女性，往往都是直到她们处于濒死状态时才认识到疾病的严重程度。英国 MBRRACE-UK 的快速报告（见第 2 章）从这些死亡中吸取教训，强调了多学科医疗团队（multidisciplinary care team，MDT）的产科领导和每日审查的重要性，使其能够及时发现病情恶化，并制订分娩计划，以减少呼吸系统的负荷。

处理

预防胜于治疗，在怀孕和哺乳的所有阶段接种疫苗都是安全的。因新冠肺炎严重感染而入院的孕产妇中，98% 未接种疫苗。在编写本报告时，英国皇家妇产科学院的网站（rcog.org.uk）正在定期更新详细的循证治疗指南。

以下为妊娠期新冠肺炎的初步处理措施。

- 吸氧：逐步增加氧流量，以维持 SaO₂＞94%。
- 血栓预防：按体重给予预防性剂量的低分子肝素，持续至少 10 天。
- 皮质类固醇：如果为氧依赖性给药，持续 10 天或直至出院（口服泼尼松龙 40mg OD 或 IV，氢化可的松 80mg BD）。
- 需要激素促进胎肺成熟，使用地塞米松 12mg IM，分 2 次给药，随后使用上述任一皮质类固醇，持续 10 天。
- 如果缺氧（需给氧）且 CRP＞75，给予托西鲁齐单抗（如果不适用，给予沙利鲁单抗）。
- 如果新型冠状病毒抗体阴性且非奥密克戎变异株（抗刺突蛋白检测），则考虑静注给予 2.4g 罗纳普雷®。
- 胸部影像学检查对于评估有症状的新冠肺炎妊娠女性至关重要，如有需要应进行检查。
- 注意液体平衡。

病情恶化（需氧量增加，SaO₂＜93%，呼吸频率＞22 次 / 分），进行以下处理。

- 召集多学科医疗团队（包括产科医生、麻醉师、新生儿科医生、重症监护室医生和传染病医生）来考虑治疗的环境和地点。
- 转入重症监护室以便进行呼吸支持（有创或无创），并尽早与 ECMO 团队讨论。

七、结论

- 妊娠期间的生理和免疫变化会加剧某些感染的严重程度。
- 需要认识到脓毒症的症状和体征可能是非特异性。
- 不要依赖检测（高或低）。
- 神态改变属于一种医疗紧急情况。
- 抗生素、液体复苏和高年资医生检查必须在 1 小时内完成。
- 产褥期脓毒症可发病隐匿，并可能迅速进展为暴发性脓毒症和死亡。
- 一旦考虑为脓毒症，迅速行动，评估和再次评估，高年资医生查房，专家意见。

拓展阅读

[1] Acosta CD, Kurinczuk JJ, Lucas DN, Tuffnell DJ, Sellars S, Knight M; United Kingdom Obstetric Surveillance System. Severe maternal sepsis in the UK, 2011-2012: a national case-control study. *PLoS Med* 2014; 11(7): e1001672.

[2] Bonet M, Pileggi VN, Rijken MJ, et al. Towards a consensus definition of maternal sepsis: results of a systematic review and expert consultation. *Reprod Health* 2017; 14(1): 67.

[3] Knight M, Bunch K, Tuffnell D, et al (eds) on behalf of MBRRACE-UK. *Saving Lives, Improving Mothers' Care - Lessons Learned to Inform Maternity Care from the UK and Ireland Confidential Enquiries into Maternal Deaths and Morbidity 2015-17*. Oxford: National Perinatal Epidemiology Unit, University of Oxford, 2019.

[4] Knowles SJ, O'Sullivan NP, Meenan AM, Hanniffy R, Robson M. Maternal sepsis incidence, aetiology and outcome for mother and fetus: a prospective study. *BJOG* 2015; 122 (5): 663-71.

[5] Kourtis AP, Read JS, Jamieson DJ. Pregnancy and infection. *N Engl J Med* 2014; 370: 2211-18.

[6] NICE (National Institute for Health and Care Excellence). *Sepsis: Recognition, Diagnosis and Early Management*. NG51. London: NICE, 2016.

[7] Singer M, Deutschman CS, Seymour CW, et al. The Third International Consensus Definitions for Sepsis and Septic Shock (Sepsis-3). *JAMA* 2016; 315(8): 801-10.

[8] Surviving Sepsis campaign: http://www.survivingsepsis.org (last accessed January 2022). Turner MJ. Maternal sepsis is an evolving challenge. *Int J Gynecol Obstet* 2019: 146: 39-42.

附：妊娠期病毒性皮疹

有关已患或已暴露于病毒性皮疹疾病（包括寨卡病毒）的孕产妇的调查、诊断和管理信息，请访问 https：//www.gov.uk/government/publications/viral-rash-in-pregnanc（2019年7月更新，2022年1月最后1次访问）。

第 8 章 静脉通路与容量复苏
Intravenous access and fluid replacement

陈娟娟 陈美夙 译
李映桃 季 杨 校

> **学习目的**
>
> 阅读本章后，您能够：
> - 懂得套管大小和位置的选择及其原因。
> - 了解外周静脉导管放置的替代方案。
> - 确定液体、血液制品和促凝药的给药方式。

一、静脉通路

静脉通路最好是将尽可能大的导管插入周围大静脉。短、宽口径的导管可以提供最快速的流量。哈根 – 泊肃叶方程描述了影响通过管道流动的因素。

$$Q = \frac{\Delta P \pi r^4}{8 \eta l}$$

其中 Q 是流量，ΔP 是穿过套管两端的流体压强差，r 是管的半径，η 是流体的黏度，l 是管的长度。我们可以控制的主要变量是 ΔP、r 和 l。

ΔP 的影响最简单可通过增加患者输液顶端的高度来达到。这将导致通过导管的流量明显增加。简单的压力袋和更复杂的气动控制快速输液装置可最大限度地提高 ΔP 对流速的影响。使用这些设备时必须非常小心，以确保静脉不会受到高压损伤，避免液体外渗进入血管外组织，以及因过快输送过多的液体导致循环超载的风险。

由于 Q 受到 $r4$ 次方的影响，内径稍微增加都将对流量产生重大影响。表 8-1 显示增加导管直径对流速的影响。导管的长度应较短，以便于优化快速液体输入。

产科患者前臂的静脉通常很粗大，在此穿刺不会经过关节，因此更容易免受运动的影响。此

第8章 静脉通路与容量复苏
Intravenous access and fluid replacement

表 8-1 重力作用下外周静脉导管的标准流速

导　管	流量（ml/min）
22	36
20	61
18	96
16	196
14	343

外，肘窝前的大静脉可能是放置周围静脉插管进行紧急输液的良好位置，注意确保不要插入动脉，并需要使用夹板固定来达到良好的固定效果。

二、外周静脉通路的替代方案

（一）骨髓通路

在极端情况下，可能无法放置静脉插管。骨髓腔内置管（intraosseous，IO）技术则非常快捷和相对简单（图 8-1）。这一技能在 mMOET 课程的实操单元中面对面讲授。

图 8-1 显示常用的穿刺点。肱骨在血流速度和具有易于穿刺的部位等方面具有优势。然而，它可能被过多的组织覆盖，使得它无法建立 IO 通路。在这种情况下，可以选择进入脂肪沉积不明显的胫骨部位。IO 套管的长度有 15mm、25mm 和 45mm，应根据穿刺部位皮下组织的量来选择适当的长度。

1. IO 套管的用途
- 给药。
- 补液。
- 骨髓抽吸，可用于交叉配血。

必须记住，液体将需要在压力下注入，因为重力本身将不足以通过 IO 导管提供足够的流量。

2. IO 导管的使用禁忌证
- 插入部位的近端或远端发生骨折。

胫骨	肱骨
前表面，胫骨粗隆下 2cm，略向内侧	放置手臂，将肘部靠近一侧，前臂弯曲，手放置于腹部前外侧表面，大结节上方 1cm（仅用于标志可以清晰识别的患者）

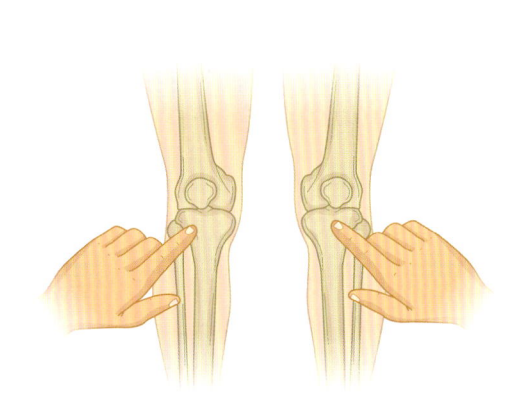

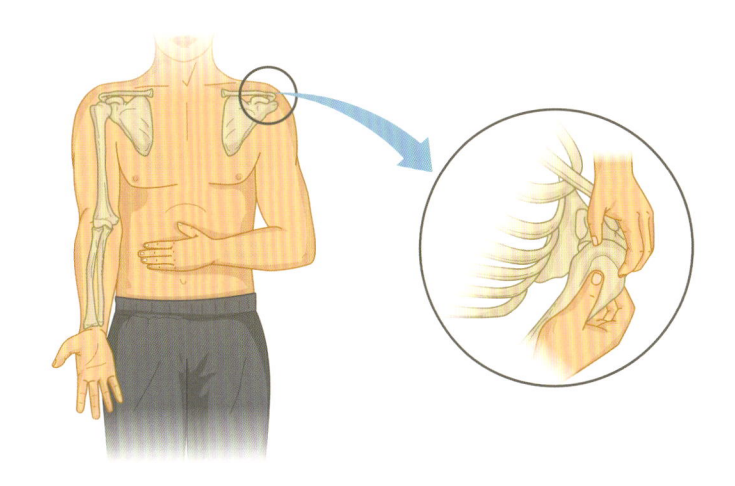

▲ 图 8-1　IO 针放置位置：胫骨和肱骨

059

- 穿刺部位曾做过骨科手术。
- 穿刺部位感染。
- 24小时内曾在同一部位使用过IO针。
- 无法触诊骨性标志。

3. 穿刺并发症
- 导管可能随着大量液体的输注而脱落。
- 骨筋膜室综合征。
- 窦道形成。
- 药物和液体输送失败。
- 感染导致骨髓炎。

插管时，通过正确的皮肤准备、密封敷料和无菌非接触技术，可以将感染风险降至最低。

虽然使用穿刺枪插入IO导管相对无痛，但在液体输注过程可能会引起明显疼痛，可能需要局部镇痛。

（二）中心静脉压通路和监护

中心静脉压（central venous pressure，CVP）导管可以帮助更准确地监测患者的容量状态，从而避免输液不足或液体过载。这需要在中心循环中放置静脉导管。最常见的放置方法是在超声引导下通过颈内静脉入路，即导管的尖端刚好置于右心房的上方。

中心静脉压等同于右心室舒张末期压力，压力的测量值取决于静脉回流、心脏的反应能力、循环的充盈状态和静脉张力，正常值为0~8mmHg。孤立的测量值不如CVP的变化趋势更有价值。例如，在一个以血管收缩作为休克补偿机制的失血性休克患者中，CVP最初可能会升高，在液体输入时，CVP可能随着心排血量的增加和血管的舒张而降低。在心脏病患者，液体输入可能导致CVP持续增加，因为心脏没有能力通过增加心排血量产生反应。

在监测CVP时，假设心脏左右两侧功能相当，右侧充盈压力反映左室循环或全身的充盈压力。为此，我们必须假设所有插入导管的心脏瓣膜功能正常、肺血管的阻力正常、心室的弹性（顺应性）正常。

有时会出现左心室功能不全，因此心脏两侧的充盈压力可能不相等。这使得对CVP的解读变得困难，并且需要在重症监护室进行。

以下为CVP测量不能准确指导液体管理的情况。
- 同时存在相关疾病，如心力衰竭。
- 同时存在严重脓毒症。
- 同时存在重度子痫前期。

1. CVP导管的实用技巧
- CVP导管使用者应接受相关的实操培训。
- 换能器应在大约心脏的水平校正调零。
- 冲洗袋需要保持足够的压力，通常是300mmHg，以避免水流的倒流；常规使用300mmHg，通过冲洗装置以2~3ml/h的速度稳定输液。
- 需要注意，确保使用的三通头上的所有端口都盖上盖子，以避免在患者吸气时出现空气栓塞。
- 拔管时应小心，注意保持端口盖闭合，保持头朝下的姿势，按压穿刺点，以避免空气栓塞。
- 在采血或给药时应严格无菌操作，以避免导管被污染和随后发生的菌血症。一旦不再需要，应尽快拔出导管，以减少感染或静脉血栓形成的风险。

2. 超声引导下穿刺

这是中心静脉置管的推荐做法，使得静脉置管能在可视下进行。操作者可通过实时超声引导观察静脉穿刺情况，从而减少意外插入动脉或静脉穿刺失败的风险。如果缺乏足够的外周静脉通路，如有静脉吸毒的病史，则可能需要中心静脉通路。

此外，超声可以是一个非常有效的帮助病态肥胖或水肿女性进行外周部位置管的工具，可以扫描解剖标志找到静脉，对皮肤表面看不到或不可触及的静脉进行深度评估和穿刺定位。

三、静脉注射

（一）循环容量

在产科实践中，紧急输液最常见的原因是孕产妇出血。因此，除非另有说明，否则本部分大多数内容都是为孕产妇出血而编写的。

在妊娠期间，循环量增加约 40%。这意味着 70kg 的女性循环血量从 70ml/kg 增加到 100ml/kg，或者从 4900ml 增加到 7000ml。正是这种循环容量的增加，使女性能够有效地补偿失血量。这也是为什么失血量的严重程度易被低估，从而导致液体复苏不足的原因。

产妇失血的严重程度可分为四类（表 8-3）。重要且需记住，体型较小的女性，其绝对失血量在循环损失量中占比较大。

（二）液体加热和加压装置

在发生产科大出血时，所有静脉注射在快速输注前都应该加热，输入大量的低温液体会导致明显的体温过低。母体的体温降低会导致寒战，以试图由此提高体温，从而导致耗氧量增加，如果不能提供充足氧供，将会增加无氧代谢和代谢性酸中毒。为了减少外周热量损失，外周血管收缩，导致向组织输送的氧气减少，从而进一步加重代谢性酸中毒。温度的显著下降也将对凝血反应产生深远影响，并导致血栓形成。

高压输液装置也必不可少，手工充气的压力袋虽然有效，但需要大量劳动力。任何高压输液都有液体过载和空气栓塞的危险。

四、静脉注射的类型

（一）晶体液

晶体液中含有较小的分子，对胶体渗透压的影响很小。因此，这些液体很容易分布在血管腔外，使它们在容量纠正中发挥的作用短暂，它们在循环中停留约 30 分钟，然后进入细胞外和细胞内间隙，它们有助于在血液制品到达之前，立即补充失去的容量。重要且需记住，由于妊娠期胶体渗透压相对较低，输入大量的晶体液是不可取的，有可能导致肺水肿。

1. 平衡盐溶液

这些液体具有与血浆成分相匹配的等渗成分，因此是首选的晶体液，如 Hartmann 溶液（乳酸林格溶液或复方乳酸钠）或代血浆。

2. 生理盐水（0.9%NaCl 溶液）

使用氯化钠溶液过量会导致高氯性代谢性酸中毒，临床医生应意识到这一点，尽可能避免大量使用氯化钠溶液。

3. 葡萄糖溶液

这些液体中的葡萄糖会被身体快速代谢，因此，剩余的液体是水，它可以自由地迅速分布到细胞内。可增加了脑水肿、肺水肿和低钠血症的风险。因此，葡萄糖溶液的使用应在特定的适应证中，如静脉注射胰岛素方案。

使用大量的可导致低钠血症的低渗溶液可迅速降低血清和细胞内的钠离子水平，从而导致癫痫发作。然而，快速恢复钠离子水平也可能非常危险，必须紧急寻求专家的会诊。最安全的选择可能是停止低钠输液，限制液体摄入，允许其自身纠正。

（二）合成胶体液

使用合成胶体会对凝血功能产生多种不良影

响，当大量用于液体复苏时，其效果在临床上是显著的；最近发表的一项Cochrane综述推荐使用晶体液而不是胶体液。

一般认为，初始输注晶体液适用于需要容量复苏的紧急情况，但在大多数出血的情况下，可能需要输注血液制品。

（三）血液制品

血液和血液制品输注会带来一定的风险，任何参与其管理的人都必须接受适当的培训，以掌握患者识别、血制品识别、储存和记录的要求（表8-2）。输血方面已有国家标准，每家医院都有一套培训方案，从业人员应该实施该方案，并作为强制性培训的一部分定期更新。

1. 交叉配血

血液的完全交叉配型可能需要长达1小时。女性的血型和异常的红细胞抗体通常是在妊娠期间就已经确定，方便在需要时进行备血。使用特异性血液（同型血）输血时，若进行抗体筛查，输血时的溶血风险＜0.1%。如果不进行抗体筛选，则溶血反应上升到1.0%。在大多数情况下，应该可以在15分钟内完成血型匹配和Rh血型筛查。

当需要立即输血时，Rh阴性O型血和Kell阴性的血液应储存在分娩室内（或肯定在5分钟内可以获得）。它的使用有对"C"抗原敏感的微小风险，对再次妊娠存在潜在风险。

在英国，由于"输血服务机构"的筛查，病毒传染（如肝炎、巨细胞病毒）的风险非常低。为减少克雅病（Creutzfeldt-Jakob disease，CJD）朊病毒的传播，血液在从血库派出之前要先洗涤掉白细胞。

献血者的血液是一种昂贵且有限的资源，并且使用它会有一些风险。在没有明显并发症的情况下，输血的实验室条件是血红蛋白≤70g/L，其他因素包括女性血红蛋白的下降速率，以及是否存在心肺损伤，这些必须与实验室血红蛋白含量一起考虑。当合并心脏疾病等疾病时，输血的标准也会提高。

即使先前健壮的女性，一旦出现极重度贫血，也会经历心脏缺血、梗死和最终的死亡，因为机体需要血红蛋白携带氧气来维持足够的组织氧灌注。

2. 浓缩红细胞

输注浓缩红细胞是恢复血液载氧能力的主要治疗手段。每包含有约220ml红细胞和80ml生理盐水 – 腺嘌呤 – 葡萄糖 – 甘露醇（SAG-M）溶液，保质期为35天。红细胞比容为55%～70%不等，因此需要给予适当数量的血浆替代品，以提供大容量输血所需的额外容量。

3. 枸橼酸抗凝

由于储存的红细胞和新鲜冰冻血浆（fresh frozen plasma，FFP）中含有枸橼酸这种抗凝物质，因此，在大量和快速输血时，可能需要输注钙。枸橼酸与离子钙结合，并可能导致低钙血症，低钙血症又会导致凝血功能障碍和对心脏的负性肌力作用，这两种作用都可以通过缓慢（20分钟）注射钙来逆转，如注射10ml 10%葡萄糖酸钙，随后连续监测动脉血气中的钙离子浓度。

4. 新鲜冰冻血浆

FFP含有天然的促凝因子和抗凝因子，通过添加抗凝血药进一步稀释而成。亚甲基蓝处理过的FFP也是可用的，这有助于使CJD朊病毒失活，并在需要时用于新生儿、婴儿和儿童。与未经处理的FFP相比，它的成本要高很多。

5. 冷沉淀

冷沉淀是FFP进一步加工生成的一种富含纤维蛋白原的血制品，严重的低纤维蛋白原血症可

第8章 静脉通路与容量复苏
Intravenous access and fluid replacement

表 8-2 产科常见血液成分及其应用

成 分	每单位体积	剂 量	捐助者数目	储 存	需要解冻	解冻后储存	输血时间	过滤器要求
浓缩红细胞	180～350ml（平均280ml）	4ml/kg 相当于 1 单位将使血红蛋白升高 1g/dl	1	特定温度控制的冰箱，4±2℃保存 35 天	否	N/A	从储血柜取出 4 小时后	输血装置，带 170～200μm 过滤器
新鲜冰冻血浆	240～300ml（平均273ml）	10～15ml/kg 或大出血时与红细胞 1∶1	每个供体 1 单位，1 个治疗剂量为 4 单位，即需 4 个供体	特定温度控制的冰箱，-30℃保存 24 个月	是，需要 15～30 分钟	可在受控储存条件下储存在血液冰箱中 24 小时	从储血柜中取出 4 小时后	同上
血小板	200～300ml	1 个成人治疗剂量可使血小板计数增加 (20～40)×10⁹/L	多个	温度控制在 22±2℃，连续振荡 7 天	否	N/A	在 30～60 分钟内尽快进行，不应该放在冰箱里	同上，但不能使用已过滤其他血制品的滤器
冷沉淀	100～250ml（平均152ml）	2×5 个供体池（相当于 10 个单供体单位）将血浆纤维蛋白原提高 1g/L	多个	特定温度控制的冰箱，-30℃保存 24 个月	是，需要 15～30 分钟	可在环境温度下保持长达 4 小时	尽快，不应该放在冰箱里	同上

063

能与胎盘早剥导致的出血有关，这意味着在这种类型的出血中，可能比子宫收缩乏力导致的出血更早需要冷沉淀。

6. 血小板

血小板的保质期约为 5 天。血小板输注的指征多是低于 $50\times10^9/L$，但如果计划进行手术干预，需要将血小板提高到 $(80\sim100)\times10^9/L$。

（四）产科出血中纠正凝血功能的决策

重要的是，在面对产科出血时要保持良好的凝血功能，以形成血栓，避免持续出血。预防进一步凝血功能障碍的简单措施，如保暖、给予氨甲环酸、维持正常血钙浓度和避免代谢性酸中毒，这都非常重要。在产科，越来越多地使用一些检测[旋转血栓弹性测量法（ROTEM®）/血栓弹性成像（TEG®）]，使得更有针对性地使用血液制品来改善凝血功能。

军队和非妊娠创伤经验表明，在极度失血的情况下，以接近 1:1 的比例给予浓缩红细胞和凝血制品可以提高存活率。然而，多发性损伤在妊娠人群中很罕见，多发性创伤出血的潜在病理生理机制可能与产科出血的常见原因不同，妊娠女性具有生理适应能力，这意味着与非妊娠状态相比，她们在面对简单的血容量损失时能够保持有效的凝血功能。然而，伴有消耗性凝血功能障碍（胎盘早剥和羊水栓塞）的出血时，妊娠女性将需要更早对凝血系统进行靶向支持。

在产科出血期间，纤维蛋白原水平的早期下降（<2g/dl）与伴有明显凝血功能障碍的产科大出血的进展密切相关。因此，应尽快对凝血状况进行评估，可以使用即时（ROTEM®/TEG®）的监测手段，或者在没有即时监测手段时进行实验室检测。纤维蛋白原补充应以维持纤维蛋白原水平>2g/dl 为目标。这可以通过使用纤维蛋白原浓缩物或冷沉淀来实现。纤维蛋白原浓缩物目前在英国仅被允许用于先天性低纤维蛋白原血症，但在卫生部血液学家的建议下，可以在 MOH 的指定患者中使用。已经在英国的一些地区广泛建立在 MOH 中使用纤维蛋白原浓缩物的方案。纤维蛋白原浓缩物的经典剂量为 4～6g，根据纤维蛋白原水平指导使用剂量，并根据需要可重复使用。

常规的实验室如果可能进行检测，并且凝血酶原时间/活化部分凝血酶时间>正常值的 1.5 倍，就表明如果没有纤维蛋白原浓缩液和冷沉淀，至少需要输注 4 单位 FFP。

（五）血细胞回收

因成本的增加、相对稀缺性和对病毒传播的担忧导致了在现代外科实践中越来越多地使用自体输血。由于担心羊水污染和羊水栓塞的可能性，产科在这方面发展缓慢，早期使用双吸管技术，一种吸管在分娩前使用，另一种吸管在羊水吸尽后使用。然而，最近的实践只使用一个吸管作为细胞回收机器清除羊水，这样羊水栓塞的现象就得到更好的理解。细胞回收的过程包括手术过程中的抗凝、收集、过滤、清洗和再输注红细胞。

NICE 已批准将其用于产科，但在 2017 年发表了产科细胞回收（Cell Salvage in Obstetrics, SALVO）试验，即英国的一项随机对照、多中心试验的结果显示，在剖宫产过程中，常规预防性使用细胞回收的证据并不充分，认为它不太可能具有成本效益，该试验还发现，它的使用与母胎输血的显著增加有关。

这对 Rh 阴性血型的女性也有影响，必须对她们进行筛查和进行适当水平的抗 D 治疗，以避免再次妊娠中出现溶血并发症。SALVO 的作者也无法对其他红细胞抗体的长期增敏效应进行评估，这可能会使未来的交叉配血变得困难，这也导致对细胞回收利用的重新评估。值得注意的是，对于胎盘附着异常组的女性，在红细胞回收利用上并没有获益。

血细胞回收对部分特殊人群的意义

一些拒绝使用血液制品的女性会接受血细胞自体回输。然而，必须记住并充分解释的是，输回给女性的血液不含凝血因子。因此，凝血功能异常的风险仍然与同源红细胞输血一样。实际上，这是一种稀释性凝血功能障碍，因为液体的回输会逐渐稀释剩余的可用自然凝血因子，直到最终出现凝血机制的严重异常，虽然在正常情况下通过使用凝血因子很容易纠正，但需要特别强调的是，对于拒绝使用血液制品的女性来说，使用自体血回输有很大限制。

五、指导液体复苏的临床指征

在绝大多数情况下，其他方面健康的产妇，将以便于观察的临床变量的维持或恢复作为输液的指导。心率升高是绝对或相对（血管扩张性）低血容量的早期迹象，一般来说，心率超过100 次 / 分应该被认为是异常，除非证明是其他原因引起（表 8-3），正常的呼吸频率、毛细血管再充盈（少于 2 秒）和脉压差（除非患者正在服用 β 受体拮抗药）也是正常循环容量的敏感性标志。必须记住，使用 β 受体拮抗药的患者在出现低血容量时心动过速反应不佳。

正常的尿量 [约 1ml/（kg·h）] 是衡量肾灌注是否充足的指标。框 8-1 是液体复苏反应和下一步行动的指南。

使用酸碱状态和乳酸水平来指导复苏

反复测量血气中的酸碱状态和乳酸水平可用于指导液体复苏，代谢性酸中毒和乳酸含量升高表明组织灌注不足和随后的无氧代谢，酸中毒可能是休克时呼吸频率升高的驱动因素，适当的复苏和器官功能的恢复是最好的治疗方法。碳酸氢盐很少使用，仅供专科医生使用。

表 8-3 不同级别的失血量与对应的生理指标

	一级	二级	三级	四级
失血量	15%	15%～30%	30%～40%	>40%
未孕（ml）	750	1000	1500	2000
妊娠期（ml）	<1000	1000～2000	2000～2700	>2700
呼吸频率（次 / 分）	14～20	20～30	30～40	>40
心率（次 / 分）	<100	>100	>120	>140
收缩压	正常	正常	减少	减少
舒张压	正常	增加	减少	减少
意识状态	焦虑	焦虑、恍惚	恍惚、躁动	昏睡
尿液（ml/h）	>30	20～30	<20	几乎没有

> **框 8-1 对静脉注射复苏的反应**
>
> **体征持续改善**
> 不需要进一步的液体复苏。
> **生命体征初步改善，但未能持续改善，随后又恢复到异常水平**
> 如果存在以下任何一种情况，还需要进一步的液体复苏。
> - 将液体从血管内重新分配到血管腔外。
> - 持续性丢失（如持续出血）。
> - 血管扩张情况进一步恶化（脓毒症/过敏反应）。
>
> 正常容量的恢复将意味着没有进一步的液体流失或血管扩张的恶化。
> **异常生命体征**
> 如果生命体征仍然异常，则被认为是Ⅲ型反应，面对大出血，这意味着有严重的持续性血容量减少，患者需要紧急手术。有这种反应的脓毒症患者几乎肯定需要给予血管活性药物来降低外周血管扩张的程度。
> **无反应**
> 这一组对任何类型的快速输液都没有反应。面对出血，如果患者要存活，需要立即进行手术（"关掉水龙头"——止血）。脓毒症患者可能需要持续使用血管活性药物来维持循环，并需要立即转运到重症监护病房。

六、特殊情况下的液体复苏

如前所述，产科实践中液体管理最常见的情况是大出血，足够且及时的液体管理是主要目标。然而，在产科实践中，某些情况下必须考虑更有针对性的输液措施。

（一）子痫前期/子痫

1. 分娩前的液体管理

分娩前体液管理主要的问题是要避免液体过载，在大多数子痫前期（pre-eclampsia toxaemia，PET）救治方案中，静脉液体输入速度被限制在 80ml/h 左右。如果需要注射缩宫素，则应通过注射泵进行高浓度输注，以避免输入大量液体。所有的液体（包括镁、降压药）的输注应包括在 80ml/h 的总液体量中。

如果需要静脉泵输注液体，应注意确保通过容量泵给药且量不会过多。如果确实发生低血压，通常可以通过静脉泵入或滴注小剂量去氧肾上腺素来调控。

2. 产后的液体管理

在产后短时间内，产妇往往有一定程度的少尿，然后才有自主排尿。重要的是，不要冒液体过载的风险，去追求足够的尿量，应限制静脉注射总量（包括药物输液），并仔细记录液体平衡。英国存在许多液体管理方案，第 27 章给出了一个指南建议。

（二）脓毒症

几乎所有的脓毒症休克患者都存在低血容量，液体复苏至关重要。由于脓毒症而导致毛细血管渗漏，液体会迅速渗漏到组织间隙中，因此所需的液体量可能非常大，对于低血压或乳酸水平＞4 的患者，英国脓毒症协会推荐初始阶段使用晶体液复苏（20ml/kg）（见第 7 章）。

对于经过充分液体复苏但仍然存在低血压的患者，应早期采用血管升压药物治疗并进行重症监护，以维持平均动脉压＞65mmHg。有证据支持选择去甲肾上腺素作为血管升压药，脓毒症患者对儿茶酚胺的敏感性大大降低，因此患者可能需要非常大的剂量。保持警惕、早期识别和定期的再次评估对改善预后仍然至关重要。

（三）心脏疾病

这类患者对输液的反应可能极其难以预测。中心静脉压监测或更高级的心功能评估手段，可能成功和安全地指导补液和给药，这些病例需要跨多学科团队的高级临床医生参与。

七、结论

- 静脉通路应大孔径和短长度。
- 出血可能是紧急输液最常见的指征。
- 在某些情况下可能需要高级的心血管监测手段。

拓展阅读

[1] AAGBI (Association of Anaesthetists of Great Britain and Ireland). AAGBI guidelines: the use of blood components and their alternatives 2016. *Anaesthesia* 2016; 71: 829-42.

[2] Cochrane Library. Colloids or crystalloids for fluid replacement in critically ill people. https://www.cochrane.org/CD000567/INJ_colloids-or-crystalloids-fluid-replacement-critically-people(last accessed January 2022).

[3] Collis RE, Collins PW. Haemostatic management of obstetric haemorrhage. *Anaesthesia* 2015; 70 (Suppl 1): 78-86.

[4] Khan KS, Moore PAS, Wilson MJ, et al. Cell salvage and donor blood transfusion during cesarean section: a pragmatic, multicentre randomized controlled trial (SALVO). *PLoS Med* 2017; 14912: e1002471.

[5] Lewis SR, Pritchard MW, Evans DJW, et al. Colloids versus crystalloids for fluid resuscitation in critically ill people. *Cochrane Database of SystRev* 2018; Issue 8: CD000567.

[6] NICE (National Institute for Health and Care Excellence). *Intravenous Fluid Therapy in Adults in Hospital.* CG174. London: NICE, 2017.

[7] Robinson S, Harris A, Atkinson S, et al. The administration of blood components: a British Society for Haematology Guideline. *Transfus Med* 2018; 28(1): 3-21.

[8] Sepsis Trust: https://sepsistrust.org (last accessed January 2022).

第 9 章 妊娠期急性心脏病
Acute cardiac disease in pregnancy

陈娟娟　陈美夙　译
李映桃　季　杨　江慧琳　校

> **学习目的**
> 阅读本章后，您能够：
> - 了解常见的可能影响妊娠的严重心脏疾病。
> - 评估孕前罹患某种心脏病孕妇的健康状况。
> - 熟悉原有 / 新发紧急疾病情况下"红色预警"的意义。
> - 参与有急性心脏病表现孕产妇的紧急多学科医疗。
> - 掌握为患有复杂疾病女性提供医疗服务的核心内容。

一、概述

随着女性推迟生育年龄，妊娠期间的健康问题越来越普遍，并且妊娠期间更容易出现与妊娠共存的内科疾病。全球范围内报道的孕产妇间接死亡人数增加也在反映这种情况，心脏疾病和其他非传染性疾病是英国和其他高收入国家孕产妇间接死亡的主要原因（图 9-1）。Souza 提出的"产科过渡"模式表明，随着医疗保健的改善和孕产妇年龄的增加，低收入和中等收入国家的孕产妇死亡原因也将从直接死亡逐渐过渡到间接死亡。

因此，所有医疗卫生保健人员都有必要了解并懂得如何处理妊娠期间和产后可能出现的常见的医疗紧急情况，以防止孕产妇间接原因死亡，并努力提供规范的多学科诊疗。

在本章中，我们将概述急性心脏疾病及其在妊娠期和产褥期的表现，强调主动决策（图 9-2）及适时识别并进行鉴别诊断的重要性。通过早期转诊给合适的高年资医生以制订并共享治疗策略，并在临床团队中进行及时的沟通，以优化孕妇的诊疗。

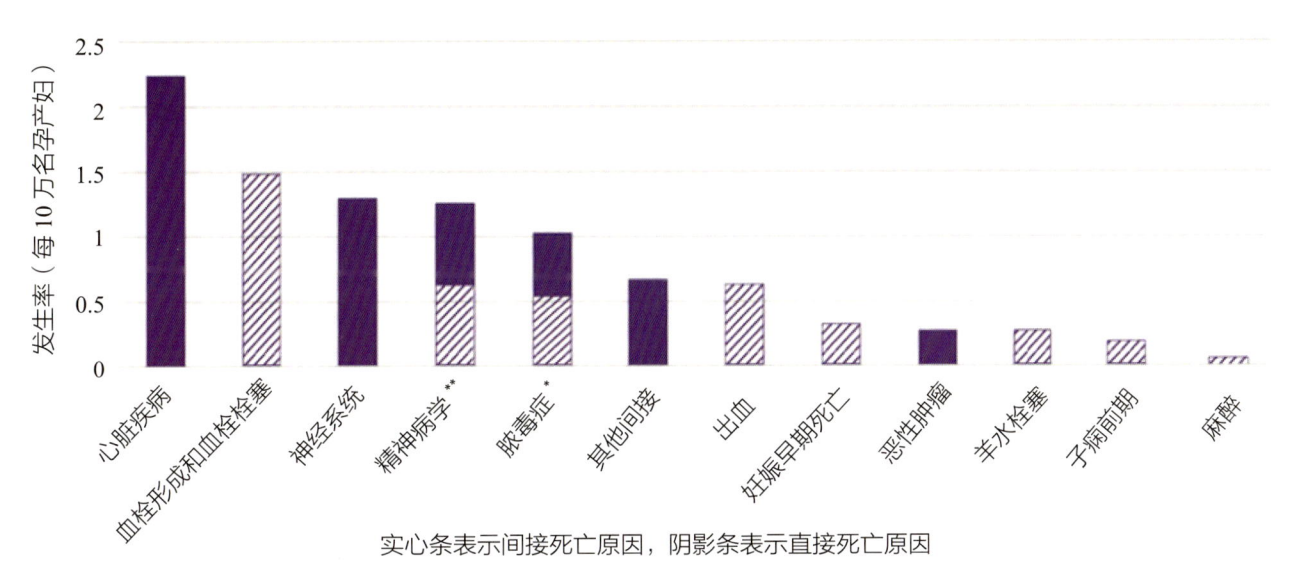

▲ 图 9-1　2016—2018 年孕产妇死亡原因

引自 Knight M, Bunch K, Tuffnell D, et al. (eds), on behalf of MBRRACE-UK.*Saving Lives, Improving Mothers' Care-Lessons Learned to Inform Maternity Care from the UK and Ireland Confidential Enquiries into Maternal Deaths and Morbidity 2016-18*.Oxford: National Perinatal Epidemiology Unit, University of Oxford, 2020.©2020 NPEU

二、心脏疾病

随着心力衰竭和缺血性心脏病患病率的上升，妊娠合并心脏病的疾病谱正在发生变化。随着孕产妇年龄的增加，传统妊娠期心血管危险因素的患病率有所增加。此外，那些已经被成人先天性心脏病机构登记在册的年轻女性，在治愈先天性心脏病后往往也有妊娠需求。使用机械性人工心脏瓣膜的女性在妊娠期发生并发症的风险较高，如出血或人工瓣膜血栓形成。

在移民人群中或获得医疗保健机会有限的地区，女性在妊娠期间可能被发现有未经治疗的风湿性心脏病（特别是主动脉和二尖瓣狭窄）或未经治疗的先天性心脏病。患有心脏疾病的女性可能由于妊娠的生理需求而表现出心功能失代偿。下面将讨论女性在妊娠期间可能出现的常见心脏疾病伴随症状（包括胸痛、呼吸短促和心悸）。

三、胸痛

胸痛的诊断极具挑战性，因为有许多诊断需要鉴别。识别包括反复出现的胸痛在内的"红色预警"（框 9-1）至关重要，但是不仅要排除这一种情况，鉴别诊断也很重要。对胸痛的诊断不仅仅是简单地排除心肌梗死的可能。

胸痛的原因众多，详细的病史采集是确定其原因的关键。除（心肌）缺血外，其他心血管原因还包括主动脉夹层、心肌炎和心包炎。呼吸系统的原因包括肺栓塞、肺炎、气胸和纵隔气肿，这些疾病常伴有胸膜炎。胃肠道问题也可引起胸痛，如胃食管反流、胆绞痛或胰腺炎。肌肉骨骼性胸痛也很常见，有时会因运动或胸骨受压而复发。

临床上需要优先考虑的重要鉴别诊断包括心肌梗死、主动脉夹层和肺栓塞。缺血性胸痛的表现并不总是典型的，但存在相关的自主神经症状（出汗、恶心、头晕）时应引起怀疑。需要进行

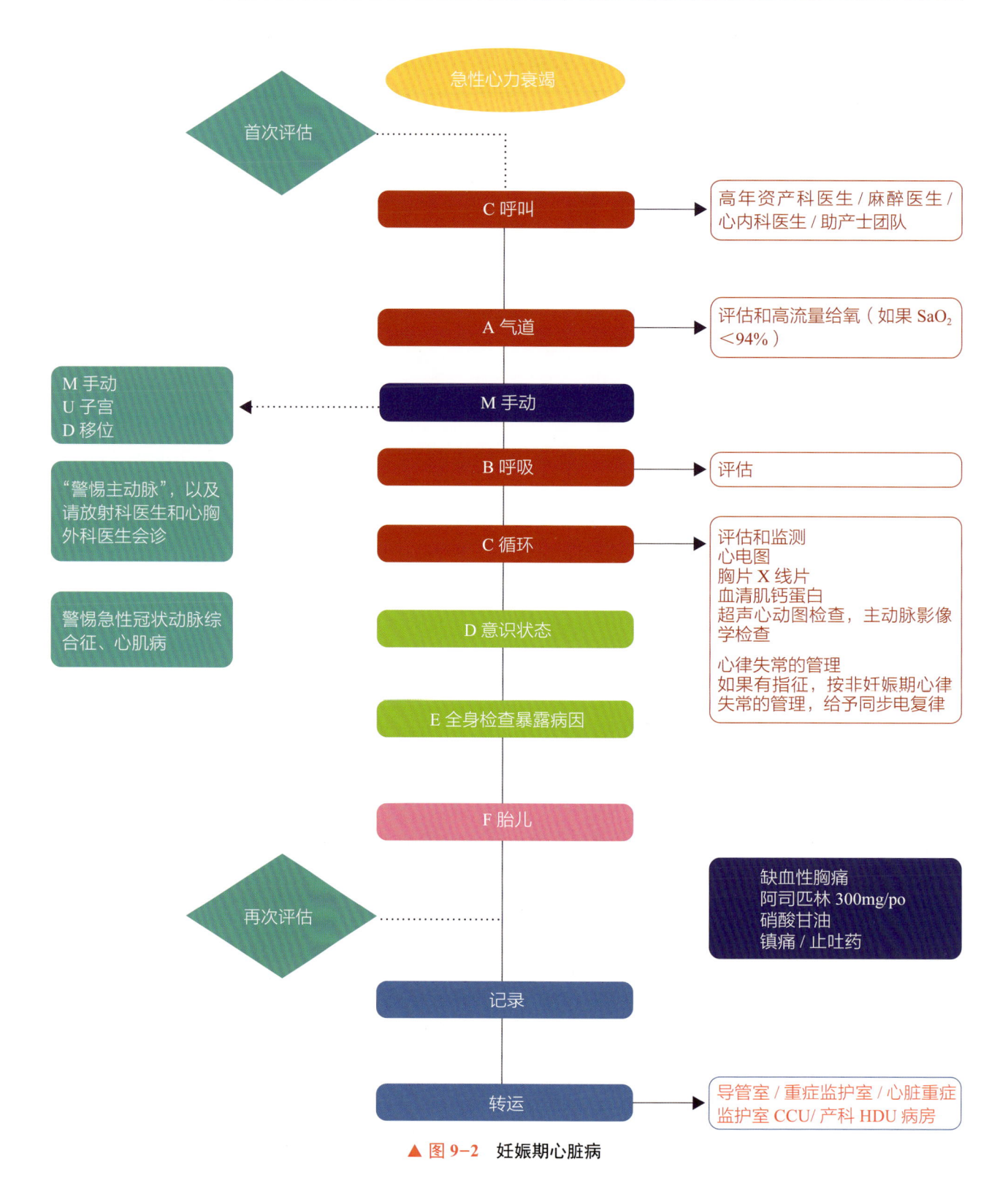

```
                                   急性心力衰竭
              
         首次评估
              ┊
              ┊
            C 呼叫  ────→   高年资产科医生 / 麻醉医生 /
                          心内科医生 / 助产士团队


            A 气道  ────→   评估和高流量给氧（如果 SaO₂
                          <94%）

  M 手动
  U 子宫   ←────  M 手动
  D 移位

  "警惕主动脉"，以及
  请放射科医生和心胸       B 呼吸  ────→   评估
  外科医生会诊

                 C 循环  ────→   评估和监测
                                心电图
                                胸片 X 线片
  警惕急性冠状动脉综                血清肌钙蛋白
  合征、心肌病          D 意识状态          超声心动图检查，主动脉影像
                                学检查

                                心律失常的管理
                 E 全身检查暴露病因          如果有指征，按非妊娠期心律
                                失常的管理，给予同步电复律

                  F 胎儿

                                缺血性胸痛
         再次评估  ┈┈┈┈┈┈   阿司匹林 300mg/po
                                硝酸甘油
                                镇痛 / 止吐药

                  记录

                                导管室 / 重症监护室 / 心脏重症
                  转运  ────→   监护室 CCU/ 产科 HDU 病房
```

▲ 图 9-2　妊娠期心脏病

详细的病史询问和完整的体格检查。如果怀疑胸痛是心脏问题引起，作为诊断和评估的一部分，应尽早进行心电图、胸部 X 线（CXR）和肌钙蛋白检查。心电图变化可能不明显和进行性改变，因此连续复查对诊断非常有帮助，当存在任何疑问时，应该及时请心脏病专家会诊。

框 9-1 出现"红色预警"的胸痛妊娠女性

- 需要阿片类药物止痛
- 疼痛放射到手臂、肩膀、背部或下颌
- 突然发作的、撕裂性或劳力性胸痛
- 伴有咯血、呼吸困难，晕厥或神经学异常
- 异常表现

引自 RCP (Royal College of Physicians).Acute Care Toolkit 15: Managing Acute Medical Problems in Pregnancy.London: RCP, 2019.©2019 Royal College of Physicians

（一）心肌梗死/急性冠状动脉综合征

急性冠状动脉综合征（acute coronary syndrome，ACS）具有以下类型。

- 不稳定型心绞痛。
- 非 ST 段抬高型心肌梗死（non-STEMI）。
- ST 段抬高型心肌梗死（STEMI）。

诊断基于缺血症状、心电图改变和血清肌钙蛋白升高，典型的缺血性症状包括胸闷或不适，而不是"疼痛"，这些感觉可以向下颌和（或）手臂放射。与相同年龄段的非妊娠人群相比，妊娠时患 ACS 的风险增加 3～4 倍，妊娠相关 ACS 的发生常见于妊娠晚期和产后，妊娠人群中 ACS 的病理生理机制可能与非妊娠人群中有所不同，一般人群中动脉粥样硬化性冠心病是 ACS 的主要原因，而在妊娠和产后期，由于对妊娠的特殊生理适应，自发性冠状动脉夹层（spontaneous coronary artery dissection，SCAD）和冠状动脉血栓形成的发生率可能更高，这些妊娠特殊生理包括高凝状态更严重、心脏每搏量和心排血量增加。

妊娠期间发生动脉粥样硬化性 ACS 的危险因素包括一般危险因素（如已有的心脏病、肥胖、高龄、高血压、内分泌失调、糖尿病、吸烟、血脂异常和早发型心血管疾病家族史）与妊娠相关的危险因素（包括子痫前期、血栓形成、多胎妊娠、产后出血、输血和感染）。

可能诱发冠状动脉痉挛的药物包括麦角新碱和可卡因等兴奋剂。

对疑似急性冠脉综合征的初始管理旨在缓解症状，限制心肌损伤和降低心搏骤停的风险，具体有以下 9 项。

1. 使用系统的 ABCDE 方法。

2. 如果妊娠＞20 周，可倾斜 15° 仰卧或通过手法侧移子宫缓解主动脉下腔静脉受到的压迫。大多数心肌缺血性胸痛患者在没有低血压的情况下，坐起来会更舒服。

3. 缺氧时给氧（空气下氧饱和度＜94%）。

4. 初步检查心电图、CXR 和血清肌钙蛋白。

5. 口服阿司匹林 300mg，应尽快压碎或咀嚼后服用。对于出现 STEMI 的患者，在进行急诊冠状动脉成形术 [经皮冠状动脉介入治疗（percutaneous coronary intervention，PCI）] 之前，应在与心脏病介入治疗专家讨论后考虑给予额外的抗血小板药物（如氯吡格雷）和肝素治疗。

6. 给予舌下含服硝酸甘油（GTN），除非患者有低血压或子宫收缩乏力。

7. 吗啡/海洛因镇痛应按需要逐渐调整用量，以控制疼痛，但应避免镇静和呼吸抑制。同时予以止吐药。

8. 尽早向上汇报给高级临床医生，其中包括负责进行多学科决策的心脏科医生。

9. 早期转运至适当的高级支持病房，以考虑进行有创冠状动脉造影。

对于 STEMI 患者，首要任务是尽快实现冠状动脉再灌注（图 9-3），可选择立即转诊到最近的三级医院进行冠状动脉造影，并立即急诊（初级）PCI，其目的是在心肌造成不可逆损伤之前恢复已受损心肌的血流。

虽然妊娠不是溶栓的禁忌证,(溶栓剂)也不会穿过胎盘,但溶栓并不适用于妊娠期 STEMI,因为有妊娠期 STEMI 可能是自发性冠状动脉夹层引起(spontaneous coronary artery dissection,SCAD)。如果血管造影显示 SCAD 应首选内科治疗,除非有持续性缺血、心电图改变或血流动力学不稳定。

ACS 的紧急处理不应因分娩而延迟。理想情况下分娩应在心脏事件发生后至少 2 周后进行。

有创冠状动脉造影最好在局麻下经桡动脉进行,应采用左侧倾斜体位,以避免主动脉下腔静脉受压,应考虑胎儿的辐射暴露,特别是在妊娠的前 3 个月,血管造影可确定冠状动脉粥样硬化、血栓闭塞和(或)冠状动脉夹层的存在及严重程度。左心室造影可以帮助评估由此产生的心室壁运动异常和左心室的收缩功能。

在存在冠状动脉闭塞或血管狭窄血液限流的情况下,可以放置冠状动脉支架(图 9-4)。然而,在一些疑似 ACS 的病例中,冠状动脉可以表现正常,在这种情况下,必须考虑其他诊断,其中包括冠状动脉血管痉挛或短暂性冠状动脉血栓栓塞、心肌炎、急性应激相关的应激性心肌病及非心脏的疾病(如肺血栓栓塞)。

对 ACS 患者的持续管理,有以下具体措施。

• 监测和识别潜在的并发症,包括心力衰竭、心源性休克、心律失常、出血或复发性缺血。

• 需要在适当的重症监护环境中对母亲和胎儿进行密切监测,并与多学科团队商定详细计划,以备紧急分娩时使用。

• 首选的分娩方式是阴道分娩。可在产时缓慢输注缩宫素 ≥ 15 分钟,以减少心动过速和低血压。禁用麦角新碱因有导致冠状动脉痉挛的危险。

患有冠状动脉疾病或急性冠脉综合征的女性在妊娠期间有较高的发病和死亡风险。动脉粥样硬化患者的风险最高,此前有报道称,这种风险在孕产妇死亡风险中高达 23%。

出院前应制订避孕计划,并向患者、心脏病专家和全科医生告知其进行孕前咨询的必要性。

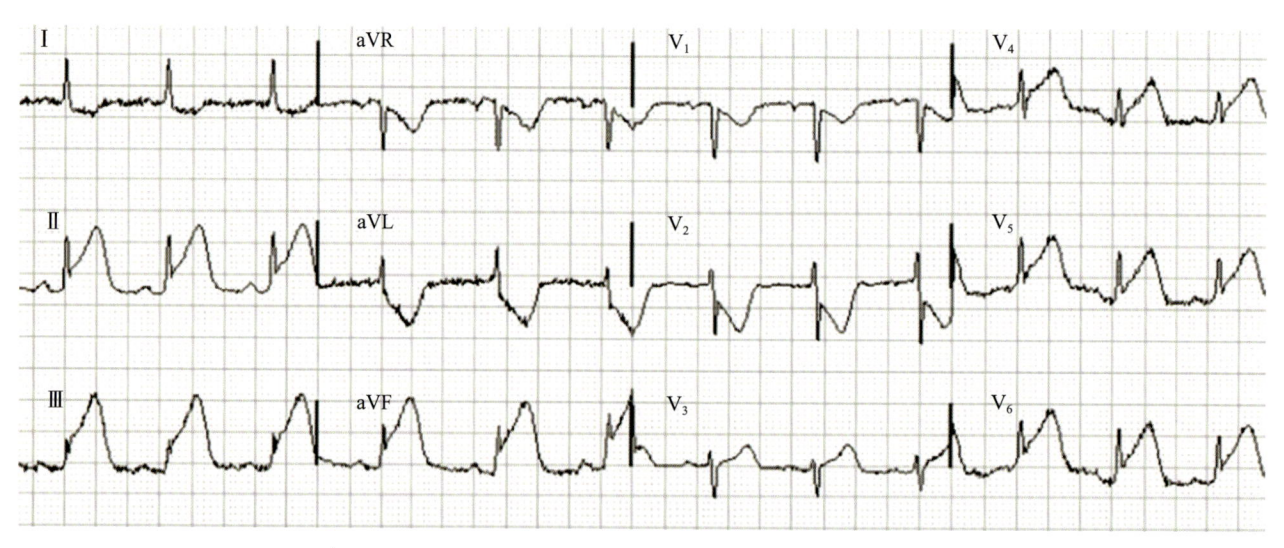

▲ 图 9-3 下壁和外壁 STEMI

Ⅱ、Ⅲ、aVF 和 $V_4 \sim V_6$ 导联均有 ST 段抬高。导联 Ⅰ 和 aVL 显示相同的 ST 段压低。V_1 和 V_2 导联的 ST 段抬高代表横向的"镜像"ST 偏差(经 John Wiley & Sons 许可转载,引自 Birnbaum Y, et al.ECG diagnosis and classification of acute coronary syndromes. *Ann Noninvasive Electrocardiol* 2014; 19(1): 4-14.https://doi.org/10.1111/anec.12130)

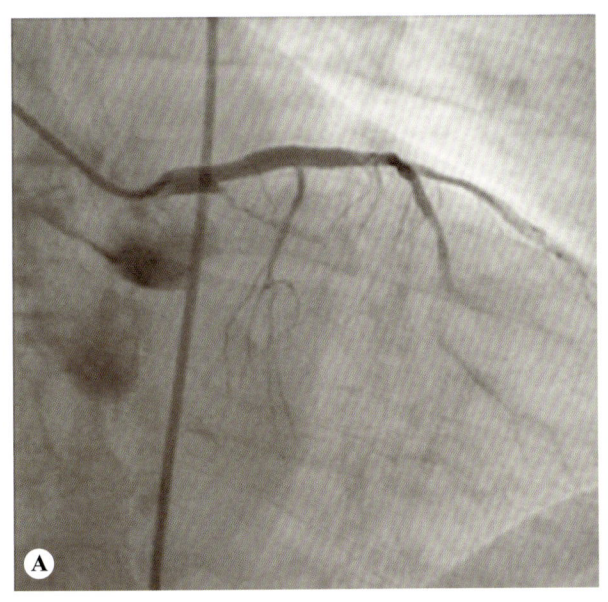

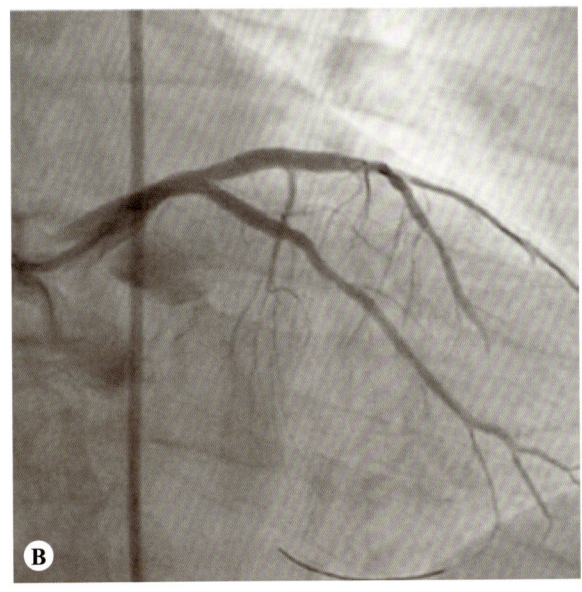

第9章 妊娠期急性心脏病
Acute cardiac disease in pregnancy

▲ 图 9-4 回旋支（A）开口完全闭塞，血管成形术后血流恢复（B）

经 John Wiley & Sons 许可转载，引自 Nordkin I, et al.Complicated acute myocardial infarction with simultaneous occlusion of two coronary arteries.*Clin Case Rep* 2020; 8(3): 449-52.https: //doi.org/10.1002/ccr3.2685

（二）主动脉夹层

主动脉夹层虽然罕见，但对母亲和婴儿来说都可能是致命性的，其占孕产妇心脏病死因的11%（Knight 等，2019）。这是一种需要及早发现的疾病，并需要立即进行治疗，若不进行治疗，死亡率每小时会增加 1%。最近英国产科监测系统（UK Obstetric Surveillance System，UKOSS）的数据估计，其发病率为 0.8/10 万。MBRRACE 的经验教训提醒我们，对于出现有"红色预警"症状的患者，不能单独只考虑肺栓塞诊断。

主动脉夹层最常发生在妊娠的后 3 个月（50%），但应该记住，危险期会持续至产后的早期（33%）。主动脉夹层的典型表现是突发的严重胸痛，肩胛骨、背部、颈部或腹部通常会有撕裂样疼痛，可能有神经系统症状、血尿或直肠出血，这取决于任何脏器血管出现夹层，也可能出现躁动、晕厥和器官衰竭。主动脉夹层的漏诊有可能会导致灾难性的后果。发起"警惕主动脉"的倡议旨在提高人们对诊断的认识，以帮助早期做出挽救生命的诊断（图 9-5）。

妊娠期主动脉夹层发生的危险因素多样包括已存在的疾病，如马方综合征、血管 Ehlers-Danlos 综合征、Loeys-Ditz 综合征、高血压和与二尖瓣主动脉瓣相关的主动脉病变；还有一些与妊娠有关的特有的危险因素，如子痫前期。在妊娠期有一种血管病变，是雌孕激素的增加所致，该病变是降低了主动脉中膜中的黏多糖和弹性纤维的浓度，削弱了血管壁的弹性。病理生理变化从血管腔内剪切应力增加开始直至管壁薄弱，这可能导致出血进入中膜并形成假腔，假腔可能延伸并阻塞主动脉分支或导致致命性的出血。

主动脉夹层可分为 Stanford A 型和 B 型。Stanford A 型包括累及升主动脉的夹层（延伸或不延伸至主动脉弓和降主动脉），而 Stanford B 型则为起源于降主动脉和腹主动脉夹层（图 9-6）。

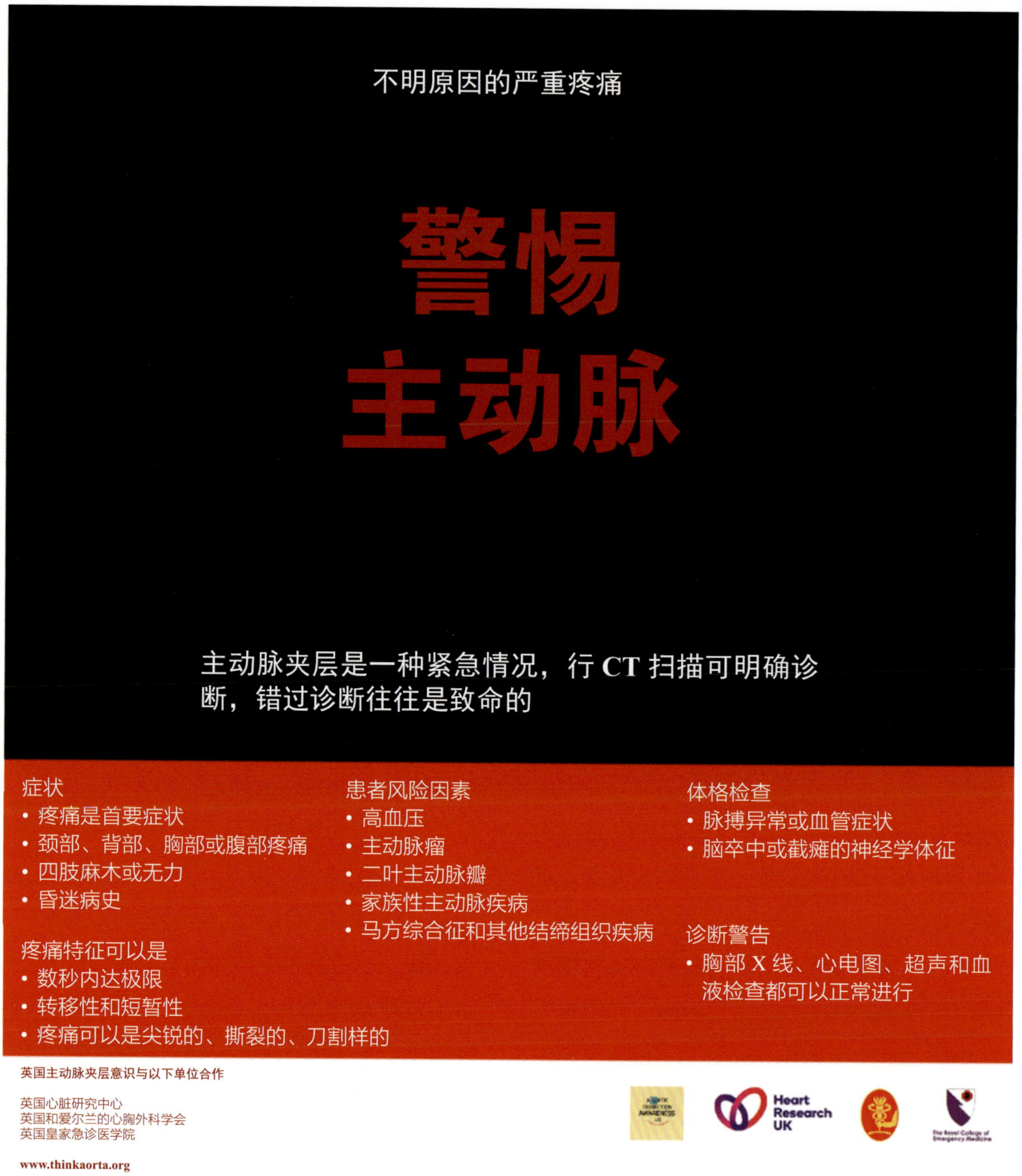

不明原因的严重疼痛
警惕
主动脉
主动脉夹层是一种紧急情况，行 CT 扫描可明确诊断，错过诊断往往是致命的
症状
• 疼痛是首要症状
• 颈部、背部、胸部或腹部疼痛
• 四肢麻木或无力
• 昏迷病史
疼痛特征可以是
• 数秒内达极限
• 转移性和短暂性
• 疼痛可以是尖锐的、撕裂的、刀割样的
患者风险因素
• 高血压
• 主动脉瘤
• 二叶主动脉瓣
• 家族性主动脉疾病
• 马方综合征和其他结缔组织疾病
体格检查
• 脉搏异常或血管症状
• 脑卒中或截瘫的神经学体征
诊断警告
• 胸部 X 线、心电图、超声和血液检查都可以正常进行
英国主动脉夹层意识与以下单位合作
英国心脏研究中心
英国和爱尔兰的心胸外科学会
英国皇家急诊医学院
www.thinkaorta.org
Heart Research UK

▲ 图 9-5　警惕主动脉

引自 Think Aorta.Thinkaorta.org.©Think Aorta

A 型主动脉夹层是一种外科急症，及时诊断至关重要，存活率每小时都在下降，需要由心胸外科 / 血管外科医生、产科医生、产科和心脏麻醉师组成的多学科团队共同管理。首诊紧急治疗的主要目的是减少主动脉压力并提供镇痛，根据发病时的孕周，可在急诊行主动脉手术的同时进行紧急剖宫产术，对于在母体子宫内还无生存能力的胎儿来说，主动脉手术仍应进行，需认识到 20%～30% 的胎儿死亡与母体心肺循环相关。

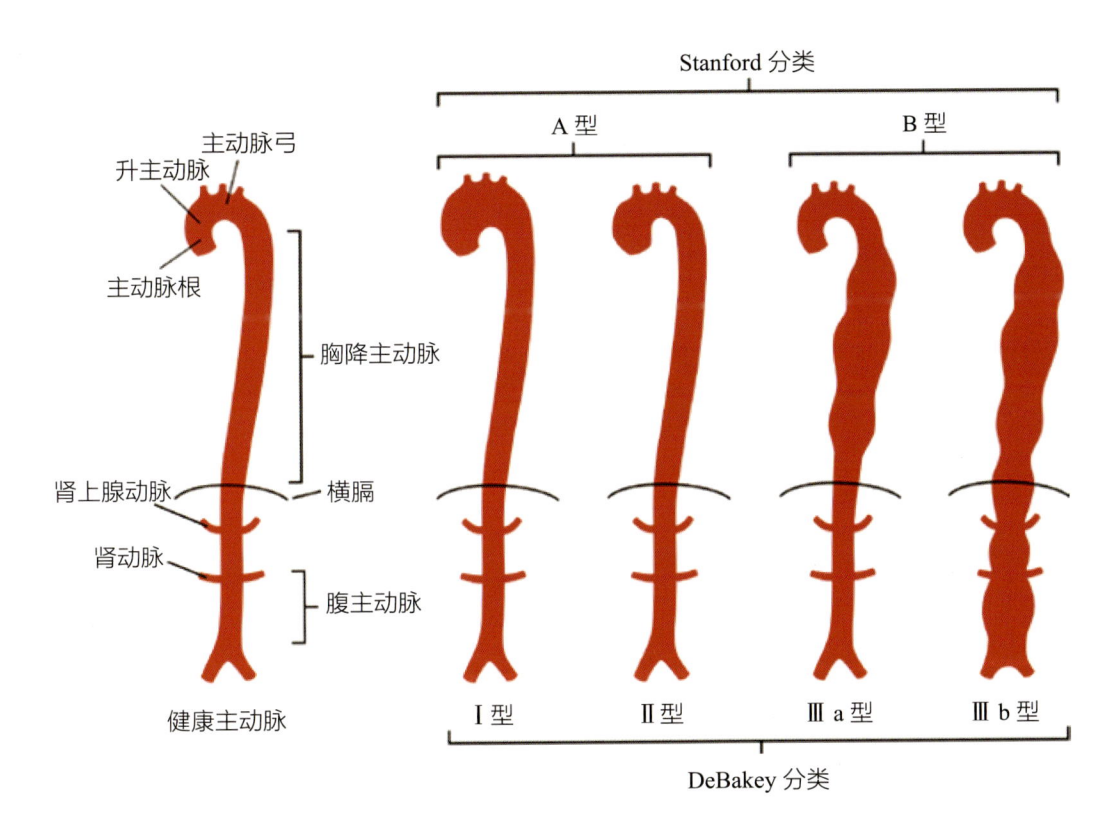

▲ 图 9-6 Stanford 和 DeBakey 的解剖分型
引自 Olga Bolbot/Shutterstock

Stanford B 型夹层通常采用静脉降压药物保守治疗，并由血管外科医生参与监测和评估。

影像学诊断方式包括当患者血流动力学稳定时采用心电门控主动脉 CTA（图 9-7），当不稳定时采用经胸急诊超声心动图检查。常用的临床体征可能不可靠。例如，CXR 并不总是显示纵隔增宽，而手臂缺乏血压差异并不是排除主动脉夹层的可靠方法。

以下为主动脉夹层的初步处理措施。

1. 使用系统的 ABCDE 方法。
2. 如果妊娠＞20 周，左侧倾斜 15° 仰卧或通过 MUD，缓解主动脉下腔静脉受到的压力。
3. 初步检查包括心电图、CXR、心电门控主动脉 CTA 和超声心动图。
4. 应尽早请高年资临床医生参与评估与决策（包括产科医生和麻醉师、放射科医生、心脏病专家和心胸外科医生）。

（三）呼吸短促

如前面提到的胸痛伴有呼吸困难的患者需要进行几种鉴别诊断。此外，这种症状通常为多因素引起，生理性呼吸困难是一种常见的妊娠症状。重要的是识别红色预警，其中包括反复出现的呼吸困难（框 9-2）。记住，不仅要排除一种疾病，还要诊断出另一种疾病。

与所有的急症一样，除了病史和临床表现外，还要考虑医疗和产科背影。以呼吸困难为表现的急性呼吸系统疾病包括肺栓塞、肺炎、气胸和哮喘加重，肺动脉高压是一种相对少见的导致呼吸困难的原因，但妊娠期切记不可忽视此因。贫血通常很容易从血细胞计数诊断，但急性失血可能不会立即显现出来，在突然恶化之前，年轻

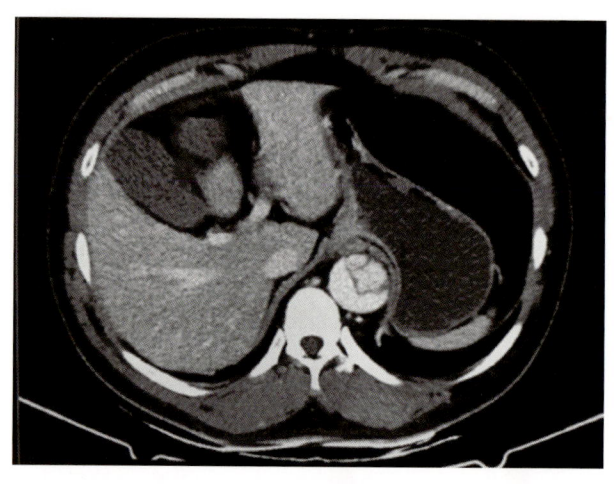

▲ 图 9-7 主动脉夹层的横断位 CT 血管造影
引自 pp_watchar/Shutterstock

患者最初可能表现出良好的耐受性。呼吸困难也可能是全身性疾病的一个特征，如脓毒症、过敏反应或糖尿病酮症酸中毒。

从心脏的角度来看，呼吸困难可以是多种疾病的表现症状包括左心室衰竭、心肌缺血、瓣膜疾病和心律失常。呼吸困难可能是由肺充血、水肿或心排血量减少引起，或者两者兼而有之。根据临床评估、心电图和超声心动图的检查，通常能诊断明确。后者特别有帮助，因此需要高级心脏病专家在早期进行干预和治疗。

肺水肿

症状可从轻度呼吸困难伴早期肺充血到伴有严重肺淤血的急性呼吸窘迫。最明显的症状为端坐呼吸困难和夜间阵发性呼吸困难，临床出现新的吸气性呼吸困难时应引起怀疑，尤其当 CXR 有相应的变化时（图 9-8）。阳性的症状和检查通常同时出现，但也不总是；可能出现喘息或不明原因的咳嗽，不应单纯认为是哮喘，特别是没有呼吸道疾病史的患者。值得关注的是，其他常见的心力衰竭相关特征，如颈静脉压升高和外周水肿可能并不存在。

妊娠期肺水肿的病理生理学改变可能更为复

> **框 9-2　妊娠女性出现呼吸困难的红色预警**
>
> - 突发性呼吸困难
> - 端坐呼吸
> - 呼吸困难，伴有胸痛或晕厥
> - 呼吸频率＞20 次/分
> - 血氧饱和度＜94% 或在用力时下降至＜94%
> - 呼吸困难并伴有心动过速
>
> 引自 RCP (Royal College of Physicians).Acute Care Toolkit 15: Managing Acute Medical Problems in Pregnancy.London: RCP, 2019.©2019 Royal College of Physicians

杂，是否存在明显的高血压，伴或不伴子痫前期，是一个重要的变量。高血压可引起左心房压力急性升高，出现肺淤血，导致烦躁、高血压加重和呼吸窘迫的迅速恶化，这种情况下静脉注射利尿药可以迅速控制血压。

在没有高血压的情况下，肺水肿更有可能反映左心室收缩功能障碍，而早期超声心动图对明确心功能情况尤为重要。左心室收缩功能障碍可能反映了新的或急性的病因（如围产期心肌病）或由于原有疾病（如扩张型心肌病、严重心脏瓣膜疾病或快速心律失常）的失代偿。在某些情况下，左心室大小或功能的快速变化可导致急性二尖瓣反流，进一步加剧肺淤血（图 9-9）。

以下为导致妊娠期急性肺水肿的其他危险因素或促成因素。

- 原有的疾病：已知的心脏病、肥胖、高龄产妇和内分泌紊乱。
- 妊娠特异性疾病：子痫前期、羊水栓塞、肺栓塞和脓毒症。
- 胎儿因素：多胎妊娠。
- 药物：β 肾上腺素能受体宫缩抑制药、皮质类固醇、硫酸镁、兴奋剂（如可卡因）。
- 医源性因素：过度的液体复苏。

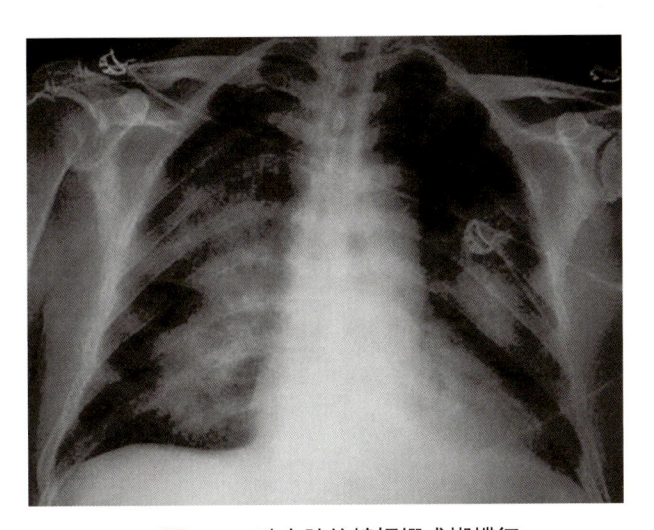

第9章 妊娠期急性心脏病
Acute cardiac disease in pregnancy

▲ 图 9-8 肺水肿的蝙蝠翅或蝴蝶征

经 John Wiley & Sons 许可转载，引自 Han J, et al.Bat wing or butterfly sign: pulmonary oedema.J Med Imag Radiat Oncol 2018; 62(S1): 18.https: //doi.org/10.1111/1754-9485.06_12785

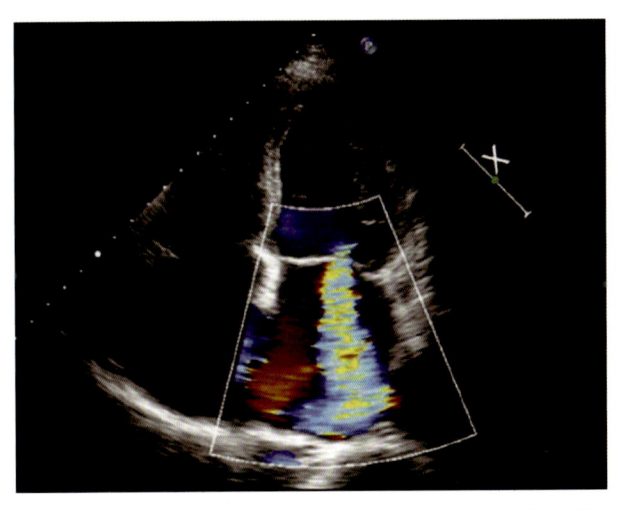

▲ 图 9-9 四腔心切面二尖瓣反流的彩色多普勒图像，显示二尖瓣反流的中央喷射

经 John Wiley & Sons 许可转载，引自 Silbiger JJ.Mechanistic insights into atrial functional mitral regurgitation: far more complicated than just left atrial remodeling.Echocardiography 2019; 36(1):164-9. https://doi.org/10.1111/echo.14249

以下 8 项为肺水肿的初步处理措施。

1. 使用系统的 ABCDE 方法。

2. 肺水肿患者若意识清醒及血压正常，采用坐位。若因意识水平降低或低血压而需仰卧位，而患者妊娠＞20 周，可通过左侧卧位或 MUD 以减少主动脉下腔静脉受压。

3. 在早期诱导麻醉时，如果在空气下氧饱和度＜94%，则应给予高流量吸氧。持续气道正压通气可有效治疗肺水肿。

4. 静脉推注呋塞咪 40～80mg。

5. 初步检查包括动脉血气、心电图、CXR 和超声心动图。

6. 高级临床医生应立即参与，同时迅速升级为多学科团队管理。

7. 血管扩张药可用于减少左心室后负荷，例如输注硝酸甘油（50mg/50ml，从 1～2ml/h 开始，密切监测血压，因为它可引起低血压）。

8. 转运到适当的病区，以进行多学科管理及调查潜在的病因。一旦产妇病情稳定，就应考虑分娩的时间和地点。

对于初始治疗出现心源性休克或难治性心力衰竭的患者，应考虑升级为机械循环支持，这可能包括插入行主动脉内球囊反搏，或者转运至可提供心室辅助装置（ventricular assist device, VAD）、体外膜氧合甚至有紧急心脏移植设施的中心。

（四）心悸

心悸可以简单地定义为一个人（明显地）察觉到自己的心跳。它是妊娠期常见症状，通常是良性的，反映心率和心排血量的增加。区分是否为心悸的一个关键是感知心跳的时候是正常心律还是心律失常。心悸通常是异位起搏引起，给人一种"跳拍"的感觉，异位搏动可能源室性或室上性，可通过心电图检测诊断。然而，通过这些红色预警排除其他心悸的病因也是非常重要，并认真对待复发性心悸的再次出现。

> **框 9-3　孕产妇出现心悸的红色预警**
>
> - 有心源性猝死家族史的女性
> - 患有结构性心脏病或既往接受过心脏手术的女性
> - 心悸伴晕厥
> - 心悸伴胸痛
> - 持续性、严重的心动过速

引自 RCP (Royal College of Physicians).*Acute Care Toolkit 15: Managing Acute Medical Problems in Pregnancy*. London: RCP, 2019.©2019 Royal College of Physicians

同样，病史在评估出现心悸的患者时特别重要，这包括症状出现的频率和持续的时间，以及对患者感受的详细描述，如突发/突止的心悸、心跳加快和相关的头晕、呼吸困难或胸部不适等特征，更容易提示快速心律失常。晕厥是一个危险信号，需进行更广泛的病史采集，还应考虑到心律失常或心源性猝死的相关家族史。持续显著的窦性心动过速不是妊娠期的正常生理变化，应考虑潜在的病因，如低血容量、贫血、败血症、肺栓塞或甲状腺功能亢进。

临床检查通常显示正常，常规评估包括血液检查，如血细胞计数、电解质和甲状腺功能检查。应密切注意 12 导联心电图的心律评估，以及提示的心律失常倾向，如 PR 间期、QRS 持续时间和 QTc 间期（图 9-10）。

根据症状种类和出现频率，心脏监测可能会有所帮助。对于评估时发现的心律失常患者，需要在资深心脏病专家参与下迅速进行进一步的检查和处理。对于有危险症状的窦性心律患者，应寻求专家会诊，持续动态心电图监测可能有助于早期诊断。

对于症状较轻的患者，动态心电图监测可用于评估心率变化趋势、量化异位起搏次数，更重要的是，将节律与症状联系起来，可为明确诊断提供依据。如果症状不频繁，可使用心律失常激活监护仪。在疑似心源性晕厥病例中，植入式循环记录仪可以很好地证明有无相关心律失常的存在。

快速心律失常（如心房颤动或心房扑动）相对少见，通常反映存在潜在的心脏疾病，其中包括先前存在的瓣膜疾病或先天性心脏病。幸运的是，室性心律失常非常罕见，它们通常表明有严重的潜在心脏疾病，需要立即提升治疗等级及实行专科治疗。对于任何因快速性心律失常而出现不良临床体征的患者，应考虑紧急直流电心脏复律，并且尽快升级至高年资产科医生和麻醉科医生进行管理也是至关重要的。相关的不良临床体征包括休克、晕厥、心肌缺血和心力衰竭。

起源于心房或心室交界区的室上性心动过速（supreventricular tachycardia，SVT）在妊娠期比较常见，通常患者的耐受性良好，但过快的心率可能导致低血压，长时间发作可导致心动过速相关心肌病伴左心室功能受损的失代偿。

以下为 SVT 的初步处理措施。

1. 使用系统的 ABCDE 方法。

2. 如果妊娠＞20 周，可通过左侧卧位或 MUD 来缓解主动脉下腔静脉受压。

3. 初步评估血流动力学状态。

4. 在连续心电监测下进行迷走神经刺激试验。

5. 如无效，在连续心电图监测下静脉注射腺苷 6～12mg。

6. 如果无效，需要进行同步直流复律。

7. 高年资临床医生应立即参与，同时迅速升级请多学科团队进行临床决策。

8. 目的是稳定母体，不要进行心脏造影检查。目的不是在这个时候娩出胎儿，而是稳定并使母亲恢复窦性心律。

9. 转运到适当病区进行心脏监测和进一步的处理。

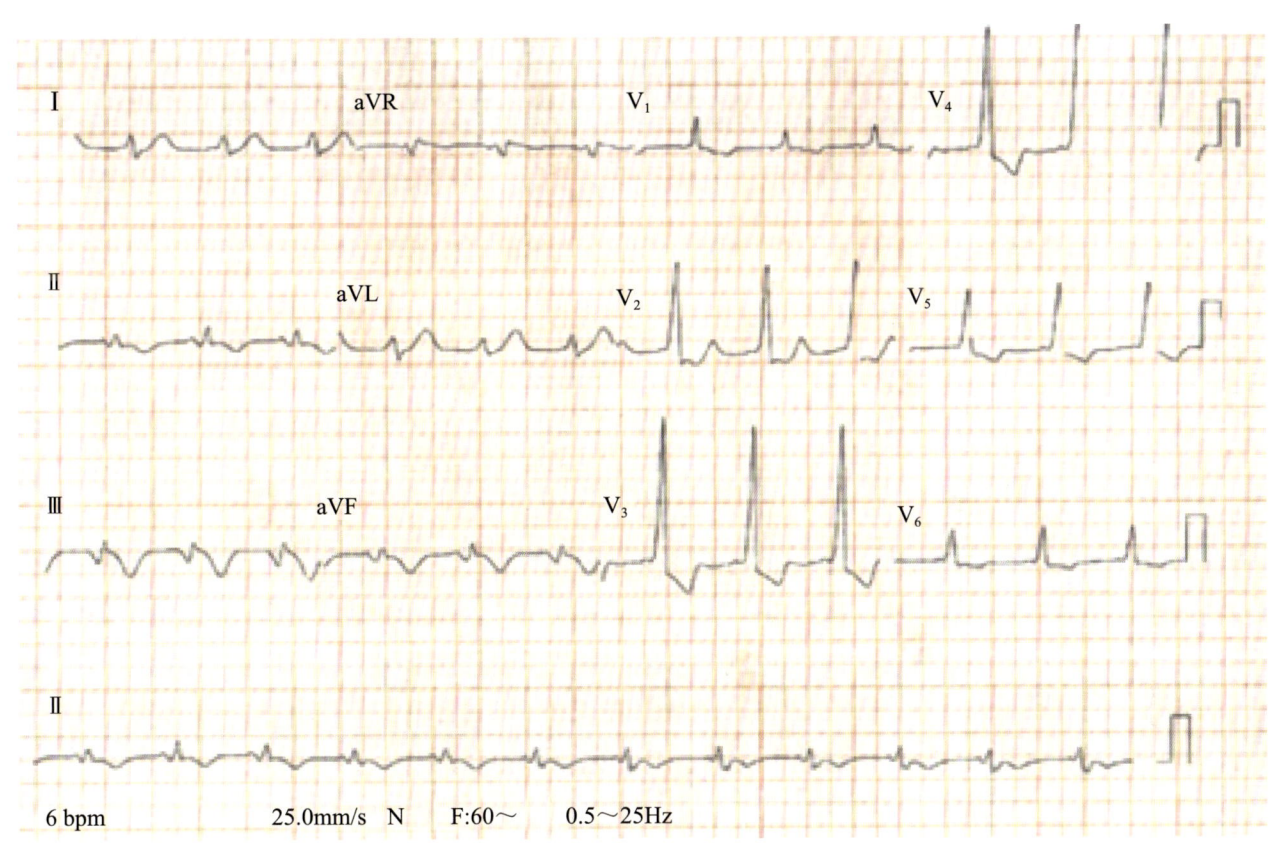

▲ 图 9-10　短 PR 间隔伴宽 QRS，QRS 波群起始粗钝符合 Wolff-Parkinson-White 综合征（预激综合征）的 delta 波

经 John Wiley & Sons 许可转载，引自 Lessa de Castro R, Jr, et al.Concealed Wolff-Parkinson-White syndrome revealed by acute coronary syndrome. *Ann Noninvasive Electrocardiol* 2020; 25(5): e12735.https: //doi.org/10.1111/anec.12735.

四、结论

- 心血管疾病仍然是孕产妇在妊娠期发病和死亡的一个重要原因。这可能是由于先前存在的心脏疾病或出现急性的/新的心脏病所导致。
- 常见的表现包括胸痛、呼吸困难和心悸。症状可能会重叠，并且不应忽视红色预警。
- 应积极主动地去确诊，而不仅是进行鉴别诊断的排查。
- 出现急性心脏症状的孕妇应先稳定病情，并进行适当的监测，需优先进行诊治，并尽快与包括产科医生、麻醉师和心脏病专家在内的资深专家进行讨论。

拓展阅读

[1] ESC (European Society of Cardiology). *Cardiovascular Diseases during Pregnancy (Management of) Guidelines.* Brussels: ESC, 2018.
[2] Knight M, Bunch K, Tuffnell D, et al (eds) on behalf of MBRRACE-UK. *Saving Lives, Improving Mothers' Care - Lessons Learned to Inform Maternity Care from the UK and Ireland Confidential Enquiries into Maternal Deaths and Morbidity 2015-17.* Oxford: National Perinatal Epidemiology Unit, University of Oxford, 2019.
[3] RCoA (Royal College of Anaesthetists), et al. *Care of the Critically Ill Woman in Childbirth; Enhanced Maternity Care.* London: RCoA, 2018. https://www.rcoa.ac.uk/sites/default/files/documents/2020-06/EMC-Guidelines2018.pdf (last accessed January 2022).
[4] RCP (Royal College of Physicians). *Acute Care Toolkit 15: Managing Acute Medical Problems in Pregnancy.* London: ACP, 2019.

第三篇 复 苏
Resuscitation

第 10 章 气道管理和机械通气 …………………………………………… 082

第 11 章 孕产妇心肺复苏 …………………………………………………… 093

第 12 章 羊水栓塞 …………………………………………………………… 103

第 13 章 静脉血栓栓塞性疾病 …………………………………………… 110

第 14 章 新生儿复苏 ………………………………………………………… 115

第10章 气道管理和机械通气
Airway management and ventilation

胡峻岩　梁伟璋　译
郑　兴　吴兆红　魏立平　校

学习目的

阅读本章后，您能够：
- 理解维护和保护气道通畅的重要性。
- 确定可能发生气道损害的情况。
- 评估和管理气道及通气。

一、概述

气道阻塞或通气不足会在几分钟内造成组织缺氧，可能导致器官衰竭和死亡。有些器官对缺氧特别敏感（如大脑），短时间的大脑缺氧会引起患者烦躁，随后意识障碍，最终导致不可逆转的脑损伤。因为气道阻塞会迅速导致缺氧，引起脑损伤或死亡，所以气道管理是首要问题。此外，通气不足是致死的重要原因，也要引起我们的重视。

所有严重受伤和患病的妊娠女性须通过紧密贴合口鼻的呼吸面罩进行氧疗，其中呼吸球囊连接储氧袋，氧流量12~15L/min，其主要目的是给予高浓度的氧疗，向包括胎盘在内的重要器官输送氧气。

细胞代谢产生二氧化碳，通过血液循环经肺部进行呼出。如果气道阻塞或通气不足，二氧化碳会在血液中不断积聚（高碳酸血症）。高碳酸血症会导致患者出现困倦、酸中毒及继发于血管扩张的颅内压升高。

二、气道评估

（一）保持气道通畅的重要性

若妊娠晚期的患者存在反流和误吸的风险，则必须打开、维护和保护气道。有自主意识、完全清醒的孕产妇具有气道自我防护功能。对于昏迷的妊娠女性维持气道通畅和气道保护的金标准是通过气管插管术将气管导管插入气管内并打胀气囊。如果患者本身就存在呼吸问题，即便建立了通畅的气道，后续也可能需要机械通气支持。

> 按 A-B-C-D 的顺序

（二）有可能出现气道问题的情况

以下情况考虑可能存在气道问题。
- 意识障碍的患者（因为肌张力降低，舌根后坠）。
- 过敏反应。
- 缺氧。
- 低血压。
- 子痫。
- 中毒。
- 酒精。
- 颅内病变或损伤。
- 颌面部损伤。
- 颜面中部骨折会向后移动并阻塞气道。
- 下颌骨骨折会使舌头后坠。
- 颌面部损伤引起的出血和分泌物会阻塞或污染气道。
- 颈部开放性损伤。
- 喉和喉支撑结构的直接创伤。
- 颈部出血，压迫咽喉或气管。
- 面部和颈部烧伤；由于直接烧伤或吸入热烟、气体及蒸汽，会导致气道阻塞。

气道问题可能具有以下特征。
- 起病急骤（迅速阻塞气道）。
- 起病延迟（在一段时间延迟后出现，即数分钟或数小时）。
- 随着时间的推移而恶化，症状隐匿，进展缓慢，很容易被忽略（如上气道烧伤）；考虑转运过程中可能出现的恶化，如果存在风险，患者转运前需建立确定的气道。

以下为气道管理后可能再次阻塞的情形。
- 移除了用于保持气道通畅的手段（如仰额提颏）。
- 患者的意识障碍恶化。
- 后续气道内有出血。
- 气道内或周围组织肿胀加剧。

（三）气道评估

谈：与患者交谈。若患者无法回应意味着存在气道阻塞或呼吸问题，如呼吸微弱而无法发声或潜在的气道损害伴随意识障碍。若患者对答流利、切题，并且说话声音正常，表明气道通畅，呼吸正常，脑灌注充足。

查：查看患者是否烦躁、困倦或发绀等情况。但是，没有出现发绀并不意味着患者没有缺氧。观察患者呼吸时是否动用呼吸辅助肌。患者可能为了保持气道开放或呼吸充分，会总想坐起来而拒绝安静躺下。恶言谩骂的患者可能缺氧，不要只是认为其具有攻击性倾向或醉酒所致。

听：有无异常声音。出现鼾声、咯咯声和漱口声与咽部部分阻塞有关。声音嘶哑说明可能存在喉部受损。但是，没有声音并不能说明气道一定没有问题；如果气道完全阻塞，可能完全不能发声。注意感受患者呼气时的气流，检查气管是否居中。

（四）呼吸评估

建立通畅的气道仅仅是第一步。气道通畅且充分呼吸的情况下才能保证氧气顺利进入肺部。呼吸可能受到气道阻塞、呼吸力学改变或中枢神经系统抑制的影响。如果通过清理气道无法改善呼吸，则尝试使用面罩进行人工辅助通气。如果人工辅助通气有效，说明气道通畅，但自主呼吸存在问题。如果仍无法通气，则表明气道阻塞。如果自主呼吸有问题，要寻找原因，如胸部、颅内或脊柱损伤，并行辅助通气处理。

视：是否有胸部运动、辅助呼吸肌的使用和胸部明显损伤。

触：触诊胸部运动，检查患者背部是否受伤，检查气管是否居中。

叩：叩诊呈清音，并且两侧对称。

听：双侧呼吸音对称。

三、气道管理

- 解除气道堵塞。
- 保持气道完整。
- 及时识别并保护危险气道。

出现意识障碍的患者的气道都有误吸的风险，其中妊娠女性更易出现反流，误吸的风险性增加。

（一）疑似颈椎损伤

在怀疑或存在颈椎损伤的创伤患者中，需要改进清除、维持和保护气道的技术。在怀疑颈椎有损伤时，应通过徒手固定或通过头部固定器、背板和肩带限制颈椎活动。

（二）解除气道堵塞

对于疑似颈椎损伤的患者，颈椎手法固定和清除气道堵塞操作应同时进行。在意识障碍的患者中，会出现舌根后坠堵塞咽喉。可以通过推下颌法动作开放气道，并通过吸引清除堵塞气道的血液和残渣。

1. 仰额提颏法（排除颈椎损伤）

头部后仰，目的是拉直并稍微延伸颈部。同时，将一只手的手指放在下巴下方，轻轻向上提起，使下巴向前（图 10-1）。70%~80% 的患者可通过此方法打开上气道。

如果怀疑颈椎损伤，不要使颈部过度后仰。而使用推下颌法，而不是仰额提颏法。

2. 推下颌法

双手分别抓住两侧下颌角，向前移动下颌骨（图 10-2）。推下颌法用于外伤患者，因为它不会破坏潜在的骨折的颈椎稳定性，也不会有将无脊髓损伤的骨折转变为有脊髓损伤的风险。95% 上气道的阻塞，可通过此方法打开。

3. 吸引

使用硬性吸引装置（如 Yankauer 吸盘）从口咽清除血液和分泌物。面部或头部受伤的患者可

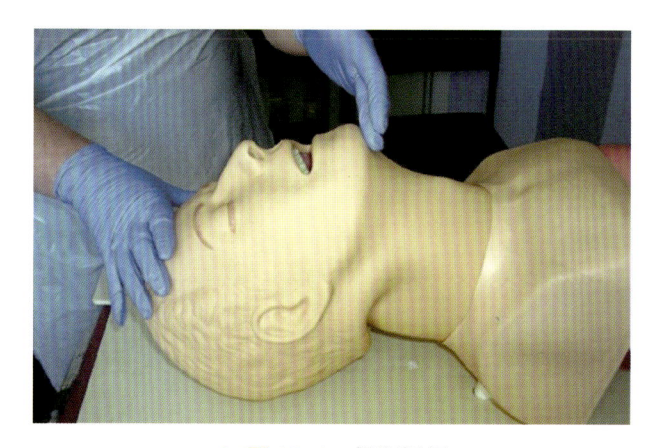

▲ 图 10-1　仰额提颏

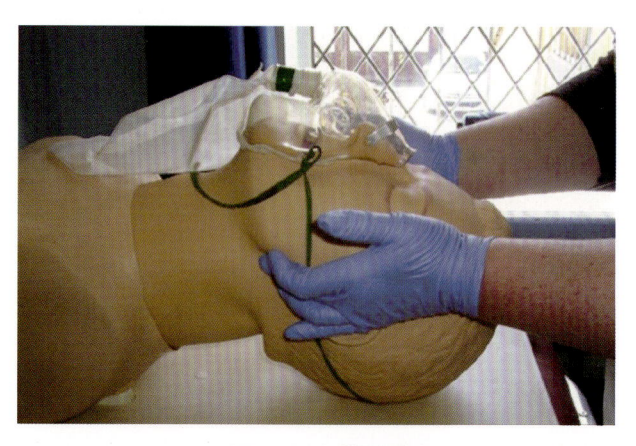

▲ 图 10-2　推下颌法

能会有筛骨骨折，在这种情况下，不能通过鼻子插入吸引管，因为筛骨骨折情况下吸引管可能会由此进入颅内并损伤大脑。

4. 如何检查气道是否畅通

清理气道后仍然没有自主呼吸，可能因为气道仍然没有畅通，或者气道已经畅通但患者没有呼吸。区分这两种情况的唯一方法是给患者戴上人工呼吸面罩或普通面罩，并进行通气（嘴巴扣人工呼吸面罩或使用带自充气袋的复苏面罩）。如果胸部上抬，说明不是气道问题，而是呼吸问题。如果不能使胸部上抬，说明是气道问题。

清理气道可能会改善患者意识水平，从而使患者自己能够保持气道畅通。

（三）维持气道

如果患者无法保持自己的气道，则应继续行推下颌法或仰额提颏法，或尝试使用口咽通。

1. 口咽通

口咽通（Guedel 型）在舌头上方插入口腔。它可以畅通气道，防止舌根后坠。首选方法是口咽通凹面向上插入口腔气道，直到尖端到达软腭，然后将其旋转 180°，将其滑入舌头上方（图 10-3）。确保口咽通不会向后顶住舌头，否则将会阻塞气道而不是打开患者的气道。注意：有呕吐反射的患者可能无法耐受口咽通。

2. 鼻咽通

咽反射强的患者对鼻咽通的耐受性优于口咽通。如果怀疑颅底骨折，则禁止使用鼻咽通。注意插入时可能导致脆弱的鼻黏膜出血，这可能导致喉或咽反射迟钝患者（无意识或低血压患者）误吸入肺。妊娠患者更加注意。鼻咽通仅限于重症监护病房使用，可由理疗师或麻醉师放置，有利于咽部分泌物的吸引。只有在存在气道问题、口咽通无法耐受且麻醉师无法到场时，才应使用

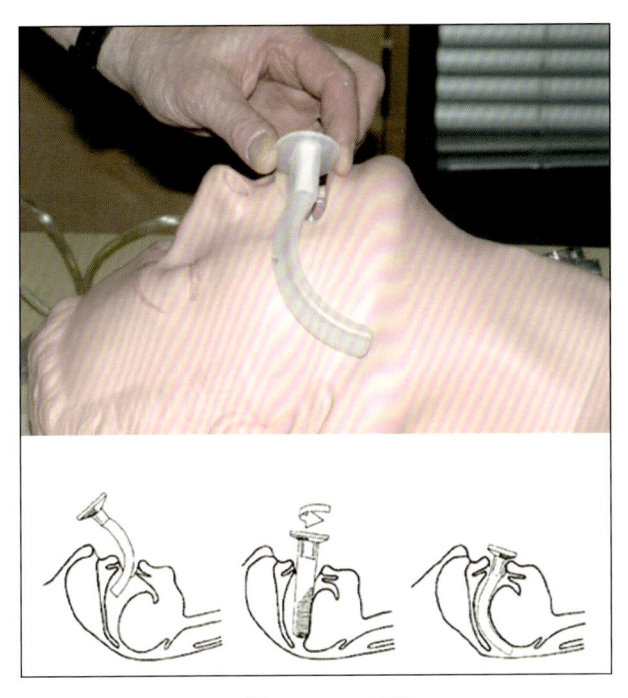

▲ 图 10-3　口咽通

鼻咽通。因为鼻咽通可能导致出血，并且妊娠期间出血会加剧，因此在当代英国麻醉实践中鼻咽通作用不大。

润滑气道，并将其轻轻地插入鼻孔，笔直向后，而不是向上，使其尖端进入下咽。插入前，应在近端使用安全销，以防止导管插入过深，完全没入鼻腔中。插入手法温柔、润滑充分和使用易于进入鼻腔的鼻咽通将减少出血的发生率。

口咽通和鼻咽通可以维持气道开放，但不能避免误吸。

四、高级气道管理策略

建立确定性气道是打开、维持和保护气道的金标准。这意味着气管中有一个连接氧气并固定到位的气道装置。高级气道技术指建立确定性气道的技术。

以下情况下可能需要高级气道管技术。

- 在呼吸暂停的情况下。
- 当上气道技术失败时。
- 需要长期保持气道。
- 需要进行气道保护。
- 需要精确控制氧合和通气。
- 当存在气道阻塞的可能时。
- 通过控制昏迷患者体内的二氧化碳水平，将升高的颅内压降至最低。

以下 3 种手术为高级气道技术。
- 气管插管术。
- 环甲膜切开术。
- 气管切开术。

使用何种高级气道技术需要根据现场环境和病情紧迫性决定。因妊娠女性子宫增大导致胃功能机械性障碍，胃排空延迟，因此胃反流的风险增加。由于激素对平滑肌的影响，妊娠女性食管下段括约肌张力也会降低。由于胃排空延迟，创伤患者出现反流的风险增加。因此，妊娠女性（有或无外伤）的咽喉反射（无意识或低血压）是减弱的，导致误吸的风险增加。妊娠期胃液酸性更强，所以妊娠女性误吸引起的化学性肺炎比非妊娠女性更严重。对于妊娠女性，尤其是合并意识障碍情况下进行气道管理时，需要尽早建立确定性气道。

（一）气管插管

对于气道或呼吸系统损伤的患者，主要目的是给患者供氧，首先可以通过体位、使用口咽通气或呼吸球囊面罩进行气道管理。如果上述方法无法建立气道，则需要进行气管插管。只有在紧急情况下，如气道完全阻塞或呼吸停止，气道没有办法维持时，才能在没有镇静药的情况下进行气管插管。

需要强调的是，肥胖的妊娠女性很难使用呼吸球囊进行插管和通气，因为妊娠期体重的增加，增大的乳房有可能占据操作的空间。因此，对于非麻醉师而言，使用声门上气道装置[如喉罩（laryngeal mask airway，LMA）]可能是首选选择。如果孕妇处于 30° 仰卧体位，而不是完全仰卧，更容易开放保持气道或使用球囊面罩通气；这个体位时患者乳房和腹部的重量下移，减少胸部压迫，增加了功能性残余肺容量；这个体位也更容易气管插管。

经口气管插管是最常用的方法。通过喉镜来观察声门，将带球囊的气管导管穿过声门进入气管。

不使用镇静药物下的气管插管难度较大，除非患者已深度昏迷或持续心搏骤停。如果患者无意识，提示存在颅内病变可能，不使用麻醉和肌肉放松药物的插管将导致血压和颅内压升高，可能加重颅内病变。因此，除非使用镇静药物，否则气管插管操作始终有损害患者健康的风险。

只有经过充分麻醉培训的医生才能使用镇静药物进行气管插管。

在麻醉技术和药物保障的情况下，气管插管是建立确定性气道的首选方法。该技术包括快速连续贯诱导麻醉（"快诱导"）。
- 给氧预处理。
- 压迫环状软骨。
- 使用药物快速麻醉。
- 球囊缓慢送气，最大压力 20cmH$_2$O。
- 快速气管内插管。
- 环状软骨压力解除前气囊充气。
- 必要时保持颈椎固定。

如果怀疑颈椎受伤，必须小心保持颈椎稳定不动。

（二）困难插管期间的间歇性给氧

不能插管并不意味着死亡，但不能给氧时就

会死亡。如果医生能用呼吸球囊面罩给氧，也可使患者存活。

避免在没有间歇给氧和换气的情况下长时间尝试插管操作。形成尝试插管前予以患者深呼吸的习惯。如果在成功气管插管之前操作者犹豫不决，请中止尝试，并使用呼吸球囊面罩技术对患者进行重新给氧。2015年产科麻醉师协会（Obstetric Anaesthetists' Association，OAA）和困难气道协会（Difficult Airway Society，DAS）的联合指南建议最多进行两次尝试，第三次需换经验丰富的同事尝试。

《2006—2008年拯救母亲生命报告》再次指出，在英国的孕产妇死亡中，困难气道给氧失败是导致孕产妇死亡的原因（Cantwell等，2011）。

（三）正确放置气管插管

要检查气管插管的位置是否正确，请执行以下步骤。
- 看到气管导管穿过声带。
- 听腋中线两侧的呼吸音对称。
- 辅助通气时，胃部听诊有无气过水声，判断气管导管是否插入食管内。
- 监测呼气末二氧化碳水平，建议在紧急插管中使用呼气末二氧化碳监测波形来确认正确的导管放置。虽然通过听诊等方法判断气管导管位置很重要，但不一定可靠，尤其是在嘈杂的环境中。在没有心排血量的情况下，可监测呼气末二氧化碳，将会看到逐渐衰减的波形。确保在患者整个停搏和转运过程中持续正确放置呼气末二氧化碳监测，呼出二氧化碳增加是心排血量恢复的指标。
- 如果对气管插管的位置有疑问，则取出气管插管，并换一种方法给患者供氧，如球囊面罩或手术开放气道。

产科患者插管失败

插管失败在产科人群中更为常见。有许多现成的方法来处理（mMOET课程参考OAA/DAS 2015版指南）。

尽管OAA/DAS指南中提出了气管插管失败后转换为全静脉麻醉（total intravenous anaesthesia，TIVA）的建议，但该做法可能会出现子宫张力问题，我们主张使用该操作需谨慎。

- 在麻醉师已经承受了很大压力的情况下，转换到TIVA是一个额外的复杂任务，可能会增加出错的风险。
- 子宫张力可通过多种药物进行管理，无须更换挥发性麻醉药。值得记住的是，科学使用阿片类药物也可以减少吸入性麻醉药的使用。
- 这是一种与患者意识风险高相关的技术，因此，如果使用TIVA，我们建议进行麻醉深度监测，以将意识损伤风险降至最低。

（四）维持气道的其他方法

这些方法并不是确定性气道，因为气道仍然没有受到保护。

1. 声门上气道装置

喉罩[以及其他声门上气道装置（supraglottic airway devices，SAD）]可用于建立通畅气道并维持气道通畅，以保证充分通气。与气管插管相比非专业人员使用SAD更容易建立气道，这点非常重要，因为一项对非专业人员气管插管研究的证据表明，气管导管意外插入食管的发生率极高。而且与气管插管相比，SAD也可以在几乎不中断心脏按压的情况下插入。

但是，SAD不能起到气道保护作用，仍然存在误吸胃内容物的潜在风险，特别是孕产妇患者。非麻醉师可在无法维持气道或通过球囊面罩通气结合口咽通（Guedel）实现通气的紧急情况下使用。任何徒手通气方法，无论是通过球囊－瓣膜－面罩还是 SAD，都可能导致胃膨胀，进一步导致反流。新型的第二代 SAD 有一个胃端口，能够起引流胃内容物的作用，相比第一代设备能提供更好的气道保护，但仍然不能充分保护气道。

2. 外科气道

不应轻易行手术气道，一般在以下情况使用。

- 面部和颈部的创伤导致无法气管插管。
- 麻醉师不能插管或通气，如剖宫产。

环甲膜切开术通过环甲膜将一根管子插入气管（图 10-4）。适用于小的气管造口管（5～7mm）。在手术过程中，必要时必须保持适当的颈椎保护。市面上也有环甲膜切开术套件销售。环甲膜切开术后可以用正式的气管造瘘术（如果需要）代替。

针刺式环甲膜穿刺术失败率高，无法确保建立气道，在英国急诊指南中已不再推荐。相反，手术环甲膜切开术是首选技术，在附 10-1 中进一步讨论。

正式的急诊气管切开术比环甲膜切开术耗时更长，难度更大。

五、机械通气的管理

一旦气道通畅并得到维护，可能需要辅助呼吸治疗（机械通气）。自主通气模式时与呼吸同步。辅助（人工）通气表明患者要在呼吸机辅助下通气。目的是改善肺部的气体交换，并在自主通气停止或不足时为患者呼吸。

当自主呼吸不能满足机体需要时需要进行机械通气治疗。

- 胸部损伤。
- 药物（如阿片类药物）引起的呼吸抑制。
- 头部受伤可能导致呼吸抑制，要重视控制呼气末二氧化碳水平，以防止二氧化碳浓度升高导致脑血管扩张，随后引起的颅内压升高。

辅助通气可通过以下方式实现。

- 口对口通气（或口对鼻通气），院前实施。
- 使用人工呼吸面罩通气。
- 使用呼吸球囊面罩通气。
- 气管插管、喉罩或气管造口管。
- 经气管插管或气管造口管自动通气。

通过外周血氧饱和度监测仪进行监测，可以保证并调节氧输送，以保持目标氧饱和度维持在 94%～98%。已有证据表明，长时间过度氧疗会造成伤害。通过血气分析可以提供更准确的血氧饱和度监测。

拔管

在任何患者拔管前（包括全身麻醉下的非紧急手术后），都需要注意操作的细节。拔管前，

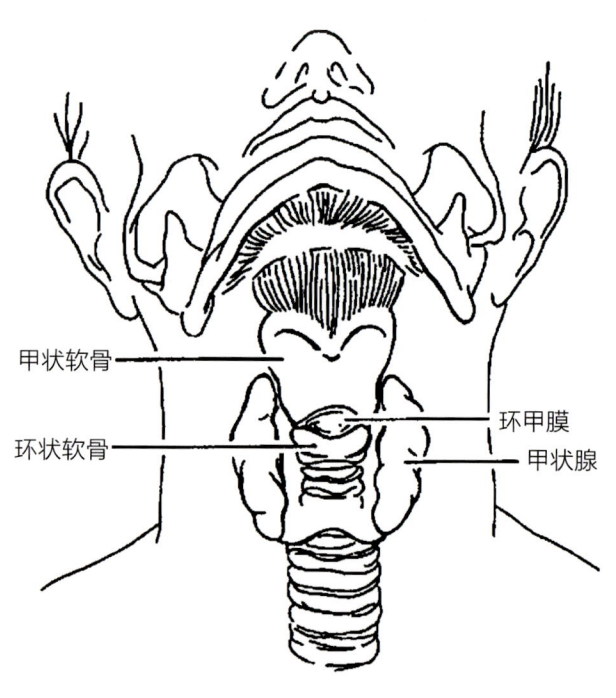

▲ 图 10-4　环甲膜切开术的解剖标志

患者应完全清醒，并能够保护自己的气道。

理论上，如果知道患者饱胃而需要紧急麻醉时，可以通过置入柔软的宽口径胃管引流来减少胃内容物。但是在临床实践中很少这样做，因为即便这样操作也很难确保胃排空。通常等患者完全苏醒后，采取左侧或坐位拔管，从而减少呕吐误吸风险。

麻醉师应意识到拔管的危险，并制订相应计划，以便在出现问题时快速重新插管。

六、结论

- 谈、看、听和感觉。
- 主要目的保证充足的氧合。
- 尝试简单的动作，如仰额提颏、推下颌、吸引。
- 尝试简单的辅助通气设备，即口咽气道。
- 带气囊的气管插管是金标准，因为这样可以保护气道并维持气道通畅。声门上气道装置可能改善通气和氧合，但不能保护气道。
- 在气道管理过程中注意避免颈椎损伤。

拓展阅读

[1] OAA/DAS (Obstetric Anaesthetists' Association/Difficult Airway Society). *Guidelines for the Management of Difficult and Failed Intubation in Obstetrics-2015*. https://das.uk.com/guidelines/obstetric_airway_guidelines_2015 (last accessed January 2022).

附：实操流程

（一）口咽通操作流程

1. 需要设备

- 口咽通（Guedel）的大小范围。
- 压舌板（可选）。

2. 操作流程

测量下颌角到门齿的长度，选择合适大小的口咽通。插入方法如下。

(1) 打开患者的口腔，检查口腔内是否有异物。异物可能会在插入口咽通时被无意中推入喉部。

(2) 将口咽通插入患者口中。

- 上下颠倒（凹面向上）插入，直到插入硬腭和软腭之间的接合处，旋转 180°。
- 或者使用压舌板帮助在直视下"凹面向下"插入气道。

(3) 插入口咽通，使凸缘位于患者的上、下门牙或无牙患者牙龈前面（图 10-5）。

(4) 通过"看、听和感觉"检查气道和通气的通畅性。

（二）人工呼吸面罩操作流程

1. 需要设备

- 人工呼吸面罩。
- 气道训练模型。

2. 人工呼吸面罩操作流程

(1) 患者取仰卧位，用双手的拇指和示指将人工呼吸面罩正确扣在患者脸上。

(2) 使用另外的手指在下颌角后面施加压力（推下颌法）将呼吸面罩压在面部以形成紧密密封（图 10-6）。

(3) 通过吸气阀吹 1~2 秒，确保患者胸廓先升后降。

(4) 如果有氧气可用，则以 12~15L/min 的流速进行氧疗。

（三）喉罩操作流程

1. 需要设备

- LMA（喉罩）。
- 润滑油。

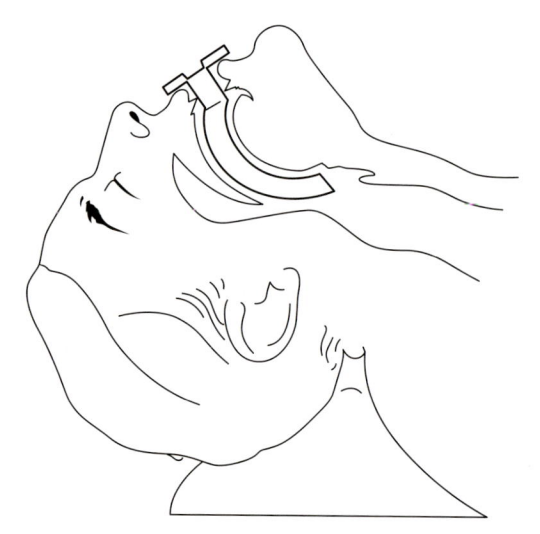

▲ 图 10-5　正确放置的口咽通示意

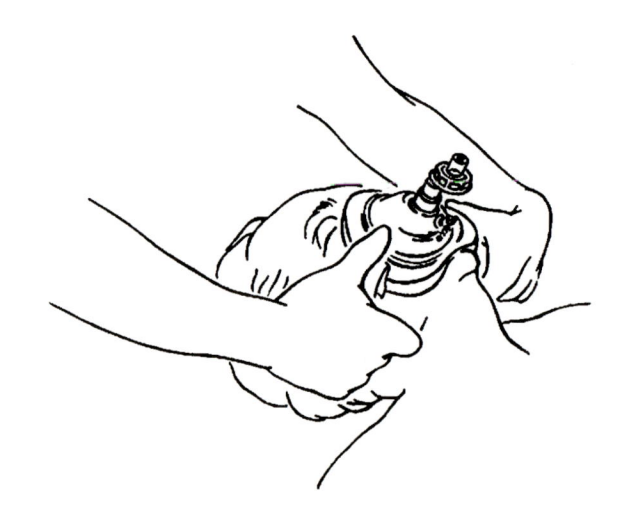

▲ 图 10-6　使用双手托颌法正确放置的人工呼吸面罩

- 注射器（用于给气囊充气）。
- 胶带（用于固定 LMA）。
- 吸引设备。
- 通气装置。

2. 操作流程

在插入 LMA 之前，尽量先使用呼吸球囊面罩装置为患者吸入纯氧。同时检查所有设备是否备齐，以及能否正常使用，尤其是检查气囊的完整性。

(1) 将喉罩的气囊完全放气，并润滑面罩的背面和侧面。

(2) 倾斜患者的头部（在保证患者安全的情况下），充分打开口腔，并沿硬腭插入喉罩尖端，开口面向下但不接触舌头（图 10-7A）。

(3) 用示指撑住喉罩导管，沿着咽后壁插入喉罩（图 10-7B）。当喉罩的尖端到达食管上端时，会感觉到阻挡感（图 10-7C）。如果在插入时助手同时进行推下颌操作，患者咽后会释放出更多空间，更有利于喉罩的插入。

(4) 使用注射器连接喉罩充气导管端部阀门，根据表 10-1 中所示的打气量充气，将气囊完全充气（图 10-7D）。

表 10-1　喉罩型号及其充气量

喉罩型号	最大充气量（ml）
3	20
4	30
5	40
6	50

(5) 用胶带固定喉罩，并在通气期间检查其位置，如气管导管一样。

(6) 如果 30 秒内仍然没有插入喉罩，则使用呼吸球囊面罩重新辅助通气。

3. 难点

不能正确放置喉罩通常是由插入过程中气囊尖端折叠导致，应退出喉罩并重新插入。

患者无法通气可能是因为会厌在喉上方的位置发生了改变。这时需要拔出喉罩，并重新插入，插入时确保紧贴硬腭置入。可通过操作者或助手向上提起下颌来实现。有时，喉罩管道插入时出现扭曲导致不能插入，要检查管道标志线是否与患者鼻中隔对齐；如果没有对齐，请重新插入。

图 10-7 喉罩放置示意

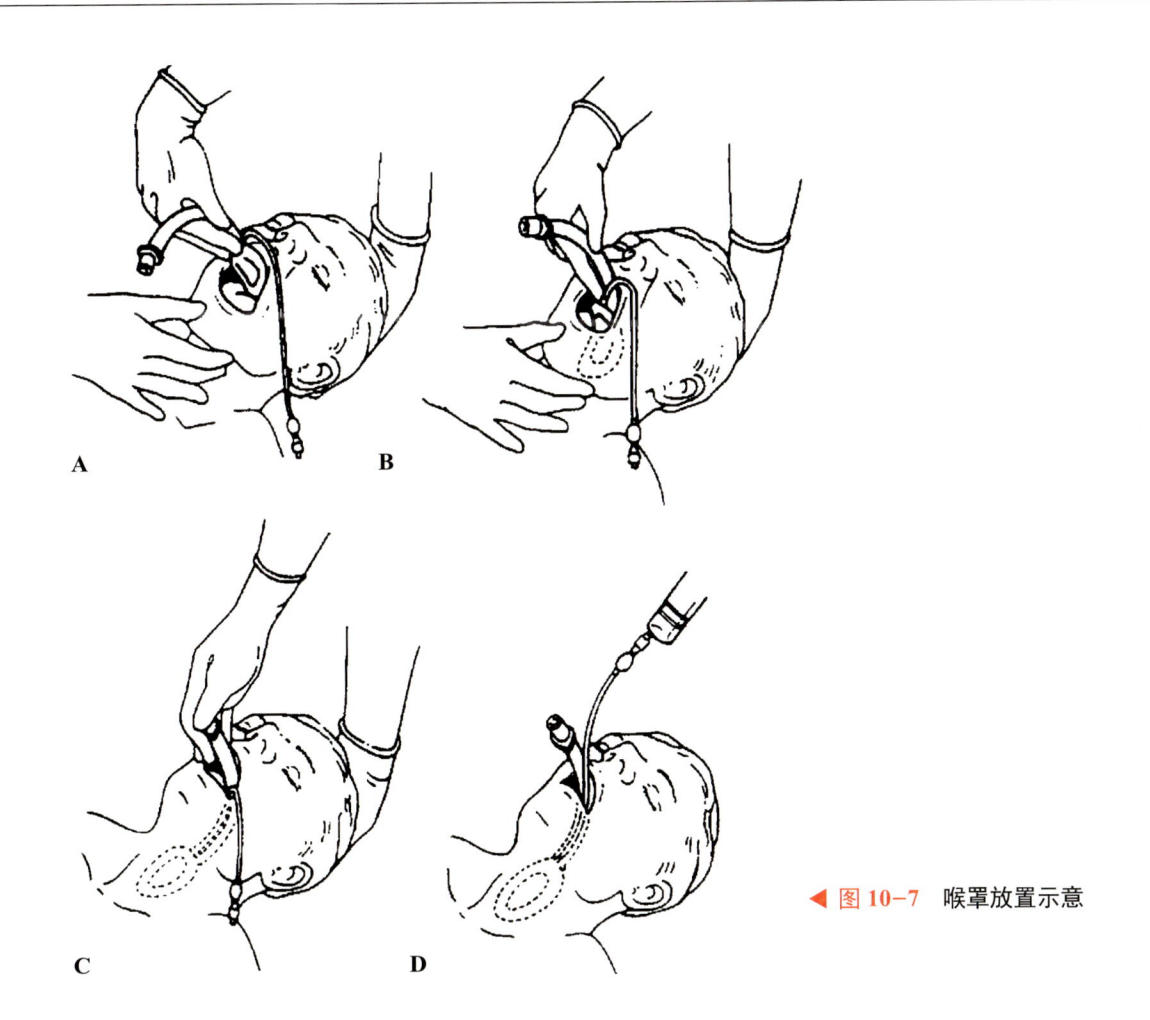

插入喉罩时患者出现咳嗽或喉痉挛通常是由于患者既存在喉反射，又要插入喉罩。

（四）外科气道

虽然外科气道技术能提供安全的气道，但这不是一项长期维持气道的方法。通过表 10-1（引自 OAA/DAS 2015 版指南）中回顾以下技术。

图 10-8 显示了通过手触摸识别环甲膜的方法。示指和拇指抓住喉部的顶部（舌骨大角），并将其左右摆动（图 10-8A）。喉的骨和软骨构成一个锥形，与气管相连。手指和拇指在甲状腺薄层上向下滑动（图 10-8B）。中指和拇指靠在环状软骨上，用示指触碰环甲膜（图 10-8C）。

图 10-9 显示了在英国使用的环甲膜切开术的手术套件的示例。

框 10-1　环甲膜切开术

设备
- 手术刀（10 号刀片）
- 探条
- 气管导管（气囊内径 6.0mm）

通过握喉手法用手触摸喉部识别环甲膜

可触及环甲膜
- 环甲膜横刺切口
- 将刀片转动 90°（锋利边缘朝后）
- 将探条尖端沿刀片滑入气管
- 选择 6.0mm 带气囊的气管导管充分润滑后插入气管
- 通气，给气囊充气，并用呼气末二氧化碳描记图确认位置
- 固定气管导管

不可触及环甲膜
- 从上到下，做一个 8~10cm 的垂直皮肤切口
- 用双手手指钝性分离组织
- 识别并稳定喉部
- 进行上述可触及环甲膜的手术过程

难点

该操作可能出现以下并发症。

- 窒息。
- 肺气压伤。
- 出血。
- 食管穿孔。
- 皮下和纵隔肺气肿。
- 误吸。

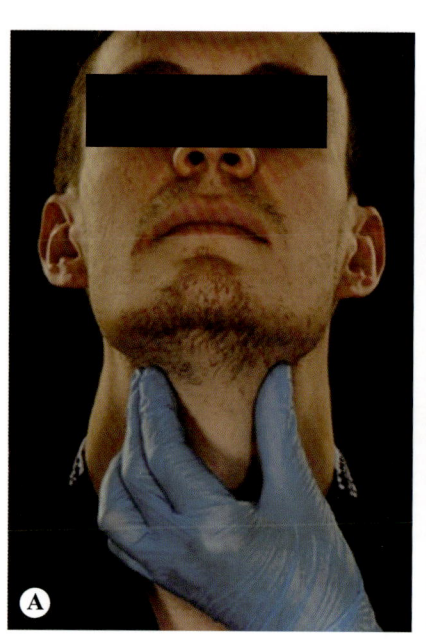

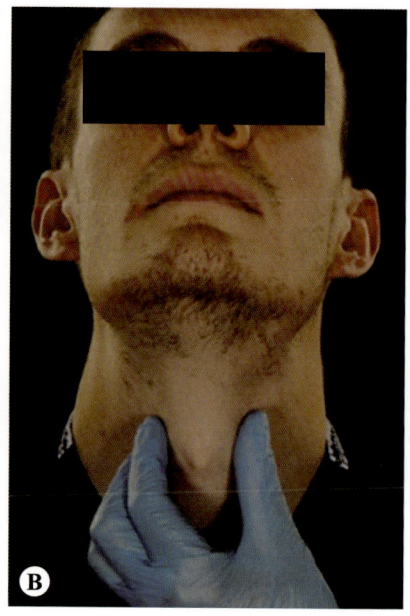

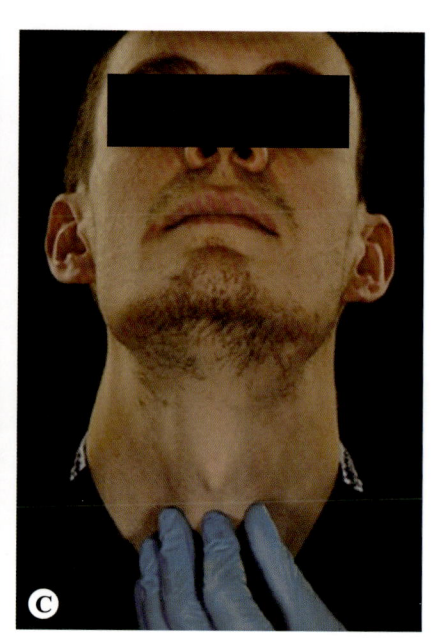

▲ 图 10-8　环甲膜定位的握喉手法

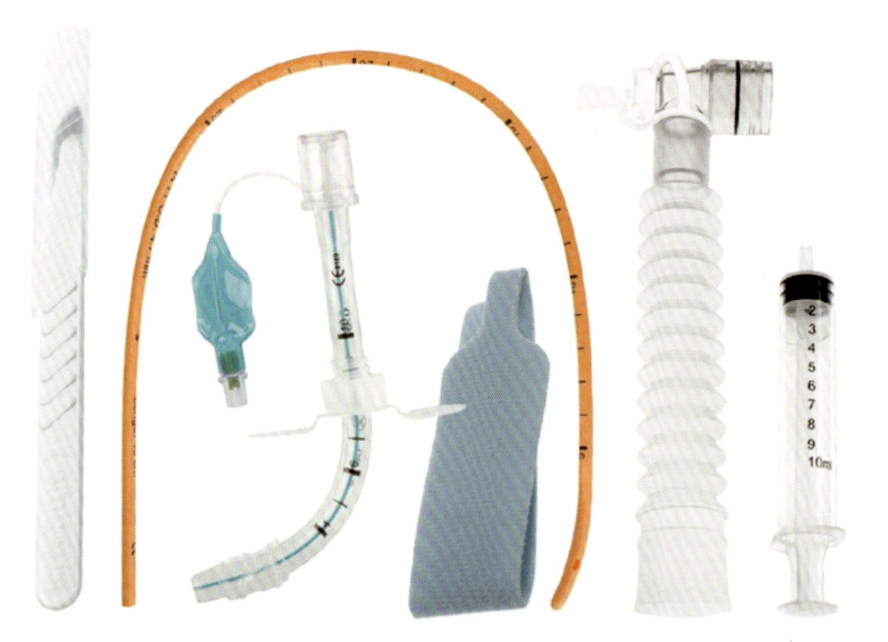

◀ 图 10-9　环甲膜切开术套件

第 11 章 孕产妇心肺复苏
Cardiopulmonary resuscitation in the pregnant patient

胡峻岩　彭宇华　**译**
梁伟璋　李映桃　肖大为　**校**

> **学习目的**
>
> 阅读本章后，您能够：
> - 掌握如何实施基础和高级生命支持。
> - 明确早期正确除颤的重要性。
> - 指出孕产妇心肺复苏的调整之处。
> - 掌握围死期剖宫产术在母体复苏中的作用。

一、概述

在英国，孕产妇心搏骤停发生率估计为 1/36 000。血栓栓塞和羊水栓塞都是孕产妇死亡的重要原因，这些疾病可能表现为猝死。这类事件一旦发生，如何正确施救以改善母亲和胎儿的结局，对医疗保健团队来说非常重要。

（一）基础生命支持

基础生命支持是指经过培训的非专业人员也可以实施的救治措施（图 11-1），具体有以下 6 项。
- 识别无呼吸或无其他生命迹象的情况。
- 知道在呼叫帮助时请求携带自动体外除颤器（automated external defibrillator，AED）。
- 单人复苏时可以使用手机免提模式呼叫（999）帮助，以便呼救时也能继续进行心肺复苏（cardiopulmonary resuscitation，CPR）。
- 进行胸外按压和使用口对口或便携面罩呼吸。
- （如果救援人员不愿意进行口对口呼吸，他们可以只做胸外按压）。
- 使用 AED 时尽量减少中断胸外按压。

（二）高级生命支持

高级生命支持是指经过专业训练的医疗保健专业人员能提供实施的救治流程。除了包括上述

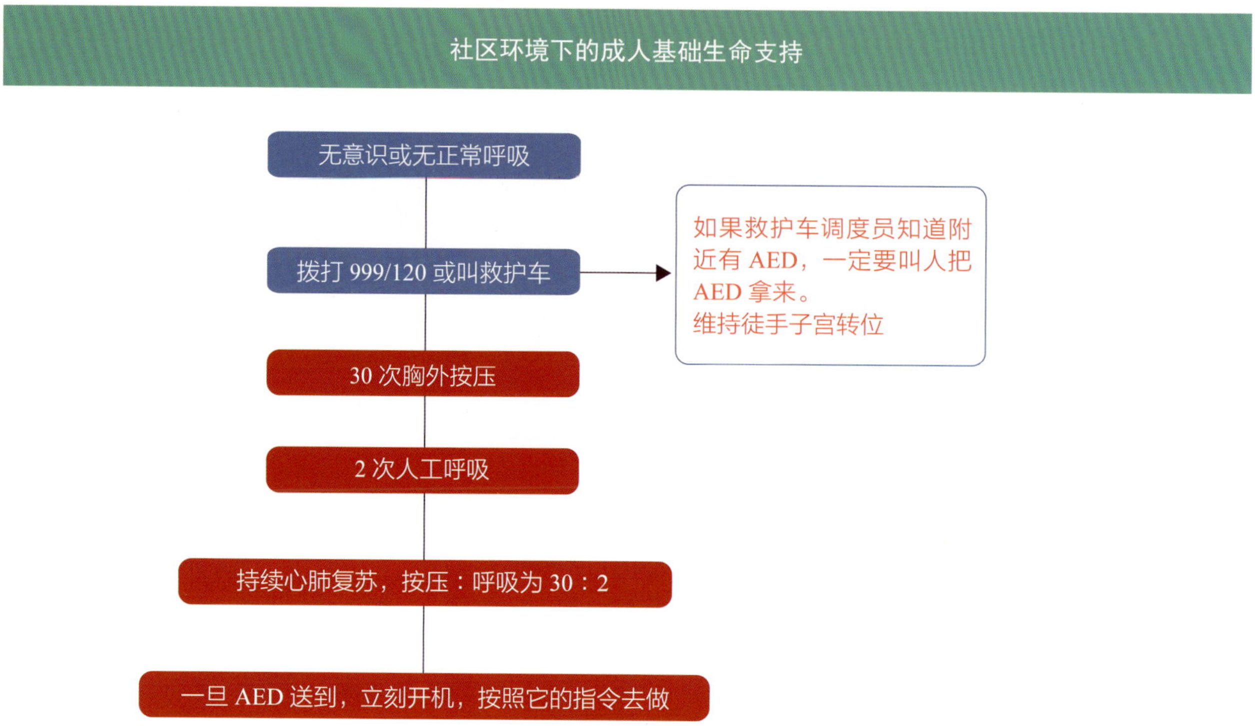

社区环境下的成人基础生命支持

```
无意识或无正常呼吸
        ↓
拨打 999/120 或叫救护车  →  如果救护车调度员知道附近有 AED，一定要叫人把 AED 拿来。
        ↓                      维持徒手子宫转位
30 次胸外按压
        ↓
2 次人工呼吸
        ↓
持续心肺复苏，按压：呼吸为 30∶2
        ↓
一旦 AED 送到，立刻开机，按照它的指令去做
```

▲ 图 11-1　社区环境中成人的基础生命支持

基础生命支持的所有内容，还有以下 3 点内容。
- 使用气道辅助设备以提供更有效的通气。
- 建立静脉通道给药。
- 使用半自动或手动除颤器。

在院内，因为气道辅助设备唾手可得，所以没有必要进行口对口通气。

在院内，基础和高级生命支持的区别并不明显。临床团队应能够提供 CPR，其基本组成部分为以下 5 项。
- 快速识别心跳呼吸骤停。
- 使用标准流程/代号来呼叫帮助。
- 启动 CPR 时，对孕 20 周以上的女性实施手法子宫侧移 CPR 时可使用适当的辅助设备。
- 尽可能在 3 分钟内进行早期除颤（如果需要）。
- 对于宫底在脐或脐以上的妊娠女性，如没有快速恢复自主循环（return of spontaneous circulation，ROSC），则实施围死亡期剖宫产（perimortem caesarean section，PMCS）

最近的指南更加强调高质量的心脏按压（"用力、快速按压"），并尽量减少按压的中断。孕产妇改良版高级生命支持流程见图 11-2。

二、心肺复苏的管理

救援人员必须确保环境安全。可通过轻轻地摇晃和喊叫来尝试唤醒患者。如果没有反应，则呼叫帮助，并通报患者是妊娠女性且可能需要手术分娩，然后返回患者身旁参与救治。如果患者仍没有反应，但仍有"生命征象"，则应请求紧急医疗救助，并给予进一步评估和适当治疗。生命征象包括以下 3 点。
- 正常呼吸（非濒死喘息）。
- 自主活动。
- 咳嗽/作呕。

如果生命迹象很微弱或没有生命迹象，以下操作按重要性顺序列出，以指导单人或双人心肺

第11章 孕产妇心肺复苏
Cardiopulmonary resuscitation in the pregnant patient

成人高级生命支持（适用于孕产妇）

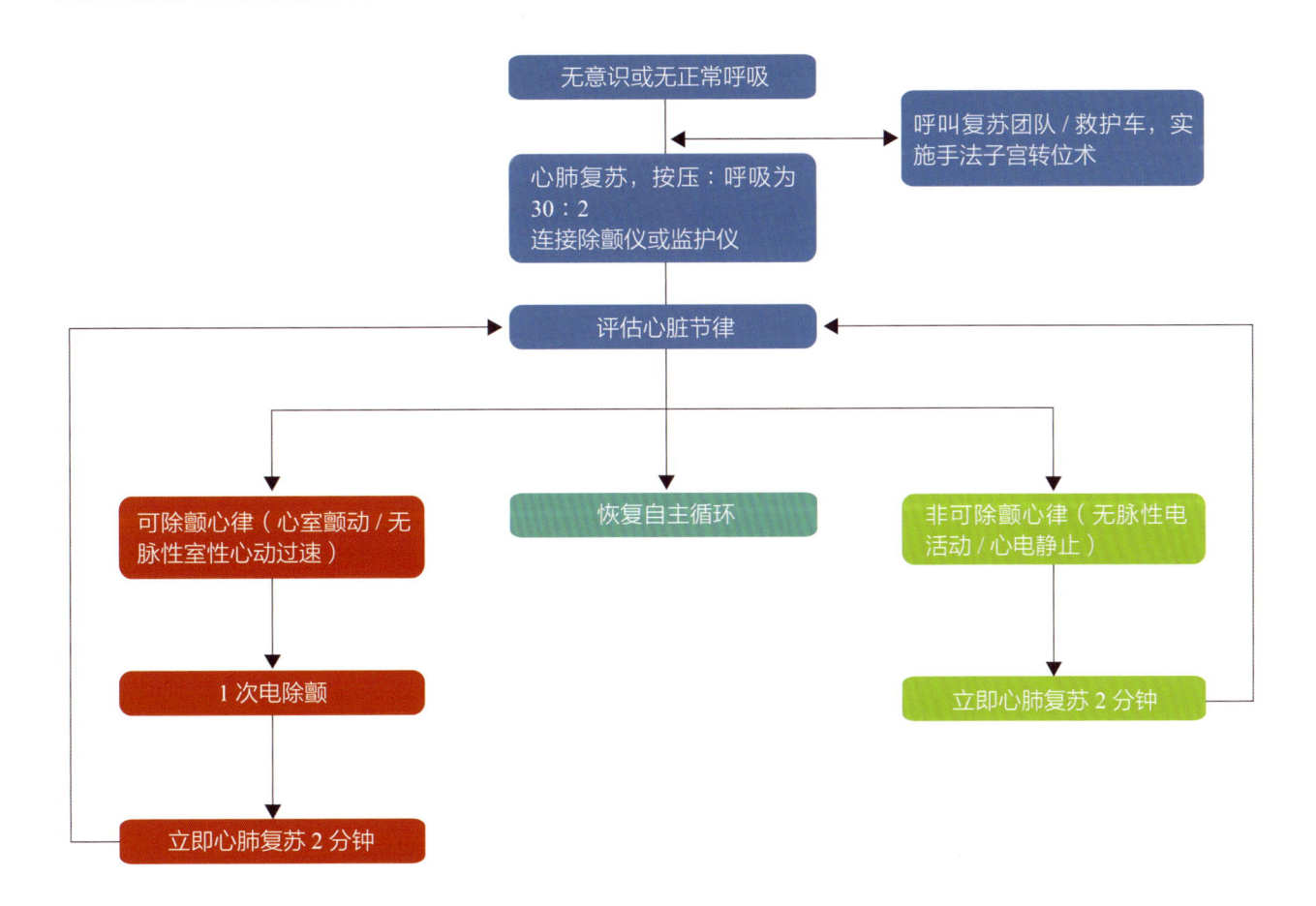

```
无意识或无正常呼吸
        ↓
心肺复苏，按压：呼吸为 30：2     ←→   呼叫复苏团队 / 救护车，实施手法子宫转位术
连接除颤仪或监护仪
        ↓
    评估心脏节律
   ↙     ↓     ↘
可除颤心律    恢复自主循环    非可除颤心律
（心室颤动/           （无脉性电活动/
无脉性室性               心电静止）
心动过速）
   ↓                        ↓
1次电除颤              立即心肺复苏2分钟
   ↓
立即心肺复苏2分钟
```

给予高质量的胸外按压：徒手子宫转位术

- 给氧
- 使用呼气末二氧化碳波形监测
- 如果已经建立高级气道，则需要持续不间断按压
- 尽量减少按压的中断
- 建立静脉或骨髓腔通路
- 每3~5分钟给予肾上腺素
- 3次电除颤后给予胺碘酮
- 识别并治疗心搏骤停的可逆性病因
- 心搏骤停5分钟内紧急剖宫产

识别并治疗心搏骤停的可逆性病因

- 缺氧
- 低血容量 *
- 低钾血症 / 高钾血症 / 代谢因素
- 低热 / 高热
- 血栓形成：冠状动脉 *、肺、羊水
- 张力性气胸
- 心脏压塞
- 中毒：局麻药、镁
- 子痫 *

建议使用床旁超声寻找心搏骤停可逆性病因
*. 妊娠女性发生的概率更大

建议

- 冠状动脉造影 / 经皮冠状动脉介入治疗
- 使用胸外按压机械装置以便于患者转运 / 治疗
- 体外循环心肺复苏（ECMO）

自主循环恢复后

- 使用 ABCDE 方法
- 目标 SpO_2 94%~98%，PaO_2 正常
- 做12导联心电图
- 识别并治疗原发病
- 有针对性的温度管理

▲ 图 11-2　成人高级生命支持（孕产妇改良版）
引自 Resuscitation Council, UK

复苏。如果有多名施救者，其中一人应起主导作用，并同时采取以下干预措施。

（一）实施手法子宫转位术

如果在脐或脐以上触及子宫底（孕 20 周或以上），子宫对主动脉下腔静脉的压迫会显著降低心脏按压的效果。如果只有两名救治人员，其中一名必须在整个复苏过程中进行手法子宫侧移。当有第三名救援人员参与时，才能指派去负责为患者通气。

在单人复苏的情况下可采用左侧倾斜位，但此体位的胸外按压效果差于在平卧位并左侧子宫侧移的效果。

（二）开放气道

打开患者的口腔，快速检查口腔内是否有异物。使用吸引器或异物钳直视下清除任何阻塞物，注意不要造成损伤。

为开放气道，将一只手掌放在患者的前额上，轻轻向后仰倾头部。同时，用另一只手的指尖放住患者的下颌，抬起下颌从而打开气道。这个动作将使头部和颈部从一个下垂或弯曲的位置伸直，并使头部相对于颈部略微伸展，可使舌咽后部有更多的空间供空气流通。在清醒的患者中，口咽部肌肉肌张力自然地维持着这个呼吸空间，而昏迷的患者则没有。此时，可以使用口咽通来提供相近的舌后空间，并且不需要过度后仰头部。

打开气道也可使用推下颌法。把双手手指置于双侧下颌角，把下颌向前推，避免舌根后坠。如果怀疑颈部有损伤，应使用手法轴向稳定颈部，避免头部倾斜，并使用推下颌法来打开气道。

（三）评估呼吸情况（及生命征象：循环）

10 秒内，通过同时观察胸部的运动，倾听呼吸的声音，感受空气的流动来评估呼吸。在气道通畅的情况下，没有呼吸、没有呕吐、没有自主活动则意味着出现了血液循环缺失的标志。同时评估呼吸及检查颈动脉搏动，有经验者用时不需超过 10 秒，但要知道，在这种情况下，即使是有经验的临床医生也很难确认有无脉搏，所以，在开始胸外按压前不浪费时间去确认有无脉搏。"不必要"的胸外按压几乎没有害处。在心搏骤停时可能会出现喘息或濒死呼吸，不应被视为生命征象，这是临死的表现，应立即开始 CPR。

> 如果没有循环（或者不能绝对肯定），应进行 30 次胸外按压，然后进行 2 次通气。

（四）开始心肺复苏术

1. 胸部按压点应定位于胸骨的下半部分。将一只手的掌根放于按压点，另一只手放在第一只手的上面。双手十指交叉，抬起十指，确保不要压到患者的肋骨。始终保持按压在中线上。不要在上腹部或胸骨下端按压。

2. 施救者将身体置于患者胸部上方，双臂伸直，以 100~120 次 / 分的速度按压胸骨，按压深度为 5~6cm，按压∶呼吸为 30∶2。胸外按压换人时间约为 2 分钟，以保证按压效果，但应避免换人出现任何延误。

3. 辅助通气。保持气道开放，并使用适当的辅助设备进行通气。这可能是一个便携面罩、口咽通气管或复苏球囊面罩。尽早使用高流量的氧气。

4. 每次通气持续约 1 秒，并应使胸廓像正常呼吸一样上抬。由有经验的人员进行气管插管操作，并且尽量减少胸外按压的中断。如果无法快速气管插管成功，可使用喉罩代替气管插管。一旦气管插管成功后，以 10 次 / 分的频率进行通气，但不需要与胸外按压以 30∶2 的比例同步。胸外按压和通气均不能中断。

5. 在院内复苏，几乎没有必要进行口对口人工通气，重要的是在胸外按压时保持气道通畅。如果要做口对口人工通气，应保持仰额提颏法开放气道。施救者用拇指和食指捏紧患者鼻翼，使其嘴张口，同时保持下颌抬起。吸一口气后，施救者嘴唇包住患者嘴巴周围，确保不漏气。用嘴平稳地吹气超过 1 秒，观察胸部应有上抬。保持患者头部后仰，施救者的嘴巴移开后，注意患者呼气时胸部下降。再重复吸气吹气这个动作，做一次有效的人工通气。完成 2 次通气后迅速恢复胸外按压。

6. 准备围死亡期剖宫产（perimortem caesarean section，PMCS）时，要确保备好手术刀和能胜任手术的施救者在场，或者立即有合适的人力增援。

> 如果有循环但没有呼吸（呼吸停止），以 10 次 / 分的频率继续人工通气。

每 10 次呼吸后检查一次循环，每次检查时间不超过 10 秒。如果患者开始自主呼吸，但仍处于昏迷状态，将其置于复苏体位并给予高流量供氧（15L/min 或最大流量）。检查患者的情况，如果患者停止呼吸，准备放平患者重新进行人工通气和（或）必要时进行胸外按压。

呼气末二氧化碳监测仪可用于心肺复苏。虽然二氧化碳水平很低，但并非为零，可以用来监测心肺复苏的效果。二氧化碳增加将表明自主循环恢复。有证据表明，复苏后的高氧血症比正常氧血症或低氧血症的预后更差，因此，一旦可以监测动脉氧，通过调整氧流量大小，使目标血氧饱和度保持在 94%~98%。

（五）自动体外除颤

尽快使用除颤仪电极贴或电极板，可短暂地暂停按压以评估心律。这比贴心电电极贴片快多了。如果 AED 检测到有可除颤心律，在 AED 充电时应继续进行胸外按压。按 AED 语音提示除颤或使用手动除颤仪除颤。

成人猝死（不是慢性衰竭或疾病终末期致死）最常见的初始心律是心室纤颤（ventricular fibrillation，VF）。成功除颤的机会在几分钟内逐渐降低。AED 可以自动进行心律分析，以语音或屏幕显示提供信息，并自动进行充电和电击，从而使非专业人员也能够进行早期除颤。

安装 AED 电极贴片（或放置手动除颤器的凝胶贴片）

暴露胸部，在患者右侧锁骨下、胸骨右缘放置一个除颤电极贴片，另一个贴片放置于左侧腋中线，注意避开乳房组织。保持腋中线的电极贴片垂直，以得到最佳的除颤效果。

如 AED 提示不需要除颤，应继续持续 CPR 2 分钟，此时 AED 会提示再次进行心律分析。如果 AED 提示电击除颤，则给予电击（许多设备会自动进行电击），然后立即恢复胸外按压 2 分钟，之后 AED 会有再次进行心电心律分析并提示。

三、遵循高级生命支持的流程

当专业急救人员到达时，应确定是可除颤或非可除颤心律，如果有除颤指征但尚未除颤，则应立即除颤。应确保气道开放，并建立静脉通路。

（一）可除颤心律

- 可除颤心律的治疗方法是 1 次电击后立即继

续胸外按压，不要停止按压来检查心律或脉搏。

• 每 2 分钟评估心律，如有必要，再进行 1 次电击。除非已有规律的心电活动，即可能有心脏搏动或生命迹象的心律，否则不用检查脉搏。

• 除颤所需的能量取决于是使用单相还是双相除颤仪器。目前大多数除颤器是双相的，因为这是释放能量的最有效方式。因此，双相除颤仪所需的电量比老式单相除颤仪要低。

• 双相除颤仪的初始和后续电击能量应为 150~200J，而单相除颤仪的能量是 360J。

• 按流程中的除颤，需在第 3 次电击后的胸外按压开始时，就给予静脉注射 1mg 的肾上腺素，然后每次电击间歇（约 4 分钟）重复给予 1 次肾上腺素。在第 3 次电击后也需给予胺碘酮 300mg 静脉注射。

（二）非可除颤心律

• 按流程中非可除颤心律 [无脉电活动（PEA）或心电静止]，应建立静脉通路后立即给予肾上腺素 1mg，之后每隔 3~5 分钟再给予 1 次，同时继续胸外按压和通气（30∶2）。

（三）心搏骤停的可逆病因

应思考心搏骤停的可逆病因，并在必要时予以处理。除了局部麻醉并发症，低血容量（出血或败血症）和血栓栓塞是妊娠期心搏骤停/衰竭的最常见原因。它们更有可能引起非可除颤的心搏骤停（见第 6 章、第 7 章、第 12 章、第 13 章和第 28 章）。

英国复苏委员会高级生命支持指南（Nolan 和 Soar，2021）认识到床旁即时超声（point of care ultrasound，POCUS）在围心脏停搏期辅助诊断孕产妇心搏骤停的作用越来越大。这需要熟练的操作人员，并且不能中断心肺复苏。体外心肺复苏（extracorporeal CPR，ECPR）公认是冠状动脉造影、经皮冠状动脉介入、大面积肺栓塞时肺血栓取栓术和低温心搏骤停后复温的桥梁（图 11-3）。

> 四个 H
> • Hypoxia：缺氧
> • Hypovolaemia：低血容量（出血或败血症）
> • Hyperkalaemia：高钾血症和其他代谢疾病
> • Hypothermia：低体温
> 四个 T
> • Thromboembolism：血栓栓塞
> • Toxicity：中毒（药物，如镁过量或局部或全身麻醉相关）
> • Tension pneumothorax：张力性气胸
> • Carcliac tamponade：心脏压塞

（四）对心律存疑

如果对心律是心电静止还是细小颤波的心室颤动有疑问，应持续心肺复苏术，并遵循停搏（非可除颤心律）的复苏流程。

（五）其他药物

只有当停搏与三环类抗抑郁药过量或高钾血症相关时，才应常规给予 50mmol 的碳酸氢钠。否则，不应常规使用碳酸氢钠，因为它会加剧细胞内酸中毒，降低组织对氧的利用率，并对心肌有负性肌力作用。动脉血气结果在心搏骤停时不可靠，静脉血气可以更好地估计组织的 pH。

硫酸镁 8mmol（4ml 50% 溶液）可用于顽固性心室颤动，其他适应证包括低镁血症、尖端扭转型室性心动过速（一种顽固性心室颤动）或地高辛中毒。但这些疾病在妊娠期发生概率极低。

如果怀疑无脉性电活动（pulseless electrical activity，PEA）是由高钾血症、低钙血症或钙离子阻滞药过量所致，则静注 10% 氯化钙 10ml（6.8mmol Ca^{2+}）。如果患者无心排血量，钙剂可

第11章 孕产妇心肺复苏
Cardiopulmonary resuscitation in the pregnant patient

产科心搏骤停

必须考虑到产妇生理的改变和妊娠相关病理的影响。首先要呼叫团队成员，减轻子宫对主动脉下腔静脉压迫，有效的心肺复苏，考虑心搏骤停原因，并在 ≥ 20 周时及时进行紧急子宫切开术（围死亡期剖宫产术）

开始

① 确认心搏骤停并呼救。宣布"孕产妇心搏骤停"
  ➢ 如果 > 20 周，抢救分为母亲组和新生儿组

② 平躺，左侧徒手子宫移位
  ➢ 或左侧倾斜（从头到脚，整体与平面成 15°～30°）

③ 开始心肺复苏并申请心搏骤停急救车
  ➢ 标准的 CPR 比率和手的位置
  ➢ 评估潜在原因（框 A）

④ 确定团队领导，分配角色（包括记录员）
  ➢ 记录时间

⑤ 使用除颤仪电极贴并检查心律（妊娠期除颤是安全的，不需要改变除颤能量）
  ➢ 如果心室颤动/无脉性室性心动过速→给予除颤，首次肾上腺素，第 3 次除颤后给予胺碘酮
  ➢ 如果室性逸搏/心脏停搏→恢复心肺复苏并立即给予肾上腺素
  ➢ 每 2 分钟检查 1 次心率和脉搏
  ➢ 每 3～5 分钟重复给 1 次肾上腺素

⑥ 保持气道和通气
  ➢ 使用呼吸球囊面罩装置给予 100% 氧气
  ➢ 如果经过训练，用气管导管经声门插入气管内（插管可能比较困难，气道压力可能更高）
  ➢ 使用呼气末二氧化碳测定仪监测
  ➢ 如果检测不到呼出二氧化碳，即考虑插管误入食管，直到完全排除

⑦ 循环
  ➢ 通过膈肌上方静脉注射，如果不能建立静脉通路，使用上肢骨髓腔注射
  ➢ 关于药物使用的提醒，请见框 B
  ➢ 如果可能的话，考虑进行体外心肺复苏

⑧ 紧急剖宫产术（围死亡期剖宫产）
  ➢ 如果妊娠 ≥ 20 周进行，可以改善产妇预后
  ➢ 如果产妇受到致命伤害或院前长时间停留，则应立即进行
  ➢ 如果抢救 5 分钟都没有恢复自主循环，立即手术

⑨ 出血复苏后 – 激活大出血方案
  考虑使用子宫收缩药物、纤维蛋白原和氨甲环酸
  子宫填塞/缝合，主动脉压迫，子宫切除术
版本 1.1

框 A 可能的原因 4H 和 4T（产科专用）	
缺氧	呼吸问题：肺栓塞 插管、吸引失败 心力衰竭 过敏反应 子痫/子痫前期：肺水肿、抽搐
低血容量	出血：隐匿产科出血、胎盘异常、子宫破裂、子宫收缩乏力、脾动脉/肝破裂 动脉瘤破裂 心源性：心律失常、心肌梗死 分布性：脓毒症、高位神经阻滞、过敏反应
低/高钾血症	还要注意血糖、钠、钙和镁的水平
低体温	
压塞	主动脉夹层、围产期心肌病、创伤
血栓	羊水栓塞、肺动脉栓塞、心肌梗死、空气栓塞
中毒	局部麻醉药、镁，违禁药物
张力性气胸	原本有气胸又吸入安桃乐（Entonox）、创伤

框 B 心搏骤停期间使用的静脉药物	
液体	500ml 晶体液静脉快速注射
肾上腺素	在非可除颤心律或第 3 次电除颤后，每 3～5 分钟静脉注射 1mg
胺碘酮	第 3 次电除颤后静脉注射 300mg
阿托品	如果考虑迷走神经张力导致，静脉注射 0.5～3mg
氯化钙	10%10ml 静脉注射以治疗镁过量，低钙或高钾血症
镁	2g 静脉注射治疗多形性室性心动过速/低镁血症，4g 静脉注射治疗子痫
溶栓/PCI	治疗疑似严重肺栓塞/心肌梗死
氨甲环酸	1g（存在出血患者）
脂肪乳剂	1.5ml/kg 静脉注射和 15ml/(kg·h) 静脉滴注

▲ 图 11-3 产科心搏骤停
引自 Resuscitation Council, UK

以弹丸式快速给药，但不能跟碳酸氢钠同一条静脉通路，否则会导致沉淀物形成。葡萄糖酸钙常用于逆转镁过量（通常用于治疗子痫前期）。

四、影响复苏的妊娠期生理变化

有很多原因导致 CPR 在孕妇中会更难实施，而且跟非孕人群对比，复苏效果更差。妊娠超过 20 周的子宫会使复苏的效果更差，并且随着孕周越接近足月，对复苏的影响会变得越明显。

（一）下腔静脉阻塞

在足月时，90% 的健康孕妇仰卧位时腔静脉会完全阻塞，每搏量可能只有非妊娠女性的 30%。一旦新生儿出生，下腔静脉回流正常后有足够的静脉回心血量，从而心排血量得到恢复。

在心搏骤停时，优先考虑的是高质量的 CPR 和解除主动脉下腔静脉受压。后者应通过 MUD 来实现（图 6-1），这与之前建议的骨盆倾斜不同，它能保持仰卧位和最佳的按压效果。即使只有两名施救人员，亦应指派其中一人去实施 MUD。没有 MUD 的心脏按压不可能达到足够的血流灌注以挽救产妇的生命。

在心搏骤停期间，胎儿娩出后将会立即缓解主动脉下腔静脉的压力，增加静脉回心血量，减少产妇对氧的需求，从而增加成功复苏的机会。

（二）肺功能的改变

由于妊娠子宫对膈肌和肺产生的压力导致功能残气量减少了 20%，因此孕妇会迅速出现缺氧，孕妇的氧储备更少，所以更难耐受窒息。由于胎儿和增大的子宫对氧的需求增加，静息氧耗量增加了 20%。肺功能的改变使其难以提供足够的氧气输送给足月的妊娠女性。

（三）通气效果

在妊娠后半期，由于腹腔内容物和乳房的重量增加，在 CPR 中提供有效的人工通气变得越来越困难。食管括约肌张力降低，因此气体更容易进入胃内，使胃内容物及胃酸被动反流及误吸入肺部的风险增加。由经过训练的专业医务人员尽可能早地插入带套囊的气管内导管保护气道并建立充分的通气，实乃当务之急。

五、围死亡期剖宫产

当妊娠 20 周以上，除非可以立即恢复自主循环，则应实施 PMCS，否则产妇难以存活。排空子宫可减轻主动脉下腔静脉的受压，减少产妇耗氧量，增加静脉回流，使通气更容易，并可控制难以压迫的腹腔大出血，而且如有需要，可直接心脏按压。

虽然剖宫产是一种很常见的手术，但完全只为了产妇的获益而进行这种手术的情况并不常见，这大概可以解释了为什么有时会犹豫是否手术。如果产妇没有心排血量，PMCS 的目的就是为了改善产妇预后。胎儿的预后是次要考虑的因素。如果有足够的抢救人员，并且在胎儿可存活的孕周，应竭尽所能地进行新生儿复苏。

（一）何时做

在心搏骤停进行 CPR 的同时应做好剖宫手术的准备工作。孕妇比非孕人群更快地出现缺氧，并且在心搏骤停后 4~6 分钟会出现不可逆转的脑损伤。快速 PMCS 可改善母体（和胎儿）的预后，团队做好准备后应尽快完成剖宫术取出胎儿，除非立即发生了自主循环恢复。那些不可能避免死亡的心搏骤停，为了胎儿的生存利益，应考虑立即分娩。分娩可增加新生儿和产妇成功复苏的机会，CPR 在 PMCS 期间和之后也要不间断地执行。

曾有报道在心搏骤停后 39 分钟行 PMCS 产妇仍能存活。

（二）何地做

应原地实施手术，除非现场对患者或抢救团队有危险，因为转运患者会延误分娩。如果复苏成功，产妇可以麻醉后转运到手术室进行外科缝合。

（三）如何做

手术所需的设备很少，完整的外科洗手是不必要的。术者应该用手术衣和手套保护自己，否则只需要手术刀就可以开始手术。手电筒或便携式照明灯可让能见度最大化。一旦新生儿娩出，使用脐带夹或结扎夹闭脐带。在继续复苏的同时可以用纱布填塞伤口，在 ROSC 出现之前，出血量都很少。保证麻醉机准备好，一旦出现 ROSC，麻醉医生就可以进行全身麻醉，以便进行手术缝合。

在继续进行心脏按压和 MUD 的同时，应该继续进行手术。耻骨下正中线切口能以最快的速度进入并最大限度地暴露腹腔，这对于外伤尤为重要。如果进入腹腔时有血液，这可能提示致命性的、不能压迫的大出血是导致心搏骤停的原因，如脾动脉瘤破裂、肝破裂或子宫破裂。一定要通知抢救团队的组长并请普外科会诊。

产科医生对子宫下段剖宫产很熟悉，但这种方法只适用于子宫下段已经形成的晚期妊娠。如不确定孕周，应采用子宫中段垂直切口。考虑到不停地胸外按压的患者会晃动，在大多数情况下，这个切口可能是最实用可行的。在宫底部的前面切开，然后在沿中线继续向下直到膀胱的正上方。子宫的厚度视妊娠情况而定，但子宫底部可达 4cm 厚。当切口内有羊膜囊凸出或看见有羊水，应使用手指钝性撕开切口以减少术者和胎儿损伤的风险。

娩出新生儿，用脐带夹或线结扎脐带，在脐带夹或结扎处的母亲侧剪断脐带。将婴儿交给新生儿团队进行复苏或指定一名团队成员将婴儿擦干并保暖，直到增援人员来到。这时，手法子宫侧移也可以结束。

将胎盘留在原位。如果有纱布，填塞子宫切口。在严重的大出血的情况下，主动脉压迫可以通过限制循环容量，促进脑灌注来帮助复苏。急救团队组长应作出指示，从而可以最好地部署现有人手来明确和治疗心搏骤停的可逆性病因。

如果发生 ROSC，将会出血同时子宫将恢复张力，导致胎盘剥离。如果没有，可以给予缩宫素加强宫缩去促进胎盘娩出和减少失血。纱布填塞可以达到充分的止血效果，直到患者病情稳定方可转运至手术室，在全身麻醉下进行手术缝合。应仔细检查腹部，排除医源性器官损伤或任何可能导致心搏骤停的病理情况，并应使用广谱抗生素。

应请重症医学科医生会诊，以确保能安全地将患者转运至重症监护病房。

实施 PMCS 手术对医生的心理承受力要求很高，应考虑在新生儿娩出后呼叫下一位术者接替完成后续手术。

（四）胎儿的预后

PMCS 的主要目的是产妇成功复苏和提高产妇的生存机会。在胎儿可存活的孕周，PMCS 也可能提高胎儿存活的机会。在 2017 年关于妊娠期心搏骤停的研究（Beckett 等，2017）中，胎儿存活率与更大的孕周、更短的心搏骤停至分娩的时间间隔有关。如果在母亲心搏骤停 5 分钟内进行 PMCS，96% 的婴儿存活，但某些幸存的孩子出现了神经系统或呼吸系统的并发症。

（五）如果复苏不成功，放弃 CPR 的决定

如果心律仍为心室颤动（ventricular fibrillation，VF）/ 室性心动过速（ventricular tachycardia，VT），应继续行心肺复苏。只有与产科顾问医生和高级临床医生讨论后，才能决定是否终止 CPR。

六、沟通、团队合作和人为因素

应尽早获得产科医生、麻醉医生和助产士的专业建议。有证据表明，有效的沟通、清晰的领导力和良好的团队合作会让复苏的成功率更高。

孕产妇心搏骤停救治事件，有可能暴露出各种人为因素妨碍有效复苏，如产科医生在不熟悉的急诊环境中工作，或者急诊医生等待产科医生来实施 PMCS。急救团队的领导者必须有全局观（"直升机视角"），以优化每个团队成员的表现。

一个 PMCS 的案例将会对院内、院前团队的许多工作人员的心理产生广泛的影响。应提供早期的心理疏导、持续的团队和个人的情感支持。对个人的影响可能不会立即表现出来，但要预料到总会发生。实习医生、助产士、进修生可能会在抢救事件结束后很快离开单位，所以最好联系他们的导师或教育主管。

确保患者家人得到照顾和得到及时通知。准确地记录时间和各种干预是至关重要的，有可能的话应尽快指定一个记录员。如果妊娠女性死亡，必须通知验尸官和全科医生。

以下为组织工作的具体内容。
- 招募尽可能多的员工。
- 除了组长和实施复苏的人，还需要负责以下各项工作的人。
  - 记录事件和管理。
  - 沟通。
  - 外勤 / 护工 / 转运工。

七、结论

- 孕产妇心肺复苏遵循基础和高级的生命支持技术，联合手法子宫转位术，及时行围死亡期剖宫产术。
- 为了应对孕产妇心搏骤停这种罕见事件，多学科团队必须定期进行心肺复苏的抢救演练并讨论围死亡期剖宫产。

拓展阅读

[1] Beckett V, Knight M, Sharpe P. The CAPS Study: incidence, management and outcomes of cardiac arrest in pregnancy in the UK: a prospective, descriptive study. *BJOG* 2017; 124(9): 1374-81.

[2] Nolan J, Soar J. 2021 *Resuscitation Guidelines*. London: Resuscitation Council (UK), 2021.

[3] RCOG (Royal College of Obstetricians and Gynaecologists). *Maternal Collapse in Pregnancy and the Puerperium*. Green-top Guideline No. 56. London: RCOG, 2019.

第 12 章 羊水栓塞
Amniotic fluid embolism

高云飞　刘思华　**译**
黄莉萍　李映桃　**校**

> **学习目的**
> 阅读本章后，您能够：
> - 及时考虑羊水栓塞并能早期诊断。
> - 对疑似羊水栓塞立即开启治疗。
> - 进行首次评估及复苏治疗后进行治疗选择。

一、概述

羊水栓塞（amniotic fluid embolism，AFE）起病急骤、预后差，意味着及时和恰当的治疗可将发病率和死亡率降至最低（图 12-1）。本章所有依据均来自回顾性系列研究，其中包括英国产科监测系统（UKOSS）和英国的第八次孕产妇死亡机密调查报告。所有这些证据都是观察性研究，也不太可能有比这还更高质量的证据。治疗方案大部分来自于个案报道，所以对于任何一个病例，我们只推荐一般处理原则和参考意见。

二、羊水栓塞的发生率

羊水栓塞的发病率为 1/80 000～1/8000，但因为确诊比较困难，所以这些数字是不确定的。UKOSS 的最新数据显示，羊水栓塞的发病率为 1/5 万，死亡率约为 20%。2016—2018 年 MBRRACE-UK 报告显示，孕产妇死亡率为 0.27/10 万（Knight 等，2020）。

羊水栓塞的死亡率在世界范围内差异很大，在法国其占孕产妇直接死亡原因的 13%，而在新加坡占 30%。在美国和澳大利亚，因羊水栓塞导致孕产妇直接死亡的比例与英国相似，为 7.5%～10.0%。

在英国已知的羊水栓塞病例中，目前的死亡率约为 20%，但相对以前发生羊水栓塞的暗淡前景来说，已经有了显著改善（1995 年美国国家登记处的死亡率显示羊水栓塞的死亡率为 61%），死亡率的显著改善可能是更好的重症监护措施的结

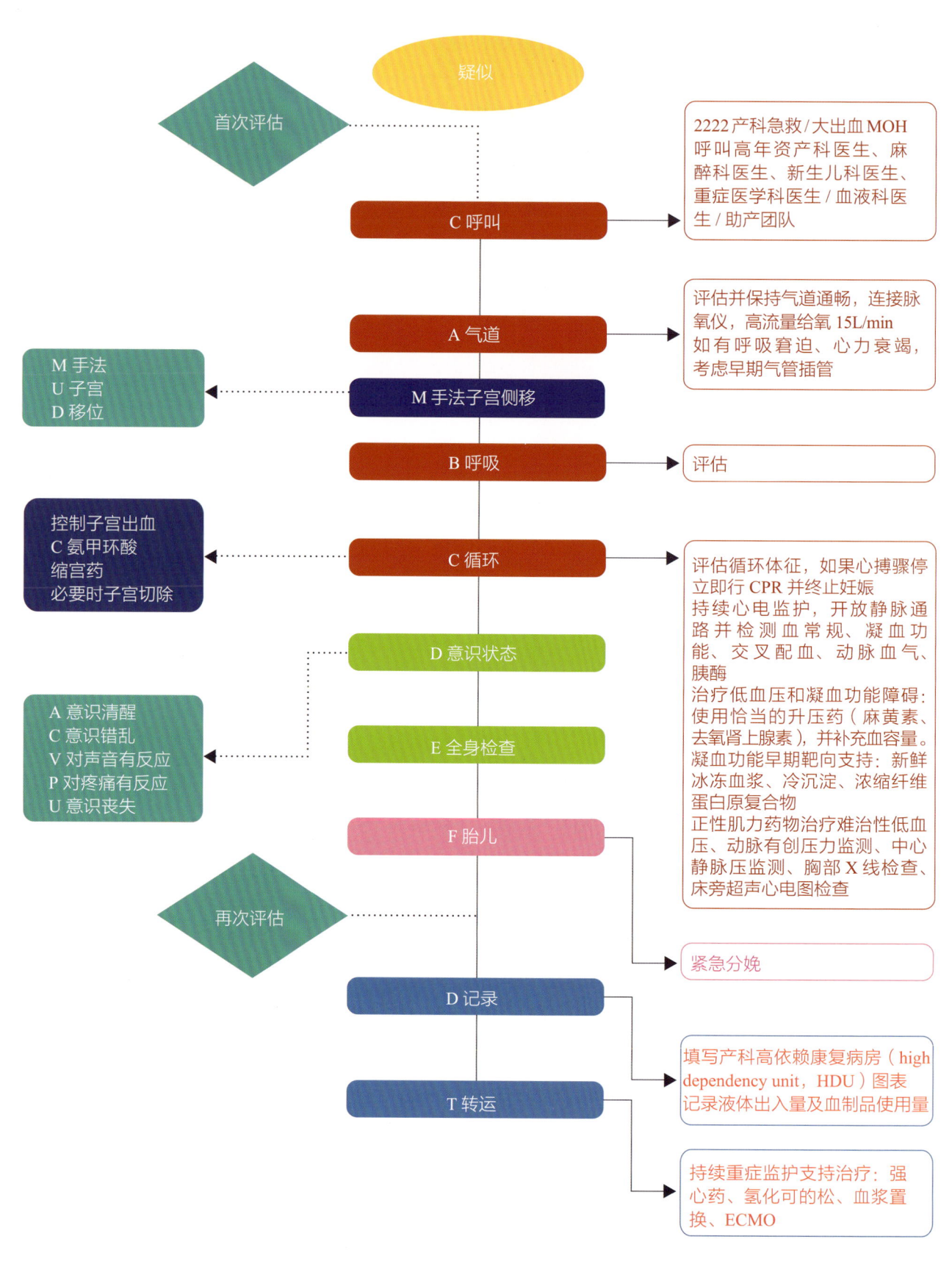

产科紧急情况与创伤医疗管理：实用管理方法（原书第 4 版）
Managing Medical and Obstetric Emergencies and Trauma: A Practical Approach (4th Edition)

```
                          ┌─────────┐
                          │  疑似   │
                          └────┬────┘
     ◇ 首次评估 ┄┄┄┄┄┄┄┄┄┄┤
                               ▼
                         ┌──────────┐      2222 产科急救 / 大出血 MOH
                         │  C 呼叫  │ ───► 呼叫高年资产科医生、麻醉科医生、
                         └────┬─────┘      新生儿科医生、重症医学科医生 /
                              │            血液科医生 / 助产团队
                              ▼
                         ┌──────────┐      评估并保持气道通畅，连接脉
                         │  A 气道  │ ───► 氧仪，高流量给氧 15L/min
                         └────┬─────┘      如有呼吸窘迫、心力衰竭，
                              │            考虑早期气管插管
                              ▼
   ┌──────────┐         ┌──────────────┐
   │ M 手法   │         │              │
   │ U 子宫   │ ◄┄┄┄┄│ M 手法子宫侧移│
   │ D 移位   │         │              │
   └──────────┘         └──────┬───────┘
                               ▼
                         ┌──────────┐
                         │  B 呼吸  │ ───► 评估
                         └────┬─────┘
                              ▼
   ┌──────────┐         ┌──────────┐      评估循环体征，如果心搏骤停
   │控制子宫出血│         │          │      立即行 CPR 并终止妊娠
   │C 氨甲环酸 │ ◄┄┄┄┄│  C 循环  │ ───► 持续心电监护，开放静脉通
   │缩宫药     │         │          │      路并检测血常规、凝血功
   │必要时子宫切除│      └────┬─────┘      能、交叉配血、动脉血气、
   └──────────┘              │            胰酶
                              ▼            治疗低血压和凝血功能障碍：
                         ┌──────────┐     使用恰当的升压药（麻黄素、
                         │D 意识状态│     去氧肾上腺素），并补充血容量。
                         └────┬─────┘     凝血功能早期靶向支持：新鲜
                              │           冰冻血浆、冷沉淀、浓缩纤维
   ┌──────────┐              │           蛋白原复合物
   │A 意识清醒 │              ▼           正性肌力药物治疗难治性低血
   │C 意识错乱 │ ◄┄┄┄┄┌──────────┐     压、动脉有创压力监测、中心
   │V 对声音有反应│     │E 全身检查│     静脉压监测、胸部 X 线检查、
   │P 对疼痛有反应│     └────┬─────┘     床旁超声心电图检查
   │U 意识丧失 │              │
   └──────────┘              ▼
                         ┌──────────┐
                         │  F 胎儿  │ ───► 紧急分娩
                         └────┬─────┘
      ◇ 再次评估 ┄┄┄┄┄┄┄┄┤
                              ▼
                         ┌──────────┐
                         │  D 记录  │
                         └────┬─────┘      填写产科高依赖康复病房（high
                              ▼            dependency unit，HDU）图表
                         ┌──────────┐ ───► 记录液体出入量及血制品使用量
                         │  T 转运  │
                         └──────────┘      持续重症监护支持治疗：强
                                      ───► 心药、氢化可的松、血浆置
                                            换、ECMO
```

▲ 图 12-1　羊水栓塞

果，也可能因为轻度羊水栓塞病例得到确诊对数据统计产生了影响。这种疾病的并发症发生率也很高，特别值得关注的是，美国国家登记处显示约有15%的妊娠女性可以存活且神经系统未受损。

三、临床表现

利用动物模型和体外试验，研究了羊水在母体循环中的影响，总结如下。
- 支气管痉挛。
- 肺动脉高压。
- 左心衰竭。
- 凝血功能障碍。

这种围产期伴有凝血功能障碍和心力衰竭的综合征与过敏反应相似，即对在母体循环系统中胎儿物质的刺激产生的反应既取决于胎儿物质的性质和数量，也取决于母体本身的易感性。可能存在的影响表现为机械性的阻塞，直接的"毒性"效应和"瀑布样"级联反应。对于一些病例，患者可能经历每一个作用因素。这说明临床治疗的目标应了解患者在不同阶段的临床表现并基于此给予对症支持治疗。

如果要考虑术中自体血回输，进入血液循环的羊水在剖宫产出血回收血细胞时是一个值得关注的问题。白细胞过滤器（eucocyte depletion filtering，LDF）可将回输自体血中的颗粒物降低至与母体静脉血相当的水平。对术中自体血回输的安全性进行队列研究，总体来说，并未发现并发症的明显增加。剖宫产术中血细胞回收已获得英国国家健康和护理卓越研究所（National Institute for Health and Care Excellence，NICE）批准，并被英国皇家妇产科学院（Royal College of Obstetricians and Gynaecology，RCOG）推荐用于高危患者。最近的一项产科自体血回输的随机对照试验研究（SALVO）发现，剖宫产术中"常规使用"血细胞回收并没有减少对异体供血的需求。761例妊娠女性接受自体血细胞回收及回输，但都没有发生羊水栓塞，白细胞过滤器在试验中并未被强制要求使用。在18例自体血回输不良事件中，16例被认为与使用过滤器有关（其中2例患者有生命危险，但都已康复）。因此，白细胞过滤器在产科自体输血中的作用仍不是很明确。

其他临床表现

为了能考虑到羊水栓塞，我们必须认识这种疾病的特征。Clark等（1995）在美国登记处描述了对该疾病的诊断要求，这和英国登记处最初登记使用的特征相同。具体有以下几点诊断特征。
- 急性低血压和心搏骤停。
- 突发低氧血症（呼吸困难、发绀或呼吸停止）。
- 凝血功能障碍（血管内凝血的实验室证据或严重出血）。

以上所有症状在分娩过程中或产后30分钟内出现。

对出现的临床症状和体征不能用其他疾病来解释。

但随着对越来越多病例的认识和了解，UKOSS已将羊水栓塞的定义细化为以下一种或几种。

定义1：羊水栓塞
具有以下一种或多种急性孕产妇器官衰竭的特征表现。
- 急性胎儿窘迫。
- 心搏骤停。
- 心律失常。
- 凝血功能障碍。
- 低血压。
- 孕产妇出血。
- 前驱症状，如烦躁、麻木、焦虑、针刺感。
- 抽搐发作。
- 呼吸短促。

> **定义 2：羊水栓塞**
> - 孕产妇尸体解剖时，其肺内见胎儿鳞状上皮或毳毛可作为诊断。

需重点关注的是，如果孕产妇病情迅速恶化并死亡，可能不会发生凝血功能障碍。如果孕产妇在病情突然恶化早期时被抢救成功，那可能会出现凝血功能障碍或凝血功能继续恶化，出血极不可能是首发临床表现。

四、症状和体征

英国登记处最早的文章描述了几种最初临床表现模式。

- 产妇低血压、呼吸急促、胎儿心动过缓，然后分娩（14%）。
- 产妇意识丧失或抽搐发作，然后分娩（35%）。
- 剖宫产胎儿娩出后产妇器官衰竭（14%）。
- 胎儿窘迫随后母亲病情突然恶化（23%）。
- 分娩后产妇立即意识丧失或抽搐发作（14%）。每个病例随之而来的都是凝血障碍，通常也会大量出血。

UKOSS 数据记录了羊水栓塞的临床表现和特征，如表 12-1 所示。

疑似羊水栓塞

如果妊娠女性在分娩期间或产后出现上述任何一个表现都应和羊水栓塞进行鉴别诊断。2017 年 Knight 等再次回顾了 MBRRACE-UK 孕产妇死亡率报道（2013—2015）中的羊水栓塞和严重产科出血。2 例急产死亡病例与处理晚期胎死宫内使用相对大剂量的米索前列醇有关，并提出了一些具体的建议。

"对于晚期胎死宫内尤其是存在瘢痕子宫的妊娠女性，应非常谨慎使用米索前列醇引产。对于这些妊娠女性，尤其是瘢痕子宫的妊娠女性，可能更适合使用地诺前列酮。"

表 12-1 羊水栓塞的临床表现及特征

特 征	主要特征表现*（n=60）	羊水栓塞首发的症状和体征（n=60）
孕产妇大出血	39（65%）	1（2%）
低血压	38（63%）	5（8%）
呼吸急促	37（62%）	12（20%）
凝血功能障碍	37（62%）	0（0%）
前驱症状（如烦躁、麻木、焦虑、针刺感）	28（47%）	18（30%）
急性胎儿窘迫	26（43%）	12（20%）
心搏骤停	24（40%）	5（8%）
心律失常	16（27%）	3（5%）
抽搐发作	12（20%）	4（7%）

百分比是所有数据计算所得，有些女性有多个特征
*. 一些女性不止一个特征

五、羊水栓塞的诊断

这是一种临床诊断，唯一可以确诊的方式就是孕产妇死后尸体解剖，在母体肺循环中找到胎儿鳞状上皮，但同时需要其他临床特征来确定诊断。因为在其他情况下，胎儿鳞状上皮可以存在中心静脉血中，甚至在非妊娠的女性。在活体中如果没有相应的临床表现，只是中心静脉血中有胎儿鳞状上皮或毳毛，是不能作为诊断的。

以下为孕产妇围产期病情突然恶化的鉴别诊断。

- 产后出血（子宫收缩乏力）。
- 胎盘早剥。
- 子宫破裂。
- 子痫。
- 脓毒性休克。
- 血栓性栓塞。
- 空气栓塞。
- 急性心肌梗死。
- 围产期心肌病。
- 局部麻醉不良反应。
- 过敏反应。
- 输血反应。
- 胃内容物吸入。

只有排除其他疾病后才能确定诊断。

检查凝血功能通常是明显异常的，甚至在大出血发生前就表现明显异常，这可排除很多的其他诊断。当已经出现大出血时，凝血功能异常可继发于大出血（但通常需要考虑大出血时使用大量补液或血浆替代品导致稀释性凝血功能障碍）。

心电图可以帮助寻找心肌损伤的迹象。在羊水栓塞中，经常会出现难以解释的心律失常。动脉血气和脉搏血氧仪可能有助于诊治，但不能区分发生的原因。肺通气灌注扫描可能显示肺栓塞或羊水栓塞的灌注缺陷。

六、羊水栓塞的治疗

羊水栓塞的治疗不是特异性的，而是对症支持治疗。重要的是需要有经验丰富的人员早期就参与多学科合作治疗，其中包括产科医生、麻醉医生、重症医学科和血液科医生，他们须提供最佳的抢救方案。

当主要表现为病情恶化时首要治疗是基础复苏，以维持重要器官灌注。

（一）呼吸支持治疗

高流量给氧并早期气管插管和机械通气。

（二）循环支持治疗

- 可能出现心律失常或心搏骤停。
- 可能需要使用强心剂。
- 心搏骤停后立刻心肺复苏，5分钟内结束分娩，并进行其他辅助复苏措施。
- 如发生凝血功能障碍和出血，需要输血和血液制品。
- 促宫缩药减至最小剂量/治疗宫缩乏力。
- 测量心排血量可指导治疗。

关于羊水栓塞和大出血的危急情况管理，MBRRACE-UK 报告中（2013—2015）推荐了一些一般管理方案。

- 不能仅靠单一的血红蛋白检查结果来判断出血情况，容易导致延误液体复苏和输血治疗。
- 即使没有明显出血，当出现典型的低血容量体征时（心动过速、烦躁和明显低血压症状），也应考虑出血（因为有可能是隐匿性的出血）。
- 当出现严重的产科大出血且出血不止时，或者有失血的临床表现时，应紧急启动产科大出血预案。

• 当行宫腔球囊填塞压迫止血后仍继续出血，建议尽早行子宫切除术。在紧急情况下和（或）在等待救援过程中，可以压迫动脉或分段结扎子宫动脉，这些都是有帮助的。

确保不会发生过量补液，因为这会加重肺水肿，随后会发生急性呼吸窘迫综合征。当出现凝血功能障碍和大出血时，这一点尤为重要，通常被称为疾病发展的继发阶段，心室充盈压升高反应左心室功能衰竭。

需要使用血管收缩药（如去氧肾上腺素、麻黄碱和去甲肾上腺素）维持大动脉灌注。

当出现凝血功能障碍和大出血这一继发阶段时，需要快速补液补充失血量，这是首发症状出现后的一个转折点。如果在大量失血前就存在凝血功能障碍的迹象（如血尿或牙龈出血），应尽早考虑使用新鲜冷冻血浆、冷沉淀和血小板来补充凝血因子，这要比在实验室检查结果明确凝血功能障碍后再处理更合适。在所有情况下，血液科医生直接参与救治可以帮助优化治疗方案。冷沉淀除了含有凝血因子成分外，还有其内在价值，如它含有纤维连接蛋白，有助于网状内皮系统过滤抗原和有毒颗粒物。大出血通常是由宫缩乏力导致，而缺氧及凝血功能障碍时更会加重。因此，冷沉淀通过去除纤维蛋白降解产物在治疗宫缩乏力上可能起作用。尽管早期切除子宫可能是挽救生命的方法，但仍应积极使用促宫缩药物（缩宫素、麦角新碱、前列腺素和氨甲环酸）和辅助技术（压迫止血、填塞和 Rusch 球囊）治疗宫缩乏力性出血。

羊水栓塞有时表现为急性胎儿窘迫，随后很快出现孕产妇病情恶化。当发生急性胎儿窘迫或胎儿出现不明原因严重酸中毒时，对孕产妇进行凝血功能检查及监测血氧饱和度可以发现异常，这为早期诊断和治疗提供了机会。

文章中记录了一些病例报道，并涵盖了其他一些治疗建议。

• 体外膜氧合（ECMO）。
• 前列环素。
• 一氧化氮。
• 血浆置换。
• 血液滤过。
• 体外循环。
• 结扎骨盆漏斗盆韧带与子宫动脉。
• 补充凝血因子Ⅶa（与血液科专家讨论后）。

羊水栓塞本质上是类过敏性反应，有人建议使用大剂量氢化可的松 500mg/6h 可能有效，目前尚没有研究证实。这些旨在过滤或"净化"循环血的治疗方法，可能更快速有效地逆转凝血功能的异常，这与前面描述使用冷沉淀的作用类似。

（三）复发的风险

报道显示，被救治成功的羊水栓塞妊娠女性再次妊娠时都有一个良好的母胎结局。

（四）新生儿结局

在美国登记的病例中，在母亲濒临器官衰竭时，28 个在宫内的胎儿中有 22 名（79%）幸存了下来，但只有 11 名（50% 的幸存者）神经系统未受损。以下为英国早期的 13 名孕产妇死亡系列调查结果。

• 7 例新生儿存活：其中有 4 例新生儿存在酸中毒，1 例患有缺氧缺血性脑病，随后发展为脑瘫；其他 3 例存在酸中毒的新生儿结局并未受影响，在立即分娩后表现良好。
• 6 例新生儿死亡：1 例分娩前胎死宫内，1 例死产，其他的在新生儿早期死亡。

孕产妇濒临器官衰竭，母子幸存的 18 例，其胎儿的预后如下。

- 12 例新生儿存活：4 例患有缺氧缺血性脑病，其中 1 例发展为脑瘫，2 例脐带血 pH 过低，其他 8 例是正常的。
- 4 例新生儿死亡。

在英国后期报道的病例中，约 10% 的新生儿发生了死亡。

七、结论

- 羊水栓塞是罕见的，但通常对孕产妇和胎儿都是致死性的。
- 羊水栓塞的结局在不断改善，及时复苏、评估和支持治疗可能会有机会有更好的预后。

- 血液科医生参与有助于优化血液制品补充。
- 目前尚无特异性治疗。

拓展阅读

[1] Fitzpatrick KE, Tuffnell D, Kurinczuk M, Knight M. Incidence, risk factors, management and outcomes of amniotic-fluid embolism: a population-based cohort and nested case–control study. *BJOG* 2016; 123(1): 100–9.

[2] Khan KS, Moore PAS, Wilson MJ, et al. Cell salvage and donor blood transfusion during cesarean section: a pragmatic, multicentre randomised controlled trial (SALVO). *PLoS Med* 2017; 14(12): e1002471.

[3] Knight M, Bunch K, Tuffnell D, et al. (eds), on behalf of MBRRACE-UK. *Saving Lives, Improving Mothers' Care – Lessons Learned to Inform Maternity Care from the UK and Ireland Confidential Enquiries into Maternal Deaths and Morbidity 2016–18*. Oxford: National Perinatal Epidemiology Unit, University of Oxford, 2020.

[4] UKOSS (UK Obstetric Surveillance System). *Amniotic Fluid Embolism.* https://www.npeu.ox.ac.uk/ukoss/current-surveillance/ amf (last accessed January 2022).

第13章 静脉血栓栓塞性疾病
Venous thromboembolism

高云飞　刘思华　译
黄莉萍　李映桃　校

学习目的

阅读本章后，您能够：
- 识别血栓栓塞的高危因素，掌握血栓风险评估和血栓预防的必要性。
- 认识肺栓塞的特征，能够做到早期疑诊。
- 描述可疑肺栓塞的处理方法，包括危及生命的次广泛性肺栓塞。

一、概述

静脉血栓栓塞性疾病（venous thromboembolism, VTE）仍然是全球引起孕产妇直接死亡和发病的主要原因之一。由于凝血系统发生一系列重要变化，以及个人存在一些高危因素，妊娠期发生静脉血栓栓塞性疾病的风险在总体上显著增加。与同龄非妊娠女性相比，妊娠期女性VTE发病率增加4～5倍，但其发病的绝对风险仍然很低，约为1/1000。产褥期是VTE发病风险最高的时期，估计相对风险为20倍，但VTE可以发生在任何孕周。及时进行风险分层，在全孕期适当预防血栓，对于降低VTE的风险非常重要（表13-1）。

这些危险因素在整个孕期及产褥期都是变化的，需强调每次入院时重新评估的重要性。启动预防血栓的标准遵照国际指南，如英国皇家妇产科学院的指南。

二、血栓栓塞性疾病的病理生理学

Virchow三联征为静脉血液淤滞、血液高凝状态、血管内皮受损，是妊娠期发生血栓风险高的原因。血栓多发生在左下肢，因为右髂总动脉压迫左髂总静脉，而且子宫增大加剧了这种压迫。妊娠期髂股静脉血栓形成较非妊娠期更常见。

表 13-1 静脉血栓的高危因素

产科高危因素	母体高危因素	胎儿高危因素
• 早产 • 产后出血 • 手术产 • 子痫前期	• 高龄女性 • 体重指数>30kg/m² • 静脉血栓病史 • 易栓症（获得性或先天性） • 脱水（如妊娠剧吐） • 制动 • 合并症处于活动期 • 肿瘤 • 长途旅行	• 多胎妊娠 • 死产

肺栓塞的发生是因为肺动脉阻塞和血小板释放的血管活性物质增加了肺血管的阻力，这导致肺泡死腔增加，肺部血流再分配，影响了气体交换。右心室后负荷增加导致右心室扩张、功能障碍和心肌缺血，对受体的刺激导致肺泡过度通气，反射性引起支气管收缩，增加了气道阻力，并且肺水肿降低了肺的顺应性。

三、肺栓塞的临床表现

肺栓塞可以危及生命，也可以表现为几种轻微的症状，这些症状包括呼吸困难和胸膜炎性胸痛，但也可以没有呼吸困难，而表现为咯血或发热。因此肺栓塞的临床诊断富有挑战性（图 13-1），常被延误诊断。重要症状可能会被忽略，检查时临床表现也不明显（表 13-2）。

鉴别诊断包括心源性疾病、肺炎和气胸。如果怀疑肺栓塞应立即开始治疗直至排除肺栓塞并确认为其他诊断。诊断不仅仅是为排除静脉血栓栓塞性疾病，还应强调明确诊断的重要性。

次大面积肺栓塞可表现为：①低血压、严重呼吸困难、发绀和循环衰竭；②因右心室心肌缺血引起胸部正中疼痛；③突发病情恶化、心搏骤停或死亡。在这种紧急情况下，可能出现右心衰竭导致颈静脉压力升高，引起肝大，但心脏体征不明显。

四、血栓栓塞性疾病的管理

病情稳定的患者如考虑合并 VTE，应立即给予治疗量的低分子肝素（low molecular weight heparin，LMWH）治疗。多学科团队应明确最佳的干预措施和治疗方案，在条件允许的情况下让患者参与讨论。与肺血管造影（computed tomography pulmonary angiography，CTPA）相比，通气/灌注（V/Q）扫描的致癌绝对风险很小，但可能会略增加儿童患癌症及母亲患乳腺癌的风险。

必须密切监测患者情况，因为患者病情随时可能恶化，并需要进行抢救复苏。牢记血栓栓塞的高危因素，对出现胸痛、呼吸困难、心动过速或突发病情恶化的女性应始终高度警惕发生肺栓塞。这种情况下的做法就是"呼救，SAFE 路径"[SAFE：高年资产科医生（senior obstetrician）、麻醉医生（anaesthetists）、随时待命的医疗组（on-call medical team）、应对病情恶化的复苏团队（resuscitation team if collapsed）]。保持妊娠女性身体倾斜，如心肺复苏后没有反应，应立即行围死亡期剖宫产术（PMCS）。如果已确诊为肺栓塞或在危急情况下，在排除出血后应考虑早期溶栓治疗。启用心肺复苏的 ABCDE 步骤后，如果没有反应，不能确定呼吸和心率，应遵循心搏骤停流程进行抢救。

以下为早期管理步骤。

1. 确保环境安全，靠近患者，必要时摇动和呼喊患者。

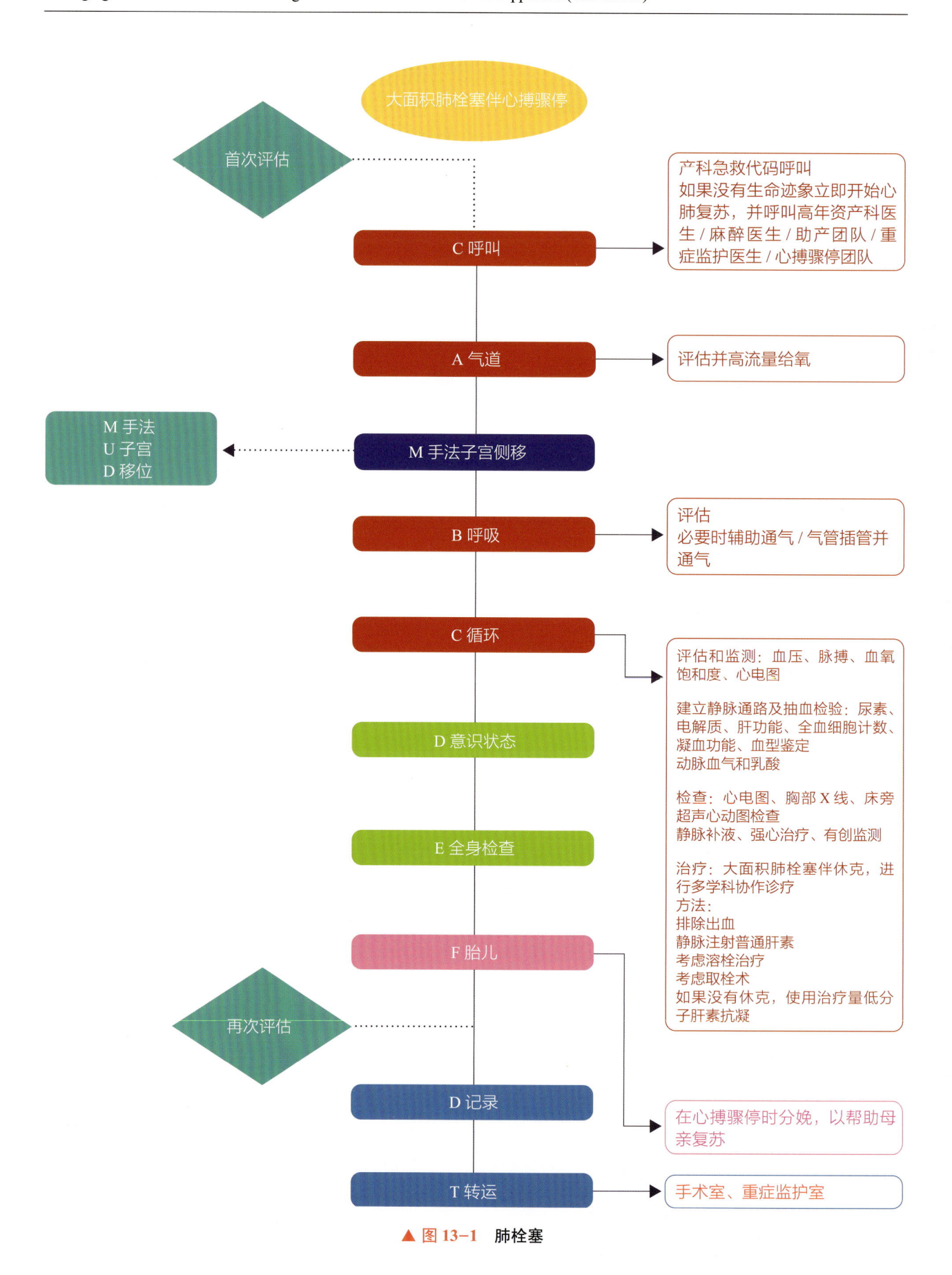

产科紧急情况与创伤医疗管理：实用管理方法（原书第4版）
Managing Medical and Obstetric Emergencies and Trauma: A Practical Approach (4th Edition)

```
                    ┌─────────────────────┐
                    │ 大面积肺栓塞伴心搏骤停 │
                    └──────────┬──────────┘
      ◇ 首次评估 ┄┄┄┄┄┄┄┄┄┄┄┄┄┤
                               │
                    ┌──────────┴──────────┐    ┌─────────────────────────┐
                    │       C 呼叫        ├───▶│ 产科急救代码呼叫         │
                    └──────────┬──────────┘    │ 如果没有生命迹象立即开始心│
                               │                │ 肺复苏，并呼叫高年资产科医│
                               │                │ 生 / 麻醉医生 / 助产团队 /重│
                               │                │ 症监护医生 / 心搏骤停团队 │
                               │                └─────────────────────────┘
                               │
                    ┌──────────┴──────────┐    ┌─────────────┐
                    │       A 气道        ├───▶│ 评估并高流量给氧 │
                    └──────────┬──────────┘    └─────────────┘
                               │
   ┌──────────┐                │
   │ M 手法    │                │
   │ U 子宫    │◀┄┄┄┄┄┄┄┄┄┄┄┄┄┤
   │ D 移位    │     ┌──────────┴──────────┐
   └──────────┘     │   M 手法子宫侧移     │
                    └──────────┬──────────┘
                               │
                    ┌──────────┴──────────┐    ┌─────────────────┐
                    │       B 呼吸        ├───▶│ 评估             │
                    └──────────┬──────────┘    │ 必要时辅助通气/气管插管并│
                               │                │ 通气             │
                               │                └─────────────────┘
                               │
                    ┌──────────┴──────────┐    ┌─────────────────────────┐
                    │       C 循环        ├───▶│ 评估和监测：血压、脉搏、血氧│
                    └──────────┬──────────┘    │ 饱和度、心电图           │
                               │                │                         │
                               │                │ 建立静脉通路及抽血检验：尿素、│
                    ┌──────────┴──────────┐    │ 电解质、肝功能、全血细胞计数、│
                    │     D 意识状态      │    │ 凝血功能、血型鉴定         │
                    └──────────┬──────────┘    │ 动脉血气和乳酸           │
                               │                │                         │
                               │                │ 检查：心电图、胸部X线、床旁│
                    ┌──────────┴──────────┐    │ 超声心动图检查           │
                    │     E 全身检查      │    │ 静脉补液、强心治疗、有创监测│
                    └──────────┬──────────┘    │                         │
                               │                │ 治疗：大面积肺栓塞伴休克，进│
                               │                │ 行多学科协作诊疗         │
                               │                │ 方法：                   │
                    ┌──────────┴──────────┐    │ 排除出血                 │
                    │       F 胎儿        ├───▶│ 静脉注射普通肝素         │
                    └──────────┬──────────┘    │ 考虑溶栓治疗             │
                               │                │ 考虑取栓术               │
      ◇ 再次评估 ┄┄┄┄┄┄┄┄┄┄┄┄┄┤               │ 如果没有休克，使用治疗量低分│
                               │                │ 子肝素抗凝               │
                               │                └─────────────────────────┘
                    ┌──────────┴──────────┐    ┌─────────────────┐
                    │       D 记录        ├───▶│ 在心搏骤停时分娩，以帮助母│
                    └──────────┬──────────┘    │ 亲复苏           │
                               │                └─────────────────┘
                    ┌──────────┴──────────┐    ┌─────────────┐
                    │       T 转运        ├───▶│ 手术室、重症监护室 │
                    └─────────────────────┘    └─────────────┘
```

▲ 图 13-1　肺栓塞

112

表 13-2 肺栓塞临床表现的发生率

表现	已被证实为肺栓塞患者的发生率
气促	89%
呼吸困难	81%
胸膜炎性疼痛	72%
恐惧	59%
咳嗽	54%
心动过速	43%
咯血	34%
体温＞37.3℃	34%

2. 呼叫帮助，并配备高级的多学科团队，其中包括高年资产科医生、高级麻醉医生、内科医生和放射科医生。如果患者没有反应，呼叫急救小组并开始心肺复苏。

3. 启用心肺复苏的 ABCDE 步骤。

4. 如妊娠大于 20 周，可以通过手动方式将子宫移位（清醒的患者选择左侧卧位）以减轻对主动脉和下腔静脉的压迫。心肺复苏后不能立即恢复自主循环应立即启动 PMCS。

5. 如果缺氧应给予高流量吸氧。

6. 心电图检查。

7. 胸部 X 线（CXR）检查。

8. 建立静脉通路并保持通畅，行全血细胞计数、凝血功能、尿素氮、电解质和肝功能检查及血型鉴定，做动脉血气分析。

9. 应在就诊后 1 小时内行紧急便携式超声心动图或 CTPA 检查。可以考虑使用床旁专用超声排除隐匿性出血，如腹腔内出血或主动脉夹层。如确诊大面积肺栓塞或在确诊前出现危急情况，首选静脉注射普通肝素并考虑立即行溶栓治疗。多学科团队可考虑行经皮导管介入或外科取栓术，治疗个体化。应该像对待非妊娠患者那样对妊娠女性进行溶栓治疗，这样才能挽救生命。溶栓后的手术出血常是灾难性的，所以治疗后应延迟分娩，因此偶尔会牺牲胎儿，因为彼时治疗的目的是肺栓塞而非分娩。

10. 转运到一个更好的场所行进一步治疗，如重症监护病房（high dependency unit，HDU）或加强治疗区（intensive treatment unit，ITU），监测血压、血氧饱和度、心电图和每小时尿量。

一旦复苏成功，需转入 HDU 或 ITU 进行观察、监护和进一步治疗。这可能包括溶栓、取栓、镇静、有创监测下机械通气及抗凝治疗。

五、可疑肺栓塞患者的检查

1. 胸部 X 线片

CXR 可以排除肺炎、气胸或肺大叶塌陷及与肺栓塞相关的异常特征，如肺不张、渗出、局部模糊、区域性缺血和肺水肿。孕期行 CXR 对胎儿辐射是可以忽略不计的。50% 肺栓塞孕妇的胸部 X 线片是正常的。若 X 线检查结果正常，则应行双下肢多普勒超声确认深静脉血栓，这可支持肺栓塞的诊断。

2. 多普勒超声

如果下肢多普勒超声检查证实存在 DVT，则不需要进一步影像学检查来证明肺栓塞。因为栓塞和血栓的治疗都相同，所以可以避免其他检查，从而减少对胎儿的辐射剂量。

3. 其他检查

• 基本血液检查：血常规、凝血功能、尿素氮、电解质和肝功能。

• 易栓症的筛查不会影响治疗，但肝肾功能可能会影响凝血功能。

4. 进一步影像学检查

通气/灌注（V/Q）肺扫描和 CT 肺血管造影

成像（CTPA）的技术在不断发展中，各地条件不同，技术可获得性不同。影像学检查应由高年资放射科医生进行。肺灌注扫描必须在正常工作时间且患者病情稳定的前提下进行，可以一直使用治疗量的低分子肝素直至可以做检查为止。相对于 V/Q 扫描，CTPA 更容易获得，而且可以识别更广泛的病灶范围。

5. D- 二聚体检查

妊娠期发生急性 DVT 进行 D- 二聚体检查是无意义的，因为正常妊娠晚期 D- 二聚体也会升高。

六、血栓栓塞性疾病的治疗

低分子肝素的治疗量应参照国家指南根据妊娠女性体重计算用量。在涉及突然恶化的血栓栓塞性疾病时，建议使用普通肝素作为初始治疗。如存在血流动力学异常，一旦排除了隐匿性出血，则应考虑溶栓治疗，因为单靠抗凝治疗是不足以减少血栓栓塞性疾病引起的缺血风险。

维持治疗

在最初的紧急情况后，后续的妊娠期间应继续使用治疗量的低分子肝素，并慎重拟定分娩时间。如果病情允许，在安全的情况下可适当延迟分娩，使抗凝血药在分娩前有足够的作用时间可以减小凝血块，但如果血栓发生在孕晚期则比较难实现。

1. 分娩期间的抗凝治疗

- 如使用低分子肝素的孕妇开始分娩，则应停止使用低分子肝素。
- 如是计划分娩，在分娩前 24 小时应该停用治疗量的低分子肝素。
- 在最后一剂低分子肝素注射后 24 小时内不能实施区域麻醉。

2. 产后立刻进行抗凝治疗

- 剖宫产术后 4 小时或拔除硬膜外导管 4 小时后应给予预防剂量的低分子肝素预防血栓形成。
- 最后一次注射低分子肝素后 12 小时内不应拔除硬膜外导管。

七、结论

- 在英国，VTE 仍然是导致孕产妇直接死亡最常见的原因，如孕妇在妊娠期间出现危险信号，必须高度怀疑可能存在 VTE 的诊断。
- 为了更好地预防和管理血栓，从早孕期开始及整个妊娠期（包括产后）应筛查 VTE 的高危因素。在整个孕期，血栓风险因素都可能会变化，所以每次入院时必须重新评估。
- 如果怀疑 VTE，应治疗至排除 VTE 为止，同时应排查其他可能的病因。
- 如果怀疑孕妇脑卒中，应像对待非妊娠女性一样进行治疗和管理，排除出血后早期溶栓治疗可以挽救生命。

拓展阅读

[1] NICE (National Institute for Health and Care Excellence). *Venous Thromboembolic Diseases: Diagnosis, Management and Thrombophilia Testing.* NG158. London: NICE, 2020.
[2] RCOG (Royal College of Obstetrics and Gynaecologists). *Thrombosis and Embolism during Pregnancy and the Puerperium, Reducing the Risk.* Green-top Guideline No. 37a. London: RCOG, 2015.

第 14 章 新生儿复苏
Resuscitation of the neonate at birth

邱国莹 译

吴 繁 李映桃 校

> **学习目的**
>
> 阅读本章后，您能够：
> - 描述新生儿出生时复苏的方法，以及与儿童复苏有何差异。

一、概述

新生儿出生时的复苏不同于所有其他年龄组的复苏，因其通常涉及从胎儿循环过渡到新生儿循环的过程，而非患有严重疾病或损伤的恢复过程。了解新生儿正常过渡的生理变化及阻断循环转换导致缺氧的病理过程，对于理解新生儿复苏的过程至关重要（图 14-1）。大多数新生儿不需要干预即可建立正常的呼吸和循环，仅有小部分新生儿出现异常，需要更进一步的干预。

某些新生儿可能因意外而在医院外出生，或者在医院内的非产科环境中出生，或者围产期孕母合并高危因素等。因此，配备具有专业新生儿复苏技能的临床医生，并且了解新生儿复苏与儿童复苏的区别，这是至关重要的。理想情况下，所有分娩现场都应该有受过新生儿复苏培训的人员在场。建议所有参与分娩的人员，都应该定期参加新生儿复苏培训，如英国复苏委员会（Resuscitation Council UK，RCUK）、欧洲复苏委员会（European Resuscitation Council，ERC）或美国儿科学会（American Academy of Pediatrics，APP）等组织的新生儿复苏培训项目。

二、正常生理

出生前，胎儿循环通过胎盘进行呼吸气体交换，肺泡内充满液体；出生时过渡到新生儿循环，即肺泡内液体快速吸收，气体在肺泡内交换，实现从胎儿循环到新生儿循环的成功转换。在非特殊情况下，这转换过程的准备工作，通常

新生儿生命支持

英国复苏委员会 — 指南 2021

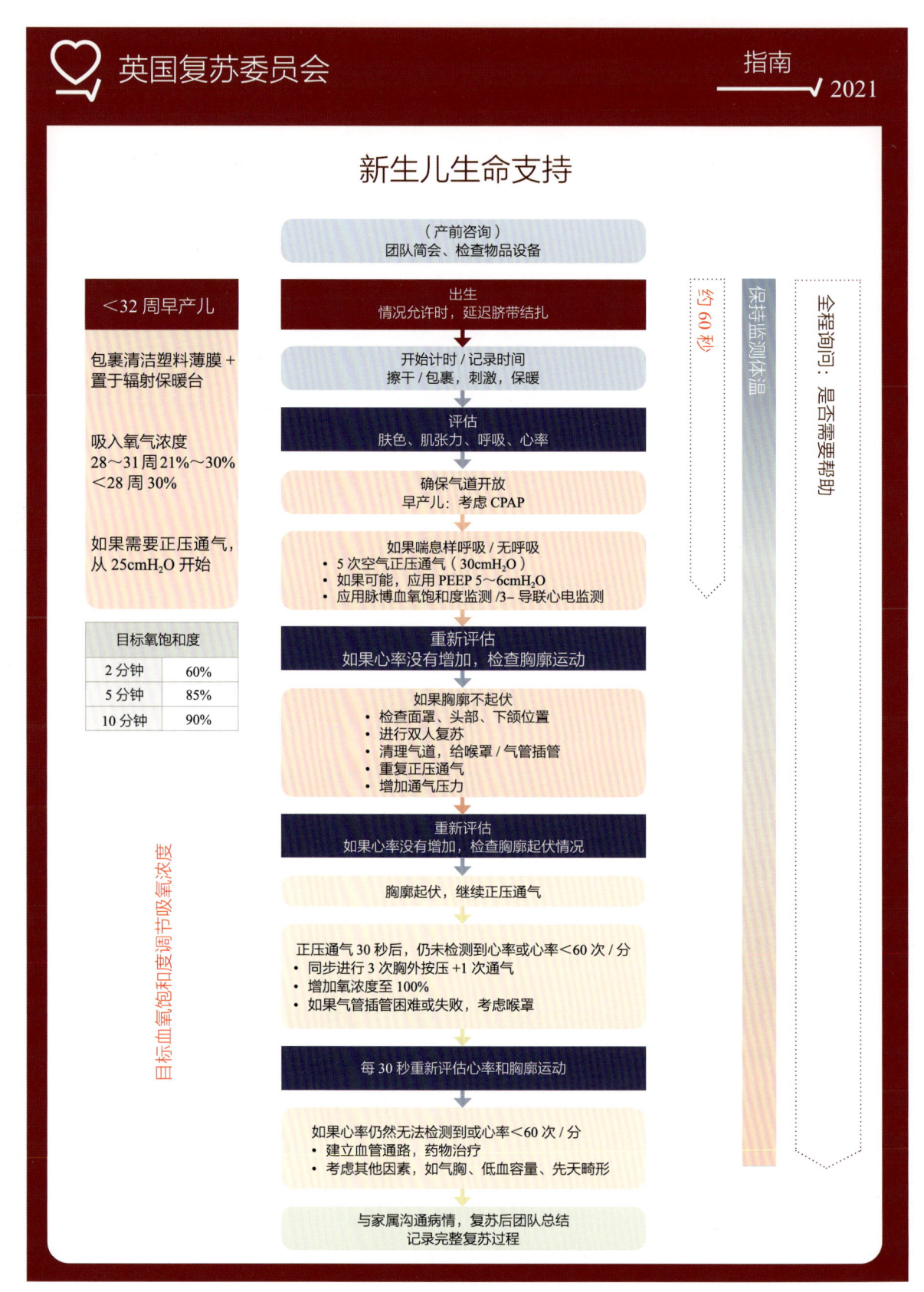

```
（产前咨询）
团队简会、检查物品设备
        ↓
      出生
情况允许时，延迟脐带结扎
        ↓
  开始计时/记录时间
  擦干/包裹，刺激，保暖
        ↓
       评估
肤色、肌张力、呼吸、心率
        ↓
   确保气道开放
   早产儿：考虑 CPAP
        ↓
如果喘息样呼吸/无呼吸
• 5 次空气正压通气（30cmH₂O）
• 如果可能，应用 PEEP 5～6cmH₂O
• 应用脉博血氧饱和度监测/3-导联心电监测
        ↓
      重新评估
如果心率没有增加，检查胸廓运动
        ↓
    如果胸廓不起伏
• 检查面罩、头部、下颌位置
• 进行双人复苏
• 清理气道，给喉罩/气管插管
• 重复正压通气
• 增加通气压力
        ↓
      重新评估
如果心率没有增加，检查胸廓起伏情况
        ↓
  胸廓起伏，继续正压通气
        ↓
正压通气 30 秒后，仍未检测到心率或心率<60 次/分
• 同步进行 3 次胸外按压+1 次通气
• 增加氧浓度至 100%
• 如果气管插管困难或失败，考虑喉罩
        ↓
每 30 秒重新评估心率和胸廓运动
        ↓
如果心率仍然无法检测到或心率<60 次/分
• 建立血管通路，药物治疗
• 考虑其他因素，如气胸、低血容量、先天畸形
        ↓
与家属沟通病情，复苏后团队总结
     记录完整复苏过程
```

< 32 周早产儿

包裹清洁塑料薄膜 + 置于辐射保暖台

吸入氧气浓度
28～31 周 21%～30%
< 28 周 30%

如果需要正压通气，从 25cmH₂O 开始

目标氧饱和度

2 分钟	60%
5 分钟	85%
10 分钟	90%

约 60 秒 — 保持监测体温

全程询问：是否需要帮助

目标血氧饱和度调节吸氧浓度

▲ 图 14-1　新生儿复苏流程

经许可转载，引自 Resuscitation Council UK

在分娩前就开始了，检测发现细胞在分娩前发生的变化可促使后续肺组织重吸收肺泡内液体。

通常一个健康的足月新生儿，在分娩后60~90秒进行第一次呼吸，促使第一次呼吸发生有以下几个因素：暴露于相对寒冷的宫外环境、分娩的物理刺激，以及正常阴道分娩经历的一定程度的缺氧。

对于足月新生儿而言，出生过程中，从气道到肺泡，约有100ml液体被清除，最初进入间质肺组织，然后进入淋巴和毛细血管系统。其中，在阴道分娩过程中，约有35ml肺液经产道挤压后由口腔和鼻腔排出。

新生儿在生后最初的几次呼吸中，呼吸模式已经特别进化，以促进肺内液体的更换。动物研究表明，在呼吸开始时，吸气相比呼气相长（"呼气刹车"现象）：呼气时声门部分关闭，以增加气道压力，避免塌陷，有时听着像哭泣样呻吟，有时像呼噜声。在健康新生儿中，第一次自发性呼吸可产生 −90~−30cmH$_2$O 的负压，这压力是以后呼吸所需压力的10~15倍，但对于克服肺液黏滞度、肺泡表面张力及胸壁、肺和气道的弹性阻力是必要的。这些强大的胸廓运动也有助于液体从气道转移至肺间质组织。只要功能残气量（functional residual capacity，FRC）成功建立，那么转移入肺间质组织的液体随后将通过淋巴系统进入循环。

如果这个过程失败，肺液没有从间质组织中清除或重新渗漏进入肺泡，呼吸会出现代偿情况，表现为呼吸频率和呼吸做功增加等。

新生儿循环适应与肺改变同时开始。肺膨胀和肺泡扩张刺激释放血管舒缩性物质，减少肺血管阻力并增加氧合。证据表明，随着FRC建立过程中肺血管阻力的下降，肺动脉血流增加、肺静脉回流左心房血量增加，从而改善左心室充盈和增加每搏量。

如果在第一次呼吸前夹闭脐带，从胎盘到右心房的静脉回流骤减，并随着肺血管阻力下降，可导致心脏缩小及心动过缓。新生儿只有成功地开始呼吸，心脏才会恢复到原来的大小并恢复心率。随后出现的循环血量增加可能是由于肺充气后，肺循环返回左心房的血量增加。低阻力胎盘循环的丧失，导致全身阻力的增加和血压的升高。如果在新生儿第一次呼吸前立即结扎脐带，会导致心动过缓，而延迟脐带结扎则可避免此现象发生（图14-2）。

随着肺循环回流左心房的增加、压力升高、卵圆孔逐渐关闭，动脉导管也功能性关闭。

由于以上原因，新生儿出生后，在脐带未结扎时，可以进行擦干、保暖和初步评估等护理。如果评估新生儿状况良好，继续保暖常规护理，并且延迟脐带结扎至少60秒（最好是在第一次呼吸之后）。如果评估新生儿需要立即复苏的，即刻予结扎脐带，放置辐射台复苏。

三、病理生理

从20世纪60年代早期开始，通过观察哺乳动物经诱导发生急性缺氧后的病理生理改变，不断总结和发展新生儿复苏的方法。新生动物在急性、完全、长期窒息及复苏后病理生理变化的实验总结，见图14-3。

当胎盘供氧中断或严重减少时，胎儿就会启动呼吸运动（尝试呼吸）以应对缺氧，但因胎儿仍在子宫中被羊水包围，这些呼吸做功无法获得氧气供应，因此胎儿会失去知觉。如果继续缺氧，呼吸中枢就会变得不活跃，并且不能继续驱动呼吸运动，通常在2~3分钟发生呼吸暂停。这种呼吸停止被称为原发性呼吸暂停（图14-4）。

在缺氧开始时，心率下降，心室充盈时间延

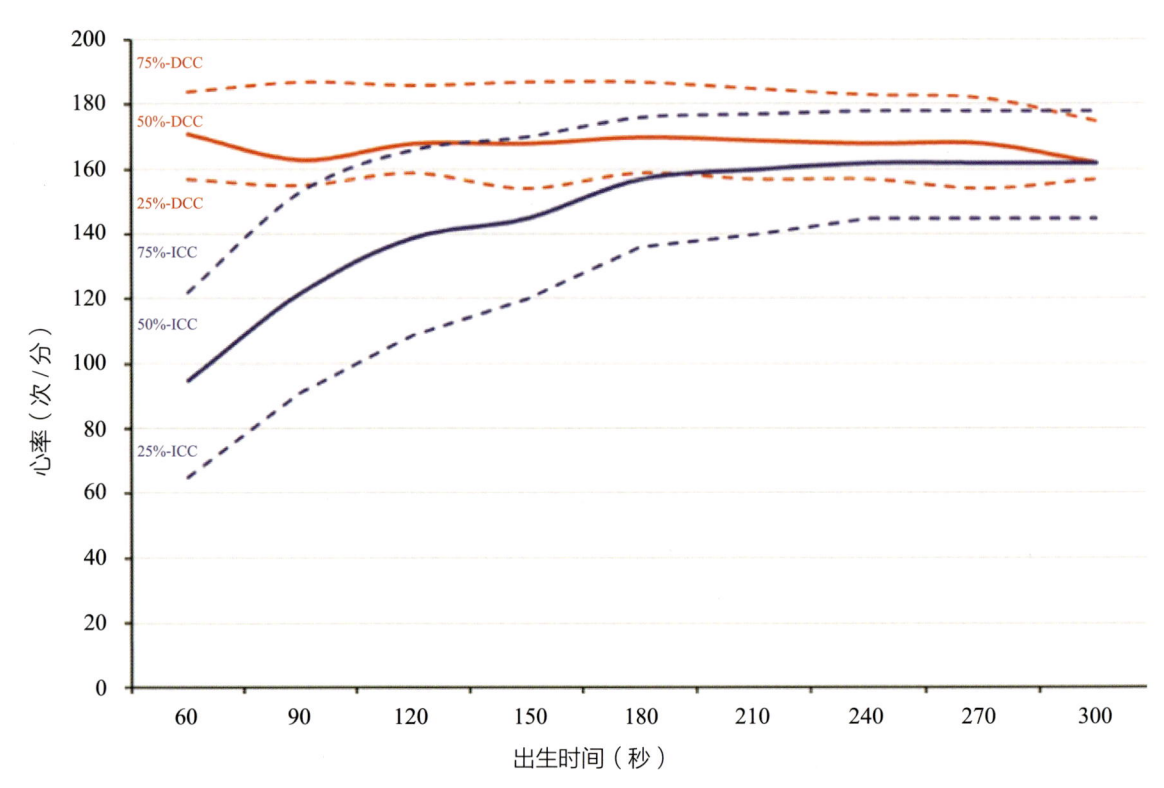

▲ 图 14-2 立即结扎脐带与第一次呼吸后结扎脐带对新生儿心率的影响
DCC. 延迟脐带结扎；ICC. 立即结扎脐带（引自 Northern Neonatal Network）

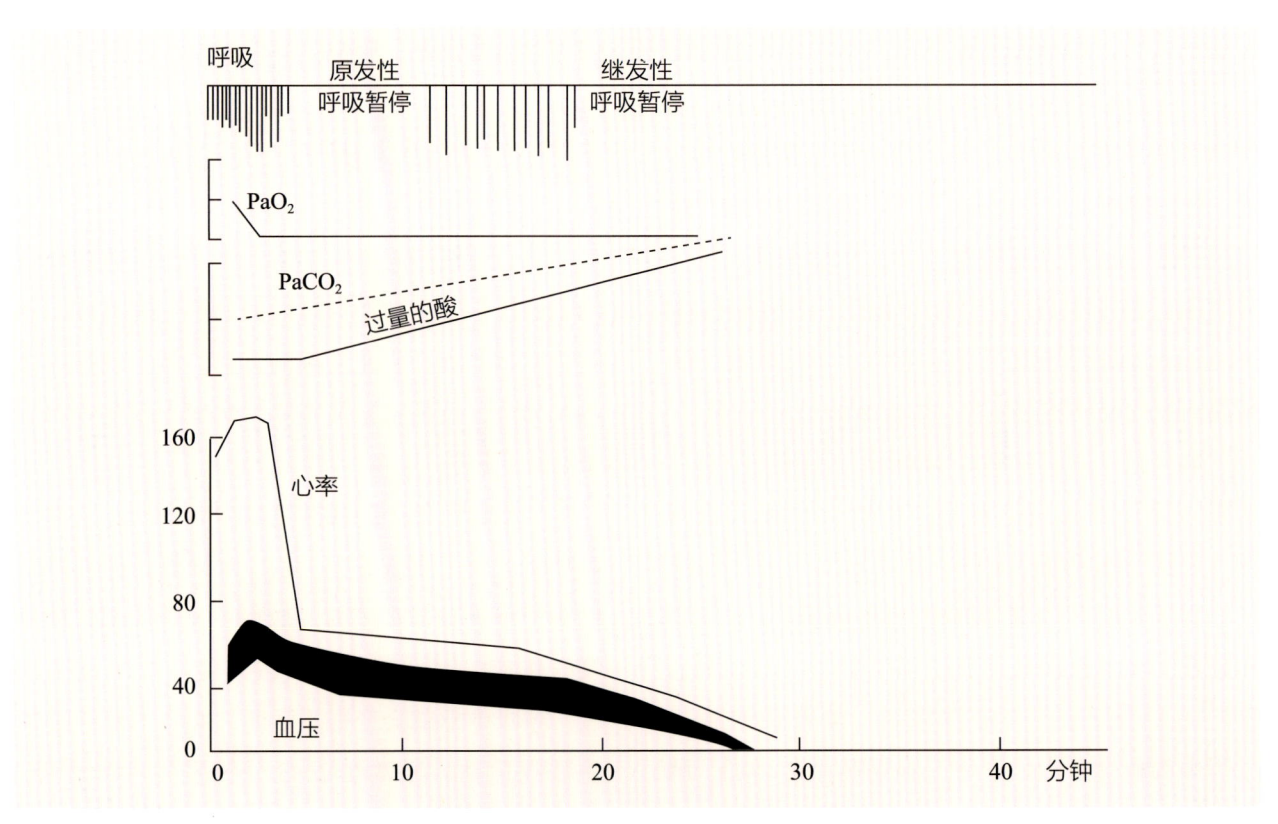

▲ 图 14-3 哺乳动物胎儿从时间为 0 开始对持续窒息的总反应
引自 Northern Neonatal Network

长，从而增加每搏量，有助于维持血压；同时，外周血管收缩维持血压，通过血液分流优先供应重要器官。

随着缺氧的持续，原发性呼吸暂停继续进展，导致高级呼吸中枢受抑制，出现喘息样呼吸，这种呼吸与正常呼吸很容易区分，深大、不规则的喘息样呼吸大概 6~12 次 / 分，尽"全身"最大努力吸气。如果这都不能将空气吸入肺部，缺氧仍继续，甚至这种反射性吸气活动停止，继发性呼吸暂停则开始。如果没有进一步干预措施，自主的呼吸动作将不再出现。新生儿要改变这种呼吸状态所需的复苏时间，会比生命中其他任何时段复苏所需的时间都要长，可能长达 30 分钟。

血液循环几乎总是保持到所有的呼吸活动停止为止，这种代偿能力是所有足月新生哺乳动物的一个共同特征，很大程度上是由于心脏中糖原的储备能够支撑心肌细胞长时间无氧酵解产生能量维持的作用。因此，如果在所有呼吸活动停止之前进行复苏，是相对简单的。一旦肺部通气，在血液循环仍然有效的情况下，氧气将被输送到心脏，然后进入大脑，进而呼吸、循环将会迅速恢复（图 14-4）。大多数尚未进展到继发性呼吸暂停的新生儿，如果气道是开放的，则可实现自行复苏。然而，一旦喘息性呼吸停止，循环就开始衰竭，复苏也变得更加困难。除了支持呼吸外，还需要支持血液循环（图 14-5）。

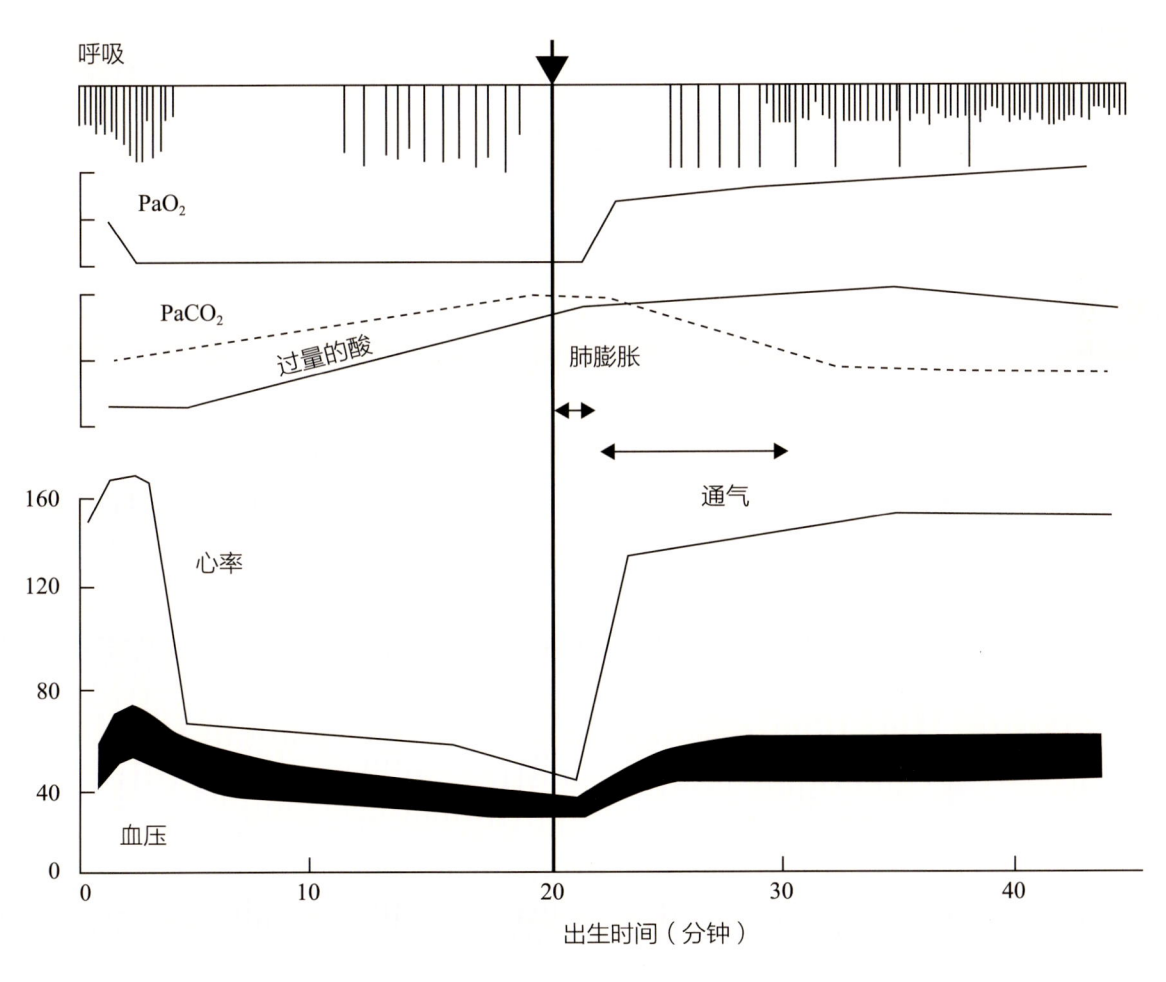

▲ 图 14-4 出生后肺膨胀和短暂通气对新生儿早期呼吸暂停（循环衰竭前）的影响
引自 Northern Neonatal Network

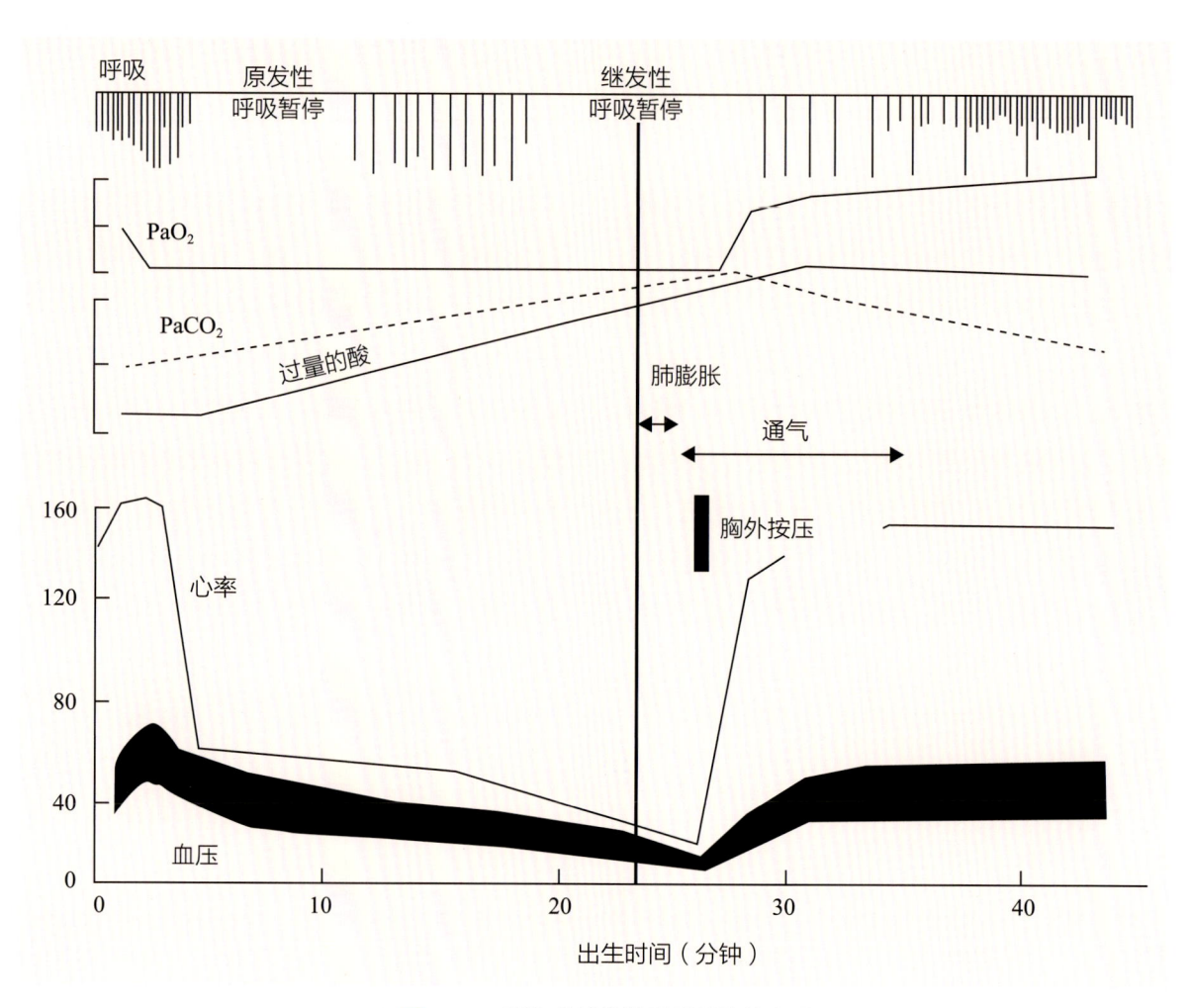

▲ 图 14-5　新生儿继发性呼吸暂停的表现

在这种情况下，肺膨胀不充分，血液循环衰竭。肺膨胀后将空气输送到肺部，短暂的胸外按压将含氧血液输送至心脏，心脏产生反应（引自 Northern Neonatal Network）

四、新生儿复苏物品

对许多新生儿而言，特别是那些在产房外出生的新生儿，复苏的需求是无法预测的。因此，为这种可能性制订预案是必要的。新生儿复苏所需的物品，见框 14-1。如果配备了关键的物品、设施，大多数新生儿都可以复苏。这些物品和设施主要包括坚固平坦的复苏台、保暖设备、人工通气装置，以及熟悉新生儿复苏技能的指导者（复苏小组的成员或在需要时可电话联系）。

五、新生儿出生时评估和复苏策略

在循环衰竭之前开始有效的复苏，复苏可能会迅速成功。原发性呼吸暂停的新生儿，如果气道通畅，他们通常可以自行复苏。不幸的是，在最初的评估中，不能快速有效地区分新生儿是处于原发性呼吸暂停还是继发性呼吸暂停。因此，必须采用一种适用于所有新生儿呼吸暂停的结构化方法，具体包括快速评估 4 个步骤同时进行，然后按照 ABC 的方法进行适当的干预。

框 14-1　新生儿复苏物品

- 辐射台
- 辐射热源和干毛巾
- 早产儿塑料袋
- 合适帽子
- 12F 吸痰管
- 面罩
- 带限压装置的袋–阀–面罩球囊或 T 组合复苏器
- 空气源和（或）氧气源
- 1 号喉罩（如 iGel 的 LMA）
- 0 号和 1 号直片式喉镜
- 鼻胃管
- 线夹
- 剪刀
- 2.5～4.0mm 气管导管
- 脐静脉导管
- 胶带
- 一次性手套
- 脉搏血氧饱和度监护仪/听诊器

1. 呼叫/呼救。
2. 记录时间。
3. 保暖、擦干，保持新生儿的体温。
4. 评估情况。
5. 气道。
6. 通气。
7. 胸部按压。
8. 药物/血管通路。

（一）寻求帮助

如果你预估或正遇到任何困难，或者如果在分娩室外分娩，请寻求帮助。收到预警后，迅速组建团队，简要分析并分配任务。

（二）启动计时器

启动计时器，记录出生时间。

（三）出生时

没有必要在出生时急于结扎脐带。完成以下步骤后，再考虑结扎脐带。

- 快速、有效擦干。
- 取出湿毛巾，用新鲜、干燥、温暖的毛巾包裹新生儿（对于极早产儿或超早产儿，最好将新生儿放在食品级塑料袋中，并尽快放在辐射台上）。
- 戴帽。
- 擦干期间，评估新生儿，并决定是否需要干预。

如果评估新生儿需要复苏，即刻结扎脐带。此外，新生儿出生后至少延迟 60 秒（在安全的情况下，直到新生儿开始呼吸）结扎脐带。

如果新生儿病情需要，则优先处理复苏。在设备和技能配合下，即使新生儿脐带仍与胎盘相连时，亦可同时复苏。然而，更常用的是，即刻结扎脐带后进行复苏。

（四）新生儿保暖

新生儿的正常体温为 36.5～37.5℃，对于健康足月新生儿而言，每下降 1℃，死亡率增加 28%。分娩环境室温应保持在 23～25℃，如果是早产儿，室温至少 26℃。如果在上述环境之外的地方即将分娩或接收新生儿入院，应采用积极的室温管理措施以使环境温度尽快达到这一基准要求，包括减少房间通风（尽可能关闭窗户和门）、迅速调节室温至 23℃（足月新生儿）或 25℃以上（早产儿）。

出生后，立即擦干新生儿，然后用温暖干燥的毛巾包裹。寒冷，除了增加死亡风险外，耗氧量也会增加，而且更容易出现低血糖和酸中毒等。如果在复苏初始阶段未解决此问题，后面容易被遗忘。分娩时大部分热量损失是由新生儿的潮湿（蒸发）和通风（对流）而散失的。新生儿体表面积与体重比例大，加剧了热量损失。

理想情况下（如果可行），应该使用辐射台或外部热源来维持体温，尤其是在通风的情况下，尽管在温暖的房间或在辐射台上，赤裸干燥的新生儿仍然会发生低体温。因此，用温暖、干燥的毛巾擦干并包裹新生儿，是有效避免新生儿体温过低的最重要的干预措施。

对新生儿而言，头部占了体表面积的大部分，所以戴帽子对于维持新生儿正常体温来说是非常重要的。

院外：在正常分娩环境之外出生的所有新生儿，出生后放入食品级聚乙烯袋或擦干后裹上包被，都是有效保暖的措施；或者可以将呼吸良好的、妊娠>30周的健康新生儿擦干，戴上帽子，并在皮肤接触（或袋鼠式父母护理）的情况下进行护理，注意遮盖其余暴露的皮肤并在转运中维持体温稳定；同时，维持体位并保证气道通畅。

（五）新生儿评估

在擦干、保暖等初步复苏后进行全面评估。

A/B	呼吸	规律、喘息、无
C	心率	快速（>100次/分）、缓慢（60～100次/分）、非常慢/没有（<60次/分）
D	肌张力	弯曲良好、肌张力降低、松软

与其他年龄段的复苏不同，所有三个项目都是并行评估的，快速的ABC评估有助于决定是否需要复苏。一旦开始采取复苏措施，应定期重新评估其效果。

这与其他年龄段使用的评估和治疗的线性层次结构不同。在新生儿中，心率和呼吸提供了最有用的信息，并且是唯一需要在复苏期间定期重新评估以判断干预有效性的项目。此外，在最初的评估中，注意新生儿的肌张力评估可以提供有用的信息，一个肌张力松软的新生儿可能是意识已经丧失的，这表明新生儿可能受到缺氧的影响。

肤色虽然不再用作正式评估指标，但仍然是一个潜在有用的状态指标。正常的新生儿在出生的前几分钟，会从"发绀"变成"粉红"。由于周围血管强烈收缩（"关闭"）而脸色苍白的新生儿更有可能出现酸中毒。这种外观变化，表明围产期损伤产生了显著的心血管反应。

呼吸和肤色可以在擦干时评估，肌张力可以在擦干时感受评估。心率在擦干过程中通过听诊器评估，可以由另一个人执行，如果只有一个复苏者，也需立即进行评估及后续复苏。

1. 呼吸

大多数健康足月的新生儿在分娩后60～90秒进行第一次呼吸，并建立自主、有规律的呼吸，在出生后3分钟内心率持续≥100次/分。如果擦干后持续没有呼吸（呼吸暂停）或出现喘气及不规则、无效的呼吸，则需要进行干预。

2. 心率

在最初几分钟，在心尖处听诊是评估心率的最佳方法。触诊外周脉搏不实用，不推荐。触诊脐带搏动≥100次/分时才可靠，而低于此频率则应该通过听诊来判断。有些情况下，听诊可以检测到心率时，而脐带脉搏可能就无法感触到。

在分娩室，新生儿重症监护室（neonatal intensive care unit，NICU）团队在足月儿或早产儿分娩后需要复苏时，应使用脉搏血氧饱和度监测仪。在复苏过程中，脉搏血氧饱和度监测仪不应中断。一旦获得良好的检测信号强度，将探头读数（脉率）与听诊心率相关联也是一个很好的做法。如果条件允许，使用心电监测（ECG），可在新生儿复苏期间提供快速、准确和连续的心率读数，但不得因 ECG 的使用而延迟复苏的进行。在资源匮乏或非专业的情况下（特别是当血氧探头只适合大儿童或成人时），建议使用听诊器，以便立即进行复苏。

脉氧仪探头必须放在右手鱼际肌（而非左手）或手腕上，以准确反映导管前的饱和度（最有可能反映分配到冠状动脉和脑循环的血液氧合状况）。正确应用脉氧仪可在应用后的 60~90 秒准确地读取心率和血氧饱和度。健康的新生儿出生后最初几分钟的血氧饱和度水平可能比其他时间要低得多（表 14-1）。通过评估皮肤或黏膜的颜色来判断氧合是不可靠的，需要关注的是新生儿出生时的肤色、在复苏后是否发生变化，以及何时、如何发生变化的。如果新生儿在复苏后仍然肤色苍白和心动过缓，有可能是低血容量和代谢性酸中毒导致。同样，出生时应立即评估肌张力，然后随着复苏的进展而观察其变化。

表 14-1　导管前目标血氧饱和度水平

出生时间	导管前目标 SpO_2 水平
2 分钟	65%
5 分钟	85%
10 分钟	90%

在复苏过程中，准确和及时的心率评估是至关重要的，因为心率的增加将是复苏成功的第一个迹象。

（六）根据初步评估结果的分类

在初步评估的基础上，通常可将新生儿分为以下三种。

1. 呼吸或哭声有力、肌张力良好、心率≥100 次/分，都是健康的新生儿，应该擦干并保暖，戴上帽子，60 秒后结扎脐带。如果合适，可以与母亲一起护理，通过包被覆盖保护，新生儿在包被下与母亲皮肤接触保持温暖，同时吸吮吃奶。

2. 呼吸不规则（不充分）或呼吸暂停、肌张力正常或稍降低、心率缓慢＜100 次/分时，如果温和的刺激（在这种情况下，擦干亦是一个足够的刺激）不能诱导有效的呼吸，应迅速结扎脐带，开始复苏。擦干及包裹完成后，摆正体位，打开气道。大多数新生儿使用面罩正压通气可改善呼吸，直到恢复有效自主呼吸，并以心率来评估干预效果。

3. 呼吸不充分、喘息或呼吸暂停、肌张力松软、心率非常慢（＜60 次/分）或无法测出、肤色发绀或苍白（苍白常提示灌注不良）时，确保良好保暖处理，并按照图 14-1 所述的方式开始干预。

无论新生儿是处于原发性呼吸暂停还是继发性呼吸暂停（图 14-3），都应尽早结扎脐带。对于需要复苏的新生儿而言，有时会提倡挤压脐带代替延迟脐带结扎，可适用于胎龄＞28 周的新生儿，而小于此胎龄则不推荐使用，因为有研究证据表明它与损伤（脑室内出血）有关。

处理脐带后，擦干并包裹新生儿，同时进行评估和复苏。开放气道，然后通过用 5 次正压通气（2~3 秒/次）给肺部充气。面罩正压通气后，重新评估心率反应及胸廓起伏情况，根据评估后的结果决定后续措施，具体可参考图 14-1。

- 气道。
- 呼吸。
- 循环。
- 药物，在少数特定的情况下。

(七)新生儿复苏

1. 气道

新生儿应保持头部正中鼻吸位置(图 14-6)(见第 19 章),保证开放气道。新生儿头部偏大,枕部多为突起,仰卧时,容易会导致颈部弯曲,可放一肩垫在肩下,有助于保持气道的中立位置;同时,推动下颌使舌头向前,打开气道,特别是当新生儿处于松软状态时。但是,过度仰伸,也可能使新生儿咽部气道塌陷,导致阻塞。因此,如果在肩膀下使用肩垫,必须小心以避免颈部过度仰伸。

出生时口咽及其周围的大多数分泌物是稀薄的,很少引起气道阻塞。所有新生儿出生后,即使是胎粪吸入的新生儿,一旦开放气道,应优先考虑使用合适的面罩正压通气以促使肺膨胀。

在复苏期间,如果担心可能存在气道阻塞(如面罩正压通气下胸廓起伏不明显、心率低),则应考虑气道开放是否充分的问题,可采用的措施包括双人托颌法(图 14-7)、插入喉罩或在喉镜下吸引口咽。如有任何明显阻塞气道的物质,应选用大口径吸引导管轻轻吸引,而不应盲目进行口咽深部抽吸术,因为可能会引起广泛的软组织损伤、刺激迷走神经引起心动过缓和喉痉挛。如果需要,则负压不应超过 -150mmHg(-20.0kPa)。

双手托颌法或喉罩优先用于建立口咽气道,但它们偶尔也会加重小婴儿的气道阻塞。有时,口咽气道在困难气道中是很有用的。

胎粪吸入:羊水粪染(浅绿色)是相对常见的,发生率高达 10%。然而,胎粪吸入是一种少见的事件,通常发生在宫内近足月时,因严重的胎儿宫内窘迫引起胎粪排出及喘息样呼吸,从而导致胎粪被吸入。

分娩前已吸入胎粪,意味着以往广泛提倡和使用的分娩后吸引气道的产儿科联合策略是效果不佳的。在羊水粪染无活力的新生儿中,先进行气管插管接胎粪吸引器吸引胎粪者,与未行气管插管吸引者比较,其胎粪吸入综合的发病率没有差异。所有这些措施会延迟新生儿复苏的操作执行。因此,当一个羊水粪染的新生儿娩出时,如果需要复苏,应该优先考虑肺通气,而不是清除胎粪。

胎粪吸入的新生儿需要复苏时,从标准的新生儿生命支持指南(newborn life support,NLS)开始,如果摆正头部正确体位(正中鼻吸位)后,在正确的时间周期(5 次呼吸,2~3 秒/次)内进行正压通气时,仍无明显胸廓起伏,则考虑气道吸引。

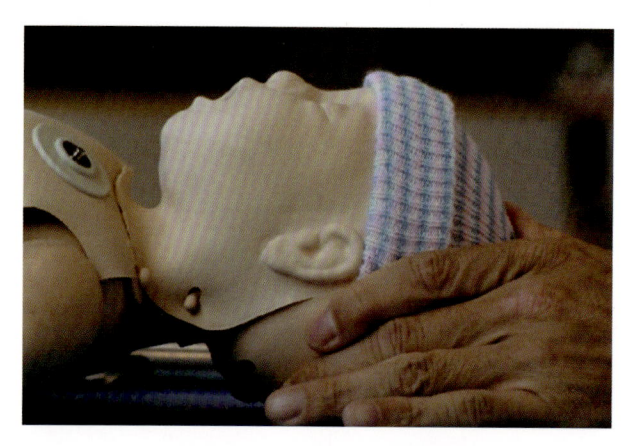

▲ 图 14-6 新生儿正中鼻吸位

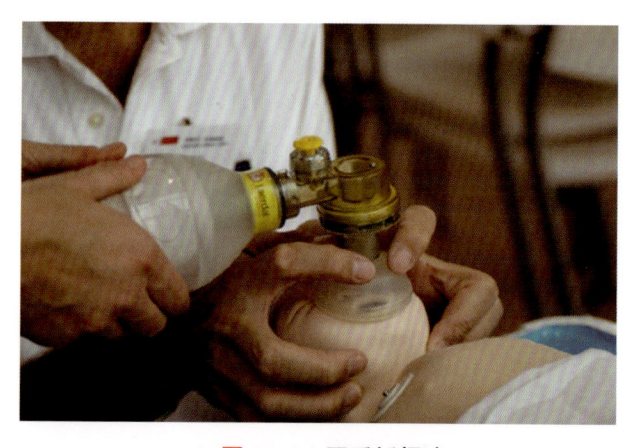

▲ 图 14-7 双手托颌法

从有效复苏的角度来看，可能直接引起问题的应该是黏稠胎粪引起的堵塞气道，需要在直视下用胎粪吸引器进行抽吸气管。不建议对羊水粪染的新生儿常规进行气管插管吸引清理胎粪。如果非常黏稠的胎粪堵塞了气道，则需要复苏团队具备气管插管下接胎粪吸引器清理气道的技能。少部分羊水粪染的新生儿需要转入新生儿重症监护室接受进一步的监护治疗和管理。

2. 呼吸（通气与换气）

足月新生儿的前五次呼吸应该是"充气"呼吸，理想情况下，使用连续供气、限压装置（设置最大压力 30cmH$_2$O）及合适面罩（覆盖口鼻）的正压装置，提供持续 2~3 秒 / 次的正压通气，以便用空气代替肺泡中的肺液。如果没有这样的系统，可用一个 500ml 容量和设置在 30~40cmH$_2$O 的压力阀的自动充气式气囊替代使用（图 14-8）。就算没有压缩空气或氧气，都可以使用；甚至一个更小尺寸的气囊（<500ml）也可以工作，但维持 2~3 秒以上的膨胀比较困难，因此不推荐选择使用，除非没有其他选择。在这 5 次呼吸中，重要的是要记住，在最初的几次呼吸中，胸部可能看不到起伏，因为肺内液体尚未被吸收和被空气所取代。在 5 次呼吸后，应该进行第一次重新评估。

充分的肺通气通常表现为心率快速增加或维持≥ 100 次 / 分。如果心率有反应，则可假设肺部已经成功充气。一旦肺部充气，心率增加或看到胸廓起伏，则应以短吸气（吸气时间不超过 1 秒）、30 次 / 分的速度继续通气，直到建立规律的自主呼吸。

在可能的情况下，胎龄＞32 周早产儿或足月儿用空气复苏。早产儿应避免吸氧过多。胎龄＜28 周，开始时使用氧浓度为 30% 的氧气；胎龄 28—32 周，早产儿使用氧浓度为 21%~30% 的

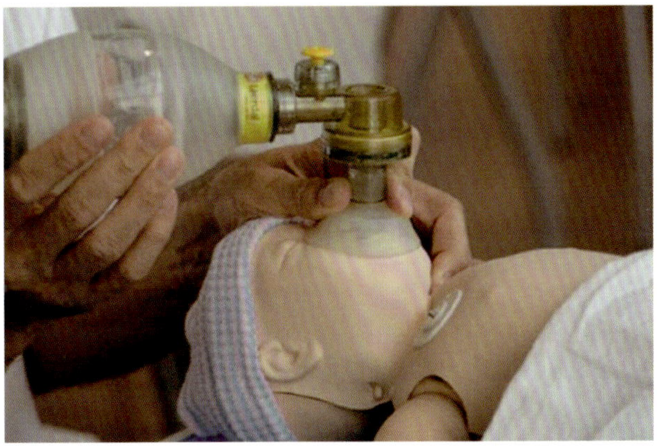

▲ 图 14-8 单手操作气囊面罩正压通气

氧气。根据脉搏血氧饱和度仪测量导管前目标SpO$_2$，参考表 14-1 和图 14-1。

如果 5 次正压通气后，心率没有升高，那么要检查胸廓是否有起伏。在通气期间，肺部充满液体，即使在没有有效的通气时，也可能会错误地检测到"呼吸"声音，应重新检查气道是否开放。如果还是没有看到胸廓起伏，继续重复矫正正压通气；如果有胸廓起伏，而心率没有增加，则继续给予 30 秒的正压通气，然后重新评估心率。

3. 循环

如果有效正压通气 30 秒（胸廓有起伏），心率仍<60 次 / 分，则开始胸外按压。

新生儿胸外按压的目的是将含氧血液从肺部转移到心脏和冠状动脉，并不像儿童或成人那样旨在维持脑循环。一旦含氧血液到达冠状动脉，通常会促使心脏从无氧能量生成到有氧能量生成的变化，因此心率会增加，从而提供重要器官的灌注血量。只有在肺部通气有效时，胸外按压的血液才能良好充氧。新生儿呼吸衰竭多会引起心脏损害，只有在有效通气的情况下才能得到有效的治疗。

对新生儿进行胸外按压最有效的方法是双手环抱法，双手指环抱新生儿胸部，支撑背部，双侧拇指覆盖在胸骨下 1/3 处（图 14-9）。拇指指尖

并列比拇指重叠放在一起更有效，但更有可能导致操作者疲劳。快速按压胸廓深度达前后径 1/3，并确保每次按压后前胸壁完全回弹，然后再开始下一次按压。舒张期时血液返回到冠状动脉，因此，有效的复苏至关重要。证据表明每次正压通气 3 次、胸外按压 1 次（3∶1）是新生儿最有效的通气与按压比，目标是实现 120 次 / 分事件（90 次按压和 30 次通气）。

胸部按压的目的是将含氧血液或药物输送到冠状动脉，以启动心脏恢复。因此，在确定有效的肺通气之前，先开始胸外按压是没有意义的。同样，胸外按压要配合高质量的正压通气，否则按压也是无效的。因此，重点必须是要有高质量的正压通气，然后配合胸外按压（3∶1）的比例操作，才是有效的按压。即使是在插管，也不应同时进行按压和呼吸（也称为异步通气胸部按压，常用于老年患者）。如果两者同时进行，按压会降低通气的有效性。通常，持续胸外按压 20~30 秒，心脏就会出现心率增加。因此，建议定期 30 秒间隔重新评估心率。如果在复苏时需要进行胸外按压，请确保使用 100% 氧浓度。一旦建立了自主循环，可以使用脉搏血氧饱和度监护仪作为评估手段。

一旦心率＞60 次 / 分，并呈上升趋势，就可以停止胸外按压。继续正压通气，直到有效的自主呼吸建立。在没有自主呼吸的情况下，可能需要进行机械通气。

4. 药物

如果有效的正压通气及胸外按压，心率仍＜60 次 / 分，则应考虑使用药物治疗。心率无反应的最常见原因是无法实现或维持肺充气，只有气道打开且肺充气，给药才会有意义。在进行药物治疗之前，必须重新评估气道、呼吸（观察胸廓运动）和胸部按压是否充分有效。药物最好通过

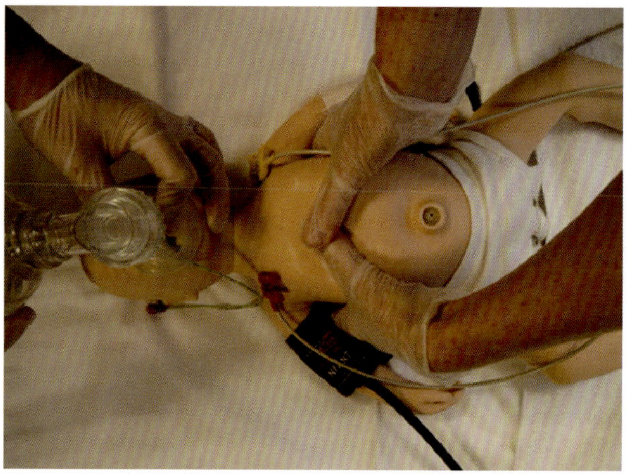

▲ 图 14-9 胸外按压双手环抱法

脐静脉置管给药，如果难实施，骨髓内用药，也是替代方法之一。如果复苏需要用到药物才成功，结局可能很差。

(1) 肾上腺素：α 肾上腺素能受体有效增加复苏期间的冠状动脉灌注，增强心脏输送氧。在出现严重且无反应的心动过缓或循环衰竭的情况下，可静脉注射 0.02mg/kg（0.2ml/kg，浓度 1∶10 000）肾上腺素。3~5ml 的 0.9% 氯化钠注射液冲管，以确保其到达循环。如果无反应，可以每 3~5 分钟再给予肾上腺素 0.02mg/kg（0.2ml/kg，浓度 1∶10 000），然后 0.9% 氯化钠注射液冲管。如果不能及时建立静脉通路或骨髓内通路，可以尝试气管插管内注入肾上腺素 0.1mg/kg（1ml/kg，浓度 1∶10 000），但通过静脉途径使用肾上腺素不应采用这么高剂量。如果已通过气管插管内使用肾上腺素，并且仍在复苏，则应同时寻求开通脐静脉导管 / 骨髓内通路。

(2) 葡萄糖：在新生儿窒息和复苏的动物模型中，低血糖与不良的神经系统结局和脑损伤加重相关。一旦新生儿心脏消耗了内源性糖原供应，它也需要外源性能量才能继续发挥功能。因此，在长时间复苏期间，宜考虑静脉注射 10% 葡萄糖 2.5ml/kg。一旦考虑给药，需要提供安全的静脉

通路注射葡萄糖，以防止低血糖反弹。在新生儿复苏期间给予葡萄糖推注不太可能引起有害的高血糖，但可避免损害性低血糖。维持正常血糖是必须的，复苏后应密切监测血糖水平。使用微量血糖检测仪来快速测新生儿血糖并不可靠，尽可能不应用，除非检验室的检查结果过度延迟。

(3) 碳酸氢盐：任何呼吸衰竭终末期的新生儿都有严重的酸中毒，酸中毒会抑制心脏功能。碳酸氢钠 1~2mmol/kg（相当于浓度为 4.2% 的碳酸氢钠溶液 2~4ml/kg）可用于已建立充分的通气和循环（胸外按压）支持后，以提高 pH 并增强氧气和肾上腺素的作用。目前，碳酸氢盐的使用仍存在争议，只有在所有复苏操作后仍无心排血量，或存在严重而无反应的心动过缓时考虑使用。不建议在短期心肺复苏时使用。

(4) 液体：通常，由于已知或疑似的失血（产前出血、胎盘/前置血管或分离但未夹住的脐带出血），可能会出现低血容量。窒息后继发于血管张力丧失的低血容量并不常见。如果新生儿持续存在面色苍白和休克状态，或者给药后仍有持续的心动过缓，此时可能需要扩容，可安全使用 10ml/kg 的平衡液（或 0.9% 氯化钠）。如果是失血，特别是在急性严重的失血又未行交叉配血情况下，应优先选择巨细胞病毒阴性、RhD 阴性的 O 型血液，不推荐使用白蛋白（和其他血浆替代品）。但是，大多数新生儿或新生儿复苏不需要输液，除非有已知的失血性或感染性休克。

由于大多数需要复苏的新生儿不是低血容量，特别是那些早产儿，扩容应谨慎，以避免不当或过量的液体补充。过度的血管容量扩张可引起因长期缺氧造成的心脏功能恶化，并与早产儿脑室内出血和肺出血发生率的增加有关。

(5) 纳洛酮：它不是一种急性复苏药物。如果复苏有效的新生儿，肤色红润、心率 ≥100 次/分，但因受母体阿片类药物的影响，也有可能无法自主呼吸。如果怀疑新生儿有呼吸抑制，则可以考虑肌内注射纳洛酮（足月新生儿为 0.2mg），更小剂量 0.01mg/kg 也可逆转阿片类药物的镇静作用，但效果只会持续很短的时间（约 20 分钟），而肌肉注射常规剂量可以持续数小时。静脉注射纳洛酮的半衰期短于其拟逆转的阿片类药物，目前还没有证据推荐气管内给药。

碳酸氢盐、葡萄糖、液体和纳洛酮禁止通过气管内用药。

（八）对复苏的反应

复苏成功的第一个迹象是心率增加，而呼吸的恢复可能会延迟。处于继发性呼吸暂停的新生儿在恢复正常呼吸之前，往往会先开始喘息（图 14-3）。那些处于原发性呼吸暂停的患者可能在复苏的任何阶段开始正常呼吸。根据循环状态，肤色可能迅速或缓慢恢复，但普遍来说，一旦心脏功能、循环和自发性有效呼吸恢复，新生儿的肌张力（代表意识）是改善的最后一个关键指标。

（九）复苏终止

在计划分娩的环境外出生且出生后超过 10 分钟心率仍未检测到的新生儿，其预后可能会很差；但对于在新生儿重症监护室里能快速获得良好新生儿重症监护途径的新生儿，则不适用。此外，完成 NLS 指南中的所有步骤通常需要超过 10 分钟。

在考虑停止复苏时，应考虑分娩地点、宫内病因、宫内缺氧持续的时间，以及可迅速开展的治疗，如亚低温治疗和高质量的新生儿重症监护等因素。最近的研究表明，如果存在可确保高质量复苏和复苏后积极亚低温治疗的条件，就算没有检测到心率，复苏也可以合理地持续 10 分钟以上。但是，如果心率一直未恢复，应特别注意纠正可逆的心搏骤停原因。如果心搏骤停时间接近20分钟，应主动考虑停止复苏。

在极少数幸存者中，复苏超过20分钟且未检测到心率者，新生儿死亡或严重残疾的可能性很大，无论是否提供NICU治疗。

停止复苏应是由最资深的临床医生做出的决定，理想情况下是由那些有新生儿复苏经验的人进行决策，这可能意味着要通过电话或视频会议与其他中心的新生儿团队进行咨询。

在持续20分钟的复苏中，心率持续缓慢（＜60次/分且没有改善），停止的决策就不那么明确了。除了由复苏小组和高级临床医生（理想情况下）对病情进行个体化评估之外，没有任何证据可以推荐一种通用的方法。在这种情况下，持续重症监护的可用性和可获得性，对恰当决策的做出具有更大影响。

停止复苏措施的决定（在20分钟前停止或根本不开始复苏），可能适用于以下情形：极低胎龄的早产儿（＜23周）、出生体重＜400g或存在致命的出生缺陷，如无脑畸形、确诊13或18三体综合征。复苏应该是在存活率高和可接受的并发症的情况下进行。这些决定应由团队的高级成员（最好是顾问医师）与家长和其他团队成员共同决定。

六、喉罩

喉罩（laryngeal mask，LM）可作为新生儿正压通气面罩的替代品，适于体重＞2000g或胎龄＞34周的新生儿。如果面罩通气不成功时，可考虑使用喉罩。出生体重＜2000g或胎龄＜34周的新生儿，目前暂无证据支持使用，而接受胸外按压的新生儿亦无证据支持喉罩使用。

常用的新生儿喉罩类型包括LMAS（利用充气套囊形成密封结构）和i-GEL喉罩（非充气型喉罩，使用柔软的硅胶样热塑型合成橡胶构成，置入咽部之后，通过体温塑形，塑造出新生儿的喉部形状，形成密封结构）。

喉罩只能由那些接受过培训的人来插入，但通常只需要短时间的培训，就能熟练地掌握使用方法。由于训练时间和经验的限制，与培训熟练掌握气管插管相比，人们更容易被训练为使用LM，而不是熟练使用气管插管。有证据表明，喉罩并不优于被训练有素者使用的面罩，在英国的大多数新生儿抢救单元里，面罩还是作为第一线选择。如果需要在不同环境之间转移，并且正在进行呼吸支持，喉罩可能有助于提供安全气道。在新生儿中，建议在插入喉罩之前，可用喉镜或压舌板来帮助推动舌头，为喉罩的置入创造更大的空间。在插入喉罩前，可抽吸气道的分泌物，以减少口咽部堵塞。

七、气管插管

大多数新生儿可以使用面罩或喉罩进行复苏。瑞典的数据表明，如果能有效地应用面罩通气，500名新生儿中只有1人需要插管。气管插管仍然是气道管理的金标准，但前提是气管插管能够正确放置，而且不会明显中断持续通气，也不会对口咽和气管造成创伤。在长时间复苏、处理超早产儿和当怀疑有气管阻塞时特别有用。如果面罩通气失败，应予考虑气管插管，尽管最常见的原因是头部位置不良，从而导致无法打开气道。然而，气管插管可能会导致复苏的显著中断。因此，需要由经验丰富的人员操作，以防在复苏过程中造成不必要的延迟，特别是在插管前面罩通气有效时。

插管技术与大婴儿相同。正常的足月新生儿通常需要 3.5mm（内径）的气管导管，但也应该备有 2.5mm、3.0mm、4.0mm 的气管导管。

确认气管插管的位置，可以通过心率的快速提升来确认。此外，呼出气二氧化碳监测仪（比色或定量）是一种快速的、广泛应用的、可确认气管位置是否正确的方法。呼出 CO_2 的检测应用于确认气管插管的放置，但不应单独使用。听诊两侧腋下的呼吸音，以及观察对称的胸廓运动，可有助于避免气管插管歪向右主支气管，这可能引起"假二氧化碳阳性"测试结果。新生儿抢救时使用的药物直接污染比色检测器时，也可能会出现假阳性反应。在低心排血量状态下可能出现假阴性，尽管准确放置气管导管，但可能也无法检测到 CO_2。

八、早产儿

在产房之外，意外分娩的往往多半是早产儿。虽然晚期早产新生儿（胎龄 33~36 周）可以采用与足月新生儿相同的方式进行管理，但许多胎龄 32~33 周的新生儿，以及所有胎龄<32 周新生儿在过渡到宫外生活期间，都需要精心的治疗与护理。这些操作应该是可预见性的，旨在预防问题的发生，而不是等缺氧事件发生后提供复苏。

早产儿更容易发生低体温（因为较高的体表面积与体质量比），也更容易发生低血糖（更少的糖原储备）。将胎龄<32 周早产儿的头部和身体（除面部）用聚乙烯包裹或袋子包裹，并放置辐射台保暖，以帮助维持正常体温。理论上，使用辐射台及塑料薄膜保温保湿，可创造一个温暖、加湿的环境，以保持体温控制（框 14-2）。胎龄<32 周的早产儿，也可能需要其他干预措施来维持温度，如使用加热床垫和加温、加湿的气体进行通气。在使用外部热源时，连续的温度监测是必要的，以防止发生体温过高。对于胎龄>30 周的早产儿，可采用与足月出生者类似的方式，用干燥、温暖的毛巾将新生儿干燥包裹。

塑料袋是一种有用的保暖技术，当新生儿意外出生在分娩室外，可作为保暖措施。当然，亦可用温暖的毛巾包裹，并确保提供一个温暖的环境。

胎龄越小的早产新生儿，在没有帮助的情况

框 14-2　关于早产儿（胎龄<32 周）出生时塑料袋的使用指南

1. 胎龄<32 周早产儿可放置在塑料袋或薄膜中，以保证复苏期间的温度稳定，直到进入 NICU 放置在温箱内湿度达到期望的水平。此方法可防止蒸发热损失，但不能取代温箱；也不能取代用以保持在分娩室外出生的新生儿周围环境温度的所有保暖措施。
2. 此类新生儿出生时不需擦干，直接放入准备好的塑料袋或包装袋中。不需要用毛巾包裹，保证湿度。塑料袋只能防止蒸发热损失，一旦放入袋子，新生儿应该放置在辐射台下。
3. 合适的塑料袋是专为微波炉和烘焙而设计的食品级塑料袋。
4. 袋子应该覆盖从肩部到足部。避免颈部周围的间隙，减少暖空气的丢失和冷空气的进入。头部从袋子中伸出，应该像往常一样擦干，并在头部戴上帽子，以进一步减少热量损失。复苏 / 稳定应按照 NLS 指南开始。
5. 塑料袋或包装不会干扰标准的复苏措施。如果需要脐静脉置管，那么可以在袋子里做一个小洞，以方便置管。
6. 除非复苏决策者认为有必要，否则不得取出该袋子。
7. 在转到新生儿病房并稳定通气后，如果需要，应记录新生儿的温度。只有温箱温度、湿度满足新生儿体温维持，并根据护理方案提供进一步的护理时，才会取出塑料袋。

下建立足够的自发性呼吸的可能性就越小。胎龄＜32周的早产儿很可能缺乏肺表面活性物质，特别是在意外分娩或紧急分娩时。肺泡表面活性物质，由肺泡Ⅱ型上皮细胞分泌，可降低肺泡表面张力，防止肺泡塌陷。少量的肺泡表面活性物质在妊娠20周左右出现，但只有在30~34周后，产量才会激增。肺泡表面活性物质在出生时由于通气和肺泡膨胀而释放。低温（＜35℃）、缺氧和酸中毒（pH＜7.25）可减少其产生。肺泡表面活性物质缺乏可发生在任何胎龄，特别发生在妊娠30周之前出生的新生儿。许多单位根据出生时的妊娠情况来制订解决这个问题的策略。经鼻持续气道正压通气（continuous positive airway pressure，CPAP）现在被广泛用于相对稳定但伴有呼吸窘迫的早产儿，可避免气管插管和有创通气。但是，如果需要气管插管和有创通气，则应尽快给予外源性肺表面活性物质。

早产儿的肺比足月新生儿更脆弱，因此更容易受到过度膨胀的损害。因此，从较低的吸气压力 25cmH$_2$O（2.5kPa）开始是合适的，如果没有心率反应，增加到 30cmH$_2$O（2.9kPa）。使用呼气末正压（positive end-expiratory pressure，PEEP）有助于防止呼气时气道塌陷，通常使用压力为 5cmH$_2$O（~0.5kPa）。在大多数情况下，不可能测量每次呼吸的潮气量，看到胸部运动有助于确认肺部通气，但在胎龄＜28周的早产儿中，非常明显的胸壁运动表明潮气量可能过大，并可能造成损害。如果胸部运动过度，心率≥100次/分，并且有足够的血氧饱和度，则应避免这样做，并应降低吸气压力。

早产儿更容易受到高氧的毒性影响。使用脉搏血氧饱和度监护仪从出生开始监测心率和血氧饱和度，从而调节氧浓度。出生时暴露于高浓度氧气中会产生长期显著的不良反应。目前，对于胎龄＜28周的早产儿的复苏，从氧浓度为30%的氧气开始，胎龄为28—32周时，从氧浓度为21%~30%的氧气开始，胎龄＞32周时，从氧浓度为21%的氧气（空气）开始。吸入氧浓度应根据监测的血氧饱和度值进行调节，在右上肢（手腕或手掌）测量的可接受的导管前血氧饱和度如表14-2所示。

表14-2　早产儿（无辅助吸氧导管前目标血氧饱和度）

出生时间	可接受（第25百分位）导管前目标 SpO$_2$ 水平
2 分钟	65%
5 分钟	85%
10 分钟	90%

在早产儿（＜妊娠28周）中，如果在5分钟测量的血氧饱和度为＜80%，则与较差的临床结局相关。如果在5分钟内未达到85%的血氧饱和度，则应增加吸氧浓度。如果给予胸外按压，吸氧浓度应增加到100%。

CPAP 通过面罩与插管

如前所述，足月新生儿很少需要气管插管来建立"安全"气道。此外，它伴随的风险包括，由于实施气管插管任务而延迟持续复苏；对口咽和气管组织造成创伤；在最坏的情况下，甚至不可逆地使健康的新生儿不稳定。

对于早产儿，使用CPAP可对自主呼吸窘迫的新生儿给予有效的初始呼吸支持。因此，CPAP应被视为这一人群持续呼吸支持的一线干预，特别是在人员不熟练或很少实践气管插管的情况下可考虑使用CPAP。当面罩加T组合系统用于初始复苏时，由于T组合复苏器上有呼气末正压阀，面罩可以有效地给予CPAP。此外，也可使用其他小型鼻罩或鼻塞的专用CPAP装置。

九、复苏不佳时的措施

1. 检查头部位置、气道和呼吸情况。
- 重复 5 次充气呼吸，心率是否改善或胸廓是否起伏。
- 你是否需要助手来控制气道，或者一个气道辅助设备（如 LM）。

2. 检查有无技术故障。
- 判断面罩通气是否有效，面罩周围是否有明显的泄漏。观察胸部运动。
- 判断是需要更长通气时间，还是需要更高的通气压力。

如果新生儿已插管，进行以下判断。
- 判断气管导管是否在气管内。听诊两侧腋下、听口腔是否有明显漏气，观察胸廓运动、使用呼出气二氧化碳监测仪，以确保气管插管的位置。
- 气管导管是否位于右主支气管，听诊两侧腋下，观察胸部运动。
- 气管导管是否堵塞，使用呼出气二氧化碳监测仪检测气管位置和气管导管通畅情况。如果担心气管插管有问题，请重试面罩通气。
- 如果氧浓度从空气开始，则增加氧浓度。尽管这是复苏效果不佳可能性最低的原因，但它可能是血氧饱和度缓慢上升的原因之一。

3. 新生儿是否会发生气胸。新生儿自发性气胸，发生率高达 1%，在分娩室需要穿刺的气胸非常罕见。听诊胸部，发现呼吸音不对称。用冷光源照射胸部，气胸可能显示为一个高照明的区域。如果临床上认为存在张力性气胸，应使用 21 号蝶形针通过锁骨中线第 2 肋间隙进行胸腔穿刺；或者可以使用一个连接到三通头的 22 号套管穿刺。记住，在穿刺过程中有气胸的风险（见第 17 章），但同样可以挽救生命。

4. 尽管新生儿呼吸规律，呼吸做功没有增加，心率正常，但持续发绀，可能患先天性心脏病，也可能是导管依赖性的，或者持续性肺动脉高压。

5. 如果在复苏后，新生儿呈红色，心率良好，但呼吸弱，并且母亲有使用阿片类药物的病史，新生儿可能会出现呼吸抑制。新生儿出生后做好呼吸管理，持续至药物抑制呼吸的效果消失或肌内注射 0.2mg 纳洛酮。纳洛酮不常规用作复苏药物。

6. 判断是否有严重的贫血或低血容量。如有大量失血，应给予输注 10～20ml/kg O 型 RhD 阴性血。

十、在产房外分娩

当一个新生儿意外出生时，最大的困难往往是给他们保暖。擦干、包裹、打开辐射台和关闭门窗对保持体温都很重要。必须特别小心结扎和切断脐带，以防止失血。在医院急诊科，应该制订新生儿出生时复苏指南、帮助指引、新生儿转运指引等流程。

在医院外意外出生的新生儿更有可能早产和迅速变成低体温的风险。现场复苏的原则与医院内完全相同。根据当地的操作指南，需要讨论转运到最终接受治疗和护理地点的问题。

十一、与父母的沟通

重要的是，新生儿复苏团队要尽可能告知父母复苏进程。这在意外分娩中可能是最困难的，若能事先制订预案，可能会有帮助。复苏终止 / 生命结束必须由父母决定。所有沟通均应在事件结束后立即记录，且最好在团队总结之后进行。由于在医院外或急诊科意外分娩是一种紧急和相对罕见的情况，团队应确保他们有合适的机制来促进与所有相关团队进行及时和有效的沟通与汇报。

十二、结论

新生儿复苏的方法不同于儿童和成人复苏的方法，具体见图 14-1。

第四篇 创 伤
Trauma

第 15 章 创伤概述…………………………………… 134
第 16 章 家庭虐待…………………………………… 141
第 17 章 胸部急症…………………………………… 145
第 18 章 妊娠期腹部创伤…………………………… 151
第 19 章 昏迷患者…………………………………… 156
第 20 章 脊椎和脊髓损伤…………………………… 163
第 21 章 肌肉骨骼损伤……………………………… 168
第 22 章 烧伤………………………………………… 172

第 15 章 创伤概述
Introduction to trauma

陈高文　李湘元　译
李映桃　梁伟璋　陈　戎　校

> **学习目的**
> 阅读本章后，您能够：
> - 描述对遭受多重创伤的妊娠女性，现代创伤的管理必须因妊娠而进行相应的调整。

一、概述

创伤是多系统、危及生命的一种疾病，是 40 岁以下年轻人最常见的死亡原因。与所有危及生命的紧急情况一样，重大创伤的管理需要系统的方法。产科团队可能会接到孕产妇遭遇创伤的会诊。了解现代创伤治疗的原则有助于产科团队能够与创伤团队密切配合，为遭受创伤的孕产妇提供最好的诊疗。

二、病因学和流行病学

妊娠期间的重大创伤（损伤严重程度评分＞15 分）很少见，发生率为 1/1000。妊娠和产后早期遭受创伤的主要原因有自杀、交通事故、家庭暴力、跌倒和烧伤等。虽然创伤性损伤大多数为钝性损伤，但是与胎儿和产妇死亡相关性较高的是腹部穿透伤。

英国国家创伤登记处的一项回顾性分析数据显示，出现重大创伤的育龄期女性中只有 1% 是孕产妇。但是，妊娠创伤患者的死亡率（5.1%）较非妊娠的创伤患者死亡率（4.1%）高。与非妊娠女性相比，孕妇更容易在交通事故和人际暴力中受到重伤。该研究还显示，孕妇与非妊娠女性相比，更容易遭受严重的胸部创伤。该研究中胎儿存活率为 56%。然而，众所周知的是，育龄期女性在急诊科（emergency department，ED）入院时并不常规进行妊娠筛查，由此，妊娠创伤的发生率可能被低估了，特别是在妊娠早期。

三、创伤的产科并发症

高达 50% 的重大创伤合并妊娠案例和 5% 的轻伤合并妊娠案例会发生胎盘早剥。创伤性子宫破裂发生的可能性较小，只有不到 1% 的重大创伤合并妊娠患者会发生，但是会造成流产和高达 10% 的孕产妇死亡。建议孕妇将安全带"系在腹部的上方和下方，避免跨过腹部"。对于胎儿来说，轻微创伤并不是无生命危险的，因为除了胎盘早剥的风险外，还与早产和低出生体重发生率增加有关。

四、创伤医疗组织

英国国家患者预后和死亡机密调查组织（National Confidential Enquiry into Patient Outcome and Death，NCEPOD）2007 年在《创伤：谁来医疗？》的报告中显示，60% 的创伤患者接受不合格的医疗，建议建立 24/7 区域创伤网络。通过重组创伤医疗网络，美国和澳大利亚创伤患者的生存率得到了改善。2012 年英国发展了区域性创伤医疗的制度，通过救护车把要去当地医院的创伤患者分流到新指定的大型创伤中心，显著改善了严重创伤患者的预后（到达医院仍处于存活状态的创伤患者生存率提高了 19%）。

五、创伤合并妊娠患者的创伤呼叫时刻表

产科医生、产科麻醉医生和助产士需要了解妊娠的解剖和生理变化，并能将这些知识告知创伤团队，使妊娠女性能够安全地接受标准的创伤护理。在到达复苏室之前的情况简报中，产科团队和新生儿医生应该向创伤团队的负责人进行自我介绍，并准备一套围死亡期剖宫产手术包和新生儿复苏设备。

产科医生应提醒创伤团队负责人以下情况。

- 需要通过手法子宫侧移以缓解腹主动脉下腔静脉受压，防止出现与低血容量相关的复合性低血压。在 30 秒的 ATMIST（age，time，mechanism，injury，signs，treatments，ATMIST）信息交接（图 15-1）之前就需要实施缓解腹主动脉下腔静脉受压的措施。

- 妊娠足月时循环血容量增加到 100ml/kg，而非妊娠期则为 70ml/kg。这意味着在初期大量失血的情况下，孕妇的循环状况可能会看起来仍然保持稳定，但后期会出现休克的征象。一旦出现休克，创伤合并妊娠患者可能比非妊娠患者更容易发生低血容量性心搏骤停，因为妊娠患者在出血发生后需要补偿更多的容量。

- 在保障母亲的生命安全的前提下，给胎儿最大的存活机会。产科团队要知悉母亲的生命是需要优先考虑的，复苏母亲就是胎儿的最大存活希望所在。

- 然而，胎儿监测可以帮助判断母体低血容量的程度（因为子宫胎盘循环会关闭以保持母体循环）。胎儿窘迫的迹象也有助于诊断与胎盘早剥或子宫破裂相关的潜在隐匿性出血。

- 产科团队可将 C（控制出血源）作为"损伤控制复苏"的一部分去发挥作用，可能需要进行排空子宫手术，以帮助处理无法通过压迫止血的出血情况。紧急剖宫产包中唯一需要的器械是手术刀和脐带夹/结扎带。如果循环血容量恢复，就可以把患者转运至手术室。

患者到达医院后的医疗顺序应按照改良后的创伤呼叫时间表进行。该创伤呼叫时间轴以时间 T 间隔主导，显示了从患者到达前 15 分钟至到

产科紧急情况与创伤医疗管理：实用管理方法（原书第 4 版）
Managing Medical and Obstetric Emergencies and Trauma: A Practical Approach (4th Edition)

创伤呼叫时刻表
（经作者许可，专为孕产妇伤员改良）

英国医学杂志（BMJ）总结

创伤团队时刻表的处置建议是基于专家意见和英国急诊科的经验而形成的指南。旨在帮助临床医生熟悉创伤团队的组织和快速反应的基本原则，以及以创伤团队组长为核心的理念

T-15 伤员到达前 15 分钟

为多发创伤合并妊娠伤员集合团队
确保所有团队成员到场，包括一名高年资产科医生、产科麻醉师和新生儿科医生
- 自我介绍
- 分配具体工作

宣布红色预警？
如果需要"休克组合"，知会输血科

团队简会
急救领队向团队简要介绍院前警报的信息。团队讨论预期的情况

做好准备
- 设备
- 围死亡期剖宫产手术包和新生儿复苏设备
- 药物

时间 T 伤员到达

首次评估
在无菌交接之前，确认
1. 手法子宫左侧移位
2. 伤员气道 3. 中心脉搏
4. 无可见的活动性出血

伤员交接
创伤团队使用"AT-MIST"进行院前交接

A	T	M	I	S	T
年龄和孕周	创伤的时间	创伤的机制	伤害是否持续	体征和症状	目前为止给予的治疗

T+0 立即行动

横向评估
由创伤团队组长协调，安排数个人同时进行<C>ABCD 方法和首次辅助检查（如胸部和盆腔 X 线和血液检验）从而使团队能够快速获得所需的临床信息

<C>	A	B	C	D
控制致命性出血	气道	呼吸	循环和胎心	意识情况

初步处理
- 给氧 — 使用便携式呼吸面罩，流量 15L
- 确保大口径静脉通路或骨髓腔通路
- 保障快速输注血液和血液制品

血液检验
- 全血细胞计数
- 静脉血气
- 血型和配血
- 尿素和电解质
- 血栓弹力图（如旋转血栓弹力图 RoTEM）
- （K-B）试验 如果 Rh D 阴性

<C>ABCD 系统方法示例
- <C> 断肢：使用止血带和压缩绷带，伴或不伴使用局部止血药
- A 已经或即将发生的气道损害：因颈椎创伤需控制的 RSI*
- B 通气失败：RSI* 并考虑需要胸外减压：针头 vs. 胸腔镜 vs. 置管胸腔引流
- C 怀疑骨盆骨折：骨盆捆绑固定
  长骨骨折：夹板固定并评估外周脉搏
  心搏骤停 4 分钟时要准备排空子宫
- D 意识丧失（GCS 8 分或更低），情绪失控、躁狂或头部创伤严重焦虑的患者：RSI*

T+5 到达后 5 分钟

回顾 <C>ABCD
评估身体各系统是否基本得到控制

<C>	A	B	C	D	F
致命性出血已控制	如果尚未评估，重新评估气道和 RSI* 的适应证	评估通气状态和胸部减压的有效性	考虑大量输血的必要性	重新评估格拉斯哥昏迷量表	胎儿评估

考虑进一步治疗
- 胸部和盆腔 X 线
- 是否需要再开放静脉通道？
- 超声（FAST†）/产科超声是评估危重度的关键

镇痛
考虑 RSI* 的风险和收益。疼痛剧烈而且能很快安排手术，出于人文关怀，可以给予镇痛

T+15 到达后 15 分钟

病情有变
立即 CT 检查并转运到手术室
考虑需要排空子宫作为创伤控制性复苏的一部分（指征是怀疑子宫破裂、胎盘早剥、子宫穿通伤或需提供合适的手术空间以控制出血）
依据伤员生理特点，合理输注血液制品
有持续输血要求？

再次评估
如果患者不需紧急干预，则可以进行再次评估

准备转运
- 重新评估夹板和所有敷料
- 保护伤员和所有静脉通路
- 使用真空床垫
- 出发前使用检查清单核查

T+20~30 到达后 20~30 分钟

集束化医嘱
当完成了患者的首次评估，团队的高年资医生要决定下一步的治疗方案，并应传达给整个创伤团队

确认目前为止给予的药物
- 镇痛
- 氨甲环酸（15mg/kg）
- 抗生素
- 破伤风的预防
- 氯化钙

通知家属
创伤团队的组长和高级护士（通常是记录员）与患者家属进行病情沟通

转运
如果在其他地方已行 CT 检查，考虑优先转移到
- 手术室
- 重症监护室
- 介入放射科

*.RSI= 快速顺序诱导麻醉　　†.FAST= 创伤超声重点评估

© 2018 BMJ Publishing group Ltd.

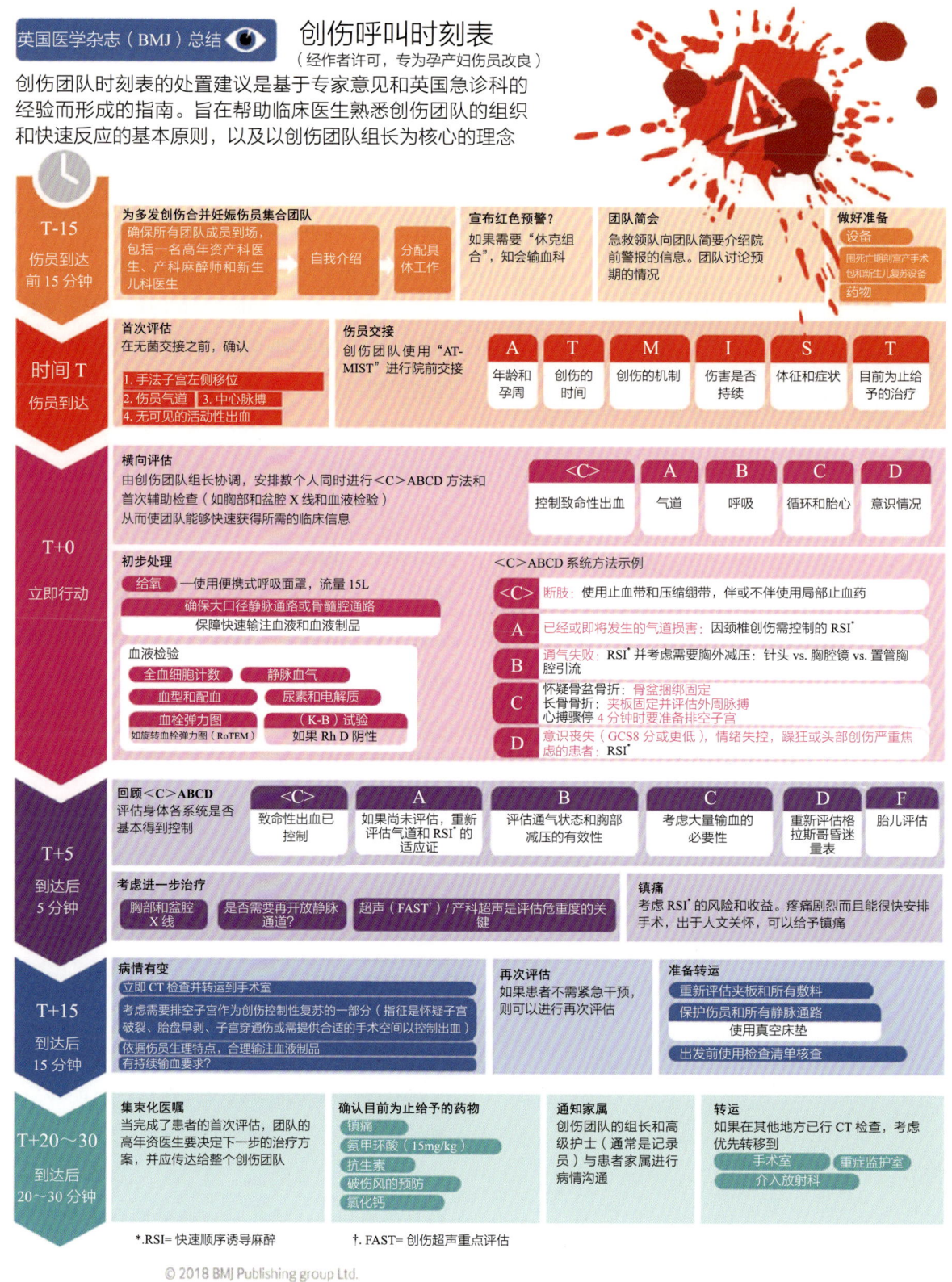

▲ 图 15-1　创伤呼叫时刻表（修订版）

引自 Mercer SJ, Kingston EV, Jones CPL.The trauma call.BMJ 2018; 361: k2272.©2018 BMJ Publishing Group

达后30分钟需要采取的行动（图15-1）。流程允许团队成员同步行动，从而提高患者管理效率并快速获取有关危及生命情况的信息。它始终使用＜C＞ABCD，其中＜C＞作为优先事项就是要首先控制致命性出血。

简化评估

产科大出血占所有创伤死亡人数的1/4以上，因此创伤团队必须通过有针对性地采取拯救生命的干预措施，专注于早期识别出血和快速有效地止血。使用有效的诊断方式有助于更快和更准确地诊断出血的来源。

- 如果血流动力学稳定并对复苏有反应，立即对出血患者进行全身计算机断层扫描。
- 如果血流动力学不稳定且对液体复苏无反应，应进行胸部和骨盆X线片检查及创伤超声重点评估。

六、损伤控制性复苏

用助记词"创伤（TRAUMATIC）"（图15-2）中进行总结。

现代创伤治疗以控制早期出血和维持凝血功能为目标。

现在人们普遍认为，大量晶体/胶体与严重创伤的不良后果有关，推荐使用温热的红细胞、血浆和血小板来治疗失血。

过去使用晶体液和胶体液的容量复苏策略侧重于恢复灌注和消除低氧负荷，但这已被证明是有害的。在多例创伤患者中，容量复苏不仅不能达到这些目标，而且会导致血液稀释、凝血功能障碍、体温过低、组织水肿、腹腔间隔室综合征、器官衰竭和死亡。

在大型创伤中心，院前团队可在失血性休克情况下调用"红色预警"，即产科大出血诊疗预案，在患者到达急诊科时就使用由O型Rh阴性血的红细胞和新鲜冷冻血浆组成的"休克包"。一旦确定了患者的血型，输血科就可以提供相应血型的血液制品。如果无法立即获得血液资源，在创伤出血性休克情况下等待紧急血液制品时，建议给予250ml温热的平衡液，最多1000ml。血液到达后，根据临床症状、血气分析（乳酸和碱剩余）和患者最新凝血检查（如旋转式血栓弹力测定或血栓弹力图）的情况开始输血制品。

现代创伤指南中描述的"允许性低血压"策略适用于活动性出血的非妊娠创伤患者，这意味着在活动性出血期间，尽可能在短时间内调节到适当的（维持中心循环）血压，直至完全止血。在活动性出血期间平均动脉压较低的这段时间内，应输注血液和血液制品以维持平均动脉压处于可接受水平。液体复苏方面应该限制晶体液摄入以保持凝血功能。

上述这些观点，对产科团队来说是存在争议的。因为产科团队认为孕产妇较晚出现休克的体征，而胎盘血液供应取决于平均动脉压。因此，对孕产妇来说，以下3种方法是较实用的做法。

- 如果孕妇发生多发伤而表现为出血性休克，那么应该通过积极输血和尽快地"控制出血源"，即用适当的方式止血来挽救孕产妇的生命。
- 根据妊娠的生理改变，孕产妇发生休克后会比非妊娠患者丢失更多的循环血容量，因此孕产妇更加需要及时"控制出血源"即止血，更急迫需要输注血和血液制品来补充失血。
- 创伤团队应迅速采取行动控制出血源，因为多处受伤的孕产妇一旦出现休克，比非妊娠患者更容易出现低血容量性心搏骤停。

在其他情况下（如患有孤立性股骨骨折的孕妇），应该通过确保母体血压正常来维持胎盘灌

		严重创伤？ 大出血？然后……
T	氨甲环酸 Tranexamic acid	• 初始快速推注 1g 　– 通常在院前就已给予 　– 否则，只有在受伤后 3 小时内或持续高纤溶酶解时才使用 　– 不要拖延，分秒必争 • 随后输注 1g，持续 8 小时
R	复苏 Resuscitation	• 启动大出血方案 • 初始输血比例为 1∶1∶1，并考虑以下措施 　– 快速输液器和自体血回收 　– 限时的低血压患者复苏 * 　– 骨盆固定器 / 骨折夹板 / 止血带 • 晶体液的限量输入
A	避免低体温 Avoid hypothermia	• 目标温度＞36℃ 　– 提高室内环境温度 　– 脱掉湿衣服和床单 　– 加热所有血液制品和冲洗液 　– 使用充气加热装置 / 毯子 / 床垫对患者进行保暖
U	生命体征不稳定 损伤控制性手术 Unstable? Damage control surgery	• 如果生命体征不稳定、凝血障碍、低温或酸中毒，可进行以下损伤控制性手术 　– 止血、减压、去污、夹板固定 • 手术时间＜90 分钟，每 30 分钟至少暂停 1 次手术进程（以评估情况）
M	代谢 Metabolic	• 定期进行血气分析 • 通过碱剩余和乳酸指导复苏 　– 适当的复苏可纠正酸中毒 • 如乳酸＞5mmol/L 或升高，考虑终止手术，夹板止血固定并转至 ICU • 血红蛋白的数值具有一定的误导性
A	避免使用血管收缩药物 Avoid vasoconstrictors	• 使用血管收缩药物使死亡率增加 1 倍 　– 然而，在脊髓或创伤性脑损伤的情况下，可能需要使用 • 麻醉诱导，建议使用氯胺酮 • 麻醉维持，当血压允许时，滴注大剂量芬太尼，并考虑是使用咪达唑仑
T	凝血检查 Test clotting	• 定期检查凝血情况以确定输血目标 　– 实验室或监护关键点（TEG/ROTEM） • 血小板目标值＞100×10^9/L • INR 和 aPTTR 目标值≤1.5 • 纤维蛋白原目标值＞2g/L
I	影像学诊断 Imaging	• 考虑以下 2 点 　– CT，大多数严重创伤 / 血流动力学不稳定的患者从 CT 检查中获益最多 　– 介入放射学
C	钙 Calcium	• 保持钙离子＞1.0mmol/L 　– 在 10 分钟内静脉推注 10ml 10% 氯化钙，根据情况重复给药 • 监测钾，用钙和胰岛素 / 葡萄糖治疗高钾血症

▲ 图 15-2　**TRAUMATIC** 助记词

*. 译者注：低血压复苏，也称为允许性低血压，是一种在出血性休克治疗早期使用有限液体量和血液制品的复苏策略以维持低于正常的血压，直到可以对出血部位进行手术控制

引自 May L, Kelly A, Wyse M.University Hospitals Coventry and Warwickshire NHS Trust.©University Hospitals Coventry and Warwickshire NHS Trust

注。任何可能导致母体血流动力学不稳定的情况都会危及胎儿，故应进行适当的胎儿监测。创伤后循环正常/接近正常的孕妇，也可发生胎盘血管收缩。因此，胎儿监测可以提供有关母体复苏的充分性的重要信息。

在 C 处"关闭水龙头"，控制出血源

作为现代创伤管理损伤控制复苏的一部分，对于液体复苏无反应的出血性休克的管理是尽快进行"控制损伤的手术"。损伤控制性手术是一种限时手术，主要用于止血和预防污染，患者的综合治疗延后进行。如果患者血流动力学不稳定且对容量复苏没有反应，那么排空子宫手术可能是损伤控制性手术的关键一环。以下为多发性创伤中排空子宫手术的指征。

- 心搏骤停。
- 胎盘早剥。
- 子宫破裂。
- 穿透伤。
- 为控制腹腔出血/骨盆出血提供手术通路。

撇开心搏骤停的情况不谈，按照止血手术的优先次序，要求产科团队是损伤控制手术的外科团队的成员。

七、介入放射学

2016 年英国国家卓越健康与护理研究所的创伤指南建议如下。

除了需要立即进行开腹手术来控制其他损伤的出血，建议使用介入手术对活动性盆腔动脉出血患者进行止血，对有实体器官（肝、脾或肾）动脉出血患者建议进行介入手术。对于放射介入手术无法完全止血的患者，建议联合运用放射介入手术和传统外科手术以覆盖手术盲区。对于钝性胸主动脉损伤患者应采用血管内支架植入术。

如果考虑上述手术时患者处于妊娠状态，多学科团队将需要首先解除腹主动脉下腔静脉的压迫，同时需要进一步考虑到介入手术本身和分娩时机对子宫血液供应的任何潜在影响。如果可以的话，应该适当调整这些手术方案以尽量减少辐射暴露对胎儿发育的影响。

八、结论

- 重大创伤是致命的，系统化的创伤管理方法有助于挽救生命。
- 产科医生、产科麻醉师和助产士是创伤团队的重要组成部分。他们在妊娠生理学方面的专业知识，对调整创伤治疗具有重要意义，以确保母亲和胎儿在高危情况下获得最佳的结局。

拓展阅读

[1] ACS (American College of Surgeons). *Advanced Trauma Life Support? Student Course Manual*, 10th edn. Chicago: ACS, 2018.

[2] Battaloglu E, McDonnell D, Chu J, Lecky F, Porter K. Epidemiology and outcomes of pregnancy and obstetric complications in trauma in the United Kingdom. *Injury* 2016; 47: 184-7.

[3] Battaloglu E, Porter K. Management of pregnancy and obstetric complications in prehospital trauma care: faculty of prehospital care consensus guidelines. *Emerg Med J* 2017; 34(5): 318-25.

[4] Cameron PA, Gabbe BJ, Cooper DJ, Walker T, Judson R, McNeil J. A statewide system of trauma care in Victoria: effect on patient survival. *Med J Aust* 2008; 189(10): 546-50.

[5] Celso B, Tepas J, Langland-Orban B, et al. A systematic review and meta-analysis comparing outcome of severely injured patients treated in trauma centers following the establishment of trauma systems. *J Trauma Acute Care Surg* 2006; 60(2): 371-8.

[6] Findlay G, Martin IC, Carter S et al. on behalf NCEPOD (National Confidential Enquiry into Patient Outcome and Death). *Trauma: Who Cares?* London: NCEPOD, 2007. www.ncepod.org.uk/2007report2/Downloads/SIP_report.pdf

(last accessed January 2022).

[7] Knight M, Bunch K, Tuffnell D et al. (eds) on behalf of MBRRACE-UK. *Saving Lives, Improving Mothers' Care - Lessons Learned to Inform Maternity Care from the UK and Ireland Confidential Enquiries into Maternal Deaths and Morbidity 2015-17*. Oxford: National Perinatal Epidemiology Unit, University of Oxford, 2019.

[8] Mercer SJ, Kingston EV, Jones CPL. The trauma call. *BMJ* 2018; 361: k2272.

[9] Moran CG, Lecky F, Bouamra O, et al, Changing the system-major trauma patients and their outcomes in the NHS (England) 2008-2017.

[10] *EClinicalMedicine* 2018; 2: 13-21. https://doi.org/10.1016/j.eclinm.2018.07.001 (last accessed January 2022).

[11] Nevin DG, Brohi K. Permissive hypotension for active haemorrhage in trauma. *Anaesthesia* 2017; 72: 1443-8.

[12] NICE (National Institute for Health and Care Excellence). *Head Injury: Assessment and Early Management*. CG176. London: NICE, 2014 (updated September 2019).

[13] NICE (National Institute for Health and Care Excellence). *Major Trauma: Assessment and Initial Management*. NG39. London: NICE, 2016.

[14] Wiles MD. Blood pressure in trauma resuscitation: 'pop the clot' vs. 'drain the brain'? *Anaesthesia* 2017; 72: 1448-55.

第 16 章 家庭虐待
Domestic abuse

陈高文　李湘元　译
李映桃　校

学习目的

阅读本章后，您能够：
- 了解家庭虐待。
- 掌握妊娠期和产后发生家庭虐待对孕产妇及其胎儿的影响。
- 学会识别家庭虐待的受害者。
- 学会并熟悉支持服务。
- 熟悉当地的支持服务。

一、概述

家庭虐待（又称亲密伴侣虐待）是一个重大的公共卫生问题，威胁到女性及其家人的生命、健康和心理健康。

英国内政部将家庭暴力和虐待定义为："无论性别或性取向，发生在 16 岁或以上现在或曾经是亲密伴侣或家庭成员的任何控制、胁迫或威胁行为、暴力或虐待事件。虐待可以包括但不限于心理、身体、性、经济和情感。"

在异性恋关系中，女性比男性更容易成为受害者。家庭虐待可影响所有社会阶层和所有族裔群体，在世界各地均有发生，并影响各个年龄群体。广义的家庭虐待包括逼婚、损毁名誉和割除女性生殖器，这些也被认为是家庭虐待的一部分。

（一）家庭虐待的规模

据估计，全球家庭虐待的终身发生率为 15%～71%。

- 英国国家统计局对 2018 年 3 月至 2019 年 3 月为期 1 年的家庭虐待发生率和趋势调查显示，

英格兰和威尔士估计有 160 万女性（占 16—59 岁人群中的 8.4%）遭受了家庭虐待。

- 据估计，30% 的家庭虐待始于妊娠期间。
- 在被谋杀的女性中，有 40% 是被现任或前任伴侣杀害。

2018 年英国 MBRRACE-UK（拯救生命、关爱母亲）的报告中提出，在 2014—2016 年 3 年期间死亡的女性中，有 8% 的女性曾遭受家庭虐待；其中 64% 的死亡女性，在妊娠期间没获得过保健人员有关家庭虐待的问询。MBRRACE 指出，英国国家健康与护理卓越研究所产前保健指南必须强调以下关键信息。

卫生保健专业人员需要警惕家庭虐待的症状和体征，并且应该让女性有机会在自我感觉安全的环境中披露家庭虐待的情况。

（二）什么让女性陷入虐待关系

在局外人看来，身陷虐待关系之中的每个人都愿意留在这种糟糕的环境中，这似乎很奇怪，但他们确实会这样做。受虐者选择留下的原因往往是多方面的。

- 恐惧：害怕如果离开，自己或其他家庭成员将遭受更多虐待甚至可能被杀害。
- 财务：被施虐者控制了经济来源。
- 家庭：被迫和施虐者在一起。
- 父亲：希望孩子们不要失去父亲。
- 信仰：受虐者坚信宗教信条。
- 宽恕：经常感到懊悔。
- 疲劳：生活压力持续升高和自尊不断受损。

二、家庭虐待与妊娠

妊娠期间家庭虐待的发生率差距较大，如澳大利亚为 2%，乌干达为 13.5%，比产前常规筛查的其他疾病更常见。而妊娠期间亲密伴侣暴力的发生率澳大利亚、柬埔寨、丹麦和菲律宾为 2.0%，乌干达为 13.5%；50% 的调查显示，家庭虐待的发生率为 3.9%~8.7%。非洲和拉丁美洲国家的发生率似乎高于欧洲和亚洲国家。

家庭虐待通常在妊娠期间发生或加剧，而有些案例则发生在产褥期。中度到重度虐待的风险似乎在产后最大。遭受身体虐待的孕产妇发生流产、早产、胎盘早剥、低出生体重儿、胎儿损伤和胎儿宫内死亡的风险增加。遭受虐待的女性滥用酒精的可能性是平均水平的 15 倍，滥用药物的可能性是平均水平的 9 倍，发生临床抑郁的可能性是平均水平的 3 倍，企图自杀的可能性是平均水平的 5 倍，这些因素对母亲和胎儿都有影响。

在虐待行为中，孕妇的腹部、生殖器和乳房常受伤害。但是，这些伤害也可能是多发的，可以涉及女性身体的任何部位。

（一）辨识妊娠期间的家庭暴力

受虐女性经常较迟预约就诊，而且参与性较差。一种情况是，她们的伴侣可能会扣下她们前往医院所需的费用；另一种情况是，受虐女性可能会出现症状轻微却反复就诊的情况，并且似乎不愿意出院回家。如果其伴侣陪同就诊，伴侣可能会一直在场，并且不允许医生和其私下讨论。这些女性似乎不愿意在她的伴侣面前说话或反驳她的伴侣。

女性身体上受到的任何虐待迹象都将被刻意淡化。与儿童虐待一样，她们所述受到伤害的病因往往有悖于临床发现。她们可能存在不同年龄段的意外伤害，或者伤害后的延迟表现。受虐女性子女的行为问题或受虐史可能有助于提示家庭暴力的存在，这些患者通常会有心理健康疾病史。

（二）家庭虐待的诊断

由于家庭虐待往往在妊娠期间开始或加剧，因此作为产科医生和助产士，我们必须常规询问女性是否受到虐待。受虐孕妇是高危人群，家庭虐待比其他妊娠期并发症（如子痫前期或妊娠期糖尿病）更常见。因此，我们应进行规范的询问，如同我们询问病史、吸烟或饮酒情况那样。系统的多因素评估方案有助于发现和报告妊娠期的虐待行为。1992年，马萨诸塞医学协会开发了RADAR这一助记法，作为指导家庭虐待调查的工具。

> **R**（Routinely enquire）：例行询问。
> **A**（Ask direct questions）：直接提问。
> **D**（Document your findings）：记录你的发现。
> **A**（Assess safety）：评估安全性。
> **R**（Review options and choices）：评估选项和选择。

卫生专业人员应当接受适当的培训和教育，以提高辨识能力。同时，应该以一种非评判、尊重和支持的形式提问。产科医生和助产士应该知悉，如果女性求助，我们可以提供何种帮助。下列提问，有助于女性披露她遭受暴力的事实。

"我注意到你身上有几处瘀伤，有人打你了吗？你似乎很怕你的伴侣，他伤害过你吗？"

"你提到你的伴侣会对孩子们发脾气，他对你也这样做过吗？"

"你的伴侣在喝酒或吸毒时会做些什么？"

（三）转诊寻求帮助

有必要确立地方指南，指引受虐女性转诊至有关机构。全国各地都有许多这样的组织（包括女性援助组织、威尔士女性援助组织和安全生活组织）。这三个组织收集并保存了英格兰和威尔士提供家庭虐待服务的数据。

其他的策略，如在女厕内放置调查问卷或张贴紧急求助热线的信息，或者将求助方式印在患者持有的病历上，可能有助于那些伴侣时常在身旁的女性寻求帮助。社区助产士进行家访时，也可能获得讨论此类敏感问题的隐秘机会。提供专业口译服务至关重要，对于那些不能正常对话的人群，依赖家庭成员担任口译员是不够的或不可接受的。医疗记录中的文件很重要，即使该女性当前不寻求起诉，但往往会在多年后寻求起诉，而具有证据模式的家庭暴力记录可能有助于定罪。必须注意避免在手持病历中记录敏感信息，因为控制受虐女性的伴侣肯定会仔细审查病历。

（四）法医方面

根据2004年《家庭暴力犯罪和受害者法案》，在证据充分的前提下，即使受害人撤回陈述，也可以即时对被指控的罪犯提起诉讼，可能会联系医疗保健工作者并要求其发表声明。

（五）维护儿童

与受虐女性生活在一起的儿童有着遭受暴力和被忽视的重大风险，因此在总体救助计划中考虑这些儿童的健康状况至关重要。

处理家庭虐待的警察必须调查目击虐待和（或）居住在相关地址附近的儿童的福利情况，然后知会有关儿童虐待的警察调查部门。

如果女性向医疗保健工作者透露其遭受家庭虐待，则必须采取措施保护其身边子女。现在，许多机构都有熟悉转诊至社会服务机构程序的助产士。

（六）沟通表达与团队合作

家庭虐待是一个需要多机构合作解决的问

题。单一机构不能解决所有引起家庭虐待的因素。联合行动将确保能够给予女性适当的帮助和支持。部门指南应包括多机构协作的转诊路径。

（七）审计标准

所有女性在产检期间都应至少接受一次单独的检查，以便披露家庭虐待的信息。

三、结论

- 家庭虐待是妊娠期一个重要的健康和社会问题。
- 家庭虐待对女性及其子女的身心健康构成严重威胁。
- 所有从事健康保健服务的工作者都有义务识别家庭虐待的个案并向受害者提供支持和帮助。

拓展阅读

[1] Bewley S, Welch J. *ABC of Domestic and Sexual Violence*. BMJ Books, 2014.

[2] Department of Health and Social Care. *Responding to Domestic Abuse: a Resource for Health Professionals Responding to Domestic Abuse. A Handbook for Health Professionals*. London: Department of Health and Social Care, 2017.

[3] Knight M, Bunch K, Tuffnell D, et al. (eds) on behalf of MBRRACE-UK. *Saving Lives, Improving Mothers' Care - Lessons Learned to Inform Maternity Care from the UK and Ireland Confidential Enquiries into Maternal Deaths and Morbidity 2014-16*. Oxford: National Perinatal Epidemiology Unit, University of Oxford, 2018.

第 17 章 胸部急症
Thoracic emergencies

温济英　周宇恒　译
郑　兴　吴兆红　魏立平　校

学习目的

阅读本章后，您能够：
- 识别致命性胸部损伤。
- 识别潜在致命性胸部损伤。
- 掌握致命性胸部损伤的处理。

一、概述

本章重点介绍由创伤引起但未排除偶然自发的胸部急症，如自发性气胸和主动脉夹层。

胸部损伤在严重创伤患者中很常见，约占创伤死亡的 1/4。妊娠女性对胸部创伤的耐受程度比非妊娠女性更低，初诊时及时、正确识别致命性损伤并早期介入治疗可以大大减少创伤导致的死亡。大多数胸部损伤可通过针头穿刺胸膜腔减压或胸壁开窗术后进行胸腔闭式引流治疗，需要急诊开胸的情况并不多。及时、有效地对母体进行复苏，避免主动脉受压，能有效保障胎儿灌注。

胸部损伤的类型

胸部损伤通常分为穿透伤、钝性伤或两者兼有。一旦发现明显的胸部损伤体征，应该意识到包括妊娠子宫在内的腹腔脏器受累可能，特别是孕晚期发生的胸部损伤。反之亦然，明显的腹部创伤也可能累及胸部。

二、胸部急症的首次评估和处理

准确掌握病史至关重要。例如，伤者驾驶汽车撞击树木，除了提示可能有骨骼和软组织损伤外，还可能存在创伤性脑损伤、脊柱创伤、创伤性主动脉破裂、心肺挫伤、腹部创伤。

以下为具体处理原则。

（一）首次检查和复苏

- 及时发现并紧急处理致命性损伤。
- 灾难性出血：及时止血。
- 通过调整颈椎和子宫位置来维持气道开放。
- 高流量面罩吸氧。
- 控制出血以保证循环稳定。
- 失能 / 神经状态。
- 暴露 / 环境控制。
- 对于出现严重呼吸窘迫的患者，应考虑立即进行胸部 X 线检查和（或）超声检查（eFAST，由具有资质者施行）以评估是否存在胸部损伤。

（二）胎儿健康状况和存活能力评估

- 使用多普勒超声或普通超声来了解胎心情况。

（三）再次评估

- 通过详细的全身检查寻找潜在的损伤。
- 尽早建立多学科创伤急救团队并落实救治方案以最大限度地提高治疗成功率。团队由急诊科、普通外科、骨科、胸外科、产科、新生儿科、麻醉科、重症监护和介入科组成。

三、致命性胸部损伤

处置致命性胸部损伤请使用助记符：ATOMTC。

> A（Airway obstruction）：气道阻塞。
> T（Tension pneumothorax）：张力性气胸。
> O（Open pneumothorax）：开放性气胸。
> M（Massive haemothorax）：大量血胸。
> T（Tracheobronchial injury）：气管支气管损伤。
> C（Cardiac tamponade）：心脏压塞。

（一）气道阻塞

具体见第 10 章。

（二）张力性气胸

出现严重呼吸困难甚至休克的每一个创伤患者，要考虑到张力性气胸存在的可能。体征包括伤侧呼吸音减弱、呼吸活动度降低和叩诊鼓音。气管明显移向健侧和颈静脉怒张等典型体征可能出现较晚或不出现。

一旦考虑张力性气胸，应立即进行针穿刺胸膜腔减压或胸壁开窗术以降低胸腔内压力，之后进行胸腔闭式引流。对于生命体征不稳定（血流动力学不稳定或严重呼吸功能受损）的患者，上述处理应先于胸部影像学检查。

高级创伤生命支持（Advanced Trauma Life Support，ATLS）小组建议进行针穿刺胸膜腔减压术或胸壁开窗术。英国国家健康和护理卓越研究所认为胸壁开窗术疗效显著，建议作为对院内创伤患者的首选操作，但是针穿刺胸膜腔减压术仍然有其存在价值，尤其是面对那些生命体征不平稳的患者，其优点在于实施更加迅速。穿刺位置首选腋前线至中线（妊娠期为第 3 肋或第 4 肋间隙，非妊娠女性为第 5 肋间隙），锁骨中线的第 2 肋间隙是可接受的替代方案。

（三）开放性气胸（胸部吸吮伤口）

较大的开放性胸壁缺损会随着呼吸使空气持续进入胸膜腔而导致肺功能进行性下降。

处理原则是通过修复缺损以阻止空气进入胸膜腔，同时排除胸膜腔内的积气。通过用足够大的无菌敷料覆盖伤口并固定其中三边可以实现这一效果，随后密切监测是否出现张力性气胸，同时准备胸腔闭式引流术，引流管位置应远离胸部伤口的部位。

（四）大量血胸

大量血胸通常是由体循环或肺血管损伤引起，临床体征包括低血容量休克表现、患侧呼吸音降低、呼吸活动度减少和叩诊浊音。

单纯对血胸进行引流而没有建立大口径静脉通道进行体液补充会导致循环衰竭，因此在胸腔引流之前，必须确保建立静脉通路以补充血容量。大多数血胸采用保守治疗，但如果初始引流量很大（>1500ml 或持续丢失 200ml/h），则可能需要开胸手术。此时需启动产科大出血预案。

（五）气管支气管损伤

高级麻醉师和胸外科医生特别注意是否存在喉部、气管或支气管的损伤。喉部和气管损伤很罕见，表现为气道阻塞、皮下气肿和声音嘶哑。此外，它们可能提示胸部或腹部结构存在其他损伤。支气管损伤通常是致命的，即使进行胸腔闭式引流，仍可能出现气胸，并伴有持续漏气，这类患者通常需要手术治疗。

（六）心脏压塞

心脏压塞（心包积液压迫心脏）可能出现在胸部钝性伤或穿透性伤中，临床中诊断较困难。目前自发性主动脉夹层被认为与心脏压塞的发生可能有关，该疾病是女性马方综合征患者的一个明显特征。

体征包括心动过速、低血压、颈静脉膨胀和心音低钝。对于伴有低血压且胸部伤口位于心脏体表投影区域或其附近者（检查胸壁的前部、后部和侧面），应考虑到心脏压塞。超声（超声心动图和 FAST 扫描）可以快速确诊，其处理原则是紧急的手术探查，但如果患者病情危急，可以先在超声和心电图协助下进行心包穿刺术。

（七）胸部创伤的影像学检查

应回顾首诊的胸部 X 线结果。检查肺膨胀情况、液或气胸情况、纵隔直径、纵隔结构偏移、骨损伤和挫伤证据。超声检查（FAST）由具有资质的工作人员进行。多发伤的患者大部分应考虑进行全身计算机断层扫描（CT）检查。

四、潜在致命性胸部损伤

这类损伤在院前检查中可能表现并不明显，可以分为两种"挫伤"和四种"损坏"。

- 肺挫伤。
- 心肌挫伤。
- 膈肌损坏。
- 食管损坏。
- 创伤性主动脉损坏。
- 胸壁损坏（连枷胸）。

（一）肺挫伤

肺挫伤通常是胸部钝性创伤导致，表现为缺氧，可能进展为呼吸衰竭。时刻保持高度警惕是成功处理的关键。妊娠状态下耗氧量增加，任何由胸部创伤引起的氧输送问题都可能使孕妇更快地发生缺氧。当出现各种呼吸功能障碍的体征，如呼吸急促、呼吸做功增加（包括使用辅助肌肉）、低氧饱和度、发绀或动脉血气 CO_2 升高，都应尽快、尽早转诊至重症监护室。患者可能需要气管插管和通气以解决难治性缺氧。如果年轻的孕妇在高流量吸氧下没有表现出良好的氧合能力，那么必须怀疑严重的肺挫伤存在。

（二）心肌挫伤

钝性胸部损伤应排除心肌挫伤可能。心肌挫伤患者可能有异常的心电活动（如期前收缩甚至显著的心律失常）或不明原因的低血压。这类患者必须进行持续的心电图监护。

（三）膈肌损坏

膈肌损坏通常与腹部钝性损伤有关，左侧多见。挤压导致膈肌放射状撕裂，使腹部内容物疝入胸腔。胸腔内腹部内容物损伤可能由原发创伤、放置肋间引流管、在胸腔内发生缺血引起。膈肌损坏能使氧合和通气功能严重受损。

当发生胸部或腹部钝性创伤，怀疑存在膈肌损坏时，可通过胸部 X 线检查确诊，表现包括胸部见肠襻或膈肌上方显示胃。膈肌损伤需要通过急诊手术修复。

（四）食管损坏

通常由穿透性损伤导致，部分可以由上腹部的钝性创伤引起，持续性呕吐也可能引起食道破裂（Boerhaave 综合征）。

诊断依据有以下 2 项内容。
- 病史：疼痛与其他损伤不成比例，左侧气胸，从胸腔引流出的颗粒物。
- 纵隔气肿和皮下气肿。

如果诊断及时，手术修复是首选的治疗方法。注意：纵隔感染可能是致命的。

（五）创伤性主动脉损坏

通常继发于减速伤，如交通碰撞或高处跌落。幸存到医院的患者在主动脉弓与降主动脉连接处存在撕裂和血肿。依据病史的高度怀疑和胸部 X 线检查显示纵隔增宽可做出诊断。进一步检查如增强 CT、血管造影或经食管超声心动图可明确诊断。治疗是通过介入或直接手术修复。

（六）胸壁损坏（连枷胸）

多处肋骨骨折使局部胸壁失去完整肋骨支撑而软化，出现反常呼吸运动，称为连枷胸。合并肺挫伤的患者会出现缺氧，并且程度严重，骨折引起的剧烈疼痛也会进一步影响氧合作用。治疗原则包括氧气加湿、谨慎的液体管理和有效的镇痛，通常使用局部麻醉（包括肋间神经阻滞或胸硬膜外麻醉）。严重情况下可能需要机械通气过渡。

五、结论

- 妊娠期胸部创伤不仅涉及主要的胸部结构损伤，还涉及创伤后静脉回流损害和呼吸损害对妊娠子宫的影响，使得救治更具挑战。

- 大多数创伤可以通过仔细评估来确诊，并通过简单的基础生命支持治疗进行处理，如避免主动脉受压。

- 了解胸部损伤的病理生理可以使产科医生参与其中的治疗方案制订并能够针对母胎安危情况进行适当的优先处理。

拓展阅读

[1] ACS (American College of Surgeons) Committee on Trauma. Thoracic trauma. In: ACS Committee on Trauma. *Advanced Trauma Life Support® Student Course Manual*, 10th edn. Chicago: ACS, 2018: pp. 62-81.

[2] Battaloglu E, McDonnell D, Chu J, Lecky F, Porter K. Epidemiology and outcomes of pregnancy and obstetric complications in trauma in the United Kingdom. *Injury* 2016; 47(1): 184-7.

[3] Battaloglu E, Porter K. Management of pregnancy and

obstetric complications in prehospital trauma care: faculty of prehospital care consensus guidelines. *Emerg Med J* 2017; 34(5): 318-25.
[4] Havelock T, Teoh R, Laws D, Gleeson F, on behalf of the British Thoracic Society Pleural Disease Guideline Group. Pleural procedures and thoracic ultrasound: British Thoracic Society Pleural Disease Guideline 2010. *Thorax* 2010; 65 (Suppl 2): ii61-76.
[5] NICE (National Institute for Health and Care Excellence). *Major Trauma: Assessment and Initial Management.* NG39. London: NICE, 2016.

附：实操流程

（一）针穿刺胸膜腔减压

1. 设备
- 消毒液。
- 静脉导管（14号）。
- 10ml Luer-Lok™ 注射器。

2. 操作过程（根据 ATLS 原理修改）

（1）高流量吸氧。

（2）对于皮下组织较薄的张力性气胸患者，穿刺点为患侧锁骨中线与第2肋间间隙交界。

（3）对于皮下组织较厚的患者（大部分妊娠女性），穿刺点为腋中线与第3肋或第4肋间隙交界（一般定位于第5肋间隙，但由于妊娠晚期膈肌升高，因此使用第3肋或第4肋间隙）。

（4）消毒。

（5）沿着肋骨上缘将导管水平插入胸壁，过程中用 10ml Luer-Lok 注射器连续抽吸，直到空气进入注射器并且突然失去阻力。

（6）夹闭导管，取下注射器。

（7）取出针头，将导管留在原位。

（8）胶带固定，避免导管扭转，尽快进行胸腔闭式引流。

3. 并发症
- 未到达胸膜（可能需要更长的针头/套管或进行手指胸腔造口术）。
- 如果导管扭结或闭塞，则张力性气胸可能重新发展，需要进一步减压。
- 肺撕裂伤。
- 消毒液过敏。
- 对没有张力性气胸的患者进行针头胸腔穿刺术，引起气胸的概率为10%~20%；患者必须进行胸部X线检查，如果机械通气则需要胸腔引流。

（二）胸壁开窗术（胸腔引流管置入）

1. 设备（图17-1）
- 消毒液。
- 无菌铺巾。
- 局部麻醉药。
- 10ml 注射器，橙色、蓝色和绿色针。
- 无菌手套。
- 手术刀。
- 剪刀。
- 动脉钳。
- 两个大弯钳。
- 胸腔引流管（无穿刺头）。
- 缝合针线。

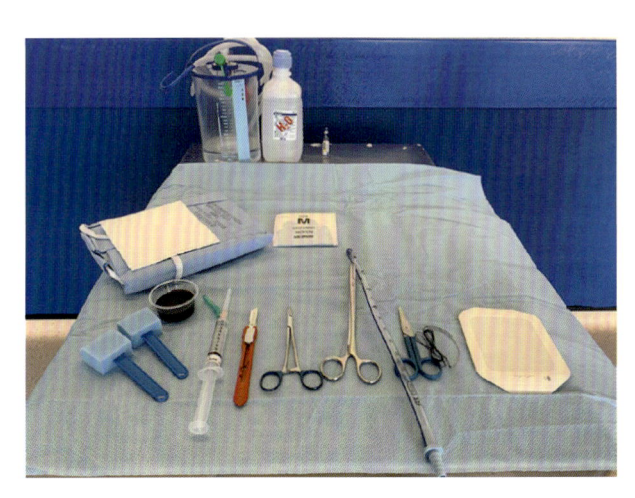

▲ 图 17-1 胸腔引流套件

- 敷料。

2. 操作过程（根据 ATLS 原则修改）

(1) 将患者患侧手臂外展，屈肘上翻（手臂没有损伤的前提下）。

(2) 以计划施术部位为中心并扩大消毒范围。

(3) 戴上无菌手套，铺孔巾。

(4) 穿刺定位，通常为腋中线与第 5 肋间隙交界，但由于妊娠晚期膈肌可能会升高，因此应使用腋中线与第 3 肋或第 4 肋间隙。可考虑床旁超声引导。

(5) 皮肤、皮下组织、肋骨骨膜、壁层胸膜逐层浸润麻醉。

(6) 上推乳房暴露穿刺点，用手术刀沿肋间隙的下界（以避免神经血管束）做一个 2~3cm 的水平切口。

(7) 弯钳钝性分离胸壁肌层。

(8) 用镊子尖端穿刺壁层胸膜并扩大开口。

(9) 此时胸腔内气体或积液将释出。

(10) 用手指游离松解粘连或血凝块。

(11) 用镊子将引流管送入胸膜腔内（无穿刺头）。

(12) 通过听诊和观察呼吸期间引流管内水雾形成来验证引流管放置到位。

(13) 将引流管连接引流袋，并确保引流袋低于引流口平面，观察水柱波动是否良好。

(14) 缝合固定引流管。

(15) 覆盖无菌敷料和胶带固定。

(16) 再次评估患者。

(17) 胸部 X 线评估。

(18) 术后适当使用抗生素。

3. 并发症

- 操作失败。
- 肋间神经、动脉或静脉损伤。
- 感染。
- 肺损伤。
- 引流管扭曲、移位或阻塞。
- 皮下气肿。
- 持续性气胸（引流管放置不到位、引流管周围漏水、引流袋位置过高或支气管胸膜瘘漏）。
- 肺无法扩张（如支气管阻塞）。
- 对消毒液或局麻药过敏。

第 18 章 妊娠期腹部创伤
Abdominal trauma in pregnancy

温济英　周宇恒　译
梁伟璋　陈　戎　校

> **学习目的**
>
> 阅读本章后，您能够：
> - 对腹部受创的患者进行评估并意识到可能发生的损伤。
> - 了解及时救治的必要性（包括手术干预）。
> - 描述妊娠期间发生的解剖学和生理学的变化，以及这些变化如何影响机体对创伤的反应。
> - 了解腹部创伤的诊断流程及其使用适应证。

一、概述

和非妊娠女性相似，由意外或非意外因素导致的腹部创伤是孕产妇发生重大创伤相关的可预防性死亡的重要原因。及时准确地评估腹腔内损伤及其可能的部位具有挑战性，并且妊娠子宫的存在会使这个过程变得更为复杂。

当伤者确认或怀疑妊娠时，产科医生应尽早参与救治。他们需要熟知妊娠和非妊娠患者的腹部创伤特点，以及救治的优先顺序。他们还需要意识到妊娠对母胎失血耐受性的影响。孕妇对失血耐受程度增加，在孕晚期更为明显；而胎儿则对母体失血的耐受性非常差，因此可以通过在监护中出现的胎儿窘迫征象来反映母体低血容量。

子宫随孕周增加而增大，腹腔器官的位置也随之变化，这使腹部评估更具有挑战。肠管被上推，这种解剖位置的改变将使确诊更为困难。

2019 年 MBRRACE-UK 报告显示，在 2015—2017 年报道的 17 例导致孕产妇死亡的事故中，有 11 例为交通意外。该报告强调，对发生多发性损伤的妊娠女性，抢救团队需要切记及时缓解其主动脉压迫，并及时进行围死期剖宫产以帮助母体复苏。

创伤可分为开放性和闭合性。在英国，绝大多数是闭合性创伤，其主要与交通意外有关。减速伤易发生闭合性创伤，从而有内脏受累的风险，其中包括子宫及其内容物。及时判断哪些患者需要外科或产科的即刻或紧急干预非常重要。抢救团队需要时刻保持高度警惕，多学科会诊至关重要。高达 50% 的存在显著腹腔内出血的年轻患者在初始评估时仅有轻微症状甚至没有症状，因此腹部损伤未被识别或被低估仍然是导致可预防性死亡的原因之一。

二、子宫创伤

在妊娠早期，子宫由于其相对较厚的肌壁及骨盆的保护，因此发生创伤的风险较低。随着孕周增加，增大的子宫进入腹腔，对腹腔内容物起到一定的缓冲保护作用，但也变得容易受损。

在救治时如果面对存在多发性损伤合并妊娠的女性，产科医生应提醒创伤救治团队组长针对子宫破裂、羊水栓塞和胎盘早剥进行可能的鉴别诊断。

（一）胎盘早剥

随着孕周增加子宫壁变薄。子宫有弹性但胎盘没有，故当创伤导致子宫收缩或突然拉伸时，就会有子宫壁和胎盘发生错位而导致胎盘剥离的风险。在妊娠期高达 50% 的重大创伤和 5% 的轻微损伤会导致胎盘早剥。因此，一些对子宫看似相当微不足道的创伤也可能导致严重的胎盘早剥，继而引起胎儿死亡及母体发生弥漫性血管内凝血。

（二）子宫破裂

应时刻排除子宫破裂的可能性。当在交通意外中发生碰撞时，孕妇可能会撞击到仪表板或方向盘上，或者由于汽车座椅调节和安全带佩戴不当导致撞击时挤压腹部，从而发生闭合性损伤，这种情况下有可能导致子宫破裂。妊娠期间安全带的使用要点是"安全带应避开隆起的腹部"。在整个妊娠期间应佩戴三点式安全带，腰带和肩带都不应该从隆起腹部上跨过，腰带应处于胯骨的最低位置，对角线走行的肩带从头侧部通过双乳之间到达侧腹部（图 18-1）。调节安全带以尽可能舒适地贴合，如有必要，调节座椅以使安全带正确佩戴。两点式安全带不适合孕妇使用。

创伤导致子宫破裂的可能性远低于胎盘早剥，在重大损伤中发生率<1%，但如果发生，可造成胎儿丢失，并有 1/10 的孕妇因此死亡。子宫破裂的体征包括腹部压痛伴有强直性宫缩，以及与低血容量相关的体征。胎方位可以是横位或斜位，胎儿肢体容易被触及，但无法探及胎心音。对于疑似子宫破裂的病例，救治原则是紧急手术探查，分娩胎儿同时根据术中情况修复或切除子宫。

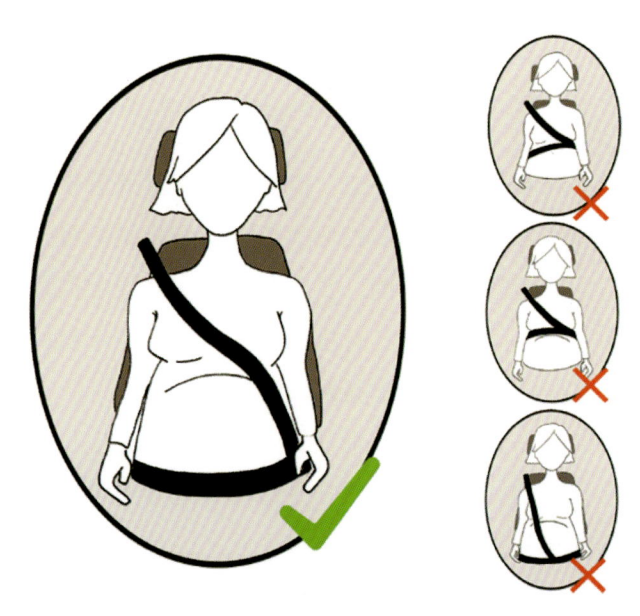

▲ 图 18-1 正确佩戴安全带

（三）开放性创伤

刀伤、枪伤或爆炸产生的高速碎片可以造成开放性创伤，因而导致子宫破裂和胎儿创伤，其他腹部内脏包括膀胱、肠道、肝脏和脾脏也很可能在这种情况下受累。

（四）羊水栓塞

子宫外伤可导致羊水栓塞，意识到其引起的呼吸衰竭和弥漫性血管内凝血有高相关死亡率，尤为重要（见第 12 章）。

（五）创伤相关性出血

由于妊娠期间血容量的增加（妊娠晚期增加 50%），孕妇对失血影响的耐受性增加。

胎儿的情况正好相反，妊娠期严重的腹部创伤与胎儿早期或延迟死亡的风险高相关。当血容量减少时，母体会反射性释放儿茶酚胺，从而减少包括胎盘在内的周边器官的血供以维持机体重要脏器的血供。因此，虽然母体对失血的耐受性增加，但其循环血量的轻微变化就可能明显影响胎儿。

正因如此，在母亲表现出严重失血的任何典型体征前，可能已经出现明显的胎儿窘迫。

> 创伤抢救团队必须专注于出血的早期识别和快速有效的止血以达到精准抢救。使用有效的诊断流程，有助于更快、更准确地诊断出血的来源。

三、首次评估和处理

在英国，院前和院内团队广泛使用 ATMIST 作为创伤交接工具，从所包含的信息中可以评估腹部损伤的风险。

> A（Age and gestational age）：年龄和孕周。
> T（Time of incident）：事件发生的时间。
> M（Mechanism of injury）：损伤的机制。
> I（Injuries seen or suspected）：存在或怀疑的损伤。
> S（Signs, and if improving or deteriorating）：体征是好转还是恶化。
> T（Treatment pre-hospital）：院前治疗。

应注意安全带损伤机制及妊娠（如果有）的具体细节。孕妇可能随身携带了自己的产科记录（产检手册）。

在紧急情况下，使用助记符 AMPLE 可以有效记录相关病史。

> A（Allergies）：过敏。
> M（Medication）：药物。
> P（Previous medical history）：既往病史。
> L [Last meal（and date of last period）]：最近一餐进食时间（及末次月经的日期）。
> E（Events and environments related to the injury）：与损伤有关的事件和环境。

（一）固定颈椎维持气道（airway with cervical spine control，A）

紧急解除致命的气道和呼吸威胁。当不排除脊柱损伤可能时，固定颈椎至关重要。

（二）呼吸，手法子宫侧移（breathing, manual uterine displacement，B）

及时给予高流量面罩吸氧，避免主动脉受压，这是由于仰卧位时妊娠子宫压迫会导致功能性低血容量。当怀疑脊柱损伤时，手法子宫侧移比侧倾体位更加可取。mMOET 课程强调伸出双手接近患者，固定颈椎同时说"你好，MUD 女士"。MUD 是作为手法子宫侧移的助记符。

(三)循环(circulation, C)

腹部损伤可能导致 C,即循环问题。应采集血液进行全血细胞计数、交叉配血、静脉血气分析和尿素、电解质检测。同时也应进行血栓弹力图和 Kleihauer 抗酸染色。按照第 15 章所述开始容量复苏。即使伤者是 Rh 阳性,也应进行 Kleihauer 抗酸染色,以及时发现任何因为胎盘早剥导致的胎母输血并评估其程度。如果伤者是 Rh 阴性,应在 72 小时内给予抗 D 免疫球蛋白,除非损伤远离子宫(如孤立性远端肢体损伤)。

通过首次评估时的仔细检查(包括创伤超声重点评估和产科超声检查胎心率)就可以判断持续出血是否来自腹腔。因此,后续应该做的措施是"关闭水龙头:止血",而不是进一步去调查为什么出现腹腔出血。在前往手术室进行剖腹探查手术的途中应持续复苏。

更常见的是,腹腔内出血的诊断往往是高度怀疑而难以确诊的,对于对容量复苏有反应且血流动力学稳定的多发性损伤孕妇,可以在患者到达急诊科后 30 分钟内进行 CT 检查。

作为再次评估的一部分,应尽快对腹部和骨盆进行更全面的检查(包括阴道和直肠检查)。有关骨盆骨折的进一步讨论,见第 21 章。

注意记录宫缩的情况、阴道是否流液、宫颈容受及胎先露位置,并应留置导尿管。

子宫肌层的出血或宫腔内的出血具有刺激作用,其中宫缩可能是病程中的首要表现。腹胀、压痛和强直收缩都提示子宫损伤,需警惕查体未发现异常并不能完全排除严重损伤的存在。

(四)诊断

1. 创伤超声重点评估

由有经验的操作人员对左上腹、右上腹、骨盆和心包进行的简短超声检查,通常作为在复苏室中进行首次评估的一部分。FAST 通过腹腔内游离液体来判断是否存在腹腔内出血,并能够显示胎心搏动,但无法确定损伤的具体性质。

如果是重大创伤,扫描没有阳性发现,应该谨慎对待。如果是生命体征平稳的患者应该进一步行腹部急诊 CT 检查,以更清楚地了解损伤的性质。当存在肥胖、皮下气肿和腹部瘢痕形成的情况下,FAST 的结果可能更待商榷。

2. 计算机断层扫描

计算机断层扫描为疑似腹部创伤提供高度敏感和特异性的检查,在检测腹膜后损伤方面优于 FAST 扫描。近年来,辐射风险已大大降低。CT 应仅对血流动力学稳定的、暂无急诊剖腹手术指征的患者进行。

(五)多发性创伤患者的剖宫产指征

具体指征参阅图 15-1 的创伤呼叫时刻表。

作为循环系统首次评估的一部分,母亲心搏骤停是剖宫产的适应证。在首次评估时,作为"损伤控制复苏"的干预措施,剖宫产的适应证包括子宫破裂、胎盘早剥、子宫穿透伤及需要外科手术控制出血等情况。当胎儿为有生机儿时,剖宫产联合创伤探查对于母婴都是更加安全的选择(使用纵切口)。

必须强调的是,获得良好胎儿结局的最佳方法是对母亲进行全面的评估和救治,从而确保良好的胎盘灌注和氧合。

(六)实质和空腔脏器损伤

由于妊娠子宫的保护,肝脏和脾脏损伤在妊娠晚期不太常见,但尽管如此,损伤仍会发生,这可以通过 CT 识别出来。当存在此类损伤时,应放宽剖腹探查和剖宫产的指征。

如果循环系统稳定，特别是该孕周的新生儿存活能力低下时，有经验的医生可能偶尔会对特定患者选择保守治疗。

泌尿生殖道、胃肠道、胰腺和膈肌损伤可能难以发现，可能需要专门的影像学检查，其中包括尿道造影、膀胱造影、静脉肾盂造影和胃肠道造影。

四、再次评估

除非在首次评估后就进行了抢救性剖腹探查术，否则无论是否怀疑存在严重损伤，都必须在再次评估时进行全面的腹部检查。

即使孕妇腹部仅有轻微损伤，也应仔细观察，因为也有可能发生胎盘早剥和流产。因此，有必要制订一个强有力的流程并落实合适的地点来进行持续母胎监护。多学科团队应商定清晰的沟通和病情升级的路径，以便必要时及时终止妊娠。

盆腔创伤

具体见第 21 章。

五、结论

在英国，妊娠期腹部创伤最常见的是交通事故所致，也可能见于家庭暴力。

- 应遵循结构化方法，同时牢记可能需要复苏性剖腹手术作为首次评估的一部分。
- 必须始终记住，孕妇对失血代偿能力较好，血压下降是一个迟来的不祥征兆。
- 在英国，很少临床医生有处理妊娠期重大创伤方面的经验。
- 产科医生应尽早参与，并作为创伤团队的重要核心成员，以确保母胎的最佳结局。

拓展阅读

[1] ACS (American College of Surgeons) Committee on Trauma. *Advanced Trauma Life Support®Student Course Manual*, 10th edn. Chicago: ACS, 2018.

[2] Hayden B, Plaat F, Cox C. Managing trauma in the pregnant woman. *Br J Hosp Med* 2013; 74(6): 327-30.

[3] Knight M, Bunch K, Tuffnell D et al (eds) *on behalf of MBRRACE-UK. Saving Lives, Improving Mothers' Care - Lessons Learned to Inform Maternity Care from the UK and Ireland Confidential Enquiries into Maternal Deaths and Morbidity 2015-17*. Oxford: National Perinatal Epidemiology Unit, University of Oxford, 2019.

[4] Tran A, Yates J, Lau A, Lampron J, Matar M. Permissive hypotension versus conventional resuscitation strategies in adult trauma patients with hemorrhagic shock: a systematic review and meta-analysis of randomized controlled trials. *J Trauma Acute Care Surg* 2018; 84(5): 802-8.

第 19 章 昏迷患者
The unconscious patient

温济英　周宇恒　译
钱东翔　梁燕玲　校

> **学习目的**
>
> 阅读本章后，您能够：
> - 掌握昏迷患者的治疗原则。
> - 掌握继发性颅脑损伤的概念及如何预防。
> - 区别不同的颅脑损伤并选择恰当的紧急外科干预（硬膜外和硬膜下血肿）。

一、概述

对各种原因（框 19-1）导致孕妇昏迷的急救是每个产科医生和助产士的基本技能。产科团队应了解导致意识障碍的潜在原因，并进行对因治疗，必要时可请适当的专科协助。

二、昏迷患者的治疗原则

虽然治疗原则是在治疗创伤和创伤性脑损伤病例的经验中建立的，但对于任何威胁到大脑氧供的创伤，无论其是否造成了脑部损伤，其原则同样适用。

框 19-1　孕产妇意识障碍的原因
A/B　气道或呼吸衰竭：缺氧 / 高碳酸血症
C　　循环衰竭：休克或心搏骤停
D　　中枢神经系统功能衰竭：
• 子痫或癫痫
• 颅内出血、外伤、血栓形成、肿瘤或感染
• 药物（包括阿片类药物和局部麻醉药）、酒精或中毒
• 低血糖

（一）原发性和继发性颅脑损伤

原发性颅脑损伤是由原发事件直接造成的神经损伤，如脑出血。继发性（进一步）颅脑损伤是由大脑缺氧引起的神经损伤，可能由以下原因引起。

- A/B：气道阻塞或呼吸功能障碍导致氧合不良，同时可能出现动脉二氧化碳水平升高，直接影响颅内压（intracranial pressure，ICP）。
- C：由于休克（包括低血压）导致的循环障碍。
- D：颅内损伤可能导致颅内压过高，继而引起脑灌注压（cerebral perfusion pressure，CPP）降低。

（二）脑灌注

脑灌注是指向大脑供应氧合血。大脑相当于被封闭在一个刚性的颅骨里，其供血比其他器官更为复杂。颅骨内有以下 4 类主要组件。
- 脑实质或占位性病变。
- 脑脊液。
- 脑血管及其血液。
- 细胞外液。

由于颅骨的体积固定，当其内容物之一的体积增加时，只能以牺牲其内的其他内容物体积或升高颅内压为代价。

CPP 是大脑的平均动脉压（mean arterial pressure，MAP）减去平均 ICP 的阻力。

$$CPP=MAP-ICP$$

- CPP 必须通过足够的血压（MAP）来维持。
- MAP 的减少或 ICP 的升高将影响 CPP，并可能进一步导致神经元损伤。
- 如果大脑的对 ICP 的正常自稳机制失效，则可能需要对颅内内容物的体积增加进行干预。
- 肿瘤生长和血肿可能会使脑组织的体积增大，这两种情况都可能需要手术。
- 脑脊液通路阻塞可以导致脑脊液压力升高，如血凝块阻塞导致脑积水从而引起脑脊液压力增加，这时可以通过临时或永久性分流手术进行引流。
- 动脉二氧化碳水平升高会导致脑血管扩张，继而导致脑血容量增加。通过保证气道通畅和控制通气可以降低二氧化碳水平（不再建议过度通气），从而使 $PaCO_2$ 维持在正常低水平。
- 细胞外液的增加是损伤后的一种表现，如肿瘤或重大颅脑损伤。这种情况很难处理，通过谨慎的液体管理来避免过度的静脉入量是护理的一部分。
- 颅内压升高也可能是由颈静脉受压、头低位或胸膜腔内压过大导致头部静脉回流受阻引起。

> 正常 MAP=70～90mmHg。
> 正常 ICP=10mmHg。
> 如果 CPP 小于 50mmHg，则可能出现脑缺氧。

以下讨论了预防继发性脑损伤的管理优先级，以创伤患者为例，包括以下 3 点内容。
- 首次评估和复苏。
- 评估胎儿的情况和生存能力。
- 再次评估。

整个过程贯彻通过防止 ICP 升高或 MAP 下降来保证脑灌注，这对于脑损伤的整体管理和预防至关重要。

三、首次评估和复苏

（一）气道

清理气道。意识障碍的患者容易因舌后坠阻塞气道。此外，患者会因为咽反射迟钝而增加误吸风险。

（二）呼吸

充分的通气是大脑通过血液摄取足够氧的保证，从而防止进一步的脑损伤。充分的通气还可防止二氧化碳的积聚。通气可能因意识水平下降而受损。胸膜腔内压升高（如张力性气胸）会引起头部的静脉回流障碍而升高颅内压。

（三）循环

适当使用液体和血管加压药来保证足够的 MAP 以维持 CPP。在创伤情况下，必须迅速识别和处理由其他损伤引起的低血压，以防止继发性脑损伤。同样重要的是要记住，在孤立性头部损伤中很少需要过量的液体，它可能导致与损伤相关的脑水肿恶化。

在创伤中，切勿假设孤立的头部损伤是引起低血压的原因。头皮撕裂伤若致大量出血可引起休克，但这并不常见。应始终假设低血压是由于头部以外损伤引起，而不是脑损伤，并在其他地方寻找失血来源或其他引起低血压的原因，如张力性气胸、心脏压塞或脊髓损伤。

库欣反应（进行性高血压、心动过缓和呼吸频率减慢）是对颅内压快速升高的急性反应，是一种病前体征。这需要紧急关注，处理包括建立控制性通气、使用甘露醇和（或）紧急手术以降低 ICP。

（四）意识状态

意识障碍是脑损伤的标志。一般来说，患者昏迷程度越深，持续时间越长，损伤就越严重。

ACVPU 是一种快速的首次评估意识水平的方法，用于判断患者的意识状态。

- A（Alert）：意识清醒。
- C（Suffering from new-onset Confusion, disorientation and/or agitation）：意识混乱、定向障碍和（或）躁动。
- V（Responsive to Voice）：对声音刺激有反应。
- P（Only responding to Pain）：对疼痛刺激有反应。
- U（Unresponsive）：意识丧失。

2017 年，英国皇家内科医学院推出了第 2 版针对非妊娠成人的国家早期预警评分：NEWS2。在现有的 AVPU 基础上增加了 C，以便能够及时发现意识混乱、定向障碍和（或）躁动的重要体征。这些标志在 NEWS2 系统上得分为 3 分。

瞳孔反应可能有助于确定颅内损伤的程度和单侧占位病变存在的可能性，尤其是进展性的硬膜外血肿。

其他措施有以下 4 项。

- 避免头低位，尽可能将头部抬高 30°。
- 避免颈部勒缢，可考虑进行气管插管等。
- 当需要使用颈托时，应做好固定并检查其是否压迫颈静脉。
- 如果存在颅内血肿，需要尽快清除血肿以降低颅内压。

四、胎儿健康与生存能力评估

当母亲得到充分复苏后，下一步就要考虑胎儿的安危。对于即将接受神经外科治疗、长时间重症监护或不太可能恢复意识的患者，应考虑分娩时机。足月后分娩胎儿对于预计需要长期重症监护的孕妇来说可能是合适的。当长期重症监护的患者出现并发症（凝血功能障碍、脓毒症等），则可能使后续妊娠变得复杂。

五、再次评估

以下为头部和神经系统的评估内容。

- 瞳孔反射功能。
- 偏侧体征，如肢体无力。
- 意识水平，ACVPU 用于快速评估。格拉斯哥昏迷量表是一种更正式的评估。
- 颅底骨折的证据，如"熊猫眼"（眶周瘀斑）、巴氏征（乳突瘀斑）或耳漏/鼻漏。

- 触诊或计算机断层扫描发现凹陷性骨折的证据。

详细的神经系统检查（ACVPU、瞳孔、肌力、肌张力、反射和感觉）用于评估脑损伤的严重程度和手术可能。通过 CT 反复评估可用于客观地确定相当一部分神经功能的恶化程度。

（一）瞳孔反射功能

评估瞳孔的对等程度和对强光的反应。双侧瞳孔直径差异超过 1mm 是异常的，眼睛的局部损伤可以造成这种情况。强光刺激后正常瞳孔会出现迅速地收缩，如果反应迟缓可能提示脑损伤。第Ⅲ对脑神经（动眼神经）受压将导致与病损侧相同一侧（"同侧"）的瞳孔散大。

（二）偏侧体征（如肢体无力）

分别观察自发或指令性肢体运动，评估肢体肌力和反射是否对称。如果肢体无法活动，则评估对眶上神经压迫的反应。给予疼痛刺激后肢体运动的启动或运动偏侧性的任何延迟都提示存在功能异常。一侧明显的肢体无力提示颅内损伤导致对侧脑部受压。对运动或感觉皮层（或从它们引导的束）的损伤将导致损伤对侧的运动或感觉功能障碍。

（三）意识评估

格拉斯哥昏迷评分可以对意识进行定量评估，它通过分别对患者的运动、言语、睁眼反应三方面评分，再累计得分（表 19-1）。

1. 睁眼反应（E）

因眼睑肿胀不能睁眼，则应如实记录其无法进行睁眼反应评分的情况。

表 19-1 GCS 评分

反应分类	表现	分数
睁眼反应	自然睁眼（正常睁眼并眨眼）	4
	呼之睁眼	3
	刺痛睁眼	2
	任何刺激均不睁眼	1
言语反应	说话有条理	5
	言语错乱	4
	只能说字	3
	只能发音	2
	不能言语	1
运动反应	遵嘱活动	6
	刺痛定位	5
	刺痛躲避	4
	刺痛屈肢（去皮层反应）	3
	刺痛伸肢（去大脑反应）	2
	刺痛无反应	1

2. 言语反应（V）

如果患者因气管插管而无法说话，则应如实记录其无法进行言语反应评分的情况。

3. 运动反应（M）

记录在评估时反应最好的上肢得分，即使其他肢体反应评分可能更低。

4. 反复评估

反复进行 GCS 评分和肢体运动的评估可用于观察病情演变，一旦评分减少应该立即重视并给予治疗，以下为颅脑外伤的严重程度的评分。

> 8 分或更低 = 重。
> 9~12 分 = 中。
> 13~15 分 = 轻。

5. 生命体征的变化

GCS 评分的变化可能伴随着生命体征的改变，并可能提示病情恶化。由于脑水肿或颅内血肿扩大导致颅内压升高，压迫脑干的呼吸和心血管调节中枢导致呼吸和心血管活动异常，如心率（减慢）和血压（升高）的变化、呼吸模式和频率的变化（减慢），其被称为库欣反应或库欣三联征。

六、颅脑损伤的类型

根据 GCS 评分对颅脑损伤程度进行分级（表 19-1）。

颅脑损伤分为两种：一种是创伤时直接造成的损伤，称为原发性颅脑损伤，可以是弥漫性或局灶性，对于这些损伤无任何措施可进行预防；另一种是继发性颅脑损伤，常常因为缺氧和组织灌注减少引起，可以通过复苏措施来减轻。

（一）弥漫性原发性颅脑损伤

头部的钝性伤可导致弥漫性颅脑损伤，特别是当头部快速运动（加速性或减速性）导致大脑广泛损伤。根据损伤的严重程度，轻者为脑震荡，严重者为弥漫性轴索损伤。

脑震荡通常伴有短暂的意识丧失，最轻微的形式可能仅引起暂时的意识丧失或失忆。对于轻度的脑震荡，大多数患者只会出现轻度意识模糊，甚至能够描述损伤发生的过程。他们可能存在头痛、头晕或恶心。神经学检查多无明显阳性体征。

损伤越严重，意识丧失或失忆的时间则可能越长，并且可能存在局部阳性体征。如果有失忆片段，应该记录下来其类型（创伤前或创伤时）和持续时间。

几乎所有在机动车碰撞中丧失意识的患者都存在弥漫性轴索损伤及与脑外伤后昏迷有关的障碍，治疗包括在重症监护病房进行通气控制和延长神经康复治疗时间。

（二）局灶性原发性颅脑损伤

脑挫裂伤是由钝性伤引起的，在脑组织上产生加速或减速力，导致脑内小血管撕裂。挫裂伤可以发生在着力位置，也可发生在着力点的对冲位置。如果挫裂伤发生在大脑的感觉或运动区域附近，则可能会出现相应的神经功能障碍。精确的诊断需要使用适当的影像学检查（CT）。

颅内血肿可能由脑膜血管或脑内血管撕裂引起，根据解剖学定义进行分类是有用的，因为它在补救手术、紧迫性和预后方面具一定意义。

（三）颅内和脑外出血

1. 硬膜外出血

硬膜外出血是由硬膜动脉撕裂引起的，最常见的是脑膜中动脉。颞骨或顶骨的线性骨折可能撕裂该动脉，损伤位于骨缝深处的动脉。

孤立性硬膜外出血不常见，仅占所有头部外伤的 0.5%，占伴昏迷的脑外伤不到 1.0%。早期识别这种损伤的重要性在于，如果在最初数小时内治疗得当，则预后良好。如果未被识别，迅速扩大的血肿会导致颅内压升高，减少脑灌注并导致脑缺氧、昏迷和死亡。

以下为硬膜外出血的病理症状和体征。
- 意识丧失，然后是中间清醒期（此期意识可能尚未完全恢复意识）。
- 损伤侧瞳孔散大。
- 创伤对侧肢体无力。

2. 硬膜下出血

创伤引起的急性硬膜下血肿是所有头部创伤

中最致命的，如果不通过手术减压治疗，死亡率很高。除了着力点硬膜下血肿引起的压迫外，通常最主要的是其对冲部位的脑组织损伤。血肿可由皮质和硬脑膜的桥静脉撕裂或大脑皮质血管撕裂引起。

以下为硬膜下出血的典型症状和体征。
- 不同程度的意识障碍，取决于潜在的颅脑损伤和血肿形成的速度。
- 病灶同侧的瞳孔散大。
- 病灶对侧的偏瘫。

以下为初始治疗方案。
- 预防继发性颅脑损伤。
- 在具备手术条件的情况下迅速清除血肿。

3. 蛛网膜下腔出血

当出血进入蛛网膜下腔时，血性脑脊液的刺激会引起头痛、畏光和颈项强直。就其本身而言并不致命，但如果它是更严重的颅脑外伤所致，则预后较差。

（四）贯通伤

大脑贯通性损伤和脑干损伤预后都很差。

所有穿入颅骨的异物都应留在原位，它们只能在神经外科病房取出。在取出过程必须小心，以确保不会造成进一步的损伤。发生开放性颅脑损伤的清醒患者如果手术及时，预后良好。

应头皮止血，用无菌敷料覆盖开放性伤口，并将患者转运到神经外科。

（五）其他损伤

1. 头皮损伤

头皮组织层次分明，血管丰富，撕裂伤通常会导致大量出血。应确定出血点并阻止出血，这可能需要通过钳夹或缝扎止血，特别是在撕裂伤较深的地方。直接压迫止血，应仔细检查伤口是否有颅骨骨折的迹象，并进行清创。

戴上无菌手套轻柔触诊头皮伤口，有助于临床医生诊断是否存在颅骨骨折。如果发现开放性或凹陷性骨折，用缝合线闭合伤口、铺垫敷料，使用抗生素并将患者转运到神经外科病房。注意不要去除任何骨头碎片。

2. 颅骨骨折

虽然颅骨骨折很常见，但一些严重的颅脑损伤是在没有颅骨骨折的情况下发生的，一些颅骨骨折与严重的颅脑损伤无关。目前临床上重要的急性颅脑损伤首选的检查是头部 CT，很少进行颅骨 X 线检查。

(1) 线性颅骨骨折：当骨折线经过颅内血管沟时，表明颅内出血的风险增加。

(2) 凹陷性颅骨骨折：所有凹陷性颅骨骨折均应转诊到神经外科进行评估。它们可能与潜在的颅脑损伤有关，可能需要手术修复颅骨以降低更严重病例的感染风险。

(3) 开放性颅骨骨折：顾名思义，该创伤是由于覆盖大脑表面的硬脑膜被撕裂而造成脑组织暴露在外。如果在检查头皮伤口时可见脑组织，或者发现脑脊液从伤口渗漏，则可以确诊。这些骨折都需要手术干预，感染的风险很高。应该与神经外科团队讨论预防性抗生素的使用。

(4) 颅底骨折：颅骨骨折线在颅底的走向不是水平向后的，而是呈对角线的。颅底骨折会沿着这条对角线产生体征。当从耳朵（耳漏）或鼻子（鼻漏）出现脑脊液，可以作出颅底骨折的临床诊断依据。当脑脊液与血液混合时，可能很难检测到。乳突区域的瘀斑（Battle 征）也表明颅底骨折，但瘀斑可能需要 36 小时后才表现出来。鼓膜内侧出血（鼓室积血）也可能提示颅底骨折。筛状板的骨折通常与双侧眶周血肿有关。眼眶骨折可引起结膜下积血，并可沿结膜下间隙扩大。

所有这些体征伤后并不会立即表现出来，往往出现在损伤数小时后。颅底骨折可以通过头颅 CT 发现，其治疗方案应该与神经外科团队一起讨论制订。

七、结论

- 记住 ABCDE 流程。
- 预防缺氧、高碳酸血症和低血容量从而防止继发性脑损伤。
- 建立一套诊断流程。
- 连续重复进行神经系统专科检查。
- 制订胎儿的最佳管理方案。

拓展阅读

[1] NICE (National Institute for Health and Social Care Excellence). *Head Injury: Assessment and Early Management*. CG176. London: NICE, 2014 (updated September 2019).

[2] RCP (Royal College of Physicians). *National Early Warning Score (NEWS) 2: Standardising the Assessment of Acute-Illness Severity in the NHS. Updated Report of a Working Party.* London: RCP, 2017.

第 20 章 脊椎和脊髓损伤
Spine and spinal cord injuries

张　弛　王　簕　译
吴增晖　校

> **学习目的**
>
> 阅读本章后，您能够：
> - 识别可能发生脊髓损伤的情况。
> - 了解活动限制和脊椎固定技术的重要性。

一、概述

在本章中，脊髓损伤指的是脊柱骨性结构、脊髓或两者兼而有之的损伤。损伤可能只累及脊柱骨性结构而不损伤脊髓，但在这种情况下，脊髓出现继发性损伤的风险仍然是很大的。脊柱损伤的患者如果不能及时固定制动可导致或加重神经损伤。如果患者脊柱骨性结构损伤后（没有脊髓损伤）没有及时固定，本可避免的脊髓损伤也有可能发生。只要患者的脊柱得到及时固定，对脊柱损伤的评估可以有序逐步开展。脊柱损伤的常见病因包括交通事故（50%）、3米以上高度坠落（43%）和运动性损伤（7%）。

以下情况应警惕脊髓损伤的可能。

- 车祸，即使是低速行驶的汽车。
- 当行人被车辆撞到。
- 从高处摔下（平地摔倒也有可能伤及脊柱，如因抽搐而摔倒）。
- 在运动场上受伤，如橄榄球。
- 因暴力行为导致身上多处受伤。
- 锁骨以上受伤的人（包括意识不清患者，15%的意识不清患者有颈部损伤的可能）。
- 意识清醒的患者主诉颈部疼痛、感觉和（或）运动障碍。
- 溺水的患者。

对于意识清醒、神经系统正常、颈部无疼痛的患者颈椎骨折的可能性极低。然而，如果怀疑或发现损伤，应寻求急诊医生、神经外科医生或骨科医生的及时诊治。颈椎比胸椎或腰椎更容易受伤。约 10% 的颈椎骨折患者可能合并有脊柱其他部位的骨折。因此，如果诊断为颈椎骨折，应排除其他部位的脊柱骨折。

二、固定和活动限制技术

如果怀疑脊柱损伤，应固定整个脊柱，直到放射学检查排除了脊柱损伤。近年来，脊柱固定的概念已经受到质疑，因为根据循证医学结论，固定不能带来确切的优势，而且可能诱发一些固定引起的不良事件。此外，由于真正的固定是不可能实现的，所以活动限制这个表述更合理。目前已经有些国际指南正在建立，并建议和确定哪些患者能从活动限制技术中获益（图 20-1），如加拿大 C-spine 规则。

应通过保持脊柱中立位来限制活动。

（一）颈椎

不建议严格使用硬性颈围。颈椎的护理可通过以下方式实现。

- 保持头部中立位固定。
- 在患者背部放置硬质保护板（可以选择专用头部保护板或真空床垫），可以同时使用颈围固定。如果需要，可以加用其他质软的垫子使患者固定在舒适的位置（图 20-2）。

（二）胸椎和腰椎

胸椎和腰椎损伤后，可用担架进行转运，担架上可采用真空气垫来制动胸腰椎。以前，使用

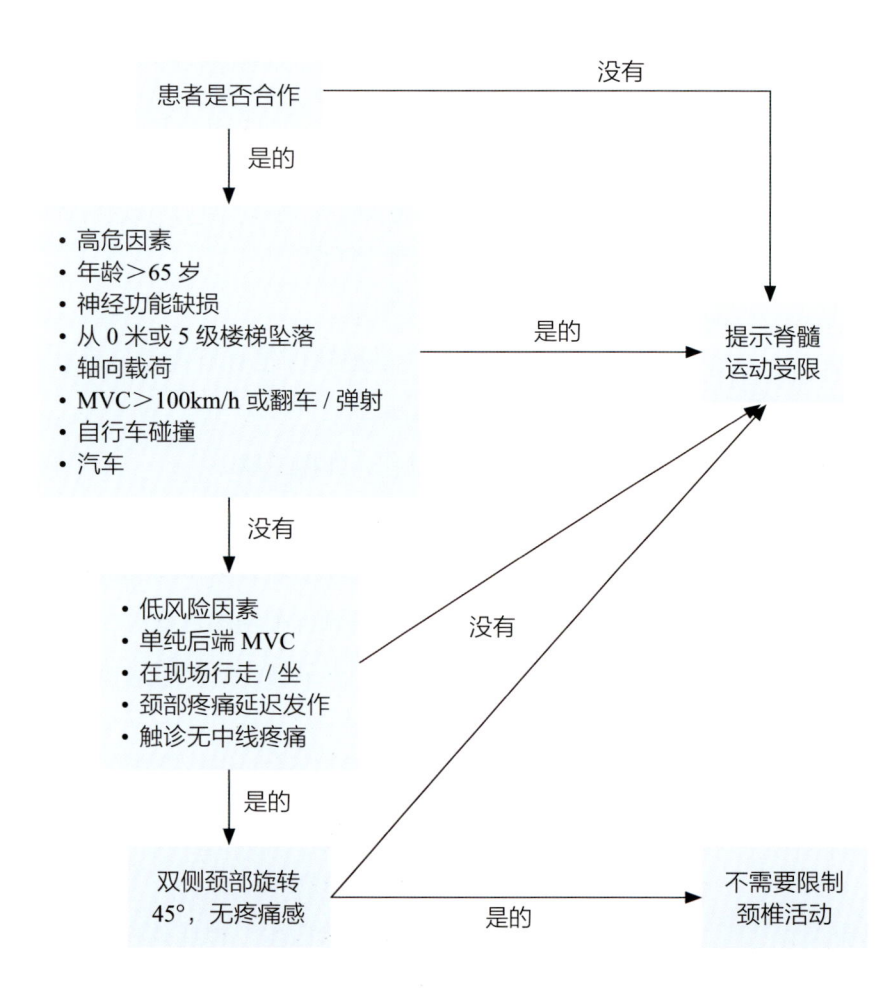

◀ 图 20-1 根据加拿大 C-spine 规则确定颈椎活动限制的高低风险因素
MVC. 机动车碰撞

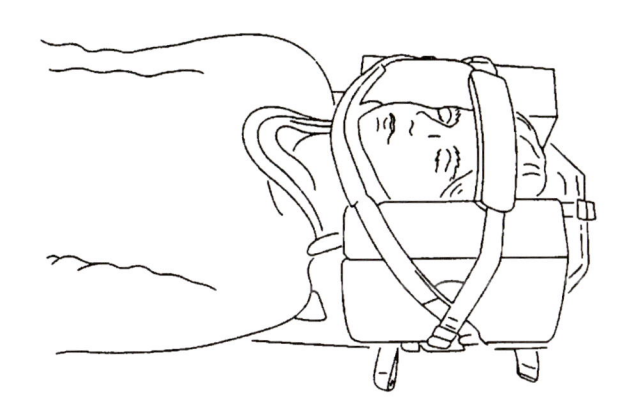

▲ 图 20-2　使用木块、胶布和床头板固定颈椎（所示颈围在某些情况下仍会使用）

硬质的长板制动会导致患者局部软组织受压而产生一系列并发症，这不但可能加重损伤，而且可能增加压疮的风险。因此，应该尽快由创伤小组进行早期评估以便完成转运。

为避免妊娠合并严重创伤的患者仰卧位低血压，必须防止主动脉的压迫。在转运过程中可以安排一名医生进行手法子宫侧移，也可以选择在转运垫下置入楔形垫，让患者整体向左倾斜，从而防止主动脉的长期压迫。

三、对疑似脊髓损伤患者的评估

脊髓损伤可能在首次检查中就能发现，如脊髓损伤直接影响气道、呼吸或导致循环障碍，又或者在二次检查中才发现脊髓损伤。

（一）脊髓的评估

当创伤小组负责人认为合适时，必须对患者的背部情况进行检查。在翻动患者时，必须由训练有素的人员协调、熟练完成，因为在这期间有可能造成二次损伤。至少需要五个人来完成这项工作：要保证患者成一整体轴向搬动，一人负责保持患者头部和颈部的稳定，一人负责躯干，一人负责臀部，一人负责腿部。需要由第五个人来对患者伤情进行检查。其中，负责头部和颈椎稳定性的人是整个搬运的指挥者。第五个人寻找脊柱挫伤、畸形和肿胀的情况。应通过触诊确定棘突间有无压痛。如果必要时还应该进行直肠指检。

（二）神经系统评估

由于脊柱中有神经结构，应该通过临床检查进行神经功能评估。

- 皮质脊髓束：控制身体同侧的肌肉力量，通过自主运动和对疼痛刺激的非自主反应来测试。
- 脊髓丘脑束：传递身体对侧的疼痛和温度感觉，一般通过针刺进行测试。
- 后柱：感受同侧位置觉。

每一侧都可能受伤，也可能双侧都受伤。

如果双侧在同一水平以下感觉和运动功能消失，则称为完全性脊髓损伤。如果运动或感觉功能受损，则为不完全性损伤（预后较好）。

保留肛周区域的感觉可能是功能残留的唯一标志。骶段神经功能的保留是通过肛门周围的感觉和（或）肛门括约肌的自主收缩来表现的。

如果仅保留骶神经反射，如球海绵体肌反射或肛门反射，这类损伤不能判断为不完全性损伤。

神经损伤层面的确定是依据两侧感觉和运动正常区对应的最尾侧皮节或肌节来进行判断。为了完整起见，图 20-3 给出了主要的皮肤对应区。

每个神经根支配一个以上的肌肉，大多数肌肉又是由一个以上的神经根支配。然而，某些运动可被认定为代表单一神经根的功能评价。

T_1 以上和 T_1 以下的损伤可以有明确的区别（通过感觉和运动测试确定）。T_1 以上病变可致四肢瘫痪，T_1 以下病变可致双下肢截瘫。神经根损

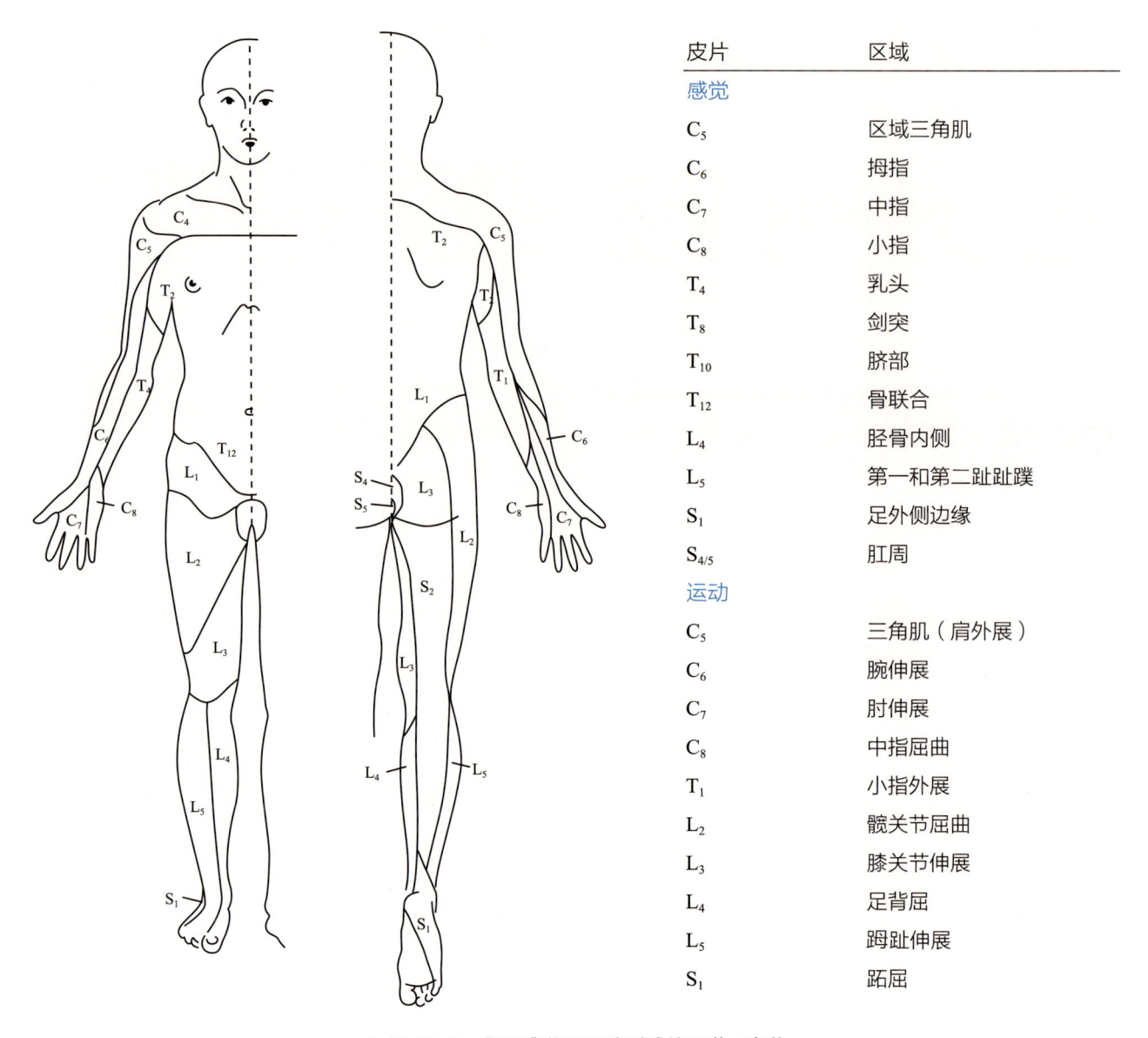

皮片	区域
感觉	
C₅	区域三角肌
C₆	拇指
C₇	中指
C₈	小指
T₄	乳头
T₈	剑突
T₁₀	脐部
T₁₂	骨联合
L₄	胫骨内侧
L₅	第一和第二趾趾蹼
S₁	足外侧边缘
S₄/₅	肛周
运动	
C₅	三角肌（肩外展）
C₆	腕伸展
C₇	肘伸展
C₈	中指屈曲
T₁	小指外展
L₂	髋关节屈曲
L₃	膝关节伸展
L₄	足背屈
L₅	踇趾伸展
S₁	跖屈

▲ 图 20-3　用于感觉和运动测试的肌节 / 皮节

伤平面与骨结构损伤平面往往存在差异，因为脊神经进入椎管后可能会上行或下行与脊髓连接。需要通过神经检查确定损伤平面。

四、脊柱损伤的治疗原则

治疗原则是首次检查和复苏，评估胎儿的健康状况和生存能力，然后再次检查和防止进一步伤害。脊髓损伤可在首次检查或再次检查中明确。

• 根据 ABC 的原则先处理危及生命的情况，但要避免脊柱的任何搬动。

• 建立适当的制动，直到确定没有脊柱损伤。

• 如果发现有脊柱损伤，尽早转诊给脊柱外科医生。

• 了解脊柱损伤对其他系统损伤的影响。

（一）首次检查

1. 气道

能造成脊柱骨折的创伤也足以造成锁骨上方

的损伤，这可能会以气道损伤或头部损伤的形式出现，使患者面临气道梗阻的风险。

2. 呼吸

如果损伤在 C_4 以上，则有潜在的膈肌瘫痪的风险。如果损伤为 $C_4 \sim T_{12}$，就会出现肋间窘迫，根据脊髓损伤的水平，可能患者只有腹式呼吸。

复杂因素有肋骨骨折、连枷胸、肺挫伤、血气胸和吸入性肺炎。通过提供通气支持，胸腔引流等方式积极解决这些问题，如果患者疼痛明显，及时镇痛。

3. 循环

脊髓损伤可能导致循环问题。神经源性休克是由交感神经下行通路受损所致。在受损水平以下，交感神经支配的血管平滑肌失去张力，因此血管扩张，导致血压明显下降。在这种情况下，仅靠补液不能恢复血压，可能需要及时使用血管升压药物。特别是针对体重较重的孕妇，可能需要进行中心静脉压力监测。

T_4 水平以上的损伤会导致心脏丧失交感神经支配，从而导致心动过缓。在 T_4 水平以上的损伤，病变水平以下交感神经损伤导致血管扩张和心脏加速，泵血功能受损，引起的心动过缓可导致严重低血压。

可能需要应用阿托品来对抗心动过缓。如果无效，可能需要注射异丙肾上腺素，但这需要专家的意见和支持。

4. 腹部损伤

腹部损伤可能只表现为 C 型问题。由于脊髓损伤而无法感到疼痛可能掩盖严重的腹腔内损伤，只表现为休克。唯一指向腹腔内问题的症状可能是肩顶部疼痛。梗阻在瘫痪患者中很常见，因此应通过口胃管或鼻胃管进行胃肠减压。

5. 肌肉损伤

肌肉骨骼损伤可能会出现危及生命的低血容量性休克，但由于脊髓损伤患者无法感受到疼痛，因此不太容易定位。

6. 皮肤

在高位脊髓病变中，体温控制功能丧失，患者可能会出现体温过低或过高。脊柱损伤患者如果不加强护理以避免压疮，会有发生严重的缺血性皮肤损伤的风险。

（二）再次检查

任何损害都可能因为疼痛缺失而被掩盖。这在检查患者时要警惕。正确及时地处理可能会对四肢瘫痪患者的最终活动能力的恢复产生深远的影响。

膀胱

脊髓损伤及尿潴留患者需要持续导尿管引流。排尿量是复苏反应的良好监测指标。

五、结论

- 在初步复苏期间，对受伤患者进行适当的固定是诊疗的一个重要部分，直到进行下一步的诊查。
- 脊髓损伤可能是导致需基础生命支持 ABC 的原因之一，应首先治疗。
- 脊髓休克引起的低血压可能需要血管升压药物，而不是过量的液体。

拓展阅读

[1] NICE (National Institute for Health and Care Excellence). *Head Injury: Assessment and Early Management.* CG176. London: NICE, 2014 (updated September 2019).
[2] NICE (National Institute for Health and Care Excellence). *Trauma.* QS166. London: NICE, 2018.

第21章 肌肉骨骼损伤
Musculoskeletal trauma

张 弛 王 簕 译
吴增晖 校

学习目的

阅读本章后,您能够:
- 掌握肌肉骨骼损伤患者的处理原则。
- 了解致命创伤的诊断和治疗。
- 了解有截肢风险的创伤的诊断和治疗。

一、概述

本章重点阐述了首次评估及心肺复苏、再次评估及专科处置。首次评估应针对致命创伤进行识别和处理。骨骼肌肉创伤可引发致命性的大出血,创伤活动性出血应紧急处理。必须说明的是,尽管创伤活动性出血属于心肺复苏ABC流程中的C,但遇到活动性大出血时应先使用止血带或压迫止血,之后再进行标准的气道、呼吸、循环评估和处理流程。

在首次评估过程中,制动是一项重要的措施,具备以下好处。

- 防止进一步失血。
- 保护循环。
- 防止软组织进一步受损。
- 有助于止痛。
- 降低脂肪栓塞的风险。

度过了最初的抢救阶段,挤压伤引起的创伤性横纹肌溶解仍可引起肾衰竭。长骨骨折会引起脂肪栓塞,这是一种罕见但致命的并发症,表现为缺氧和呼吸困难。必须警惕患者可能存在多发创伤。了解受伤机制有助于预测创伤类型,如高处坠落可能导致颈椎或其他椎体的骨折或长骨的骨折。某些骨折不容易被发现,如肩关节或膝关节周围的骨折,往往需要反复检查才能明确。

二、首次评估

致命性创伤有以下几项。
- 严重的骨盆骨折伴大出血。
- 大动脉出血。
- 长骨骨折。
- 挤压伤。

（一）严重的骨盆骨折伴大出血

很少有文献提及在妊娠晚期女性发生严重的骨盆骨折如何处理。然而，即使是非妊娠女性中，骨盆骨折导致的难以控制的大出血也是重大创伤后潜在的可避免的死亡原因。所以，其处理原则在这两种人群中并无差别。多发创伤的患者应高度警惕骨盆损伤，并在院前急救阶段使用骨盆带固定骨盆。

孕妇骨盆骨折可引起胎儿头部骨折，尤其是胎头入盆后。准确的受伤机制有助于推断骨盆骨折的类型。应立即行创伤CT检查以明确骨盆损伤的性质和范围。如果没有条件行CT检查，也应行骨盆X线检查。

任何情况下，都不能用"反复挤压"的方式尝试验证骨盆的"开书样骨折"。因为孕期盆腔血管扩张，严重骨盆骨折撕裂盆腔静脉丛，更容易引起腹膜后大出血。

骨科医生作为创伤控制团队中的一员应尽早介入，运用外固定方式稳定骨盆也是抢救的一个关键环节，目的是"关闭水龙头：止血"。

（二）大动脉出血

动静脉大出血时应及时运用手法复位的方式将骨盆恢复解剖位置。在妊娠晚期的患者身上，这样用手法或外固定方式维持骨盆解剖复位可能比较困难。通常情况下，需要实施剖宫产分娩，以便于控制骨盆出血。即使胎儿已死亡，仍需通过剖宫产排空子宫，以获得骨盆手术入路，控制出血。可能需要运用介入放射技术，在造影下栓塞出血的静脉或动脉。应当始终保持警惕，骨盆是潜在的致命性出血的来源。

（三）长骨骨折

如果肢体末梢出现颜色、温度或脉搏强度的改变，必须怀疑出血或动脉损伤，治疗可见的外部出血应采取肢体制动或牵引、加压、液体复苏及骨科介入。

肢体创伤导致的出血通常可以压迫止血，加压方式如下。
- 压迫可见的出血点或使用止血带（记录使用时长很重要）。
- 制动以减少出血，如使用夹板或专科手术或外固定。

遇到开放性外伤，有时候出血显而易见，有时候肢体肿胀畸形提示出血存在。同样，有时候直到出现低血容量的征象才会怀疑出血，股骨干的闭合骨折可能会在周围组织内出血达到2L。长骨是五大主要内出血部位之一（胸腔、腹腔、骨盆、腹膜后腔和长骨骨折），这就需要抢救、制动及骨科介入。

（四）挤压伤

挤压伤导致肌细胞损伤（横纹肌溶解）及后续的肌细胞内容物释放。肌细胞膜的损伤导致细胞内液体潴留，于是肌细胞把毒性物质肌红蛋白、钾、磷酸盐和尿酸盐释放入血，可导致休克、高钾血症（可能引发心搏骤停）、低钙血症、代谢性酸中毒、筋膜室综合征及急性肾衰竭。急性肾衰竭是低容量血症、代谢性酸中毒和肾毒素肌红蛋白、尿酸盐和磷酸盐的联合作用。首次评估并救治后，应建立有创血压检测、中心静脉压检测及持续的重症监护，需要优化管理液体及电解质平衡，控制急性肾衰竭。

三、再次评估

在再次评估中必须判断出有截肢风险的创伤并应当予以快速处理。系统性的肢体检查包括外观、感觉和循环血供的评估。骨骼损伤的放射学检查也是再次评估的一部分。

（一）有截肢风险的创伤

- 开放性骨折与关节损伤。
- 血管损伤与创伤性肢体离断。
- 筋膜室综合征。
- 继发于骨折或脱位的神经损伤。

1. 开放性骨折与关节损伤

遇到开放性骨折，应用直接压迫、牢固加压、绷带包扎、抬高患肢等方式控制出血。各种污染物，如泥土和衣物碎片应当去除，伤口在使用干爽的无菌敷料包扎之前，必须反复冲洗干净。严重的软组织创伤应制动以减轻疼痛，控制出血。伤口情况应详细记录在病历上，以避免在专科处置之前反复打开敷料查看。拍照或画图更加清晰。反复查看伤口会增加感染的风险。之后再对骨折进行适当处理。

试图活动关节时出现关节剧痛有助于早期诊断关节脱位。早期诊断才能早期复位，尤其当脱位影响肢体血供时，如膝关节后脱位会阻断腘动脉的血供。

所有的脱位都应当尽早复位。关节受伤后早期往往容易复位。复位后检查远端循环并制动固定关节。

2. 大血管损伤与创伤性肢体离断

以下为大血管损伤的征象。

- 伤口有明显的动脉或静脉出血。
- 持续扩大的血肿。
- 远端脉搏消失。
- 毛细血管再充盈延迟。
- 与对侧肢体不同的皮肤颜色和温度。
- 受伤部位疼痛加重。
- 感觉减弱或消失。

因此，有必要反复评估循环血供。

膝关节、肘关节周围的骨折或骨折脱位时常会引起股动脉或肱动脉损伤。

3. 筋膜室综合征

当出血或水肿导致受累的筋膜间室内压力增高，超出毛细血管的压力，就会引发筋膜室综合征。一开始是静脉回流受阻，当压力继续增加，动脉血供也停止了。

> 远端动脉搏动的存在并不能排除筋膜室综合征。

神经和肌肉的缺血会引发快速且不可逆的损伤。远端的脉搏可能始终存在。最常受累的筋膜间室是胫前间室及前臂屈肌间室，在年轻人群中尤甚。

原因包括挤压伤、长时间肢体压迫、开放或闭合性骨折、肢体缺血及石膏或绷带包扎过紧。

有报道显示，在分娩过程非创伤情况下出现因 Lloyd Davies 体位或截石体位引起的医源性筋膜室综合征，其原因可能是在该体位时腹股沟处静脉折叠受阻，也可能由于马镫状腿架或固定套的外部压力引起高于心脏水平的腿部动脉低灌注；其他因素包括下肢重量压在马镫状腿架上或足部的被动跖屈导致筋膜间室内压力增高。

其主要症状表现为受伤肢体即便充分制动，

仍感到与损伤程度不相符的剧烈疼痛。被动牵拉受累筋膜间室内的肌肉，疼痛会加剧。无法主动活动。筋膜间室变得肿胀和紧绷，远端肢端感觉下降，尽管这些在临床上不一定能观察到。

如果不予治疗或延迟处理，筋膜室综合征可导致永久性功能丧失甚至截肢，必须及时识别，急诊切开减压。如果肢体被石膏固定或环绕包扎，必须完全打开暴露至皮肤。如果 15 分钟内症状无改善，应去除开放伤口处的敷料并检查伤口下方的肌肉。

（二）继发于骨折或脱位的神经损伤

一些创伤会伴有神经损伤，如髋关节脱位伴随坐骨神经损伤，肘关节脱位伴随正中神经损伤。感觉或肌肉力量改变或两者并存提示神经受累。骨科医生应立即介入。后续的专科处理也将交给骨科医生。

四、结论

- 首先处理致命创伤，其通常表现为循环障碍。
- 其次判断、检测及治疗有截肢风险的创伤。

拓展阅读

[1] Chavez LO, Leon M, Einav S, Varon J. Beyond muscle destruction: a systematic review of rhabdomyolysis for clinical practice. *Crit Care* 2016; 20: 135.

第 22 章 烧 伤
Burns

卢金强　陈德雄　译
李映桃　刘海智　校

学习目的

阅读本章后，您能够：
- 了解热损伤对气道、呼吸和循环系统的影响。
- 掌握烧伤患者的气道、呼吸和循环系统损伤的急救措施。
- 评估烧伤的严重程度。
- 了解烧伤后孕妇和胎儿的救治方法。

一、概述

大多数烧伤是由热损伤引起的，但也可能发生化学、电烧伤和辐射烧伤。烧伤的严重程度评估取决于烧伤的面积和深度及吸入烟雾和吸入性烧伤对气道的损伤程度为特征。

烧伤可能会立即导致危及生命的问题，需要在初步检查中早期诊断和治疗（图 22-1）。

有关妊娠期烧伤的文献是有限的（既往报道主要来自发展中国家的个案病例报道和小样本的系列研究），诊疗原则也是基于标准的非妊娠期烧伤治疗方案。在英国，烧伤患者集中在医院的烧伤科和区域烧伤诊治中心。妊娠期烧伤应被认为是一种特殊病例，并应尽早/迅速与区域烧伤诊治中心沟通。

英国烧伤协会最近公布了治疗标准，具体有以下 4 项。
- 1 小时内开始补液。
- 6 小时内清洗并包扎伤口。
- 上级医生会诊。
- 区域烧伤诊疗中心提供医学营养治疗、物理治疗、专科治疗和心理治疗。

（一）烧伤的严重程度

烧伤的严重程度取决于以下 2 个方面。
- 全身烧伤面积：用"九分法"测量（图 22-2 和表 22-1）。

第22章 烧伤
Burns

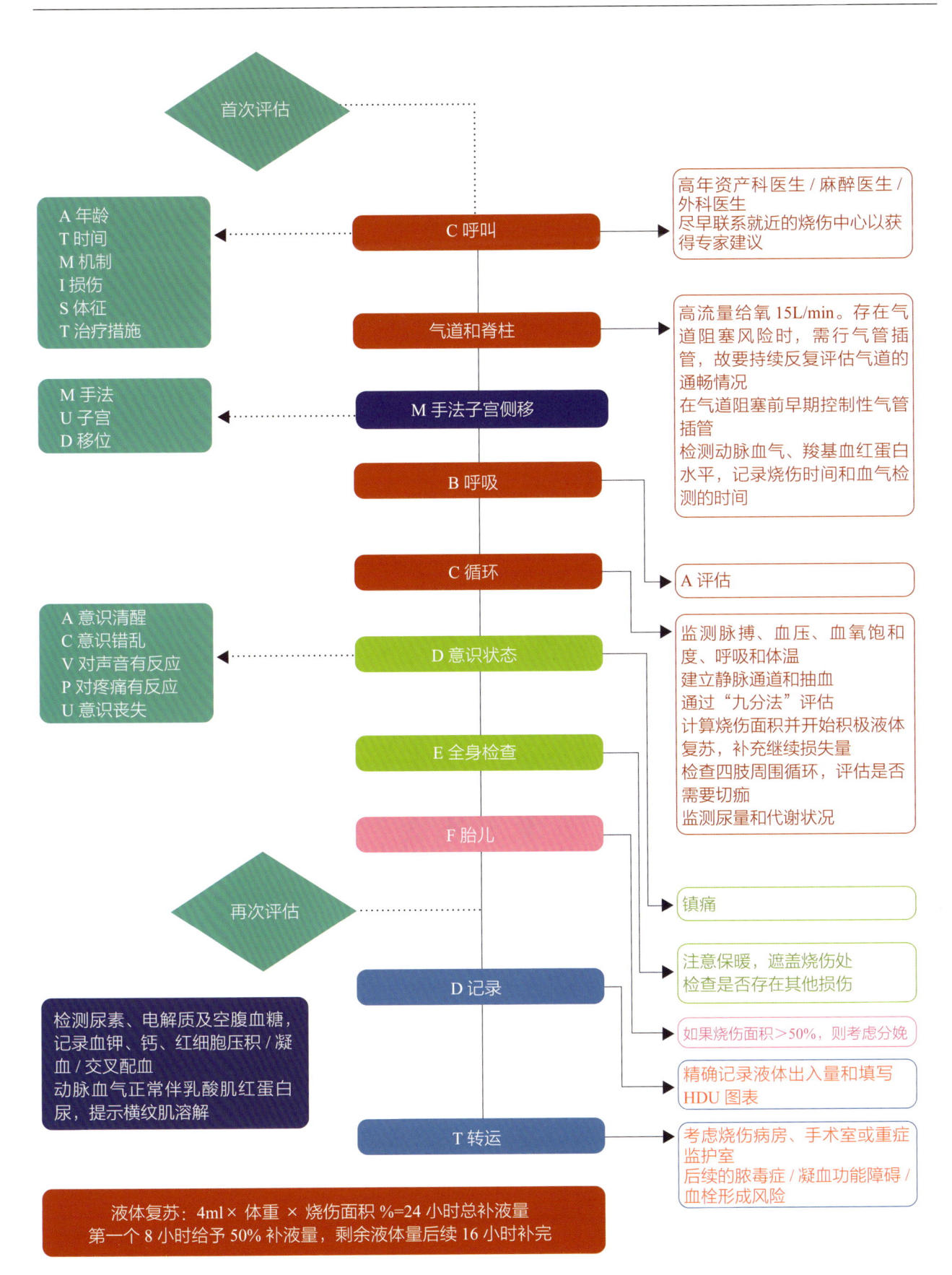

```
                    ◇ 首次评估
                         ┊
  ┌─────────────┐        ┊              ┌──────────────────────┐
  │ A 年龄       │        ▼              │ 高年资产科医生/麻醉医生/│
  │ T 时间       │ ←── C 呼叫 ───────→ │ 外科医生              │
  │ M 机制       │                      │ 尽早联系就近的烧伤中心 │
  │ I 损伤       │                      │ 以获得专家建议        │
  │ S 体征       │                      └──────────────────────┘
  │ T 治疗措施   │
  └─────────────┘                       ┌──────────────────────┐
                                        │ 高流量给氧 15L/min。  │
                       气道和脊柱 ─────→│ 存在气道阻塞风险时，  │
                                        │ 需行气管插管，故要持续 │
                                        │ 反复评估气道的通畅情况 │
  ┌─────────────┐                       │ 在气道阻塞前早期控制性 │
  │ M 手法       │                       │ 气管插管              │
  │ U 子宫       │ ←── M 手法子宫侧移    │ 检测动脉血气、羧基血红 │
  │ D 移位       │                       │ 蛋白水平，记录烧伤时间 │
  └─────────────┘                       │ 和血气检测的时间      │
                        B 呼吸 ────────→└──────────────────────┘

                        C 循环 ────────→  A 评估

  ┌─────────────┐                       ┌──────────────────────┐
  │ A 意识清醒   │                       │ 监测脉搏、血压、血氧饱 │
  │ C 意识错乱   │                       │ 和度、呼吸和体温      │
  │ V 对声音有反应│←── D 意识状态         │ 建立静脉通道和抽血    │
  │ P 对疼痛有反应│                       │ 通过"九分法"评估      │
  │ U 意识丧失   │    E 全身检查 ───────→│ 计算烧伤面积并开始积极 │
  └─────────────┘                       │ 液体复苏，补充继续损失量│
                                        │ 检查四肢周围循环，评估 │
                        F 胎儿           │ 是否需要切痂          │
                                        │ 监测尿量和代谢状况    │
                                        └──────────────────────┘

                    ◇ 再次评估            镇痛

                                        ┌──────────────────────┐
                        D 记录 ─────────→│ 注意保暖，遮盖烧伤处  │
                                        │ 检查是否存在其他损伤  │
  ┌─────────────────┐                    └──────────────────────┘
  │ 检测尿素、电解质 │
  │ 及空腹血糖，记录 │                      如果烧伤面积>50%，则考虑分娩
  │ 血钾、钙、红细胞 │
  │ 压积/凝血/交叉   │                      精确记录液体出入量和填写
  │ 配血             │                      HDU 图表
  │ 动脉血气正常伴乳 │
  │ 酸肌红蛋白尿，提 │    T 转运 ─────────→┌──────────────────────┐
  │ 示横纹肌溶解     │                      │考虑烧伤病房、手术室或 │
  └─────────────────┘                      │重症监护室             │
                                           │后续的脓毒症/凝血功能  │
                                           │障碍/血栓形成风险      │
                                           └──────────────────────┘

  ┌────────────────────────────────────────────────────────────┐
  │ 液体复苏：4ml × 体重 × 烧伤面积 % = 24 小时总补液量          │
  │ 第一个 8 小时给予 50% 补液量，剩余液体量后续 16 小时补完      │
  └────────────────────────────────────────────────────────────┘
```

▲ 图 22-1 烧伤

- 烧伤深度。

妊娠时增加的腰围或病态肥胖会增加腹部烧伤面积，如果估算有困难，可以患者的手掌面积占体表面积的 1% 进行估算。

（二）烧伤深度评估

在过去（一些国家目前仍然如此），烧伤深度按度分类，即一度、二度、三度和四度。英国引入了一种新的分类系统，以帮助判断是否需要手术，指导治疗和预后。

- 一度烧伤：皮肤可逆性发红，类似于轻度晒伤。
- 浅二度烧伤：累及皮肤表层，呈粉红色，疼痛。通常在 2 周内愈合，很少或没有瘢痕。
- 深二度烧伤：累及浅层和较深层的皮肤，基部呈乳白色，疼痛较轻。如果不手术，通常会延期愈合并有明显瘢痕的风险。
- 三度烧伤：包括所有皮肤层，有时累及皮下

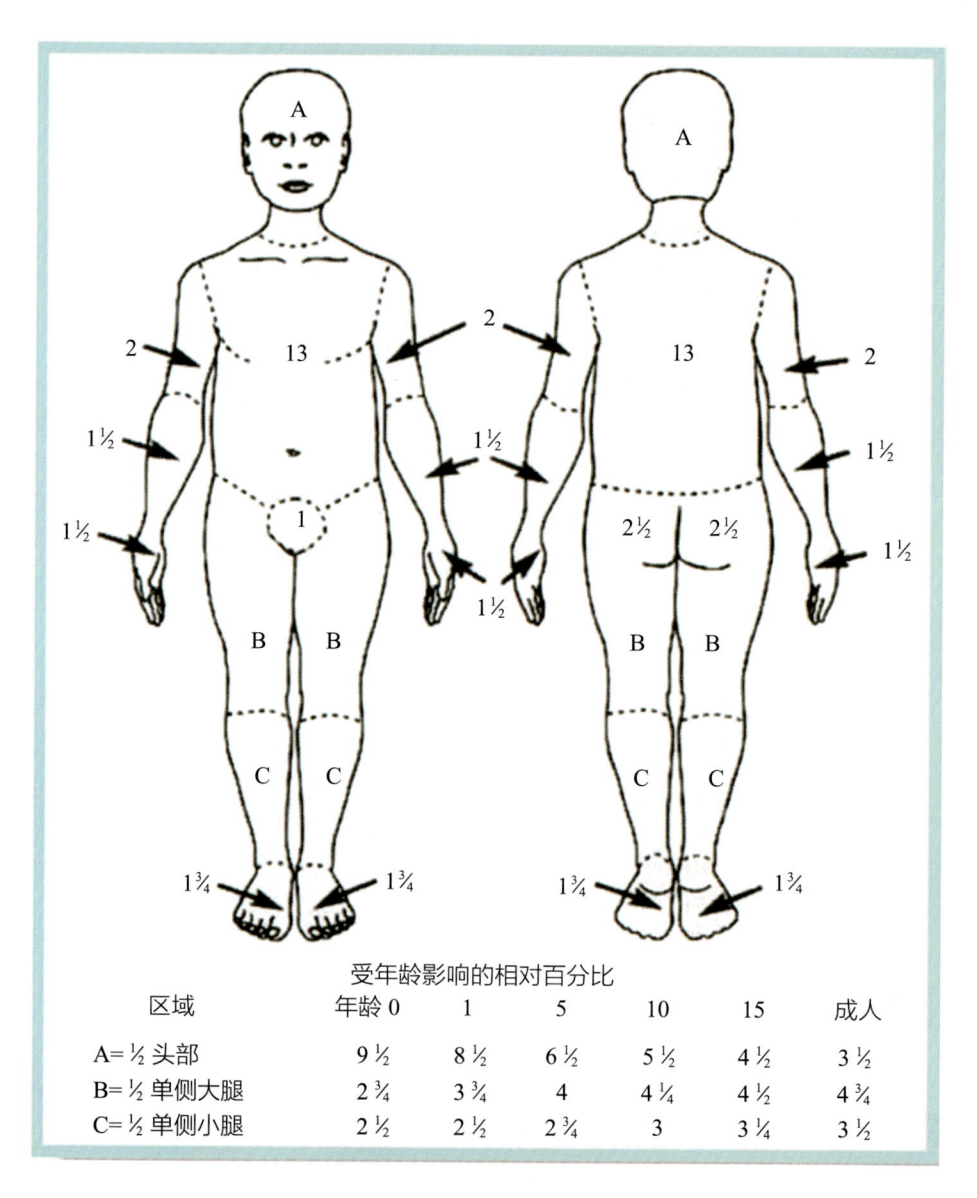

受年龄影响的相对百分比

区域	年龄 0	1	5	10	15	成人
A= ½ 头部	9 ½	8 ½	6 ½	5 ½	4 ½	3 ½
B= ½ 单侧大腿	2 ¾	3 ¾	4	4 ¼	4 ½	4 ¾
C= ½ 单侧小腿	2 ½	2 ½	2 ¾	3	3 ¼	3 ½

▲ 图 22-2　身体面积划分的烧伤百分比

引自 COBIS，NHS National Services Scotland

表 22-1 九分法则

体表面积	烧伤面积
头部和颈部	9%
单侧上肢	9%
躯干前面*	18%
躯干背面	18%
单侧下肢	18%
会阴部	1%

*. 妊娠腹部占全身表面积的比例会增大，患者手掌面积约占体表面积的 1%

组织。表面最初是灰白色和皮革状的，如果保持干燥，就会形成透明的棕色焦痂。痛觉丧失的，不手术会导致瘢痕和瘢痕挛缩。

二、烧伤的病理生理学

（一）气道和呼吸系统的影响

烧伤引起的气道损伤可能立即发生，也可能会延迟发生，因此必须持续评估气道情况，并应考虑早期插管，尤其是在患者需要转运的情况下。虽然最严重的水肿可能发生在损伤后 24 小时，但气道通畅性的改变可能是快速和灾难性的。以下临床征象提示即将发生气道阻塞，其中包括喘鸣（吸气时气道噪声）、呼吸功增加伴氧分压的下降和意识障碍，上述情况必须尽快采取插管治疗。

下呼吸道阻塞可能为烟尘颗粒沉积所致。

热气体或蒸汽可直接引起肺实质损伤，并可导致气体交换功能严重受损，但烧伤患者在无明显呼吸道损伤的情况下，也可出现呼吸功能受损。其发生机制尚不清楚，可能涉及通气/灌注不足、继发性感染或成人呼吸窘迫综合征（adult respiratory distress syndrome，ARDS），并且可能在初期损伤后 2 周内发生。

（二）一氧化碳吸入

吸入性一氧化碳中毒很常见，特别是在缺氧的封闭区域发生的烧伤，由于吸入大量尾气或燃烧不充分的加热器废气，体表可没有任何烧伤表现。

体内氧气传输依赖于血红蛋白与氧的结合，但一氧化碳与血红蛋白的亲和力高于氧气，可将氧分子从血红蛋白上的结合位点置换，导致向组织的氧输送量减少。因为碳氧血红蛋白被解读为氧合血红蛋白，脉搏血氧测定结果无异常，会产生误判。

通过测量静脉血或动脉血中的碳氧血红蛋白可作出诊断，碳氧血红蛋白水平超过 10% 即表明吸入了大量一氧化碳。然而，在低于 20% 的情况下通常身体没有症状，因此容易发生早期漏诊、误判情况。

一氧化碳中毒的"樱桃红"变色通常是一种终末标志，不应该用于早期诊断。一氧化碳浓度达到 60% 就可能导致死亡。

对症治疗是高流量吸氧。对于病情较重的患者应考虑高压氧治疗。

如果母亲一氧化碳中毒，可能对胎儿产生严重影响。一氧化碳可穿过胎盘屏障，其与胎儿血红蛋白的结合亲和力更强，会导致胎儿缺氧。可能会导致胎儿死亡、胎儿损伤、流产或早产，即使母亲的中毒损伤看起来很轻微。

（三）循环影响

烧伤后局部组织损伤，液体渗漏到血管外组织中可导致组织水肿。循环炎症介质导致全身毛细血管通透性增加，体液从血管内腔广泛渗漏到周围组织间隙，产生严重的外周水肿和肺水肿。这些炎症介质也可对心功能产生直接影响，一旦合并低血容量和周围血管扩张情况，可导致组织灌注量明显减少，发生休克。在严重烧伤的情况下，可发生低血容量性休克、心源性休克或分布性休克。

（四）现场急救

必须阻止继续燃烧：将患者以左侧卧位躺在地上，用毯子或等效物将其包裹起来，以扑灭火焰。轻轻取出烧焦的衣物和任何首饰，除非它们粘在烧焦的皮肤上。小的烧伤可以用干净的冷水冷却。烧伤部位应覆盖以避免体温过低，非无菌的家用保鲜膜是有用的急救敷料，因为它可以使伤口可视化，还保护伤口免受污染和体液流失，同时减轻疼痛。

三、首次评估和复苏

记住倾斜位或手动移位子宫。

（一）气道和呼吸

如果有以下情况，应怀疑气道和呼吸功能受到损伤。

- 烧伤是在封闭的空间里进行的。
- 声音嘶哑、失声、喘鸣或哮鸣。
- 嘴唇、口和鼻孔周围有烧伤的痕迹。
- 鼻毛或眉毛有烧焦现象。
- 口鼻周围有烟灰，或者咳出含碳的痰。
- 有呼吸窘迫和神志改变。
- 一氧化碳中毒。

如果怀疑有气道和呼吸问题，或者存在一氧化碳中毒，则需要由有经验的麻醉师进行紧急评估，必要时早期插管，保持通气。通常在没有面部烧伤的情况下，气道烧伤很少发生。

麻醉要注意以下事项。

- 琥珀胆碱在最初的 72 小时内可以安全使用，但 72 小时后有高钾血症的风险，应避免使用。
- 如果预计会出现面部明显肿胀，应进行不切开气管的插管。
- 通气时应采取正常的肺保护策略。

（二）疑似一氧化碳吸入的治疗

所有患者都应接受高流量氧疗。

氰化物也可作为某些物质燃烧的产物而被吸入，并在细胞水平损害呼吸功能，造成细胞氧合作用减弱。然而，除非有严重的无法解释的代谢性酸中毒，否则不建议常规检测。

（三）循环

- 预计会出现严重的循环体液丢失。
- 在可能的情况下，通过未烧伤部位皮肤，建立安全的静脉通道。在烧伤部位很难确保静脉注射通道的安全，并可能存在增加感染的风险，但有时这可能是唯一的选择。在极端困难的情况下，可能需要中心静脉置管。

根据烧伤发生的时间、患者的体重和烧伤的程度，存在不同的指导液体复苏公式。最常用的是 Parkland（帕克兰）公式。

> 4ml × 实际体重（kg）× 烧伤面积 %= 烧伤后 24 小时所需复苏液体总量

以下为液体相关的内容。

- 加温乳酸林格液 /Hartmann 液。
- 总量 1/2：前 8 小时内滴注。
- 剩余 1/2：接下来的 16 个小时内滴注。
- 需要额外的液体输注维持体液平衡，补充继续损失量。

通过心率、尿量、血压和红细胞压积监测循环状态。根据理想体重，补液后的尿量应为 0.5～1.0ml/(kg·h)。

与单纯烧伤相比，烟雾吸入性损伤和烧伤伴发的情况需要更多的液体复苏量，必要时进行危重症护理。

（四）镇痛

时间允许的情况下，尽快缓解疼痛。在烧伤处覆盖一层透明薄膜，有助于减轻疼痛，同时保持伤口的可见度。阿片类药物在大多数情况下是必要的，可静脉滴注以有效缓解疼痛，不要肌内注射或皮下注射。

四、再次评估

烧伤患者可能有其他的损伤被烧伤的疼痛所掩盖。一次完整的从头到足的再次评估是必要的，以明确在首次评估中未发现的损伤。

（一）评估胎儿

产科管理必须是由多学科团队（产科医师、产科麻醉师、重症监护医师和烧伤专科医师）进行的个体化管理。胎儿的预后取决于孕龄和母体的损伤程度（包括缺氧、败血症、低血容量等）。

在数小时内，母亲可能会变得代谢亢进，表现为体温升高、耗氧量增加、呼吸急促、心动过速和血清儿茶酚胺水平增加。母亲酸中毒情况对代谢相关损伤的进展有预测作用。尼日利亚的研究表明，妊娠期严重烧伤的死亡率是非孕女性的 3 倍。

若烧伤面积≥50% 且在妊娠中晚期，应在初步复苏后，在多学科参与下进行紧急分娩。等待不能提高胎儿存活率，而且额外的代谢需求可能会对母亲造成损害。如果烧伤的体表总面积很大，自然分娩通常会在数天内发生。

在妊娠早期，似乎没有证据表明妊娠影响烧伤孕妇的生存率。然而，随着烧伤程度的增加，流产、早产或胎儿死亡的风险会增加，尤其是在烧伤后第 1 周。

如果烧伤面积＜30%，母子预后均较好，当然这也取决于胎龄和有无脓毒血症等情况发生。

（二）电烧伤

由于羊水和子宫是电的良好导体，关于妊娠期电烧伤处理的资料有限。有长期羊水过少和宫内生长受限的报道。但是，一般认为对胎儿有"全或无"的影响：要么死亡，要么预后相对较好。

五、确定性的诊疗

切痂：烧伤组织可能会限制四肢的血液供应。通过毛细血管再充盈情况检查外周循环并估算灌注量。请求普通/整形外科协助进行评估和治疗。切开烧伤组织以恢复血液供应（并防止横纹肌溶解）的过程称为焦痂切开术。

脓毒血症：通过适当的敷料换药、早期切除焦痂和植皮手术来预防脓毒血症是非常必要的。脓毒血症是妊娠期烧伤死亡的主要原因。

静脉血栓栓塞性疾病（VTE）：对高度怀疑 VTE 者应采取措施预防 VTE。

凝血功能：凝血功能障碍可能是由于体液大量流失后迅速补液的稀释作用或由于发生了弥散性血管内凝血所致。

六、结论

- 烧伤孕妇的管理涉及多个学科。
- 评估烧伤的严重程度和烧伤深度，早期进行了专科治疗。
- 评估烧伤对患者的实际或潜在影响，及时进行基础生命支持 ABC 和适当的治疗。
- 根据指征，适时计划分娩胎儿。
- 进行再次评估或检查并实施确定性诊疗。

拓展阅读

[1] British Burn Association. *National Standards for Provision and Outcomes in Adult and Paediatric Burn Care*. https://www.britishburnassociation.org/standards/ (last accessed January 2022).

[2] Care of Burns in Scotland. www.cobis.scot.nhs.uk (last accessed January 2022).

第五篇 其他妊娠合并内外科急症

Other obstetric medical and surgical emergencies

第 23 章 急腹症·············180
第 24 章 糖尿病急症·············188
第 25 章 神经系统急症·············193
第 26 章 围产期心理疾病·············202

第 23 章 急腹症
Abdominal emergencies

崔金晖 译
范建辉 陈 戎 李映桃 校

> **学习目的**
>
> 阅读本章后，您能够：
> - 了解如何评估妊娠期腹痛。
> - 了解如何识别并及时诊断危及生命的疾病。
> - 结合妊娠期的解剖及生理变化，判断妊娠期急腹症的临床表现。
> - 掌握妊娠期腹痛的诊断和治疗。

一、概述

急腹症是妊娠期常见的一种疾病，发病率为 1/635～1/500。通常情况下，下尿路感染等轻症是妊娠期急腹症的常见病因，但也有孕妇症状表现轻微却已经发生了严重病理变化，这可能会导致对病情严重度的漏诊或延误，从而对母儿生命造成严重威胁（图 23-1）。在英国，通过孕产妇死亡调查（MBRRACE-UK）报告了所有孕产妇死亡的情况，2020 年的最近一份报道显示有 11 名孕妇死于胃肠道疾病，高于之前的报道，其中 5 例死于胰腺炎及其并发症、4 例肠穿孔或溃疡、1 例肠扭转、1 例妊娠剧吐。

一些孕产妇死亡源于不合理的医疗处理，通常是因为延误诊断。机密调查报告中强调了以下反复出现的问题。

- 未考虑到非妊娠因素导致的腹痛。
- 重复入院或多次入院，未获取上级医生评估。
- 未获取上级医生评估或未确认疼痛病因的情况下反复服用阿片类镇痛药。
- 临床处理过程缺乏沟通，住院医师以不恰当方式处理高危妊娠的女性。
- 焦虑和意识模糊很容易被归因于精神疾病而忽略潜在的（未确诊的）器质性疾病。

第23章 急腹症
Abdominal emergencies

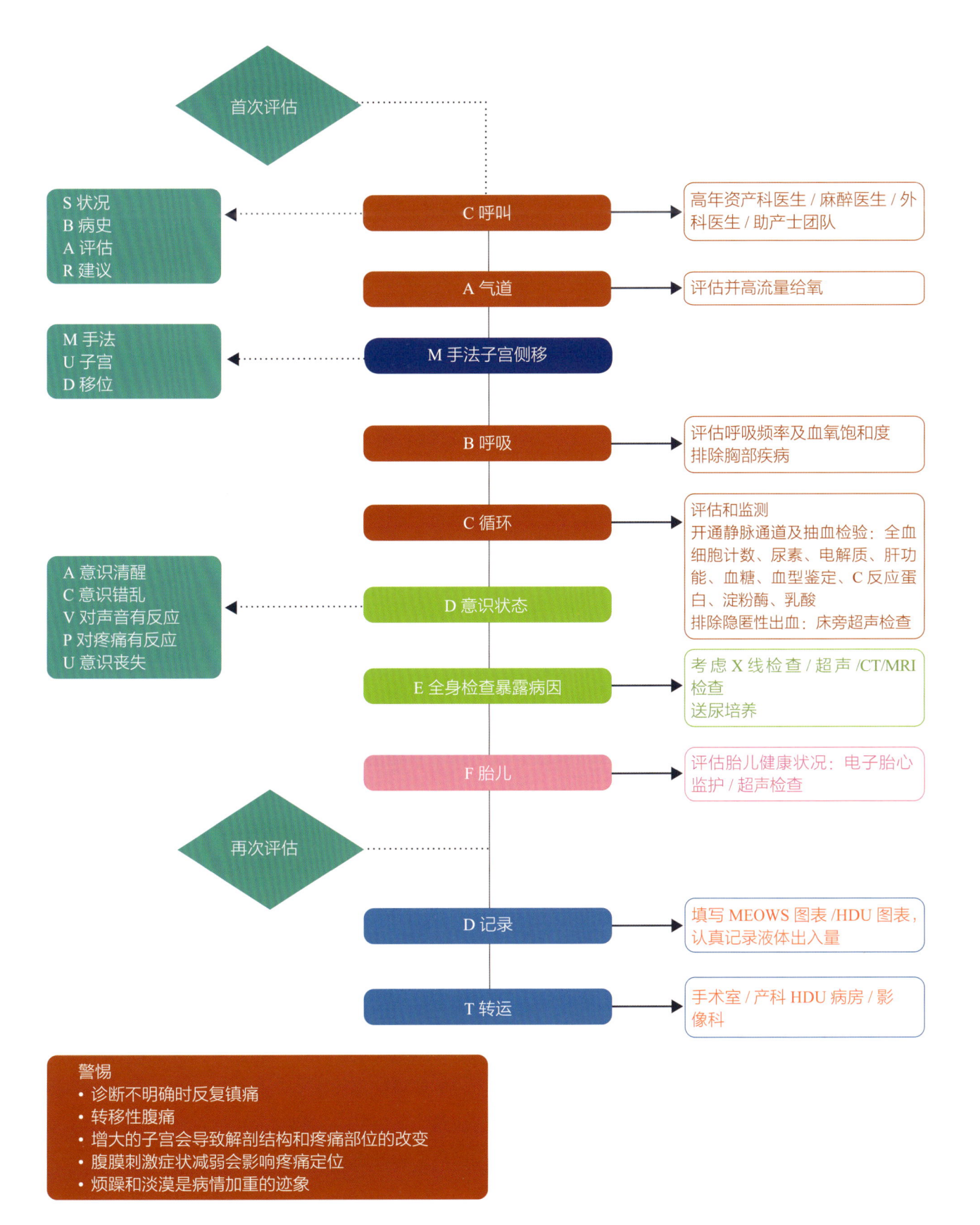

```
                        ┌─────────────┐
                        │  首次评估    │
                        └──────┬──────┘
                               │
  ┌──────────┐         ┌───────┴───────┐         ┌──────────────────┐
  │ S 状况    │◀┈┈┈┈┈┈┤   C 呼叫       ├────────▶│ 高年资产科医生/麻醉医生/│
  │ B 病史    │         └───────┬───────┘         │ 外科医生/助产士团队    │
  │ A 评估    │                 │                 └──────────────────┘
  │ R 建议    │         ┌───────┴───────┐         ┌──────────────────┐
  └──────────┘         │   A 气道       ├────────▶│ 评估并高流量给氧    │
                        └───────┬───────┘         └──────────────────┘
  ┌──────────┐         ┌───────┴───────┐
  │ M 手法    │◀┈┈┈┈┈┈┤ M 手法子宫侧移  │
  │ U 子宫    │         └───────┬───────┘
  │ D 移位    │                 │
  └──────────┘         ┌───────┴───────┐         ┌──────────────────┐
                        │   B 呼吸       ├────────▶│ 评估呼吸频率及血氧饱和度│
                        └───────┬───────┘         │ 排除胸部疾病        │
                                │                 └──────────────────┘
                        ┌───────┴───────┐         ┌──────────────────────┐
                        │   C 循环       ├────────▶│ 评估和监测            │
                        └───────┬───────┘         │ 开通静脉通道及抽血检验：全血│
  ┌──────────┐                  │                 │ 细胞计数、尿素、电解质、肝功│
  │ A 意识清醒 │                  │                 │ 能、血糖、血型鉴定、C反应蛋│
  │ C 意识错乱 │         ┌───────┴───────┐         │ 白、淀粉酶、乳酸         │
  │ V 对声音有反应│◀┈┈┈┈┤ D 意识状态     │         │ 排除隐匿性出血：床旁超声检查│
  │ P 对疼痛有反应│       └───────┬───────┘         └──────────────────────┘
  │ U 意识丧失 │                  │                 ┌──────────────────┐
  └──────────┘         ┌───────┴───────┐         │ 考虑X线检查/超声/CT/MRI│
                        │ E 全身检查暴露病因├───────▶│ 检查                │
                        └───────┬───────┘         │ 送尿培养            │
                                │                 └──────────────────┘
                        ┌───────┴───────┐         ┌──────────────────┐
                        │   F 胎儿       ├────────▶│ 评估胎儿健康状况：电子胎心│
                        └───────┬───────┘         │ 监护/超声检查        │
                                │                 └──────────────────┘
                        ┌──────┴──────┐
                        │  再次评估    │
                        └──────┬──────┘
                                │
                        ┌───────┴───────┐         ┌──────────────────┐
                        │   D 记录       ├────────▶│ 填写MEOWS图表/HDU图表，│
                        └───────┬───────┘         │ 认真记录液体出入量    │
                                │                 └──────────────────┘
                        ┌───────┴───────┐         ┌──────────────────┐
                        │   T 转运       ├────────▶│ 手术室/产科HDU病房/影│
                        └───────────────┘         │ 像科                │
                                                  └──────────────────┘
```

警惕
- 诊断不明确时反复镇痛
- 转移性腹痛
- 增大的子宫会导致解剖结构和疼痛部位的改变
- 腹膜刺激症状减弱会影响疼痛定位
- 烦躁和淡漠是病情加重的迹象

▲ 图 23-1 急腹症

既往接受过肥胖外科手术的孕产妇越来越多，需纳入高危孕产妇管理。有证据表明，服用非甾体抗炎药会加重"吻合口溃疡"（小肠和胃吻合口的溃疡），甚至造成穿孔。MBRRACE-UK报告中的1例患者在产后服用非甾体抗炎药缓解疼痛，被认为是导致其胃溃疡穿孔的原因，最终她因器官衰竭死亡。该报告建议，高危孕产妇孕期应由具有专业知识的多学科团队来监护，非甾体抗炎药应列为相对禁忌用药。

二、妊娠期腹痛的病理生理学

妊娠期腹痛，尤其是急性发作时，是一种需要紧急评估的医疗急症。随着孕周的增大，对腹痛的评估变得更具挑战性。

- 疼痛或者压痛最严重的部位可能因器官的移位而改变。
- 增大的子宫影响腹部触诊。
- 腹膜敏感性降低。

此外，增大的子宫导致大网膜位置上移，阻碍了其对腹腔内容物的"保安"作用，使炎症不能局限化，导致阑尾炎或者穿孔等疾病快速进展。

孕妇，尤其是孕晚期，对于失血量的耐受增加，腹腔内出血的诊断容易被延误。出血的临床迹象包括心动过速、脉压变弱、少尿或昏迷，孕妇出现以上迹象时血液丢失量多于非妊娠女性，而低血压是较晚出现的症状（见第6章和第28章）。有助于孕期评估的是胎儿对母亲失血量的耐受性差，表现为胎心率异常，是监测孕妇低血容量的重要指标。因此，对妊娠中晚期主诉腹痛的孕妇尽早行胎心监测是非常有益的。

三、临床诊断方法：病史、体格检查和辅助检查

（一）病史

病史询问的第一步就是详细了解疼痛的性质，这也是至关重要的一步，尤其是发生在孕期的腹痛，因为妊娠增大的子宫会影响腹部查体。询问内容应该先从一般情况再到专科情况。

1. 疼痛发作：急性与渐进性
- 急性发作：持续性的剧烈疼痛常提示破裂或撕裂，包括异位妊娠破裂、子宫破裂、动脉瘤破裂（脾脏、肾脏、上腹壁大动脉）、脓肿破裂或溃疡穿孔。急性胎盘早剥也表现为剧烈的急性腹痛，是一种排除性诊断。急性发作的绞痛常提示肠绞痛或输尿管梗阻。应检查是否存在疝孔（肥胖的孕妇检查困难度高）。如果绞痛持续，则必须考虑潜在缺血的可能性（如肠或卵巢）。
- 渐进性发作：短时间内渐进性加重的疼痛往往是炎症的表现，如急性阑尾炎、急性肌瘤变性、急性胆囊炎、急性胰腺炎、急性憩室炎。

2. 其他重要的临床特征
- 性质和严重程度（绞痛提示梗阻或者扭转，而持续性疼痛常提示炎症或感染）。
- 部位（如子宫、腹膜内、腹膜后、转移性）。
- 放射性疼痛（横膈肌至肩膀、肾脏至腹股沟、卵巢向下至大腿内侧）。
- 加剧或缓解因素（运动、咳嗽、排尿、体位）。
- 伴随症状（厌食、恶心、呕吐、便秘、排尿困难、血尿、发病频率）。

3. 疼痛的位置及其可能的病因
(1) 子宫部位疼痛：胎盘早剥、肌瘤变性、绒毛膜羊膜炎或子宫收缩，此处的疼痛通常经子

宫部位的触诊检查即可确认，但后壁的子宫肌瘤无法触诊，位于子宫后壁的胎盘急性剥离无局部压痛表现。以下为常用的检查方法。

• 对任何子宫疼痛或者压痛都应检查胎盘位置（通过超声检查）。

• 胎儿心率变化（通过电子胎心监护）。

(2) 腹腔内（腹部）疼痛：相比于壁层腹膜，脏腹膜受到的刺激可通过自主神经系统交感神经的部分传入神经纤维返回至交感链和脊髓，产生一种"牵涉痛"，通常发生在对应脊髓相应水平皮神经的中央区域。例如，阑尾炎会在脐周 T_{10} 区域产生疼痛。

一旦壁腹膜受累，节段性躯体神经支配开始发挥作用，并在相应的位置产生感觉，随着疾病的进展，疼痛转移至局部。炎症和感染往往产生上述持续性疼痛，但通常伴有恶心、厌食、呕吐和发热等。许多情况下，最初的炎症可导致后续感染的发生，如阑尾炎和胆囊炎。

梗阻可引起剧烈的腹痛，若发生在小肠，常伴有恶心、呕吐；若发生在远端小肠或结肠，可伴有排便习惯的改变。内脏穿孔往往发生在肠梗阻病情加重，或者是消化道溃疡、乙状结肠憩室，从而导致全身性腹膜炎，产生严重持续性的疼痛，任何形式的活动均可使疼痛加重。

• 未并发感染的炎症包括食管炎（主要表现为胃灼热感）和单纯的消化道溃疡，表现为上腹痛。而克罗恩病或溃疡性结肠炎导致中腹部绞痛，通常伴有腹泻症状。值得注意的是，类固醇的使用，无论是促胎肺成熟，还是治疗炎症性肠病，不仅会加重消化道溃疡，更危险的是掩盖了腹部症状，增加诊断难度。

• 并发感染的炎症包括胆囊炎和阑尾炎。这两种疾病均表现为相应部位的渐进性疼痛。随着孕周的增大，阑尾向上向外移动，从右侧髂窝移至右侧脐旁区，甚至到右侧肋区。

• 梗阻性腹痛包括乙状结肠扭转和常常发生在剖宫产术后的假性肠梗阻，乙状结肠扭转通常伴有排便受限，而假性肠梗阻患者可有少量的液体粪便排出。结肠肿瘤虽罕见，但仍有发生。

• 由消化道溃疡引起的穿孔往往是新发的，较少与潜在的溃疡前驱症状有关。阑尾炎、乙状结肠扭转或假性肠梗阻引起的穿孔往往是由诊断和治疗的延误所致。

• 卵巢囊肿的破裂或扭转也会引起绞痛，一旦发生缺血性改变，可发展成持续性疼痛。妊娠早期发生的疼痛主要在髂窝，类似阑尾炎，妊娠晚期的疼痛的位置相对升高。

(3) 器官的炎症和肿胀（肝脏）：由炎症或感染导致的肝区疼痛常较严重，甚至会导致由严重肿胀引起的自发性肝破裂。子痫前期患者发生右上腹而非右侧肋下疼痛，有局部压痛时，应警惕HELLP综合征的可能性。

(4) 血管疾病

• 自发性动脉破裂。最常见的是脾动脉瘤破裂，突然发作的剧烈疼痛，病情进展迅速。通常被误诊为急性胎盘早剥，常在剖宫产术中发现腹腔内出血后才能明确诊断。在不出现剧烈疼痛时，脾动脉瘤破裂可表现为左上腹痛，孕期若出现左上腹疼痛，应引起重视。

• 盆腔深静脉血栓形成可引起全腹性的隐痛。

• 消化道溃疡出血若不伴前部穿孔常无腹痛症状。通常表现为呕血和（或）黑粪、低血容量症状。消化不良的病史可能为寻找病因提供线索，若大量出血，可能会在出现黑粪之前出现器官衰竭或死亡。

(5) 腹膜后疾病

• 腰痛通常是由肾盂肾炎引起，由于孕期子宫右旋，常发生在右侧（若疼痛发生在左侧，应谨慎诊断）。疼痛特点呈持续性，伴有发热症状，但尿液可能是清澈的。胆囊炎也会出现腰痛，但上腹部压痛有助于与肾区疼痛鉴别诊断。

- 始于腰部向腹股沟处迁移的绞痛，可能是由肾脏或输尿管结石引起，同时常伴有血尿。
- 胰腺炎常表现为剧烈的持续性上腹痛，并放射至背部。有时前倾体位可缓解疼痛，有时为性质不明的腹痛，有时表现为不典型的上腹痛。

(6) 转移性和神经性疼痛
- 胸部疾病可表现为腹部不适感或疼痛，如心肌缺血、肺炎、肺栓塞和主动脉夹层。
- 胆囊炎常表现为发生在肋骨后或肩胛骨区域的疼痛，可能出现右侧肋骨下感觉过敏（Boas征）。
- 横膈肌受到刺激会导致肩部疼痛（常见于脓毒血症或腹腔内出血）。由于肝脏位于右侧，这种情况常发生在左侧。
- 带状疱疹可在水疱出现之前出现腹痛。

（二）体格检查

需要注意的一点是，产科医生往往重视腹部体格检查而忽略全身体格检查。对主诉腹痛的患者应进行系统、全面的体格检查。

- 脉搏频率、脉搏特征及血管灌注情况。
- 肤色、体温、湿度和口腔异味。
- 淋巴结和颈静脉压力。
- 胸部查体包括呼吸频率。
- 下肢检查。

腹部要进行以下检查。
- 视诊：患者是否可以活动，是否呼吸短促。
- 皮肤有无瘢痕（腹腔镜手术不会留下特征性的瘢痕）。
- 触诊有无压痛或反跳痛。
- 听诊有无肠鸣音或肠鸣音特点。

在妊娠女性群体中，肥胖已成为日益严重的问题，对腹部检查造成了一定的干扰。

疼痛的部位有助于辨别疼痛来源。局部疼痛更可能是腹膜刺激疼痛，内脏疼痛不表现为局限性。如果疼痛与前肠结构有关，通常表现在上腹部。源于中肠结构的疼痛表现在脐周，源于后肠结构的疼痛更常出现在下腹部。

（三）辅助检查

1. 电子胎心监护

尽早进行电子胎心监护以评估子宫收缩情况及胎儿宫内状况。

2. 血液检查

血液检查有助于腹痛患者的诊断，如急性胰腺炎血淀粉酶升高、HELLP综合征肝酶异常。然而，很多情况下对于诊断意义不大，甚至会对病情判断造成误导。由于中性粒细胞增多，白细胞计数升高是孕期的生理表现（通常白细胞从 7×10^9/L 上升至 15×10^9/L）。因此，产科医生通常认为白细胞计数升高属于正常，而外科医生可能会过度解读结果。白细胞计数正常的情况下也可能会出现炎症和感染。C反应蛋白水平升高是反映潜在炎症的良好指标，因为正常妊娠时CRP水平无改变。D-二聚体对于妊娠期血栓栓塞性疾病的诊断无意义。值得注意的是，如果急性胰腺炎病程超过1天，血清淀粉酶升高的峰值时间已过，只能在尿液中检测到淀粉酶升高。

3. 超声检查

超声检查有助于评估妊娠状态、胎盘和子宫肌瘤的位置、判断腹腔内出血情况。然而，超声检查无法识别腹腔内少量液体和其他病理情况（尤其是腹膜后病变）。因此，应谨慎对待超声检查阴性结果，必要时行重复检查。此外，超声检查对于早期或正在剥离的胎盘早剥诊断敏感性差。

4. 放射性检查

胸部 X 线有助于判断心脏和胸部的病理变化，并有助于排除源于内脏穿孔的横膈膜下气体（值得注意的是，对于刚接受过剖宫产术或者其他手术的患者无法鉴别）。

孕期较少行腹部 X 线检查，但可以用于评估产后假性肠梗阻的结肠扩张情况。

5. 计算机断层扫描和磁共振检查

尽早与放射科医生商讨最佳的影像学检查方式有助于明确诊断。医患担忧的问题是计算机断层扫描和电离辐射对胎儿的危害。目前发现，暴露<5rad 的辐射量与胎儿出生缺陷及胎儿丢失无关（通常腹部和骨盆 CT 检查辐射剂量为 3.5rad）。应注意保护孕妇减少不必要的辐射暴露。与患者详细沟通检查的利弊并做好记录。

孕妇无法长时间平躺适应现代成像扫描环境，在扫描过程中应注意让孕妇保持左侧卧位，以避免压迫腹主动脉。

四、急腹症的临床处理

住院医师通过病史采集、完善辅助检查，发现诊断与产科疾病无明显相关时，应邀请产科高级医生提供专业会诊意见。重点是确保最有经验的专家参与会诊，商讨是否需要转诊治疗。对于主诉腹痛的高危孕产妇，明确诊断的难度高，误诊对母亲、胎儿和医院的代价都是惨重的。应避免住院医师评估和转诊造成的潜在误诊风险。

诊断不明确，需要手术剖腹探查时，建议采用腹部正中切口。需向患者告知术后流产风险约 0.7%，早产风险约 3.2%。

（一）急性阑尾炎

急性阑尾炎是妊娠期最常见的急腹症，发病率为 1/1500～1/800，多发生在妊娠早、中期。妊娠晚期阑尾炎腹膜刺激征不明显，早期诊断困难，容易发生穿孔。人们认识到妊娠合并急性阑尾炎发病率高，因此保守治疗患者接受程度较高。早期妊娠行腹腔镜检查有助于诊断，提倡早孕合并急性阑尾炎行腹腔镜下阑尾切除术。妊娠晚期，阑尾的位置会向上、向外移动，增大的子宫会增加阑尾探查难度，切口选择应在压痛最明显的部位，位置通常在右上腹部。然而，越来越多的证据表明，对于经影像学检查证实的非穿孔性急性阑尾炎，使用抗生素药物保守治疗、规律定期复诊是安全的。

（二）急性胆囊炎

对普通人群，急性胆囊炎的最佳治疗方法是尽早行腹腔镜下胆囊切除术。对于孕妇，需要权衡症状的严重程度和因手术或脓毒症造成的流产风险。只有单纯性胆绞痛未伴有明显炎症迹象的孕妇（超声检查胆囊壁增厚，局部有压痛和游离液体），保守治疗效果更好，疼痛症状通常是暂时性的，可产后再行胆囊切除术。妊娠期出现反复且明显胆绞痛者应考虑进行胆囊切除术，最佳手术时机是妊娠中期，胎儿风险小于妊娠早期和晚期。对于明确急性胆囊炎的孕妇，需要考虑其他因素（如患者的病情、妊娠阶段），所以临床决策相对困难。

一般情况下，考虑到手术治疗造成胎儿丢失的风险，首先考虑保守治疗。然而，如果症状持续存在，或病情加重，应考虑进行胆囊切除术。如果胆总管结石是造成梗阻和疼痛的原因，英国胃肠病学会推荐行内镜逆行胰胆管造影术（endoscopic retrograde Cholangiopancreatography, ERCP）。妊娠晚期子宫增大，腹腔镜手术困难程度高，需要开腹手术。

（三）急性胰腺炎

急性胰腺炎在妊娠期较少见，发病率约为3/10 000。妊娠期最常见的原因是胆石症，雌激素作用下的高脂血症也是原因之一。一旦病情严重，孕产妇围产期死亡率达40%，临床表现主要为腹痛、恶心、呕吐等胃肠道症状，有10%的病例影响呼吸系统，可进展为急性呼吸窘迫综合征。

孕妇出现不明原因的腹痛时，临床诊断应考虑到急性胰腺炎，尽早进行相关的实验室检查。应同时进行血氧饱和度监测。血清淀粉酶水平≥正常值的3倍。然而，疾病慢性阶段，淀粉酶水平可能在正常低水平，会对诊断造成误导。血清脂肪酶是更为敏感的指标。如上所述，值得注意的是，如果错过血清淀粉酶高峰值，尿淀粉酶也可以用于确认诊断。一旦急性胰腺炎的诊断成立，应及时进行多学科治疗。由胆囊结石引起的胰腺炎，在充分考虑到上述因素后，建议尽早进行胆囊切除术。否则，急性胰腺炎的初期管理原则是非手术和支持治疗，病情进展严重，则需转重症监护治疗。这种情况下，需要提前终止妊娠。

（四）结肠假性梗阻

这个概念由William Ogilvie首次提出，继发于腹膜后恶性肿瘤，也被称为Ogilvie综合征（严格意义上，只有恶性肿瘤侵犯腹腔神经丛所致的结肠梗阻，才可以称为Ogilvie综合征）。

功能性（非机械性）结肠梗阻是妊娠和分娩的并发症，最常发生于剖宫产术后。一些外科医生尤其是住院医师对年轻孕妇发生功能性结肠梗阻的病症并不熟悉，其有以下4个主要特点。

- 逐渐加重的腹胀症状，甚至出现剧烈明显的腹痛。
- 听诊肠鸣音减弱或消失。
- 绝对的便秘少见。

辅助检查和治疗如下。

- 腹部X线片显示弥漫性、非特异性的结肠扩张。在脾弯曲区域（迷走神经分布的副交感神经纤维与盆腔神经上行支交接处）可见切割断面，但并非都是这样。也可能同时存在小肠扩张。随着病情进展，盲肠比结肠其他部位出现更加明显的扩张，当扩张达9cm时，穿孔的风险高；伴或不伴有右侧髂窝处疼痛。普通人群压痛阳性，而妊娠期有可能会被增大的子宫掩盖而导致压痛不明显。这种情况是绝对的外科急诊指征，需要立即行结肠镜进行肠道减压。
- 如果常规的肠梗阻治疗措施无效，需要结肠镜行肠道减压并行CT检查。
- 阿片类镇痛药常被用来减轻患者疼痛等不适，但会加剧病情进展。应避免使用阿片类镇痛药，可选择注射用甲氧氯普胺（胃复安）。虽然有使用新斯的明的报道，即使在非妊娠女性人群中现在也较少使用。新斯的明是妊娠期禁用药物，它对子宫肌层有刺激作用可导致早产。
- 经纠正水电解质紊乱，胃肠减压，鼓励患者多活动和停用阿片类镇痛药等一系列保守治疗无效，需要及时进行手术治疗，应该由有经验的外科医生根据患者的影像学检查和临床特征（既往手术病史、生活习惯等）进行周密的手术计划。手术的目的是评估扩张肠道的功能和以尽可能安全的方式进行肠道减压。
- 如果延误诊断导致肠道穿孔并发粪便性腹膜炎，根据国家紧急剖腹手术审计（National Emergency Laparotomy Audit，NELA）的建议，应该在重症监护的全力支持下进行紧急剖宫产术和剖腹探查手术。

（五）乙状结肠扭转

妊娠期肠扭转的发病率呈上升趋势，主要表现为左侧腹部绞痛，影像学检查显示梗阻性声像。腹部 X 线检查用来诊断，而乙状结肠镜检可以作为治疗方法。

（六）肠梗阻

肠梗阻由小肠或大肠病变导致。小肠梗阻主要与先天性或继发于腹部手术后的粘连有关。应积极寻找是否有嵌顿疝，如果存在，则需手术治疗，腹股沟嵌顿疝最常见。引起大肠梗阻的原因可能更加需要干预治疗，前面我们已经讨论过肠扭转和假性肠梗阻，肿瘤和绞窄性肠梗阻更常发生在高龄孕产妇中。对可疑的假性肠梗阻应进行详细的检查，避免遗漏潜在的机械性肠梗阻病因，机械性肠梗阻需要结肠镜支架置入或手术切除。

根据英国国家小肠梗阻审计局（National Audit of Small Bowel Obstruction，NASBO）、国家健康和护理卓越研究所、国家患者预后和死亡机密调查组织制订的指南，对疑似粘连引起的小肠梗阻，疾病初期给予非手术治疗的成功率很高。给予患者经口或鼻胃肠减压结合静脉营养输液治疗。CT 是发病 24 小时内的最佳诊断方法。若积极保守治疗 24 小时无缓解，推荐口服泛影葡胺作为一种治疗方法。保守治疗 24 小时症状未明显缓解，需及时行手术治疗。根据妊娠孕周和胎儿宫内状况评估是否同时进行剖宫产手术终止妊娠。非常明确的是，如果存在可疑肠缺血的迹象，则需要进行紧急剖腹探查手术。

五、结论

- 妊娠期急腹症增加了母婴的发病率、死亡率，并且较难诊断，及时的诊断和治疗是关键。
- 对所有患者应该提高警惕，尽早邀请产科和外科医生会诊并给予专业意见。
- 当怀疑是非产科疾病时，产科医生应尽早寻求相关科室专家的意见，同时注意非产科专业医生处理合并妊娠疾病的经验较少。因此，产科医生必须确保有高年资的专家参与会诊，协调多学科进行诊疗。
- 必须谨记年轻健康的孕产妇对于血容量丢失的耐受力强，必须尽早寻找休克的早期迹象，而不是等待血压下降。
- 必须注意肥胖大大增加了诊断的难度。

拓展阅读

[1] Knight M, Bunch K, Tuffnell D, et al. (eds), on behalf of MBRRACE-UK. *Saving Lives, Improving Mothers' Care - Lessons Learned to Inform Maternity Care from the UK and Ireland Confidential Enquiries into Maternal Deaths and Morbidity 2016-18*. Oxford: National Perinatal Epidemiology Unit, University of Oxford, 2020.

[2] Woodhead N, Nkwam O, Caddick V, Morad S, Mylvaganam S. Surgical causes of acute abdominal pain in pregnancy. *Obstet Gynaecol* 2019; 21: 27-35.

第 24 章 糖尿病急症
Diabetic emergencies

陈海霞　赵永朝　译
李映桃　校

> **学习目的**
>
> 阅读本章后，您能够：
> - 了解妊娠对糖尿病的影响，以便有效控制糖尿病。
> - 了解糖尿病孕妇的病情评估和咨询。
> - 了解糖尿病酮症酸中毒的关键诊断特征，以便及时进行治疗。
> - 参与孕产妇糖尿病酮症酸中毒的多学科紧急救护。

一、概述

在过去的 10～20 年中，因生育年龄和肥胖人群的逐年增加，2 型糖尿病和妊娠期糖尿病患病人数持续增长，导致妊娠合并糖尿病的发病率显著增加。英国国家妊娠糖尿病审计（2018年）首次显示，2 型糖尿病比 1 型糖尿病更普遍（NICE，2020）；英国的数据显示，妊娠期糖尿病的发生率为 16%（Mohan 等，2017），但妊娠期体重指数为 18～25 的女性占少数，这一事实有助于解释上述数据的上升，不断变化的人口统计数据还显示与种族相关。

糖尿病酮症酸中毒的背景

糖尿病酮症酸中毒（diabetic ketoacidosis，DKA）是一种产科急症，对母亲和婴儿都会造成严重的后果。胎儿死亡率在已发表的文献中显示为 9%～36%，英国未公布的最新数据则显示为 15%。孕产妇死亡率为 4%～15%，但据报道已大有改善，英国最近的数据显示，这一数字已低至可以忽略不计。但 DKA 的发病率并非微不足道，并且 DKA 对胎儿的长期影响鲜为人知，DKA 期间产妇血容量减少可能会影响胎盘的灌注量，母体酸中毒和电解质失衡，这些均可引起胎儿缺氧。

为了能够快速有效地治疗 DKA，我们需要了解为什么妊娠会使患有糖尿病的女性更容易出现这种情况。DKA 在非妊娠女性的发病率为 0.5%，孕妇则为 9%。虽然 DKA 常发生在 1 型糖尿病合并妊娠的女性，它也可能会发生在 2 型糖尿病合并妊娠和妊娠期糖尿病女性中，尽管很少。这就是为什么任何糖尿病患者在妊娠期间最先需要考虑的是排除 DKA。

二、糖尿病酮症酸中毒的病理生理学

DKA 的发生是由于胰岛素相对或完全缺乏，同时，儿茶酚胺、皮质醇和胰高血糖素等激素的相对增加，这种不平衡会导致糖异生和糖原分解的增加，从而产生经典的酮症、高血糖和酸中毒三联症。酮症是肝脏可获得的游离脂肪酸增加的结果，继发于已发生的脂肪分解。

因正常妊娠的生理改变，机体的缓冲能力比非妊娠期要低，再加上来自胎盘的人体胎盘催乳素、孕激素和皮质醇等激素的增加，导致孕妇对胰岛素更加抵抗或更不敏感，因此更容易发生 DKA，而且 DKA 可以比非妊娠期进展更快，这种激素效应在整个妊娠期间变得尤其明显，这就是为什么 DKA 在妊娠中晚期更常见。

DKA 与社会经济地位低下、精神障碍、妊娠血糖控制不良、急性感染、妊娠剧吐和使用类固醇等危险因素相关。脓毒血症和呕吐是导致孕妇脱水的两大原因，使她们更容易发生 DKA。对妊娠期不规范使用胰岛素治疗者，应提醒临床医生注意 DKA 等并发症的风险，因为这类患者可能占 DKA 病例中的近 2/3。胃瘫是糖尿病患者的一种病症，是累及了迷走神经的自主神经病变，导致胃的蠕动变慢和更不稳定，会影响食物的吸收及血糖的调控。

临床实践的变化已经使妊娠期糖尿病的管理发生了重大的改变，已能够更好地控制和降低 DKA 的风险。现在，在大多数中心都有针对 1 型或 2 型糖尿病孕妇的持续血糖监测（continuous glucose monitoring，CGM）（使用皮肤下的传感器）的资金帮助。1 型糖尿病患者应在妊娠初期使用测血酮仪，以便测量血液中的酮体和葡萄糖水平，提高对酮体生成的认识。也许最有趣的发展之一是胰岛素泵的使用，但是需要谨记的是，只有短效胰岛素可以入泵。因此，如果在使用胰岛素泵的过程中出现了未被发现的故障，潜在的 DKA 和高血糖风险也会增加。

三、糖尿病酮症酸中毒的临床表现

DKA 孕妇的不适表现为头晕乏力、视物模糊、恶心呕吐和嗜睡。酮性呼吸（典型的气味像梨汁）。初步观察可发现有低血压伴心动过速和过度通气。意识状态的改变是一个危险的信号，预示着 DKA 恶化和即将昏迷。

然而，特别值得提醒的是血糖正常的 DKA 在妊娠期比非妊娠期更常见，因此应被重视。

需要通过以下检查来确诊。
- 已知有糖尿病，血糖 >11.0mmol/L。
- 毛细血管血酮水平 ≥3mmol/L 或尿检酮体 ≥ ++。
- 静脉血碳酸氢盐 <15mmol/L 和（或）静脉血 pH<7.3。

这些即刻检测结果将证实医生的临床疑诊，并帮助评估病情的严重程度。

四、糖尿病酮症酸中毒的治疗

DKA 是一个医疗紧急情况，可以影响母亲和胎儿。最重要的是在高危产科病房二级环境中采用多学科协作模式及时治疗，参加人员包括高年资产科团队、产科麻醉师、内分泌专家或随叫随到的内科医生和助产团队。

高血糖会导致葡萄糖经尿液流失，从而发生渗透性利尿，这就解释了为什么 DKA 会出现大量液体耗竭，进而影响电解质平衡，导致低钾血症。这种液体损失量可能是巨大的，在 6~10L 或 100ml/kg。

DKA 应针对以下四个主要方面来指导治疗。观察应包括测量血压（尤其是收缩压）、尿量、脉搏和血氧饱和度测定。这四个方面根据技术需求，同时利用多学科小组进行及时的处理。

- 积极补液容量复苏。
- 输注胰岛素。
- 纠正电解质紊乱。
- 病因的识别和纠正。

以下为每方面具体需注意的内容。

1. 静脉补液容量复苏。大多数指南建议在第 1 小时内以 10~15ml/(kg·h) 的速度输注 0.9% 生理盐水（等渗），也就是说，对于 70kg 的患者输注量约为 1L。根据监测和观察结果，患者在接下来的 4 小时内需要 500ml/h，再接下来的 8 小时内需要 250ml/h。当血糖＜14mmol/L 时，10% 葡萄糖则以 125ml/h 的速度输注。静脉注射的作用是恢复容量，从而改善组织灌注，降低高血糖作用。血压和最终足够的尿量是复苏良好的标志，体重为 60kg 的患者足够的排尿量为 0.5ml/(kg·h)，或为 30ml/h。

2. 输注胰岛素。DKA 是一种缺乏或仅有少量胰岛素可用的情形。通过立即使用胰岛素治疗，就解决了高血糖问题，从而中断糖异生和糖原分解的恶性循环。这种效应可以通过纠正血糖水平和降低血酮水平来实现。胰岛素静脉输注对于确保最佳吸收至关重要，因为肌内/皮下注射会受到灌注量的影响。

3. 纠正电解质。胰岛素的作用会使 K^+（钾）进入细胞内，引起低钾血症（会对心脏造成显著的影响）。应用胰岛素治疗时应同时监测 K^+。如果血清 K^+＜5.5mmol/L，需要在静脉注射中加入钾以纠正低钾血症。指南建议钾的输注速度≤20mmol/h，目标是控制 K^+ 水平为 3.3~5.5mmol/L。

4. 病因的识别和纠正。如果不同时解决 DKA 的原因或诱因，其影响将无法被充分逆转。最常见的原因是感染，需要通过临床检查和脓毒血症筛查（如尿液、胸部 X 线和绒毛膜羊膜炎）感染部位，而后使用适当的抗生素（首先按照当地规范和指南使用广谱抗生素）。在妊娠期白细胞计数通常升高而无特异性，因此 C 反应蛋白和中性粒细胞计数是有用的辅助指标。

处理 DKA 最重要的原则是对其保持警惕并及时处理。DKA 急症期间的胎儿监护可能会反映出母体中毒情况而出现胎心监护异常。当 DKA 在 4~6 小时被纠正时，胎心监测通常会恢复正常。难以预测其对胎儿产生的潜在的长期影响，但在分娩前，优先考虑的必须是稳定母亲的病情。即使酸中毒得到纠正，产妇和胎儿的状况也有所改善，尿酮体却需要很长的时间才能消失。

（一）糖尿病酮症酸中毒的处理

DKA 医疗管理所遵循的 mMOET 处置流程主要下列四个方面。

- 呼救。
- ABC：气道、呼吸和循环评估。DKA 的症状包括呼吸急促、心动过速、低血压和每小时排尿量减少。

- D：使用 ACVPU [神志清醒（alert）、意识模糊（new confusion）、对声音有反应（responds to voice）、对疼痛有反应（responds to pain）、意识丧失（unconscious）]和格拉斯哥昏迷量表评分进行评估。烦躁、神志改变及嗜睡可能是病情恶化的信号，可能会陷入昏迷。
- EF：异常胎心监护（cardiotocography，CTG）图形可能是明显的。

（二）糖尿病酮症酸中毒的检查

对 DKA 及可能原因的评估检查应包括以下 7 项。

- 血糖：指尖微量血糖和全血血糖水平。
- 酮体：尿酮和血酮体水平。
- 电解质：特别是 K^+。
- 动脉血气（ABG）：pH、碳酸氢盐、乳酸水平和酮体。
- 尿液：尿液分析/中段尿标本评估有无感染。
- 全血计数/CRP/血乳酸/血培养。
- 考虑是否需要做胸透或心电图检查。

每小时监测血糖和血酮体，直到稳定，尿酮体需要一段时间才能消除。如果情况不稳定，可能需要每 2 小时监测电解质和动脉血气。患者应在高危产科病房里由多学科团队照护，人员包括产科团队、随叫随到的内分泌专家、内科医生或产内科医生、麻醉师和助产士。

五、妊娠期低血糖

低血糖常见于 1 型糖尿病合并妊娠，因为需要严格控制血糖。虽然认为低血糖对胎儿影响很小，但却会对母亲造成极大危险。一些糖尿病女性在妊娠期间对低血糖的察觉程度会降低。在努力控制血糖达标的过程中，发生低血糖的风险增加了 3 倍，尤其是在妊娠早期。极为重要的是要教育她们及其亲属注意其出现的低血糖反应，以便及时检查其血糖水平，特别是当她们开车时。还需要教会她们如何自救（包括如何给胰高血糖素），糖尿病专科护士可能需要在妊娠初期教她们的伴侣这些相关知识。

为预期的膳食注射了胰岛素，而后却错过进餐，无意中注射了过多的胰岛素和饮酒，都是低血糖的原因。高危因素还包括精神障碍、过于严格控糖和睡眠紊乱等。最为经典的原因是为预期餐量注射了相应的胰岛素量，然后没吃预期的那么多，或者低估了运动/能量消耗的数量。奎宁和 β 受体拮抗药也能引起低血糖。

非糖尿病人群中，导致低血糖的产科原因包括妊娠期急性脂肪肝、严重脓毒症和希恩综合征。应排除内科病，如艾迪生病、终末期肾/肝疾病或胰岛素瘤，虽然非常罕见。

低血糖的症状和体征表现为自主神经（交感肾上腺系统的激活）或中枢神经（因大脑缺乏葡萄糖）特征。出现潮热、出汗、饥饿，或者头晕和嗜睡，言语不清、行为异常；女性可能出现头痛、恶心和虚弱乏力。此时应该及时检测血糖并立即治疗。新的 CGM 系统和瞬感血糖监测系统会在发生低血糖时向患者发出警报。更新的 CGM/泵系统几乎可以避免糖尿病患者发生低血糖的风险。

低血糖处理

妊娠期低血糖的治疗取决于孕妇是否清醒并能吞咽。如果她能吞咽（GCS 评分不受影响），首选能快速起效的碳水化合物，如橙汁，或者三个婴儿吃的果冻。如果患者出现定向障碍，可将葡萄糖凝胶或右旋糖凝胶置于患者牙齿和牙龈之间，该处吸收良好。如果治疗无效或患者无法吞咽或失去意识，下一步是胰高血糖素 1mg 肌内注射。

如果低血糖进一步恶化，出现意识丧失或癫痫发作，则需要按以下抢救流程。

- 呼救。
- 行徒手左侧子宫转位。
- ABC：检查气道、呼吸和血液循环。
- DE：用 ACVPU 评估治疗效果，并在每次治疗后再次评估。
- F：胎儿在此期间进行 CTG 并没有帮助，因为需优先考虑治疗母亲。
- G：葡萄糖必须静脉注射。首先通过泵注射 20% 葡萄糖 100ml＞15min。10 分钟后检查毛细血管血糖，如果为＜4.0mmol/L，则考虑同时给予 10% 葡萄糖 150～200ml。如果仍然无效，给胰高血糖素 1mg 肌内注射。

六、结论

- 随着育龄女性糖尿病合并妊娠和妊娠期糖尿病的发生率越来越高，对高度怀疑 DKA 或低血糖发作者，需及时治疗。
- 糖尿病孕妇如果感觉不适需入院时，应该持有血糖检测和酮体筛查结果。
- 及时积极地进行补液容量复苏、胰岛素输注和纠正电解质紊乱，同时识别和治疗潜在的病因，才能成功救治 DKA。

拓展阅读

[1] Mohan M, Baagar KAM, Lindow S. Management of diabetic ketoacidosis in pregnancy. *Obstet Gynaecol* 2017; 19: 55–62.
[2] NICE National Institute for Health and Care Excellence. *Diabetes in Pregnancy: Management from Preconception to the Postnatal Period.* NG3. London: NICE, 2020.

第 25 章 神经系统急症
Neurological emergencies

崔金晖　范建辉　**译**
钱东翔　梁燕玲　**校**

> **学习目的**
>
> 阅读本章后，您能够：
> - 了解妊娠期头痛的病因复杂多样。
> - 识别至关重要的头痛"红色预警"症状。
> - 学会在详细的病史询问和神经系统查体中寻找重要线索。
> - 掌握妊娠期抽搐发作的原因和处理方法。
> - 认识到妊娠期神经系统疾病检查、管理及转诊的重要性。

一、概述

根据 2021 年 MBRRACE-UK 报告，神经系统疾病是导致孕产妇间接死亡的第二大常见原因，仅次于心脏疾病（Knight 等，2021）。神经系统疾病可发生在妊娠各个阶段，症状表现不一，可能会导致严重甚至危及生命的后果。特别是当疾病初期症状轻微且不典型时，临床医生面对的挑战是如何利用他们的技术、判断力和经验来鉴别哪些患者需要进一步的检查（图 25-1）。尽早与神经科医生讨论并获得建议或转诊是非常重要的。头痛或潜在的脑卒中患者不应该因为妊娠状态而限制检查和治疗。

二、头痛

急性头痛在妊娠期非常常见且需要高度重视。妊娠期头痛通常是生理性的，但需要警惕有可能会危及生命。未及时考虑和识别早期潜在的严重情况会显著增加发病率和死亡率（Revell 和 Morrish，2014）。因此，针对头痛主诉的孕产妇，临床医生应该进行系统的评估，并在重要发现后快速采取行动。

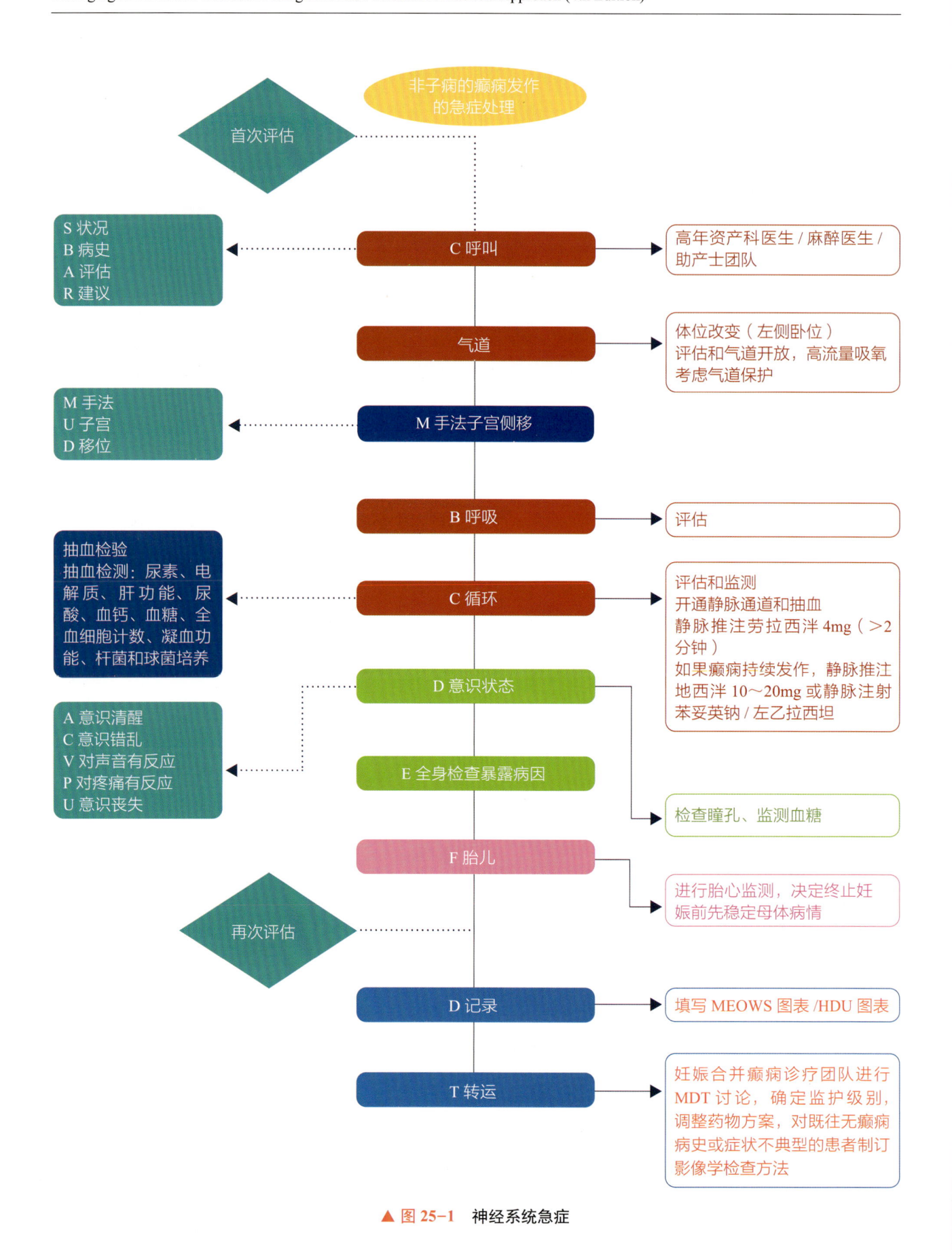

产科紧急情况与创伤医疗管理：实用管理方法（原书第 4 版）
Managing Medical and Obstetric Emergencies and Trauma: A Practical Approach (4th Edition)

```
                        ┌─────────────────┐
                        │ 非子痫的癫痫发作 │
                        │   的急症处理     │
                        └─────────┬───────┘
      ┌──────────┐                │
      │ 首次评估 │ ·············· │
      └──────────┘                │
                                  │
  ┌───────────┐          ┌────────┴────────┐       ┌──────────────────────┐
  │ S 状况    │          │     C 呼叫      │──────▶│ 高年资产科医生/麻醉医生/ │
  │ B 病史    │◀········ │                 │       │ 助产士团队            │
  │ A 评估    │          └────────┬────────┘       └──────────────────────┘
  │ R 建议    │                   │
  └───────────┘                   │
                                  │
                         ┌────────┴────────┐       ┌──────────────────────┐
                         │      气道        │──────▶│ 体位改变（左侧卧位）    │
                         │                 │       │ 评估和气道开放，高流量吸氧 │
                         └────────┬────────┘       │ 考虑气道保护          │
                                  │                └──────────────────────┘
  ┌───────────┐                   │
  │ M 手法    │          ┌────────┴────────┐
  │ U 子宫    │◀········ │  M 手法子宫侧移  │
  │ D 移位    │          └────────┬────────┘
  └───────────┘                   │
                                  │
                         ┌────────┴────────┐       ┌──────────────────────┐
                         │     B 呼吸      │──────▶│ 评估                 │
                         └────────┬────────┘       └──────────────────────┘
                                  │
  ┌────────────────┐              │                ┌──────────────────────┐
  │ 抽血检验        │              │                │ 评估和监测            │
  │ 抽血检测：尿素、电│              │                │ 开通静脉通道和抽血     │
  │ 解质、肝功能、尿 │     ┌────────┴────────┐       │ 静脉推注劳拉西泮 4mg（>2│
  │ 酸、血钙、血糖、全│◀···│     C 循环      │──────▶│ 分钟）                │
  │ 血细胞计数、凝血功│     └────────┬────────┘       │ 如果癫痫持续发作，静脉推注│
  │ 能、杆菌和球菌培养│              │                │ 地西泮 10~20mg 或静脉注射│
  └────────────────┘              │                │ 苯妥英钠/左乙拉西坦    │
                                  │                └──────────────────────┘
  ┌───────────┐                   │
  │ A 意识清醒 │          ┌────────┴────────┐
  │ C 意识错乱 │          │   D 意识状态    │
  │ V 对声音有反应│◀······ └────────┬────────┘
  │ P 对疼痛有反应│                 │
  │ U 意识丧失 │                   │
  └───────────┘          ┌────────┴────────┐       ┌──────────────────────┐
                         │ E 全身检查暴露病因│──────▶│ 检查瞳孔、监测血糖     │
                         └────────┬────────┘       └──────────────────────┘
                                  │
                         ┌────────┴────────┐       ┌──────────────────────┐
                         │     F 胎儿      │──────▶│ 进行胎心监测，决定终止妊│
      ┌──────────┐       └────────┬────────┘       │ 娠前先稳定母体病情    │
      │ 再次评估 │ ·············· │                └──────────────────────┘
      └──────────┘                │
                         ┌────────┴────────┐       ┌──────────────────────┐
                         │     D 记录      │──────▶│ 填写 MEOWS 图表/HDU 图表│
                         └────────┬────────┘       └──────────────────────┘
                                  │
                         ┌────────┴────────┐       ┌──────────────────────┐
                         │     T 转运      │──────▶│ 妊娠合并癫痫诊疗团队进行│
                         └─────────────────┘       │ MDT 讨论，确定监护级别，│
                                                   │ 调整药物方案，对既往无癫痫│
                                                   │ 病史或症状不典型的患者制订│
                                                   │ 影像学检查方法         │
                                                   └──────────────────────┘
```

▲ 图 25-1 神经系统急症

（一）头痛的分类

头痛分为原发性头痛和继发性头痛（表 25-1）。

表 25-1　头痛的病因

原发性头痛的病因	继发性头痛的病因
• 偏头痛 • 丛集性头痛 • 紧张性头痛	• 子痫前期 • 可逆性后部脑病综合征 • 脑静脉血栓形成 • 蛛网膜下腔出血 • 脑卒中（血栓性或出血性） • 可逆性脑血管收缩综合征 • 特发性颅内高压 • 硬膜穿刺后头痛 • 脑膜炎/脑炎 • 贫血 • 咖啡因戒断 • 颅内占位病变

改编自 Revell K, Morrish P.Headaches in pregnancy.*Obstet Gynaecol* 2014; 16: 179-84; Nelson-Piercy C.*Handbook of Obstetric Medicine*, 6th edn.Abingdon:CRC Press, 2020.

原发性头痛是妊娠期最常见的头痛类型，常出现在妊娠早期；而继发性头痛多发生在妊娠晚期或产后阶段（Revell 和 Morrish，2014；RCP，2019）。

头痛的原因较难识别，但是初步的临床评估（包括详细全面的病史询问和神经系统查体）往往有助于进行正确的诊断。

（二）临床病史

详细全面的病史询问可以帮助鉴别生理性头痛和病理性头痛。应当仔细询问头痛的性质（如雷击样头痛则考虑蛛网膜下腔出血）、持续时间、位置、伴随症状、有无发热及头痛发作与此次妊娠或既往妊娠的关系；是否存在特定的局灶性神经系统症状，如肢体无力或认知障碍。意识模糊是年轻患病女性的重要临床表现，可能是脑血栓形成或其他严重疾病的体征（Revell 和 Morrish，2014）。使患者从睡眠中醒来的头痛是偏头痛或颅内压升高的特征。

头痛与体位的关系是鉴别头痛原因的重要线索。坐起时头痛加重，躺下时头痛缓解，说明脑脊液压力过低，如腰穿后头痛。相反，躺下时头痛严重，坐起时头痛有所缓解，则意味着颅内压升高，如颅内肿瘤或脑积水。体育运动或 Valsalva 动作引起的头痛则应考虑蛛网膜下腔出血或颅内压升高。

以下"红色预警"症状也应该被重视。

任何患者出现剧烈、非典型的头痛或提示"红色预警"症状时，应及时与神经科医生共同诊治，并紧急进行影像学检查（RCP，2019）。

（三）体格检查

对于头痛主诉的所有女性都应进行全面的神经系统查体，包括脑神经评估，如瞳孔对光反

通过对孕产妇的病史询问和神经系统查体获得的"红色预警"症状
- 突发性头痛/雷击样性头痛/有史以来最严重的头痛
- 需要比平时更长时间缓解或持续超过 48 小时的头痛
- 其他症状：发热、颈强直、嗜睡、抽搐、局灶性神经系统症状、畏光、复视
- 过量使用阿片类药物

引自 RCP (Royal College of Physicians).*Acute Care Toolkit 15: Managing Acute Medical Problems in Pregnancy*. London: RCP, 2019.©2019 Royal College of Physicians

应、视野检查、眼球运动、言语和吞咽，检查四肢肌张力、力量、反射、感觉和协调能力。颈部强直检查简单且快速，是新发或非典型头痛患者的必查项目（Knight 等，2020）。

对于怀疑子痫前期的患者，应常规进行血压、蛋白尿测量，以及检查是否有阵挛性状态。

视盘水肿是颅内压增高的征象，眼底镜是检查视盘水肿的重要检查方法（图 25-1）。英国孕产妇死亡机密调查组织（MBRRACE-UK）建议，在评估新发或非典型头痛的患者病情时，必须进行眼底镜检查（Knight 等，2021）。然而，并不是所有的临床医生都熟练掌握此项技术。因此，

在对头痛患者进行进一步检查时，优先考虑将患者转诊给掌握眼底镜检查技术的临床医生。

三、原发性头痛

偏头痛

偏头痛是女性原发性头痛最常见的原因，好发于育龄期。妊娠状态可以降低无先兆症状偏头痛发作的频率和严重程度。偏头痛表现为中到重度的单侧搏动性疼痛，持续数分钟至数小时，常伴有恶心、呕吐、畏光、畏声等症状，日常体育活动会使其加重。由于妊娠期雌激素水平升高，偏头痛的先兆症状可改变，可能出现不伴有

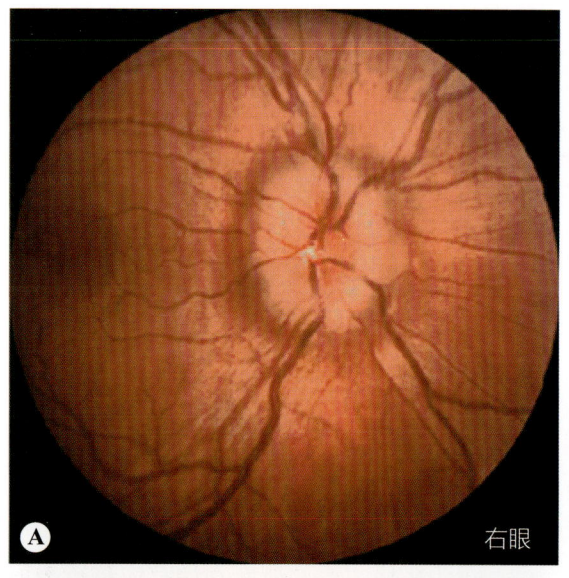

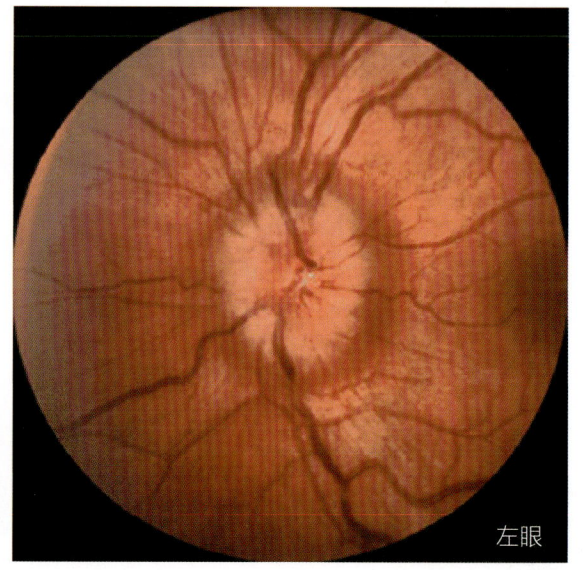

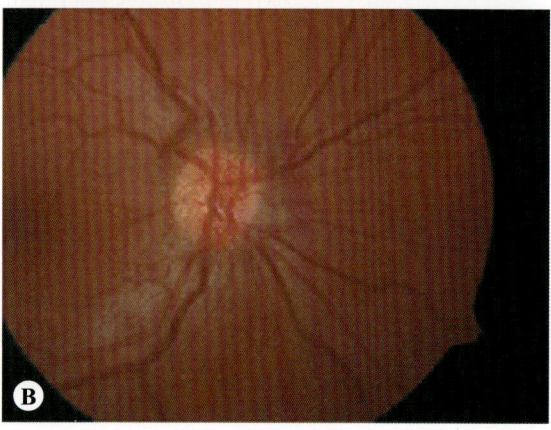

◀ 图 25-1　A. 眼底镜检查显示视盘水肿；B. 正常视网膜

A. 引自 Friedman DI.Headache Curr 2005；2(1): 1-10.https://doi.org/10.1111/j.1743-5013.2005.20101.x；B. 引自 Machner B, et al. *Eur J Neurol* 2008; 15(7):e68-9.https://doi.org/10.1111/j.1468-1331.2008.02152.x）

头痛的先兆症状，如完全可逆的视觉、运动功能及感觉障碍。偏头痛有时表现为类似短暂脑缺血的偏瘫。随着产后雌激素水平的下降，偏头痛症状通常会加重（Revell 和 Morrish，2014；OAA，2018）。

偏头痛的预防包括避免不良情绪刺激、规律作息、适量饮水。妊娠期急性发作时，对乙酰氨基酚类镇痛药联合甲氧氯普胺作为治疗首选。在孕早期和孕中期偏头痛急性发作可考虑使用其他止吐药（如赛克力嗪）、双氢可待因或短期应用非甾体抗炎药。舒马曲坦和其他 5-羟色胺 1 受体激动药常用于非孕期偏头痛急性发作。有限的证据表明，上述药物孕期使用对母胎是安全的，如果只有使用药物才能控制头痛症状，孕期可偶尔使用。对于频繁发作的偏头痛，可考虑预防性药物治疗：小剂量阿司匹林（每天 75mg）是一线用药，耐药病例可选择 β 受体拮抗药（普萘洛尔 10～40mg，每天 3 次）。以上治疗对 80% 的患者有效。难治性病例可考虑使用三环类抗抑郁药（阿米替林 25～50mg，睡前服药）或钙通道阻滞药（维拉帕米 40～80mg，睡前服药）（Nelson-Piercy，2020）。

四、继发性头痛

（一）子痫前期

头痛和（或）畏光是子痫前期的症状之一。值得注意的是，头痛是子痫发作前最常见的先兆症状（Revell 和 Morrish，2014）。

可逆性后部脑病综合征（posterior reversible encephalopathy syndrome，PRES）是一种与子痫前期有关的临床病症，主要临床表现为头痛、呕吐、视力障碍、抽搐发作和神志改变。影像学表现为大脑后循环水肿（图 25-2）。PRES 的功能障碍通常是可逆的，其症状和体征在治疗后迅速消失（Revell 和 Morrish，2014；Nelson-Piercy，2020）。

及时识别和治疗是关键。当子痫前期引起可逆性后部脑病综合征时，治疗同子痫前期，注重控制血压，预防抽搐发生，尽快终止妊娠。

（二）脑静脉血栓形成

妊娠期血液呈高凝、脱水状态，是脑静脉血栓（cerebral venous thrombosis，CVT）形成的高危因素。剖宫产、贫血、感染和硬膜穿刺意外也增加脑静脉血栓形成风险。常发生在妊娠晚期和

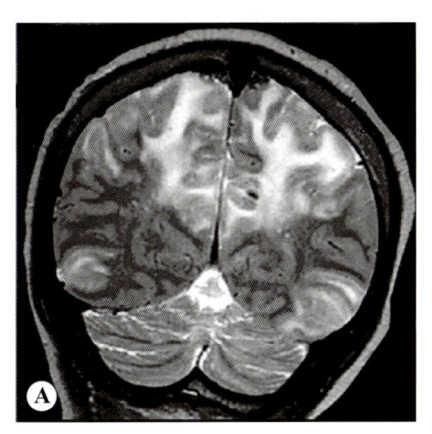

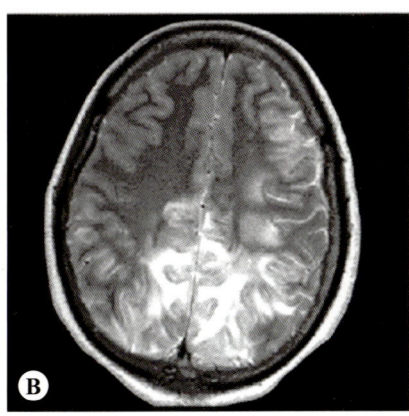

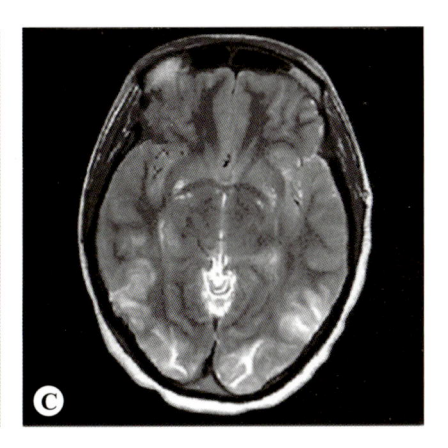

▲ 图 25-2 可逆性后部脑病综合征的 MRI 图像
头颅轴位冠状面 MRI 显示双侧颞叶和顶叶的信号摄取增强（白色），显示典型的脑水肿（引自 Ayanambakkam A, et al.A postpartum perfect storm.*Am J Hematol* 2017: 92(10): 1105-10.https://doi.org/10.1002/ajh.24848）

产后 4 周。CVT 最常发生在矢状窦血栓形成并延伸至皮质静脉或皮质静脉的原发性血栓形成。

脑静脉血栓首发症状为剧烈头痛，一般为急性发作，呈局限性和持续性。头痛一般同时伴随其他临床表现包括局灶性神经系统症状、格拉斯哥昏迷评分改变和抽搐发作。查体脑神经体征阳性，尤其是第Ⅵ对脑神经麻痹导致复视。有时临床症状会持续数天至数周。

头痛患者首选的影像学检查通常是头颅计算机断层扫描平扫，但 CT 对于 CVT 检出率仅 30%，磁共振成像和磁共振静脉成像（magnetic resonance venography, MRV）是最佳检查方法（图 25-3）（Revell 和 Morrish, 2014）。

怀疑 CVT 时，及时转诊给神经科医生是关键。治疗方案是排除脑出血后进行足量的抗凝治疗。

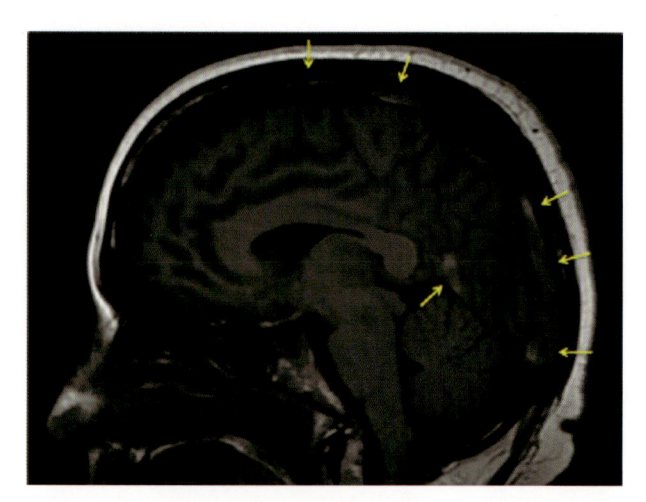

▲ 图 25-3 磁共振静脉成像显示广泛的大脑静脉充盈缺损，广泛的脑静脉窦血栓形成（黄箭）
引自 Ho P, et al.Intern Med J 2015; 45(6):682-3

（三）蛛网膜下腔出血

蛛网膜下腔出血最常发生在妊娠晚期，发生率约为 20/10 万。主要临床特征是突然发作、剧烈的雷击样头痛，头痛高峰通常＜1 分钟。其他的症状包括 GCS 评分降低、畏光和神经功能障碍。一旦怀疑蛛网膜下腔出血，应立即进行头颅 CT 检查（图 25-4）。诊断敏感性随发病时间的延长而降低（发病 24h 敏感性接近 100%，1 周 50%）。如果 CT 检查结果阴性，应进行腰椎穿刺检查，显示脑脊液黄染。

妊娠期的神经影像学检查和神经外科治疗同非妊娠患者，妊娠期和产褥期均可应用尼莫地平治疗蛛网膜下腔出血后的神经功能障碍。

（四）脑卒中

同非孕患者一样，妊娠相关脑卒中可由动脉血栓形成（缺血性）或脑出血引起。妊娠期脑卒

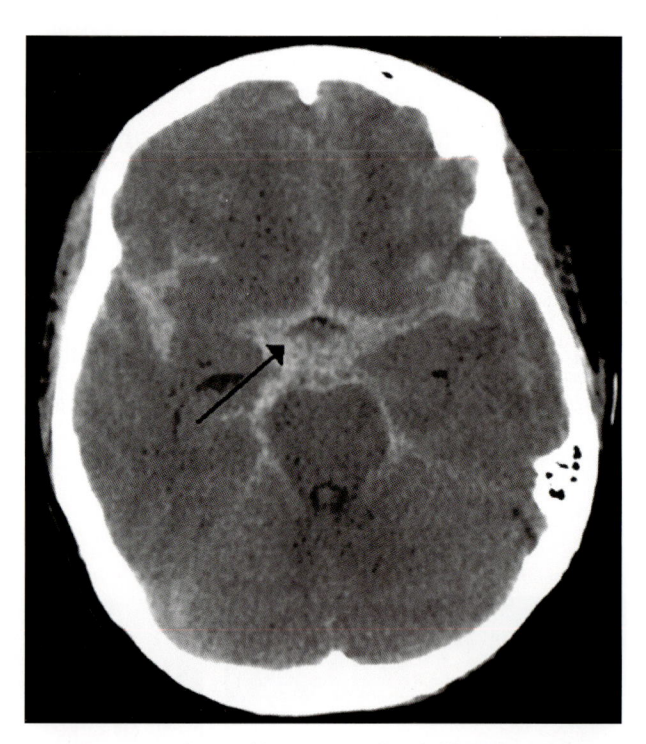

▲ 图 25-4 头颅计算机断层扫描显示蛛网膜下腔出血
引自 James Heilman, MD/Wikipedia Commons/Public Domain

中发生率约为 30/10 万，约是同龄女性的 3 倍。发病时患者表现为头痛、言语不清、抽搐发作或神经功能障碍。一旦怀疑脑卒中，应立即进行头颅 CT 或 MRI 检查。产前脑卒中较少见，多数发生在围分娩期或产褥期内（产后 6 周内）。

1. 缺血性脑卒中

孕期发生脑梗死的风险增加，部位主要位于颈动脉和大脑中动脉，多数发生于产后1周。

2. 出血性脑卒中

出血性脑卒中与妊娠期缺血性脑卒中发病率相同，病因多为子痫前期/子痫、动静脉畸形破裂。药物治疗重点是严格的血压管理。

3. 治疗

妊娠期脑卒中的治疗方案同非孕期。妊娠状态、剖宫产或分娩后都不是溶栓（包括静脉和动脉）、取栓或颅骨切除术的绝对禁忌证，检查和治疗都不应因妊娠而改变。保证氧供和血流动力学稳定是治疗的关键，而后根据病因决定治疗方案。推荐转诊至脑卒中中心治疗（Knight等，2020；Nelson-Piercy，2020）。

（五）可逆性脑血管收缩综合征

可逆性脑血管收缩综合征（reversible cerebral vasoconstriction syndrome，RCVS）通常发生在产后早期，其特点为反复发作、剧烈的雷击样头痛，伴随恶心、呕吐、畏光和精神错乱。脑血管造影检查可见节段性动脉狭窄，是大脑动脉张力失调的特征性表现（OAA，2018）。

保守治疗可选用钙通道阻滞药（如尼莫地平），其他药物还包括糖皮质激素和硫酸镁。RCVS具有自限性，大部分患者1~3个月可自行缓解。然而，也有可能出现永久性神经损伤和死亡。RCVS需要与蛛网膜下腔出血鉴别，当雷击样头痛再次复发时可明确RCVS的诊断（Revell和Morrish，2014）。

（六）特发性颅内高压

特发性颅内高压是一种罕见的疾病，好发于年轻肥胖女性。可在妊娠期首次发病，也可因妊娠加重原有的特发性颅内高压疾病。

头痛通常为弥漫性、持续性，咳嗽或紧张时加重。同时可能出现视觉症状包括复视（38%）、视力丧失（31%）和视盘水肿。腰椎穿刺显示颅内压>20cmH$_2$O才可诊断。

治疗方案包括鼓励患者减轻体重、治疗性腰椎穿刺、口服乙酰唑胺（妊娠3个月后），这些措施可以降低颅内压并缓解症状。特发性颅内高压有可能会发生视神经缺血，因此定期监测视野和视力尤为重要（Revell和Morrish，2014）。

（七）硬膜穿刺后头痛

硬膜穿刺后头痛（postdural puncture headache，PDPH）发生在分娩时或分娩过程中接受了硬膜外麻醉或腰硬联合麻醉的患者。通常发生在穿刺后24~72小时，也有部分延迟出现在产后5天。该疾病在硬膜外麻醉和腰硬联合麻醉的发生率分别为1/100和1/500（OAA，2018）。

由于脑脊液从硬膜外或腰硬联合穿刺针形成的硬膜孔泄漏到硬膜外腔，造成低颅压性头痛；典型表现是体位改变性头痛，患者从卧位变成坐位时头痛症状加重。

PDPH是基于临床表现进行诊断，影像学检查并无多大帮助，但需要进行详细的病史询问和体格检查帮助排除其他潜在的导致产后头痛的疾病。PDPH临床表现为突然发作的额部或枕部头痛，跟体位改变有关；有可能出现的伴随症状包括颈部疼痛、复视、恶心、呕吐和听力异常（类似潜在水中的听觉）。

PDPH严重病例者可继发硬膜下血肿，由于颅内压降低会牵拉硬脑膜和蛛网膜之间的桥静脉，从而导致血管破裂和继发血肿形成。同时，也增加脑静脉血栓形成的风险。

麻醉医生团队应每天对PDPH患者进行检

查访视，并告知出院后症状变化或加重时及时就诊。产后随访直到头痛症状缓解。患者的治疗方案和后续随访安排，应详尽告知其全科医生和社区助产士（OAA，2018）。

治疗

长期卧床可以缓解患者症状，但因同时增加血栓栓塞并发症的风险，所以不建议长期卧床，并推荐同时预防血栓治疗。鼓励患者摄入足够的液体量和给予镇痛药物（排除药物禁忌后可选择对乙酰氨基酚等非甾体抗炎药、弱效阿片类药物）。若需要强效阿片类药物来缓解症状，疗程一般不超过3天。有限的证据表明，咖啡因治疗对PDPH有效。

当症状严重并影响患者照顾孩子时，应考虑使用硬膜外血液补片治疗。接受该治疗后接近30%的患者症状得以完全缓解，50%～80%的患者症状部分缓解。必要时该治疗可重复进行（OAA，2018）。

五、妊娠期抽搐发作的鉴别诊断

（一）子痫

任何在妊娠20周后发生的不明原因的抽搐，都应考虑是否为子痫发作。必须立即给予硫酸镁治疗，直至明确诊断（RCOG，2016）。

（二）癫痫

癫痫是妊娠期最常见的神经系统疾病。在英国，约2500例孕妇有癫痫病史。妊娠期间，这些患者应尽早接受癫痫专科医生的诊治，以便更好地控制癫痫发作，应详细记录患者的诊断和治疗方案，并随时查阅，尤其是正常上班外的时间。夜间发作、控制不良和治疗无效患者是癫痫猝死（sudden unexpected death in epilepsy，SUDEP）

的高危人群。这类患者应紧急转诊至癫痫医疗救治中心（Knight等，2019和2020）。

（三）抽搐发作的其他原因

以下为抽搐发作的其他原因（RCOG，2016；Nelson-Piercy，2020）。

1. 颅内病变
- 脑卒中。
- 蛛网膜下腔出血。
- 脑静脉血栓形成。
- 可逆性后部脑病综合征。
- 颅内占位性病变。
- 可逆性脑血管收缩综合征。
- 感染，如弓形虫病。
- 血栓性血小板减少性紫癜。

2. 心脏疾病（晕倒伴抽搐可能会被误认为癫痫发作）
- 继发于心律失常的晕厥。
- 主动脉瓣狭窄。
- 颈动脉窦敏感。
- 血管迷走性晕厥。

3. 代谢性疾病
- 低血糖。
- 低钠血症。
- 低钙血症。
- 肾上腺皮质危象。

4. 神经精神疾病
- 非癫痫发作性疾病（假性癫痫发作）。

5. 其他
- 药物或酒精戒断。

六、抽搐发作的急诊治疗

- 立即通知产科急救团队。

- 如果妊娠>20周，应该通过手动左推子宫或者左侧卧位缓解子宫对主动脉的压迫。
- 心肺复苏的系统 ABCDE 方法。
- 如果考虑子痫发作，立刻给予负荷剂量硫酸镁 4g（>5 分钟），后续 1g/h 静脉输入预防子痫复发。
- 如果排除子痫，静脉注射劳拉西泮 4mg（>2 分钟），或静脉注射地西泮 10mg～20mg。
- 如果抽搐持续发作，可静脉注射左乙拉西坦或苯妥英钠。
- 通过以上医疗处理，抽搐仍持续发作，则需要麻醉医生团队对其进行全身麻醉、气管插管辅助通气。抽搐发作时不宜立即终止妊娠，在控制孕妇病情前不建议进行任何外科手术，并且抽搐发作时的胎心监测并无意义（Nelson-Piercy, 2020）。

七、结论

头痛是妊娠期一种常见的神经系统临床症状，多数属于生理性，可以保守治疗。然而，还有一些引起头痛的病因比较少见，需要及时的检查和治疗，以预防和降低长期并发症。这些情况常常诊断困难，但是初步的临床评估包括详细的病史询问、全面的神经系统体格检查可以帮助医生们鉴别哪些患者需要行进一步的检查。任何时候出现的剧烈、非典型头痛或提示"红色预警"症状时，应及时请神经科医生共同诊治，并紧急进行影像学检查。

妊娠期甚至是早孕期出现头痛症状，都应该接受最佳的检查和治疗，并尽早寻求神经病学专家的建议。

引起妊娠期抽搐发作的原因多种多样。任何在妊娠期出现的抽搐都应该考虑是否与子痫有关，尤其发生在妊娠中晚期。孕前有癫痫病史的女性，妊娠期间应由癫痫专科医生密切监护。急诊处理原则是在手术终止妊娠之前尽快控制抽搐发作。

拓展阅读

[1] Knight M, Bunch K, Tuffnell D, et al. (eds), on behalf of MBRRACE-UK. *Saving Lives, Improving Mothers' Care - Lessons Learned to Inform Maternity Care from the UK and Ireland Confidential Enquiries into Maternal Deaths and Morbidity 2015-17*. Oxford: National Perinatal Epidemiology Unit, University of Oxford, 2019.

[2] Knight M, Bunch K, Tuffnell D, et al. (eds), on behalf of MBRRACE-UK. *Saving Lives, Improving Mothers' Care - Lessons Learned to Inform Maternity Care from the UK and Ireland Confidential Enquiries into Maternal Deaths and Morbidity 2016-18*. Oxford: National Perinatal Epidemiology Unit, University of Oxford, 2020.

[3] Knight M, Bunch K, Tuffnell D, et al. (eds), on behalf of MBRRACE-UK. *Saving Lives, Improving Mothers' Care - Lessons Learned to Inform Maternity Care from the UK and Ireland Confidential Enquiries into Maternal Deaths and Morbidity 2017-19*. Oxford: National Perinatal Epidemiology Unit, University of Oxford, 2021.

[4] Nelson-Piercy C. *Handbook of Obstetric Medicine*, 6th edn. Abingdon: CRC Press, 2020.

[5] OAA (Obstetric Anaesthetists' Association). *Treatment of Obstetric Post-Dural Puncture Headache*. London: OAA, 2018.

[6] RCOG (Royal College of Obstetrics and Gynaecologists). *Epilepsy in Pregnancy*. Green-top Guideline No. 68. London: RCOG, 2016.

[7] RCP (Royal College of Physicians). *Acute Care Toolkit 15: Managing Acute Medical Problems in Pregnancy*. London: RCP, 2019.

[8] Revell K, Morrish P. Headaches in pregnancy. *Obstet Gynaecol* 2014; 16: 179-84.

第26章 围产期心理疾病
Perinatal psychiatric illness

肖国强　周梦阳　译
周伯荣　李映桃　校

学习目的

阅读本章后，您能够：
- 简述孕产妇群体中常见的心理健康问题。
- 认识到识别高危孕产妇的重要性。
- 意识到与心理健康团队合作的必要性。
- 为分娩后出现的急迫性的心理健康问题做好准备。
- 了解治疗孕产妇心理健康的药物对婴儿的影响及在妊娠期和产后与其他专科协作的必要性。

一、概述

心理健康问题在整个社区都很常见。最常见的心理健康疾病是焦虑与抑郁。女性患这些疾病的可能性至少是男性的2倍，特别是在产后5年内的年轻女性中尤为普遍。严重的精神疾病，如精神分裂症和双相情感障碍（躁狂抑郁症），不太常见，女性和男性一样，每种疾病的患病率约为1%。

二、妊娠期心理健康问题

患有精神障碍的女性（严重的学习障碍和神经性厌食症除外）的受孕率与普通人群相同。因此，产前抑郁和焦虑很常见，产后也很常见，发生率为10%~20%。此外，孕妇也可能会患上人格障碍、惊恐障碍、强迫症、精神病、药物滥用和进食障碍等病症。

与其他时期相比，妊娠期间严重精神疾病

〔精神分裂症、精神病和双相情感障碍〕的发病率（新发）明显降低。然而，妊娠期间首次出现的严重精神疾病，也会带来特殊的管理问题。通常更常见的情况是已知罹患了慢性严重精神疾病的女性妊娠，约每1000名新生儿中有2名是患有慢性严重精神疾病女性分娩的。妊娠不能防止这些疾病的复发，特别是如果患者停止服药。然而，继续用药有时会给胎儿、分娩期间的管理和新生儿的护理带来问题，在决定是否继续用药之前，必须谨慎地进行风险-收益评估分析。

三、产后心理健康问题

与妊娠期较低发生率相对，产后严重情感性疾病的发生率急剧增加。产妇在产后3个月内面临患精神病的风险增加（相对风险为32）。产后精神病通常被认为是双相情感障碍疾病谱系的一种。患严重单相抑郁症风险也增加了（相对风险为10），而患产后精神分裂症的风险则没有增加。既往有双相情感障碍、分裂情感障碍、产后精神疾病或严重产后抑郁症（postnatal depression，PND）病史的女性分娩后至少有20%~50%的复发风险（如果不治疗），即使她们已痊愈很多年且一直处于未发作状态。产后早期特别脆弱，50%的精神疾病出现在产后7天内，75%发生在产后15天内，所有的精神疾病在会42天内出现。没有个人史但有双相情感障碍家族史的女性（尤其是产后发病或有一级亲属患有产后精神病）发生风险比起普通人群风险高，尽管产后精神疾病风险依旧较小（相对风险为1%），而普通人群患产后精神病的风险为0.001%~0.002%。

这些在分娩后早期表现出来的严重的产后精神疾病，会危及生命。尽管早期症状可能是非特异性的[如失眠、易怒和（或）躁动]，但产妇很快就会变得极度不安、非常害怕和困惑，她们的疾病会对她们的身体健康和安全构成威胁。她们需要紧急的精神病专科评估和治疗，应该被收住进产科的母婴病房而非一般的精神科病房。

严重但非精神性的抑郁症往往会发展得很缓慢，并在分娩后6周和12周出现双高峰。尽管专业的精神科护理更有益，但因考虑到产妇有可能正在母乳喂养，通常也可以通过按严重抑郁症的常规治疗进行居家管理。

更常见的轻度至中度抑郁症，通常与明显的焦虑（PND）特征相关，现实中生育后女性患轻度至重度抑郁症相较未曾生育过的女性并非更常见。这种情况下通常病症不太严重，一般不会在产后早期发生，并且该病在初级保健中管理得最好，包括在适当的时候进行更多的心理/谈话治疗。对于这些情况，社会心理治疗通常与抗抑郁药一样有效。

四、对孕产妇死亡的机密调查

1997—2005年期间，三年一期的孕产妇死亡机密调查（confidential enquiries into maternal deaths，CEMD）报告中披露，如果将后期死亡包括在内，那么高达25%的孕产妇死亡是由精神障碍引起的，15%是由自杀引起的。在英国，自杀被确定为孕产妇死亡的主要原因。2006—2008年的报告无法与之前的数据进行直接比较因为其仅有产后6个月内的孕产妇后期死亡数据。该报告还强调了一个事实，即一些精神疾病的死亡发生在儿童保护案例会议后或儿童被转移照护后不久。1/3的自杀女性和1/2滥用药物的女性似乎是因疏于对产妇的照护引起的。此外，约50%的患者存在与精神疾病死亡相关的不合格护理。

与其他孕产妇死亡原因相比，死于自杀的女性群体年龄较大、社会地位较高、受教育程度更高。自杀并不与其他孕产妇死亡原因一样，它与社会经济因素无关。大多数人在死前都患有严重的精神病。她们在妊娠期身体状况良好，但却在产褥期患上了精神疾病或非常严重的抑郁症。在这些女性中，超过50%的人曾有过因精神疾病需要住院治疗的病史，尽管她们在分娩前已经康复了一段时间。在大多数案例中，这些可识别的风险因素既没有在预约产检时被发现，也没能在妊娠期被有计划地进行评估和管理。精神科与产科的工作人员都未能抓住机会去预测产后的风险。疾病突如其来并迅速恶化让所有人感到措手不及。

几乎没有任何证据表明精神科团队与产科团队进行了沟通，而缺乏计划也反映在有关专业人员信息传递的缺漏上。

其余精神疾病导致的死亡，即非自杀死亡，是由于女性死于身体疾病，这些疾病可直接归因于其精神疾病（约50%为酒精或药物滥用的后果），以及因为危及生命的疾病被漏诊或错误地归因于精神障碍。需提醒产科医师与助产士，严重的身体疾病可以表现为复杂的精神疾病或身心疾病。

滥用药物的女性应该接受综合的专业治疗。她们不应该只是由全科医生或助产士来管理。综合治疗应该包括戒毒专家、儿童保护人员和专业助产士和产科保健人员。一旦孩子被转移，应该继续照护该母亲。

最新的MBRRACE-UK报告证实，孕产妇自杀目前是妊娠期和产后42天内孕产妇死亡的第五大原因，若延至产后1年，它则是导致死亡的主要原因，与之前的报告类似。纵观妊娠期和产后1年内的死亡人数，1/9的女性死于自杀。此前，2017年的报告提出了一些强有力的建议，具体有2项内容。

- 既往有任何精神病病史（即使没有被诊断为产后精神病或双相情感障碍）的女性应被转诊至精神心理专科进行个人评估和制订心理健康计划，并认识到她们将面临的风险。最理想的是这个计划能在妊娠28~32周前被制订。
- 心理健康团队有责任确保对产后精神病康复后的女性，清晰地解释了疾病复发的风险，并会采取将风险最小化的策略。应与相关专业人员分享在随后的妊娠中再次转诊的必要性，以尽量减少复发的风险。

对产科实践的影响

对围产期精神疾病的流行病学和独特的临床特征的长期了解，以及机密调查的结果，为产科和助产士实践及孕产妇的精神护理提供了证据基础。

所有患有严重精神疾病和服用精神药物的育龄期女性，都应该与她们的全科医生、精神科医生或产科医生一起讨论并制订妊娠计划，其中包括她们的心理健康风险及所使用的药物对胎儿发育的风险。由围产期心理健康服务专家提供孕前咨询和建议。

在妊娠早期的首次预约产检时，应该以系统和谨慎的方式询问所有女性关于她们既往和现在的精神病史。医护人员应该对这些问题进行结构化问询，以便可以识别那些既往或现在有严重精神疾病史、既往有过因精神疾病需要治疗和（或）需要住院治疗的病史。这些负责预约的人员应接受培训，以便使他们能够区分严重的精神障碍疾病和常见的心理健康问题。

目前有严重心理健康问题的女性，或者既往有严重精神疾病病史的女性，应该与全科医师、精神科医师一起共同制订一份书面管理计划，这份管理计划书涉及对其围产期的管理与产后早期的风险管理。

患有严重心理健康问题的女性会使妊娠期和产后早期复杂化，应该有一个围产期精神健康方面的精神心理专科医生，共同组成多学科专家团队协作，如果无法提供，则可以求助于普通的精神科。

在保护儿童的案件中，虽然儿童的需要仍然至关重要，但也需要对母亲提供额外的支持和警惕，参与照顾她的所有机构的沟通至关重要。对滥用药物的女性在其子女被带走后需对其继续治疗，如有必要，社会工作者应与该孕妇保持联系，并转诊给当地的妇幼保健机构。

尽管有一些国家建议建立围产期心理健康专家团队，但在大多数区域性的孕产保健机构尚未成立，英国也没有足够的妇幼保健机构来确保所有人获得公平的保健权益。此外，精神科和产科专业人员尚未充分认识到需对这一高危女性群体进行筛查和积极管理的必要性。所以，令人可悲的是，助产士和产科医师仍将会看到妊娠后期和分娩后不久出现先前没有被识别出的严重精神障碍的女性，以及那些谁也未曾预料到在分娩同时患上疾病的女性。

五、心理健康问题的管理

（一）对"高危"女性的管理

通常，"高危"女性都表现为健康良好，但既往可能有产褥期精神或严重的围产期神经认知功能障碍（PND）或双相情感障碍病史。她可能有一段时间没有去精神科就诊，也没服用过任何药物，甚至可能处于非常舒适的社会环境中并接受过良好的教育。理想情况下，她应该在诊所预约时被发现，并应该在妊娠期由专业的精神科医师照护。在该女性妊娠期，应该制订疾病复发的风险与应对管理计划。然而，这种情况通常并不会发生，风险仅在妊娠晚期或进入产房时才确定。

在分娩期间，没有特别的管理方面的担忧。如果没有适当的管理计划，则应向产妇及其家人解释产褥期精神疾病或双相情感障碍复发的风险。她应该在分娩后，最好是在她出院之前尽快接受妇产医院的精神科医师的治疗。病情复发的最大风险是在分娩后的前2周，产后第1天开始发病最常见，因此早期管理是至关重要的。最低要求是向社区助产士和全科医生发出警报，并与精神科团队一起，在分娩后6周内密切监测产妇的心理健康状况。理想情况下，监测应该有专门的围产期心理健康团队参与，但并非所有的妇产医院都能提供这些服务。

在产妇可以接受的情况下，精神科专家可能会考虑预防性使用药物，其中包括情绪稳定剂（如锂制剂）或抗精神病药物（如奥氮平或喹硫平）。服药期间，需要讨论母乳喂养问题，应该让产妇知道，需要服用锂制剂者禁止母乳喂养。

（二）严重慢性精神疾病女性的管理

患有严重慢性精神疾病的女性通常仍在接受精神科的治疗，她们可能是正在接受药物治疗的慢性精神分裂症患者，或者是正在接受情绪稳定剂、抗抑郁药或抗精神病药物治疗的双相情感障碍患者。在妊娠期，应该适当增加产检次数并联合管理，讨论妊娠期恰当的药物选择及其管理策略，还应该对围分娩期和产后的照护制订明确的书面管理计划。

患有双相情感障碍的女性可能正在服用碳酸锂或其他情绪稳定剂。因妊娠晚期血流动力学的增加导致锂清除率增高，需要增加口服锂的剂量以确保妊娠期维持锂的治疗性血药浓度（0.4~1.0mmo/L）。产时锂水平过高可能与母亲和新生儿的毒性表现有关，基于此，产程开始后不应该给予锂剂。在产后的第1周至少2次对其血清锂水平进行密切监测，以防范其升高和锂毒性出现的可能性（血药浓度＞1.5mmol/L）。分娩后，锂制剂的剂量需要恢复到她们孕前的日常水平。新生儿科医生也需对此高度警惕。一些患有双相情感障碍的女性将服用一种抗惊厥的情绪稳定剂作为锂的替代品，治疗双相情感障碍最常用的制剂是丙戊酸钠。尽管英国国家健康和护理卓越研究所与人用药品相互认可和分散评审程序协调组（Coordination Group for Mutual and Decentralised Procedures-human，CMDH）关于癫痫和双相情感障碍的管理提供了明确的指导，即丙戊酸钠禁用于妊娠女性和育龄期女性，除非没有合理的替代办法，但这种情况依然存在。政府的建议是，除非已制订了恰当的避孕方案，否则不能再使用它。如果真的出现这种情况，应该提醒新生儿科医师。分娩后，丙戊酸钠的剂量应该被调整到孕前剂量并继续服用，因为分娩后双相情感障碍复发的风险很高。如果产妇想要母乳喂养，则建议丙戊酸钠或其他抗癫痫情绪稳定剂应分次给药，并监测新生儿的嗜睡情况和皮疹情况。

患有严重慢性精神疾病的女性可能会服用各种抗精神病药物。一些人仍将服用较老的抗精神病药物（如三氟拉嗪和氟哌啶醇）。这些药物似乎既不与严重的先天性畸形的风险增加有关，也不与妊娠期的某些特殊问题有关。而大多数女性将服用一些非典型抗精神病药物（包括奥氮平、奎硫平、利培酮和阿立哌唑）。这些较新的药物可借鉴的数据比较少。有人担心，这些药物可能与妊娠期糖尿病的风险增加有关。在理想的情况下，精神科医师和产科医师会在分娩前讨论这些内容，并考虑药物使用的利与弊，新生儿科医师应该了解到新生儿在宫内会接触了这些药物。分娩后，出于产后复发的风险，需要恢复到孕前的剂量。

一些女性在妊娠期间服用抗抑郁药。有可能选择较老的三环类抗抑郁药（如丙咪嗪或阿米替林），但大多数人会选择服用选择性5-羟色胺再摄取抑制药（selective serotonin reuptake inhibitors，SSRI），如舍曲林、西酞普兰和氟西汀，或一些较新药物，如文拉法辛、度洛西汀和米氮平。有人担心，抗抑郁药物在妊娠早期服用可能与胎儿心脏异常的风险增加有关，如室间隔缺损（帕罗西汀的优势比为2）。强有力的证据还表明，它们在足月时使用可能会导致新生儿适应综合征。以前，如果时间允许且女性的精神健康状况稳定，则考虑在分娩前逐步减少抗抑郁药的剂量。但近期的数据表明，这并不能降低新生儿适应综合征的发生率。在任何一种情况下，都应该观察新生儿的戒断症状。产妇在产后应该继续用药。

六、产房急症

真正发生在产房的精神科急诊是极其罕见的。由精神科团队照护的患有慢性严重精神疾病的女性，如果惊恐发作，无法完全理解自己正在发生的情况或身上出现的症状，在分娩期间应请熟悉她病情精神保健专业人员陪同。那些状态尚佳但因有病史而具有一定风险的女性，应像其他女性一样进行产程管理，但应注意在产后早期需要进行密切监测。如果预测女性的心理健康状况在分娩时可能不稳定，则考虑在其精神状态稳定时，在妊娠期需讨论产时的预先医嘱。

偶尔，在产程初始或产后数分钟或数小时内可能出现急性的痛苦发作。根据以前的经验，这些急性的痛苦的发作事件或程序的背景意义通常是可以理解的（如果不是成比例）。例如，曾经的性虐待，以前有过创伤性分娩或失去婴儿的经历，感觉或程序的错误归因等。如果女性以前有过惊恐发作的经历，且如果她们不能说当地语言，或者因为各种原因而害怕，她们就更容易发生这种情况。

在这种情况下的绝大多数女性将表现出冷静仁慈和安慰反应。但是，有些女性将遭受惊恐发作。这些症状通常会因为过度通气而明显，感觉灾难即将降临、害怕死亡或窒息、情绪失控或突发精神错乱有关。惊恐发作与许多疾病的症状相似。CEMD报告中反复出现的一个主题描述了这种情况，即那些患有心脏和呼吸系统疾病的女性会被误认为惊恐发作，但反过来，惊恐发作也可能被误认为肺栓塞和其他身体急症。因此，快速鉴别诊断是很有必要的。在多数情况下，鼓励控制过度通气，同时还要向女性解释她身上正在发生的事情就足够了。然而，在排除身体疾病后，在某些情况下，可能需要使用短效苯二氮䓬类药物，劳拉西泮0.5～1.0mg最适合在分娩时使用，因为它起效快，持续时间短。

七、新生儿科医师

下列情况下，需要提醒新生儿科医师。

锂制剂：妊娠期间服用锂制剂的母亲出生的婴儿患有心脏异常的风险增加。三尖瓣畸形很少见（约占2/1000），但其他心脏异常更常见（高达10%）。整个妊娠期持续使用会增加一系列胎儿疾病的风险，其中包括甲状腺功能减退症、大于胎龄儿、肾源性尿崩症，以及出生后的婴儿软弱无力综合征。

丙戊酸钠：服用丙戊酸钠的母亲所生婴儿会有较高的出现神经管缺陷、胎儿丙戊酸盐综合征、早孕期暴露后的心脏异常的风险。在整个妊娠期持续使用与儿童后期神经发育和认知问题的风险增加有关。

抗精神病药：使用抗精神病药物治疗的母亲所生的新生儿可能会出现一些戒断症状，烦躁、抽搐以及其他可逆的椎体外系症状。

抗抑郁药：接受三环类抗抑郁药全治疗剂量的母亲所生的婴儿可能会有戒断症状、新生儿紧张和抽搐的风险，以及抗胆碱能不良反应。

SSRI药物：接受SSRI药物治疗的母亲所生婴儿可能会出现戒断症状、烦躁、易惊、拒食，以及低血糖和低体温等问题。

八、结论

- 大多数围产期精神疾病可通过妊娠早期潜在的精神问题的识别、围产期精神科和产科的协作进行主动和计划管理来预测和避免。
- 分娩过程中偶尔会出现危机和紧急状况，在产后的最初几天会更常见。对这些问题的有效处置有赖于围产期心理保健专家团队的快速反应。
- 需要谨记母亲服用的抗精神病药物可能导致的新生儿疾病风险。

拓展阅读

[1] Knight M, Bunch K, Tuffnell D, et al. (eds), on behalf of MBRRACE-UK. *Saving Lives, Improving Mothers' Care - Lessons Learned to Inform Maternity Care from the UK and Ireland Confidential Enquiries into Maternal Deaths and Morbidity 2014-16*. Oxford: National Perinatal Epidemiology Unit, University of Oxford, 2018.

[2] Knight M, Bunch K, Tuffnell D, et al. (eds) on behalf of MBRRACE-UK. *Saving Lives, Improving Mothers' Care - Lessons Learned to Inform Maternity Care from the UK and Ireland Confidential Enquiries into Maternal Deaths and Morbidity 2016-18*. Oxford: National Perinatal Epidemiology Unit, University of Oxford, 2020.

[3] Knight M, Nair M, Tuffnell D, Shakespeare J, Kenyon S, Kurinczuk JJ (eds) on behalf of MBRRACE-UK. *Saving Lives, Improving Mothers' Care - Lessons Learned to Inform Maternity Care from the UK and Ireland Confidential Enquiries into Maternal Deaths and Morbidity 2013-15*. Oxford: National Perinatal Epidemiology Unit, University of Oxford, 2017.

[4] Scottish Intercollegiate Guidelines Network (SIGN). *Management of Perinatal Mood Disorders*. SIGN 127. Glasgow: SIGN, 2012. https://www.sign.ac.uk/assets/sign127_update.pdf (last accessed January 2022).

第六篇 产科紧急情况
Obstetric emergencies

第27章	子痫前期与子痫	210
第28章	产科大出血	221
第29章	剖宫产	231
第30章	胎盘植入性疾病和胎盘滞留	238
第31章	子宫内翻	243
第32章	子宫破裂	246
第33章	胎头吸引器与产钳助产	249
第34章	肩难产	262
第35章	脐带脱垂	270
第36章	面先露	273
第37章	臀位分娩和外倒转	276
第38章	双胎妊娠	288
第39章	会阴和肛门括约肌的复杂裂伤	292
第40章	耻骨联合切开术和毁胎术	298
第41章	产科麻醉并发症	303
第42章	分诊	319
第43章	转诊	324
第44章	知情同意	334

第 27 章 子痫前期与子痫
Pre-eclampsia and eclampsia

李玉芳　黄俊巧　译
李映桃　范建辉　校

> **学习目的**
>
> 阅读本章后，您能够：
> - 识别重度子痫前期的症状和体征。
> - 掌握妊娠期重度高血压（收缩压≥160mmHg）的紧急处理。
> - 有效地预防和治疗子痫。
> - 掌握孕产妇使用硫酸镁时需进行的持续监测。
> - 子痫前期/子痫的液体平衡管理。

一、概述

（一）定义

子痫前期是妊娠 20 周后出现的伴有显著蛋白尿的新发高血压。几乎任何一个器官系统均可能受累。

出现以下表现即可定义为重度子痫前期。

- 重度高血压 [两次测血压收缩压 ≥ 160mmHg 和（或）舒张压 ≥ 110mmHg] 伴显著蛋白尿（尿蛋白/肌酐比 > 30mg/mmol）。

或者有以下表现。

- 轻度或中度高血压（BP ≥ 140/90mmHg）和显著蛋白尿，至少伴有以下一种表现。
  - 严重头痛。
  - 视力障碍，如视物模糊或目眩。
  - 肋骨下方剧烈疼痛或呕吐。
  - 视盘水肿。
  - 出现阵挛（≥3 次）。
  - 肝区压痛。
  - HELLP 综合征。
  - 血小板减少 < 150 × 10^9/L。
  - 肝酶异常 [谷丙转氨酶或谷草转氨酶升高（>70U/L）]。

子痫被定义为一次或多次与子痫前期相关的广泛性抽搐发作。第一次子痫抽搐发作之前可能不出现妊娠期高血压或蛋白尿等子痫前期表现。大多数抽搐发作是自限性的，通常持续时间不超过 90 秒，38% 的抽搐发作发生在产前，44% 发生在产后，18% 发生在分娩期。

HELLP 综合征是子痫前期的一种重要表现。严格地说，HELLP 综合征的诊断需要确定有溶血，溶血可以通过检测乳酸脱氢酶水平或通过血涂片来寻找破碎的红细胞而诊断。此外，谷丙转氨酶（ALT）＞70U/L 及血小板计数下降至＜100×10^9/L 也是重要的诊断依据。

（二）流行病学

妊娠期高血压疾病是全球最常见的第二大孕产妇死亡原因，估计每年造成 4 万人死亡，相当于每小时约有 5 人死亡。在英国，子痫前期发生率约为 3%，仍然是孕产妇、胎儿和新生儿患病和死亡的主要原因。自 20 世纪 80 年代以来，死于子痫前期和子痫的孕产妇人数显著下降（1985—1987 年孕产妇死亡率为 1.19/10 万，而 2016—2018 年仅为 0.18/10 万）。各种改进措施如硫酸镁的引入和临床管理指南的广泛使用等对妊娠期高血压疾病孕产妇的护理产生了积极影响，子痫前期和子痫导致的孕产妇死亡率持续下降，并且在 2018 年又有进一步的小幅下降。

因子痫前期和子痫造成的孕产妇死亡在很大程度上是可以避免的（图 27-1）。临床管理失败的主要原因是重度高血压的治疗不当。英国 MBRRACE-UK 2012—2014 年的报告认为，英国孕产妇子痫前期死亡的最常见原因是颅内出血。大多数病例与未能给予有效的降压治疗有关。收缩压过高是最大的危险因素，其中重度高血压（收缩压≥160mmHg）极其危险，必须作为医疗紧急情况进行处理。

二、子痫前期

子痫前期是妊娠期多系统受累性疾病。临床表现反映了其广泛的血管内皮功能障碍，可导致血管收缩、终末器官缺血和血管通透性增加。子痫前期的母胎并发症详见框 27-1，子痫前期的易感危险因素详见框 27-2。

三、重度子痫前期的处理

（一）症状和体征

子痫前期是一种累及多系统的疾病，其临床表现反映了这一点。孕产妇可能表现为不典型的症状，如抽搐、腹痛或仅有全身不适，如果怀疑有子痫前期，应进行检查。了解可能发生的并发症（表 27-1）并进行预测和及时处理。

以下表现值得关注。

- 重度高血压（BP≥160/110mmHg）。
- 严重前额痛。
- 视觉障碍，如视物模糊或目眩。
- 严重上腹部或右上腹腹痛。
- 呕吐。
- 视盘水肿。
- 出现阵挛（≥3次）。
- 肝区压痛。
- 迅速恶化的生化指标/血液学涂片。
- 非依赖性（特别是面部）水肿或肺水肿。

（二）处理的基本原则

- 根据现行的全国临床指南制订地方临床规范。重度子痫前期和子痫的处理需要制订复杂的治疗方案。

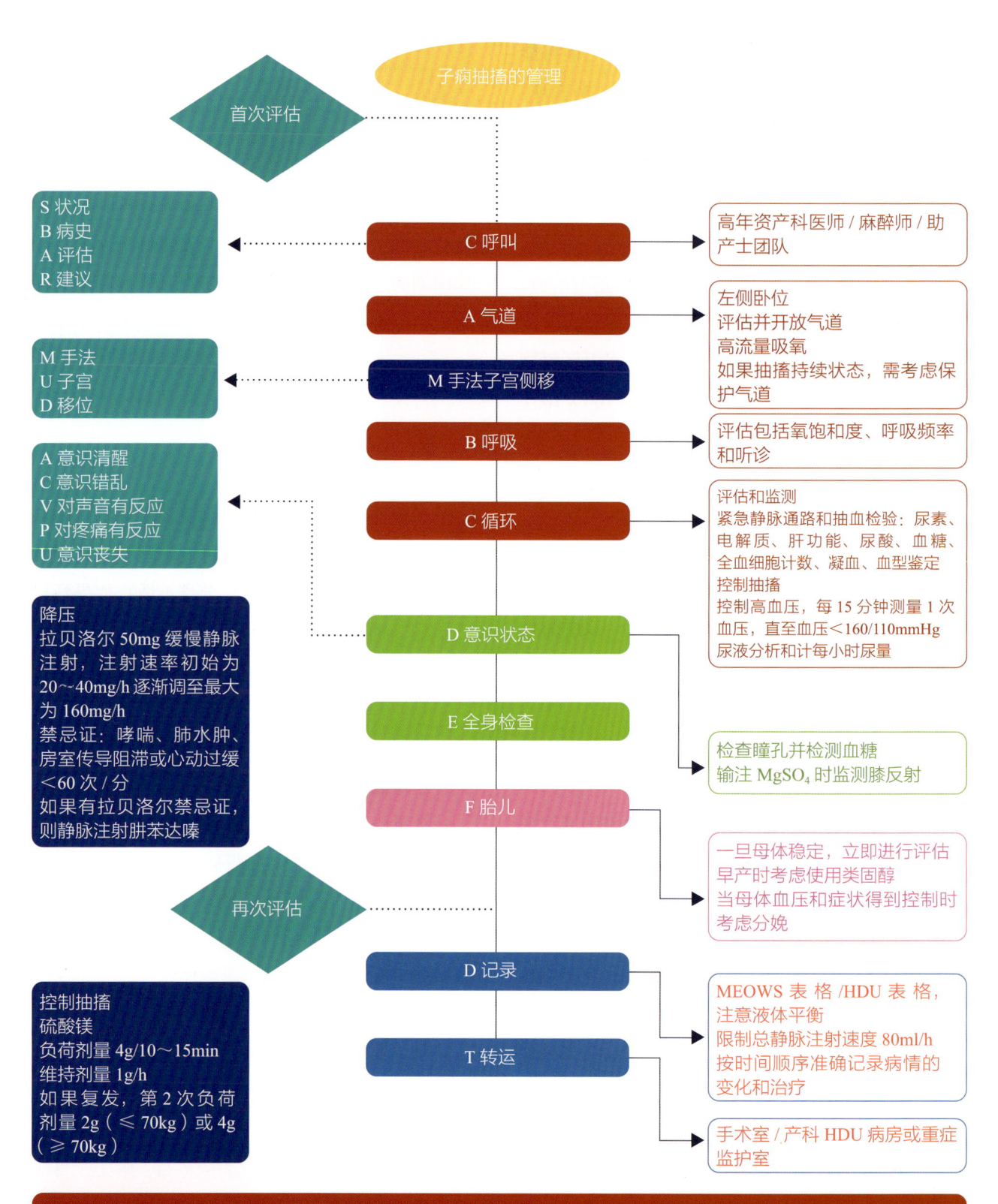

产科紧急情况与创伤医疗管理：实用管理方法（原书第 4 版）
Managing Medical and Obstetric Emergencies and Trauma: A Practical Approach (4th Edition)

```
                            ┌─────────────┐
                            │ 子痫抽搐的管理 │
                            └──────┬──────┘
         ◆ 首次评估                │
                                   ▼
  ┌──────────┐              ┌──────────┐         ┌──────────────────┐
  │ S 状况   │◀············│ C 呼叫   │────────▶│ 高年资产科医师/麻醉师/│
  │ B 病史   │              └────┬─────┘         │ 助产士团队        │
  │ A 评估   │                   │               └──────────────────┘
  │ R 建议   │                   ▼
  └──────────┘              ┌──────────┐         ┌──────────────────┐
                            │ A 气道   │────────▶│ 左侧卧位          │
  ┌──────────┐              └────┬─────┘         │ 评估并开放气道    │
  │ M 手法   │                   │               │ 高流量吸氧        │
  │ U 子宫   │◀············     │               │ 如果抽搐持续状态， │
  │ D 移位   │              ┌────▼──────────┐   │ 需考虑保护气道    │
  └──────────┘              │ M 手法子宫侧移 │   └──────────────────┘
                            └────┬──────────┘
  ┌──────────┐                   │               ┌──────────────────┐
  │ A 意识清醒│                   ▼               │ 评估包括氧饱和度、│
  │ C 意识错乱│              ┌──────────┐         │ 呼吸频率和听诊    │
  │ V 对声音有反应│◀·········│ B 呼吸   │────────▶└──────────────────┘
  │ P 对疼痛有反应│          └────┬─────┘
  │ U 意识丧失│                   │               ┌──────────────────┐
  └──────────┘                   ▼               │ 评估和监测        │
                            ┌──────────┐         │ 紧急静脉通路和抽血│
  ┌──────────────────┐      │ C 循环   │────────▶│ 检验：尿素、电解质、│
  │ 降压              │      └────┬─────┘         │ 肝功能、尿酸、血糖、│
  │ 拉贝洛尔 50mg 缓慢│           │               │ 全血细胞计数、凝血、│
  │ 静脉注射，注射速率│           │               │ 血型鉴定          │
  │ 初始为 20~40mg/h │           │               │ 控制抽搐          │
  │ 逐渐调至最大为    │           │               │ 控制高血压，每15分│
  │ 160mg/h          │           ▼               │ 钟测量 1 次血压， │
  │ 禁忌证：哮喘、肺水│      ┌──────────┐         │ 直至血压<160/110mmHg│
  │ 肿、房室传导阻滞或│      │ D 意识状态│────────▶│ 尿液分析和计每小时│
  │ 心动过缓<60次/分 │      └────┬─────┘         │ 尿量              │
  │ 如果有拉贝洛尔禁忌│           │               └──────────────────┘
  │ 证，则静脉注射肼苯│           ▼
  │ 达嗪              │      ┌──────────┐         ┌──────────────────┐
  └──────────────────┘      │ E 全身检查│────────▶│ 检查瞳孔并检测血糖│
                            └────┬─────┘         │ 输注 MgSO₄ 时监测 │
                                 │               │ 膝反射            │
                                 ▼               └──────────────────┘
                            ┌──────────┐
                            │ F 胎儿   │         ┌──────────────────┐
         ◆ 再次评估         └────┬─────┘         │ 一旦母体稳定，立即│
                                 │       ───────▶│ 进行评估          │
                                 │               │ 早产时考虑使用类固醇│
                                 │               │ 当母体血压和症状得│
                                 ▼               │ 到控制时考虑分娩  │
  ┌──────────────────┐      ┌──────────┐         └──────────────────┘
  │ 控制抽搐          │      │ D 记录   │
  │ 硫酸镁            │      └────┬─────┘         ┌──────────────────┐
  │ 负荷剂量 4g/10~15min│         │               │ MEOWS 表格/HDU 表格，│
  │ 维持剂量 1g/h     │          ▼               │ 注意液体平衡      │
  │ 如果复发，第 2 次 │      ┌──────────┐────────▶│ 限制总静脉注射速率│
  │ 负荷剂量 2g(≤70kg)│      │ T 转运   │         │ 80ml/h            │
  │ 或 4g (≥70kg)    │      └──────────┘         │ 按时间顺序准确记录│
  └──────────────────┘                           │ 病情的变化和治疗  │
                                                 └──────────────────┘
                                                 ┌──────────────────┐
                                                 │ 手术室/产科 HDU 病│
                                                 │ 房或重症监护室    │
                                                 └──────────────────┘
```

子痫发作时，不要将地西泮、苯妥英钠或其他抗惊厥药物作为硫酸镁的替代药物
产前静脉注射肼苯达嗪的同时或之前可考虑使用 500ml 的晶体液以预防重度低血压

▲ 图 27-1　子痫前期与子痫

框 27-1　子痫前期的母胎并发症

孕产妇并发症
- 重度高血压
- 颅内出血（英国重度子痫前期孕产妇死亡的主要原因）
- 胎盘早剥
- 子痫
- HELLP 综合征
- 肾衰竭
- 肝衰竭（包括破裂和梗死）
- 弥散性血管内凝血
- 肺水肿
- 急性呼吸窘迫综合征

胎儿并发症
- 早产（英国医源性早产的主要原因）
- 宫内生长受限
- 羊水过少
- 胎盘功能不全导致的缺氧
- 胎盘早剥
- 死胎

框 27-2　子痫前期的易感危险因素

- 先前妊娠患有高血压疾病
- 慢性肾脏疾病
- 自身免疫性疾病（如系统性红斑狼疮或抗磷脂综合征）
- 1 型或 2 型糖尿病
- 慢性高血压
- 首次妊娠
- 年龄 ≥ 40 岁
- 妊娠间隔时间 > 10 年
- 体重指数 ≥ 35kg/m²
- 子痫前期家族史
- 多胎妊娠

- 主张高年资医师和多学科参与。早期参与的高级医务人员包括产科医师、助产士、麻醉师，必要时新生儿科医师、重症监护医师和血液科医师也是需要的。
- 稳定血压，紧急的降压治疗（尤其是收缩压）是必要的。

表 27-1　不良反应发生时的硫酸镁浓度

症　状	硫酸镁浓度（mmol/L）
温暖、潮红、复视、说话含糊不清	3.8～5.0
肌腱反射消失	>5.0
呼吸抑制	>6.0
呼吸暂停	6.3～7.0
心脏停搏	>12.0

- 预防抽搐。
- 定期复查各种指标，警惕并发症。
- 注意液体平衡以避免医源性液体超负荷。
- 胎儿监护。
- 如果重度子痫前期发生在产前，需高级多学科团队参与分娩决策。
- 如果胎儿是早产，需考虑使用硫酸镁和类固醇药物。

（三）稳定血压

1. 高血压的控制

有效和及时的降压治疗是必要的，可以挽救生命。在英国 MBRRACE-UK 2012—2014 年的报告中指出，颅内出血是导致子痫前期和子痫孕产妇死亡的最常见原因。大多数的死亡归因于收缩期高血压的治疗不当。

电子血压计的血压测量值通常偏低，特别是收缩压。建议使用带有适当大小袖带的水银测压计来进行初步交叉核查电子血压计测定的血压值。依据平均动脉压或舒张压估测风险可能会出错，因为收缩压是最大的危险因素。作为初步评估的一部分，应每 15 分钟监测 1 次血压，直至其血压稳定，然后每 30 分钟重复 1 次。如果静脉注射降压药物，可能需要每 5 分钟测量 1 次血压以观察滴注治疗后的反应。有时应考虑使用动脉置管检测血压，特别是合并其他并发症时。

英国国家健康和护理卓越研究所 2010 年妊娠期高血压疾病临床指南建议，孕产妇血压应保持在＜135/85mmHg 的水平。最近，CHIPS 研究发现，高血压控制更严格（舒张压目标为 85mmHg）的孕产妇比舒张压目标为 100mmHg 的孕产妇重度高血压发作更少。

阴道分娩和剖宫产时应继续使用降压药物。由于喉镜检查、插管和拔管对高血压的影响，重度高血压应在全身麻醉前得到控制。

2. 降压药物的选择

NICE2010 版妊娠期高血压疾病临床指南建议拉贝洛尔作为一线治疗药物，但应认识到还有其他降压药物可选择。拉贝洛尔在加勒比黑裔孕产妇中使用效果较差，患有哮喘的女性也应避免使用。考虑到拉贝洛尔对母亲、胎儿和新生儿的不良反应，硝苯地平可作为替代药物。该指南没有对使用单药治疗高血压给出任何建议。一些医院实际上联合使用硝苯地平和拉贝洛尔。硝苯地平、拉贝洛尔或肼苯达嗪都是适合重度子痫前期孕产妇治疗重度高血压的药物。

(1) 拉洛贝尔：拉贝洛尔是一种 α 和 β 肾上腺素能受体拮抗药，相比单纯的 β 肾上腺素能受体拮抗药来说，减少子宫胎盘血流的可能性更小。

如果孕产妇能够耐受口服治疗，在建立静脉通路之前，可以立即给予 200mg 的初始剂量，以达到与初始静脉注射剂量一样快的效果。避免了因放置静脉导管而造成的治疗延迟。给药后 30 分钟内血压应降低，如果血压仍高于阈值，则应再次给药。如果血压控制在阈值以下，则应开始给予拉贝洛尔 200mg 每天 3 次的维持剂量。如果 30 分钟后收缩压≥ 160mmHg 和（或）舒张压≥ 110mmHg，应考虑肠外用药治疗。

以下为静脉注射治疗的步骤。

- 如果口服治疗未能达到初始反应或不能耐受，应通过推注大剂量拉贝洛尔，然后再滴注拉贝洛尔进行血压控制。
- 50mg 大剂量拉贝洛尔（5mg/ml 拉贝洛尔 10ml）推注时间应超过 2 分钟。可每 5 分钟重复 1 次（最多 4 次）直至血压控制。
- 推注之后应开始滴注拉贝洛尔。5mg/ml 的拉贝洛尔通过注射泵以 4ml/h 的速度开始匀速滴注。滴注速率以每 30 分钟加倍 1 次来调整，直至血压控制为止。最大静脉注射速率为 32ml/h（160mg）。
- 一旦停止静脉治疗，应开始口服降压药物。

> 谨记！服用 β 肾上腺素能受体拮抗药的孕产妇可能不会出现心动过速，以脉率作为监测指标可能会忽略出血的早期症状。

(2) 硝苯地平：硝苯地平是一种血管扩张药，若孕产妇患有哮喘和（或）孕产妇为加勒比黑裔而不能口服拉贝洛尔时，推荐使用硝苯地平。理论上，硝苯地平与硫酸镁有协同作用。但在临床上这个问题可以忽略不计。在一项 Magpie 研究中，大量女性联合使用了硝苯地平和硫酸镁，没有不良事件报道。如果血压仍高于阈值，可在 30 分钟后重复使用 10mg 初始剂量的硝苯地平（非舌下给药）。如果血压得到控制，应开始给予 10mg 每天 3 次的维持剂量。

(3) 肼苯达嗪：如果有使用拉贝洛尔的禁忌证或效果不太理想时，可静脉使用肼苯达嗪。肼苯达嗪是一种有效的血管扩张药。产前使用肼苯达嗪可因其减少了子宫胎盘血流而导致胎儿窘迫的发生。对于尚未分娩的孕产妇，可考虑在首次给予肼苯达嗪之前或同时静脉注射晶体液 250～500ml。最初 5mg（1mg/ml 肼苯达嗪 5ml）

注射时间应超过15分钟。20分钟后如果收缩压≥160mmHg，则应再给予5mg（1mg/ml肼苯达嗪5ml），注射时间超过15分钟。肼苯达嗪可以2mg/h的速度滴注以维持药物浓度，注射速率每次增加0.5mg/h至最大20mg/h。滴注速率的调整以目标收缩压维持140～150mmHg为宜。常用速率为2～3mg/h。若出现明显不良反应或孕产妇脉搏＞120次/分，应降低滴注速率。

一项有关肼苯达嗪和拉贝洛尔的系统综述显示，肼苯达嗪与孕产妇低血压（OR=3.29，95%CI 1.50～7.13）、剖宫产（OR=1.30，95%CI 1.08～1.59）、胎盘早剥（OR=4.17，95%CI 1.19～14.28）和对胎儿心率的不良影响（OR=2.04，95%CI 1.32～3.16）更加相关。该结果表明，尽管结论不够充分，他们仍不推荐肼苯达嗪作为一线治疗药物。

NICE有关妊娠期高血压疾病的临床指南支持上述三种治疗药物的使用。

3. 预防抽搐

如果患有重度子痫前期的孕产妇计划在24小时内分娩，可以考虑静脉注射硫酸镁以减少抽搐发作的风险。子痫发生的风险很低，即使在重度子痫前期的女性，也仅为1%。旨在确定硫酸镁治疗子痫前期临床疗效的Magpie试验发现，硫酸镁治疗使抽搐发作风险减少了58%。重度子痫前期患者中需要总体治疗（number needed to treat，NNT）来预防1例抽搐发作的人数为63人（范围为38～181人）。在死亡率较低的国家，使用NNT的人数可能超过300人。在英国，应基于利弊考虑决定是否预防性使用硫酸镁。

预防和治疗子痫的硫酸镁用药方案相同：4g负荷剂量静脉推注超过5分钟，然后以1g/h速率静脉滴注维持，持续24小时。在预防性使用硫酸镁的病例中，如果子痫前期的其他症状都得到解决，可以在24小时前停用。

(1) 硫酸镁的用药原则：临床医生需要知道有不同浓度的硫酸镁，为了避免混淆剂量，每个医院应该只用一种库存浓度的硫酸镁，并明确使用指南。最安全的方法是让同一系统内的医院全部储备相同浓度的硫酸镁。特别是对于新来的医生，当他们调到一个新的医院，这种方法将减少剂量错误的潜在风险。最简单和最不混乱的制剂是20ml和50ml浓度为20%的硫酸镁安瓿。

(2) 硫酸镁的剂量：根据不同浓度进行使用。

使用浓度为10%硫酸镁的具体注意事项。

- 负荷剂量：4g（40ml）静脉推注时间＞5分钟（每10ml安瓿含有1g硫酸镁，因此需要4个安瓿=40ml）。

- 通过注射泵给予10ml/h的维持剂量。

使用浓度为20%硫酸镁的具体注意事项。

- 负荷剂量：4g静脉推注时间＞5分钟（20ml安瓿中含有4g硫酸镁）。

- 通过注射泵给予5ml/h（50ml安瓿中含有10g硫酸镁）的维持剂量。

使用浓度为50%硫酸镁的具体注意事项。

- 负荷剂量：4g静脉推注时间＞5分钟。将8ml浓度为50%的硫酸镁溶液（4g）和12ml浓度为0.9%的生理盐水混合放入20ml注射器中，总容量为20ml。

- 通过注射泵给予5ml/h的维持剂量。将20ml浓度为50%的硫酸镁溶液（10g）和30ml浓度为0.9%的生理盐水混合放入50ml注射器中。

（四）监测

重度子痫前期孕产妇的临床状况可迅速恶化。需要定期进行监测和评估，并将结果记录在修改后的产科早期预警评分表上，需进行以下监测。

- 每15分钟监测1次血压和脉搏，直至稳定，然后每30分钟监测1次。如果静脉注射降压药物，可能需要每5分钟监测1次血压以观察对滴注治疗的反应。
- 呼吸频率/小时。
- 氧饱和度/小时。
- 尿PH和蛋白质/肌酐比。
- 尿量/小时。
- 严格的液体平衡。除非有其他持续的液体丢失（如出血），液体输入速度限制在1ml/(kg·h)。
- 每隔4小时监测1次体温，特别是产程中、产后或术后的孕产妇。
- 神经系统检查。如果有新发严重头痛或伴不典型症状的头痛特别是局灶性症状时进行神经系统检查。
- 如果孕产妇正在使用硫酸镁，则每隔6～24小时抽取血液样本以监测肾功能、肝功能、血液学和镁浓度。

使用硫酸镁的孕产妇还应进行下列监测。
- 呼吸频率/小时。
- 持续监测氧饱和度并每小时记录1次。
- 深部肌腱反射/小时。

如出现下列情况，则停止使用硫酸镁，并检查镁浓度。
- 腱反射消失。
- 如果镁浓度<4mmol/L，则建议输液速度为0.5g/h。
- 呼吸频率<10次/分。
- 氧饱和度<90%。
- 4小时尿量<100ml。

镁通过肾脏代谢后经尿液排出。在有肾功能损害或少尿的孕产妇中，镁不会被排出体外，镁蓄积可能产生镁中毒。在这种情况下，只能使用负荷剂量。如果在治疗期间出现少尿，应停止输注，并采血监测血清镁浓度。硫酸镁的治疗浓度范围狭窄，为2～4mmol/L。镁中毒时，会导致肌肉无力、深部肌腱反射消失、呼吸抑制、心律失常和呼吸暂停，最终导致心搏骤停（表27-1）。如果怀疑中毒，应立即停止输注硫酸镁，并抽血检测镁浓度。镁浓度过高（无论是相对的还是绝对的）均应静脉缓慢推注10%的葡萄糖酸钙10ml来治疗。

1. 胎儿评估

应通过胎心监护评估胎儿的健康状况。胎儿有生长受限的风险时，建议用多普勒超声检测胎儿的生长发育、羊水量和脐动脉血流。

2. 液体平衡

需密切监测液体的出入量。患有重度子痫前期的孕产妇有发生肺水肿的风险，先前的机密调查也强调了有液体超负荷的风险。令人欣慰的是，自2003年以来，没有一例孕产妇因液体管理不当而死亡。

液体管理的目的是"保持干燥"。液体摄入量应限制为1ml/(kg·h)（通常约为80ml/h）。所有患重度子痫前期的孕产妇均应留置导尿管并记录每小时的尿量。

在产后的最初阶段，孕产妇通常都有一定程度的少尿。患有重度子痫前期的孕产妇应保持液体限量，直至分娩后24～36小时出现自然利尿。

持续少尿（4小时<100ml），则需要仔细处理。通常不需要监测中心静脉压，而且可能会因此产生误导。这是因为由于左心室功能障碍和肺间质液增加，在CVP低的情况下也可发生肺水肿。当患有重度子痫前期的孕产妇出现附加并发症（如产后出血）时，中心静脉导管可能有助于液体管理。其目的是将CVP范围维持在0～5mmHg。需要大量输注血液和新鲜冷冻血浆

的孕产妇的处理极具挑战性，对那些由于难以测量失血量，液体平衡测量可能不准确的病例，则应早期采用中央静脉压监测。插入 CVP 导管可能是困难或危险的（如存在凝血功能障碍，或由于严重的肺水肿不能躺下），此时需要麻醉科和产科的顾问医师都参与。

如果氧饱和度下降，这可能意味着肺水肿，其症状包括呼吸短促、不能平躺、语不成句、说话混乱和激动。应检查孕产妇是否有呼吸急促、肺基底部捻发音、氧饱和度下降、心动过速和粉红色泡沫痰等体征。恰当的治疗包括孕产妇端坐位或给予呋塞米和给氧。还应做胸部 X 线检查。如果没有利尿且氧饱和度没有改善，应考虑紧急转运到重症监护/肾病科。

3. 凝血障碍

弥散性血管内凝血是重度子痫前期的潜在并发症。如果血小板 $< 100 \times 10^9$/L，则应进行凝血筛查和纤维蛋白原检测。如果结果异常，可能需要输注血小板、FFP 和冷沉淀物进行治疗，并且需要血液科资深医师的参与。

（五）分娩计划

一旦孕产妇的病情稳定下来，就应该决定分娩的时机和分娩方式。剖宫产或阴道分娩的选择应个体化。妊娠 34 周后，应考虑阴道分娩。在整个分娩期和产褥期都应继续进行降压治疗。

1. 产前类固醇治疗

如果孕妇早产，并且可以安全地抑制早产超过 24 小时，应肌内注射类固醇以促进胎儿肺成熟。

2. 硫酸镁治疗

如果孕周小于 32 周，应在产前给予硫酸镁以达到胎儿神经保护目的。理想情况下，应在产前 4 小时使用，标准 PET 方案使用不超过 24 小时。

3. 第一产程

由于胎儿缺氧和早剥的风险增加建议持续电子胎心监护。

如果不存在凝血功能障碍，应考虑使用硬膜外麻醉以防止与分娩疼痛相关的血压升高。患有重度子痫前期的孕产妇不应在硬膜外或脊椎麻醉前给予静脉注射。如果孕周 < 34 周，则可以考虑输液。

分娩过程中，患有重度子痫前期的孕产妇应每隔 15 分钟监测 1 次血压，如果只是轻度或中度高血压，则每隔 1 小时监测 1 次血压。

4. 第二产程

如果血压 < 160/110mmHg，并且孕产妇不存在严重的头痛、视觉障碍或上腹痛的症状，则不应限制第二产程的持续时间。

如果孕妇选择阴道分娩，治疗后血压仍 ≥ 160/110mmHg 或有不适症状，则应缩短第二产程的时间。

5. 第三产程

第三产程应使用缩宫素，可静脉缓慢推注 5U 或肌内注射 10U 缩宫素，或剖宫产后静脉推注 100μg 卡贝缩宫素超过 1 分钟。由于麦角胺或麦角新碱有导致血压快速升高的风险，患有子痫前期或子痫的孕产妇不应使用。

6. 组织和转诊

如果需要转至更高级的医疗机构，必须保证孕产妇安全，并且转诊前孕产妇情况必须稳定。转诊前必须具备以下条件。

- 血压稳定。

- 做完所有基本检查并将结果清楚地记录在携带病历上或通过电话可尽快获得。

- 必须评估胎儿健康状况以确保产前转运是对胎儿有益的，如果孕产妇早产，应给予类固醇治疗。

- 有适当的人员参与转运孕产妇，这通常意味着至少有一名高级助产士随同医务人员一起。
- 已与接诊医疗机构的顾问医生、相关医务人员和助产士讨论过转运相关事项。

7. 产后护理

患有重度子痫前期的孕产妇产后需要持续的严密护理。根据临床情况，护理可能会持续数小时或数天。子痫前期可在产后恶化，需值得注意的是，大多数子痫抽搐发作发生在产后，产后最初血压可能会下降，但通常在产后 24 小时左右又会再次升高。如果血压低于 130/80mmHg，则应减少产前的降压药物剂量。产后高血压通常对治疗更耐受，可能需要快速增加降压药物的剂量和数量来控制血压。如果出现症状，应及时进行适当的监测和检查。应评估产妇静脉血栓栓塞的风险，并且几乎所有的病例都需要预防血栓。出院前，应写好一份在社区进行的护理计划具体包括以下三点。

- 血压监测的频率。
- 减少或停用降压药物的阈值。
- 需要转诊进行医疗评估的适应证。

四、子痫的处理

自开始使用硫酸镁以来，英国孕产妇子痫的发生率有所下降。英国产科监测系统研究报告称，与 1992 年的 4.9/10 000 相比，2005 年孕产妇子痫发生率为 2.7/10 000。2017 年这一比例又进一步下降至 0.08/10 万。与子痫相关的孕产妇并发症的发生率很高，约 1/10 的妊娠女性在抽搐发作后出现重大疾病，围产期死亡率是正常妊娠的 10 倍。

子痫表现为全身性强直阵挛性发作。孕产妇可能会出现发绀、咬舌和尿失禁。大多数抽搐发作都是自限性的，通常持续时间不超过 90 秒。即使经过治疗，抽搐的复发率也为 5%~30%。

（一）快速复苏

治疗应该从基本的生命支持措施开始。不要让产妇独自一人以保护她免受伤害，打开紧急蜂鸣器来呼叫帮助，或者请拨打 999。救助团队需要包括一名资深助产士、最资深的产科医师和麻醉师、增援的助产士和医务社工。高效及时的处理需要团队合作，应尽快联系产科医师和麻醉师会诊。一旦有了这些人员，病历就应委托给其团队成员。应记录抽搐的发作时间和持续时间、启动紧急蜂鸣器的时间和工作人员到达的时间。许多医院都有一个子痫急救箱，里面有子痫和重度高血压的治疗算法卡片，以及相关设备、血液测试包和子痫紧急处理的治疗药物等，应尽快把它拿到病房。

> A：监测并保持气道通畅。将孕产妇置于左侧卧位并确保她气道通畅。
> B：评估呼吸并使用带储气囊的自动充气面罩给予高流量氧气。一旦抽搐停止可使用脉搏血氧仪。抽搐结束后应听诊肺部以检测有否吸入或肺水肿。
> C：检查脉搏和血压。留置大口径静脉导管，取血液进行全血细胞计数、尿素氮、电解质、肝功能、凝血和血型检测，保存血样。

（二）控制抽搐

- 使用硫酸镁治疗子痫。
- 大多数子痫抽搐是自限性的。
- 静脉注射途径的不良反应与肌内注射相比更少。
- 剂量：如前所述。
- 维持治疗至最后一次抽搐发作后 24 小时或分娩后 24 小时，以时间长者为准。

子痫联合试验的结果表明，相比使用地西泮或苯妥英钠治疗抽搐的孕产妇，使用硫酸镁治疗抽搐的孕产妇抽搐很少复发。硫酸镁似乎主要通过减少脑血管痉挛来发挥作用。

（三）使用硫酸镁治疗时抽搐复发的处理

- 立即寻求上级医师帮助。
- 再次给予2~4g的硫酸镁，静脉推注时间＞5分钟。
- 给予大剂量硫酸镁前先采血检测血液中的镁浓度。

子痫联合试验中，根据母亲的体重决定进一步给予2g或4g硫酸镁。70kg以上的孕产妇可给予大剂量硫酸镁。

如果孕产妇有对硫酸镁无反应的反复或长时间的抽搐发作，那么可以使用替代药物，如劳拉西泮静脉注射或地西泮灌肠。长时间抽搐发作的孕产妇，需要寻求麻醉师的紧急帮助，可能需要其他治疗药物，如硫喷妥钠或异丙酚，结合插管以保护气道和维持氧合，并转到重症监护室。

其他鉴别诊断包括低血糖或低钠血症、颅内出血、癫痫、占位性病变或脑静脉血栓形成，应考虑并安排紧急颅脑影像学检查。

（四）子痫急救箱

基于子痫联合试验得出的治疗方案，建议每个产科单位都应有一个子痫急救箱，以确保随时可获得急救药物。应定期检查急救箱，以确保药物在有效期内。

五、HELLP综合征

HELLP是一种包括溶血、肝酶升高和血小板减少的综合征。重度子痫前期孕产妇的发病率为4%~12%。重度高血压并不总是其特征，高血压的程度很少反映疾病的严重程度，它在经产妇中更常见，并与围产期高死亡率相关。

HELLP综合征的临床表现是非特异性的，包括恶心、呕吐和上腹部/右上腹疼痛，常会延误诊断。出现抗酸药不能缓解的严重上腹痛应提高警惕。HELLP综合征的一个特异性（如果是晚期的话）表现是"可口可乐尿"，即由血管内溶血引起的少量的深色尿液。

HELLP综合征的处理与重度子痫前期的处理一样，包括评估严重程度，稳定孕产妇状况和分娩。由于少尿和生化指标恢复缓慢，这些孕产妇的产后状况往往是复杂的。没有证据表明可使用大剂量糖皮质激素治疗HELLP综合征。

六、结论

- 妊娠期高血压疾病仍然是全球孕产妇死亡的主要原因，通过良好的识别和治疗，在很大程度上死亡是可以避免的。
- 子痫前期是一种累及多系统疾病，表现形式多样，从一般的感觉不适到前额痛和腹痛。
- 最近英国MBRRACE-UK的报告强调，需要识别和治疗收缩压≥160mmHg的孕产妇，如果血压不稳定，就有颅内出血的风险。
- 重度子痫前期的最终治疗是娩出胎儿和胎盘，但考虑分娩方式之前，应优先考虑母亲的临床状况是否稳定。

拓展阅读

[1] Knight M, Bunch K, Tuffnell D, et al. (eds) on behalf of MBRRACE-UK. *Saving Lives, Improving Mothers' Care - Lessons Learned to Inform Maternity Care from the UK and*

Ireland Confidential Enquiries into Maternal Deaths and Morbidity 2016-18. Oxford: National Perinatal Epidemiology Unit, University of Oxford, 2020.

[2] NICE (National Institute for Health and Care Excellence). *Hypertension in Pregnancy: Diagnosis and Management.* NG133. London: NICE, 2019.

[3] Usman S, Foo L, Tay J, Bennett PR, Lees C. Use of magnesium sulfate in preterm deliveries for neuroprotection of the neonate. *Obstet Gynaecol* 2017; 19: 21-8.

第28章 产科大出血
Major obstetric haemorrhage

肖晓梅 洪 丽 **译**
李映桃 范建辉 何洁云 **校**

> **学习目的**
>
> 阅读本章后，您能够：
> - 阐述产科大出血的定义和病因。
> - 识别和处理产科大出血引起的母体的衰竭。
> - 探讨治疗产科大出血的药物和手术选择。
> - 制订一个诊疗常规以利于本单位的最佳管理。
> - 学会与患者讨论妊娠期如何减少出血和血液制品的使用。

一、概述

尽管现代产科实践和输血服务有所改善，但产科大出血仍然是孕产妇死亡的主要原因。此外，发达国家和发展中国家的所有"濒死"评审都表明，大出血是重症孕产妇发病的主要原因之一。

尽管一般原则适用于大多数，流产或异位妊娠引起的妊娠早期出血相关的出血并发症不在mMOET培训课程的范围内。

（一）孕产妇死亡率和产科大出血的发生率

产科出血仍然是英国最新的孕产妇报告（2020年）中的前七位孕产妇死亡原因的首位，发生率为0.68/10万，有14名产妇的死因与出血相关。回顾这些案例发现，因无法成功获得"直升机视角"，即使是高级临床医生也无法监测到所有的因素，使他们能够做出对失血量的准确评估，并能发现反映隐匿性出血所导致的弥散性血管内出血的恶化指标；强调了酸中毒、凝血功能障碍和低温的"创伤死亡三角"。在复苏方案中突出这一点，即对正在发生的产科大出血，建议每 15 分钟进行一次体温检测。

该报告还讨论了估计的失血量与女性的体型及循环血容量的重要性，因为这类产妇死亡是由较少量的失血造成。例如，损失 2L 血对 50kg 的女性比 90kg 的女性更具灾难性影响（表 28-1），在管理和复苏这些不同体型的女性时，要考虑到这点。

（二）定义和流行病学

产科大出血的定义是指产前或产后失血超过 1000ml。产前出血通常伴有产后出血。

在准确测量失血量方面存在相当多的问题，仅基于容积的定义也有一些缺点。目测法和容积法测量失血量可能高度不准确，并且胎盘早剥、子宫破裂或剖宫产术后的丢失量可能部分或完全被低估。低估失血量可能会延迟为预防进一步出血正准备采取的积极措施。至关重要的是，在 1000ml 的定义下，体重轻的女性所占循环容量的比例会比一个正常体重的女性更高。

（三）原发性或继发性产科出血的主要原因

最初导致低血容量的原因
• 宫缩乏力（多种原因） • 前置胎盘和胎盘植入 • 胎盘粘连、胎盘滞留或胎盘残留 • 生殖道损伤包括阔韧带血肿 • 子宫破裂 • 子宫内翻 • 子宫解剖异常，如多发性肌瘤

与凝血功能衰竭相关的病因
• 胎盘早剥 • 子痫前期 • 败血症 / 宫内感染 • 死胎未分娩 • 羊水栓塞 • 血型不相容性输血 • 存在凝血异常疾病

二、产科大出血

英国皇家妇产科学院（RCOG）指南 No.52——

表 28-1　估计的失血量和容积占比

体重（kg）	总血容量（ml）*	血容量减少 15%（中度出血）（ml）	血容量减少 30%（严重出血）（ml）	血容量减少 40%（危及生命的出血）（ml）
50	5000	750	1500	2000
60	6000	900	1800	2400
70	7000	1050	2100	2800
80	8000	1200	2400	3200
90	9000	1350	2700	3600
100	10 000	1500	3000	4000

*. 基于妊娠期 100ml/kg 的血容量，但可能高估了肥胖女性的血容量（Lemmens 等，2006）

引自 Knight M, Bunch K, Tuffnell D, et al.(eds) on behalf of MBRRACE-UK. *Saving Lives, Improving Mothers' Care-Lessons Learned to Inform Maternity Care from the UK and Ireland Confidential Enquiries into Maternal Deaths and Morbidity* 2016-18. Oxford: National Perinatal Epidemiology Unit, University of Oxford, 2020.

产后出血、预防和管理（2016 版更新）的建议构成了本章的基础。

根据机密调查的建议和 RCOG 的认可，英国的大多数产科医院现在都应用"产科大出血"指南。该方案应在分娩室随时获得，其中包括需要联系的产科、麻醉科和血液科高级工作人员的详细信息。它的使用也需接受当地的审核。失血量＞1000ml 或在没有肉眼可见大量失血的情况下识别出了孕产妇休克迹象，都应迅速启动产科大出血指南中规定的方案（图 28-1）。

所有关于输血的建议详见第 8 章。

处置产科大出血的基石是早期辨识、恢复循环血容量和携氧能力，以及防止进一步的失血。不能维持足够的组织灌注会导致重要器官功能的丧失，护理变得愈加复杂。

（一）识别出血

并不是所有的出血都能被发现，大量的血液可能会隐藏在腹腔、宫腔、腹膜后间隙或坐骨直肠窝中。临床医生应意识到对围产期失血量的目测估算是不准确的，临床体征和症状应纳入 PPH 的评估，一旦患者有腹痛、分娩后会阴严重不适、昏厥及任何休克迹象时，应保持高度警惕。第 6 章详细描述了严重失血的各种类别。

（二）导致产科大出血的特指情形

这些疾病包括以下内容。
- 与 CS 相关的出血（见第 29 章）。
- 前置胎盘和胎盘植入（见第 30 章）。
- 胎盘早剥。

（三）胎盘早剥

胎盘早剥由于胎盘与子宫壁分离而导致胎盘早剥。血液进入了子宫肌层，干扰了子宫收缩，导致 PPH。与此相关的凝血活酶的释放可导致弥散性血管内凝血。

胎盘早剥的典型特征是突然发作的严重腹痛，并伴有休克，以及子宫压痛、板状腹，但后壁胎盘的早剥，腹部可能是柔软的。

胎心率可能减慢或消失，腹部超声对于评估胎儿生存能力是必需的，但对诊断胎盘早剥意义不大，除非胎盘后血肿很大（但这时临床症状已经相当明显）。

如果胎儿因胎盘早剥而死亡，那么胎盘早剥是主因，提示母体失血严重和可能发生了消耗性凝血功能障碍。阴道可能没有任何失血（隐匿性），并可能通过关闭母体循环中对胎儿胎盘单位的血液供应来代偿。因此，失血量经常被低估。根据经验推测，导致胎儿死亡的胎盘早剥母亲需要输血。

以下为最初的管理措施。
- ABC（保持气道通畅、维持呼吸和循环）。
- 送血液样本进行检测，包括 Kleihauer 实验。
- 娩出胎儿。
- 治疗凝血功能障碍，通常需要积极的纤维蛋白原替代治疗。在活动性出血期间维持纤维蛋白原的目标值为＞2g/L。

如果发生出血严重且胎儿可存活，应考虑立即通过 CS 分娩。然而，在出现胎盘早剥的情况下，产程可能进展迅速，如果胎心监护正常，那么谨慎地进行阴道分娩是可行的。如果胎儿死亡，通常可考虑引产经阴道分娩。

预计将会发生大量的 PPH。产前和产后出血的相继出现可能导致心血管损害。

建议监测中心静脉压、呼救高年资医师，并安排术后按重症进行监护。若存在剖宫产时需切除子宫的可能，应让高年资医师参加手术。

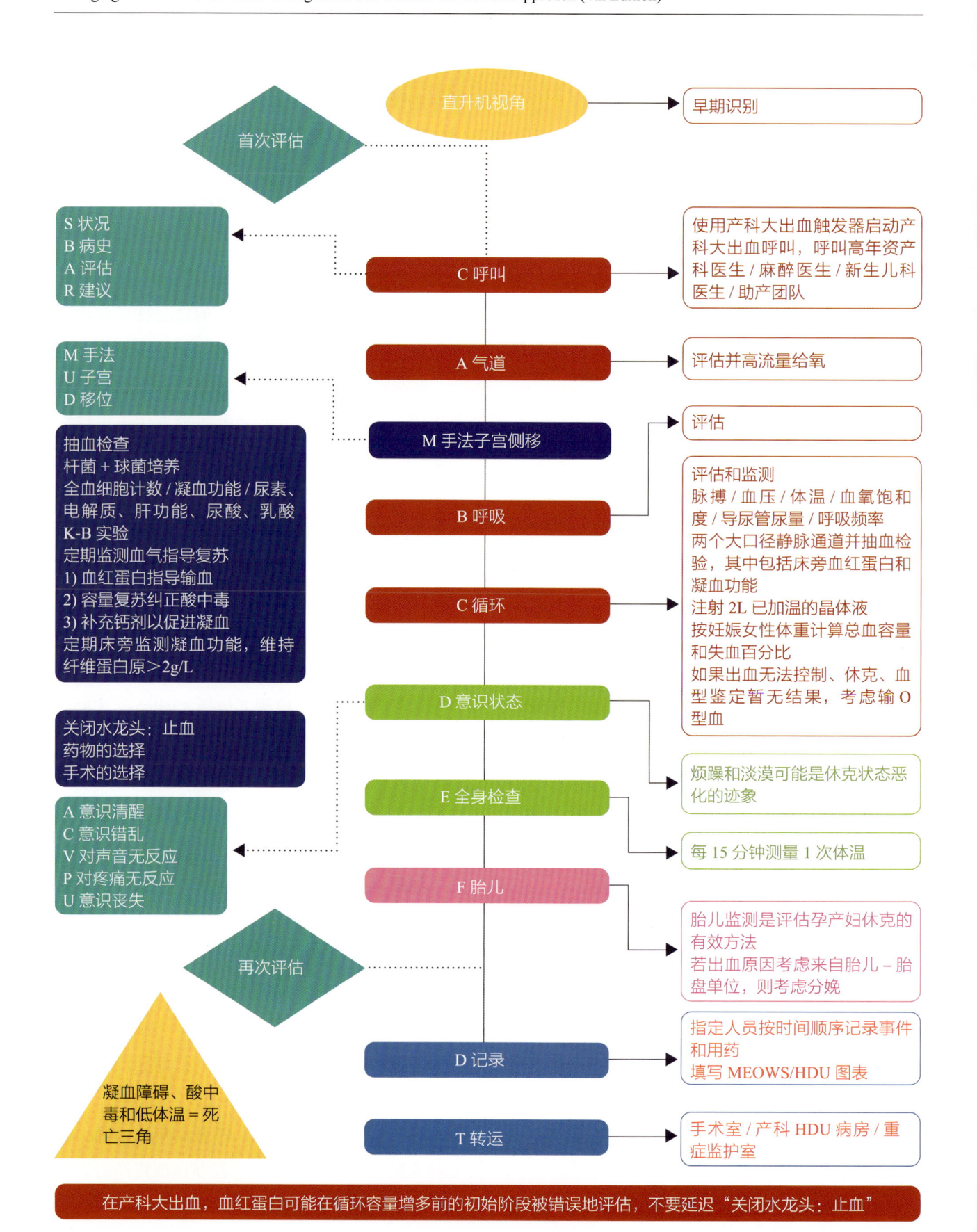

产科紧急情况与创伤医疗管理：实用管理方法（原书第 4 版）
Managing Medical and Obstetric Emergencies and Trauma: A Practical Approach (4th Edition)

```
                                    直升机视角 ──────────────▶ 早期识别
                                         │
                                    首次评估
                                    ╱     ╲
                   ┌────────────┐  ╱       ╲
                   │ S 状况     │◀╌╌        ╲
                   │ B 病史     │            ╲
                   │ A 评估     │             C 呼叫 ──────▶ 使用产科大出血触发器启动产
                   │ R 建议     │                            科大出血呼叫，呼叫高年资产
                   └────────────┘                            科医生/麻醉医生/新生儿科
                                                             医生/助产团队

                   ┌────────────┐
                   │ M 手法     │◀╌╌         A 气道 ───────▶ 评估并高流量给氧
                   │ U 子宫     │
                   │ D 移位     │
                   └────────────┘
                                                                      ▶ 评估
                                              M 手法子宫侧移
                   ┌──────────────────────┐
                   │ 抽血检查              │
                   │ 杆菌 + 球菌培养       │                           评估和监测
                   │ 全血细胞计数/凝血功能/ │              B 呼吸       脉搏/血压/体温/血氧饱和
                   │ 尿素、电解质、肝功能、│                            度/导尿管尿量/呼吸频率
                   │ 尿酸、乳酸            │                            两个大口径静脉通道并抽血检
                   │ K-B 实验              │                            验，其中包括床旁血红蛋白和
                   │ 定期监测血气指导复苏  │              C 循环        凝血功能
                   │ 1) 血红蛋白指导输血   │                            注射 2L 已加温的晶体液
                   │ 2) 容量复苏纠正酸中毒 │                            按妊娠女性体重计算总血容量
                   │ 3) 补充钙剂以促进凝血 │                            和失血百分比
                   │ 定期床旁监测凝血功能，│                            如果出血无法控制、休克、血
                   │ 维持纤维蛋白原>2g/L  │                            型鉴定暂无结果，考虑输 O
                   └──────────────────────┘              D 意识状态    型血

                   ┌────────────┐
                   │ 关闭水龙头：止血    │                              烦躁和淡漠可能是休克状态恶
                   │ 药物的选择         │              E 全身检查       化的迹象
                   │ 手术的选择         │
                   └────────────┘                                       每 15 分钟测量 1 次体温
                   ┌────────────┐
                   │ A 意识清醒  │◀╌╌           F 胎儿
                   │ C 意识错乱  │
                   │ V 对声音无反应│                                   胎儿监测是评估孕产妇休克的
                   │ P 对疼痛无反应│                                   有效方法
                   │ U 意识丧失  │                                     若出血原因考虑来自胎儿–胎
                   └────────────┘                                     盘单位，则考虑分娩
                                    再次评估
                                     ╲  ╱
                                      ╲╱                               指定人员按时间顺序记录事件
                                                     D 记录            和用药
                                                                       填写 MEOWS/HDU 图表

                   ┌────────┐
                   │凝血障碍、│                          T 转运 ───────▶ 手术室/产科 HDU 病房/重
                   │酸中毒和 │                                          症监护室
                   │低体温=  │
                   │死亡三角 │
                   └────────┘
```

在产科大出血，血红蛋白可能在循环容量增多前的初始阶段被错误地评估，不要延迟"关闭水龙头：止血"

▲ 图 28-1 产科大出血

三、孕产妇的休克迹象

以下为母亲休克的迹象（见第 6 章）。
- 心动过速（偶见脉率正常或心动过缓，小心正在服用 β 受体拮抗药的患者）。
- 呼吸急促。
- 外周循环灌注不良。
- 意识不清或呼叫无反应。
- 少尿。
- 低血压。
- 需要超过 2L 的晶体维持血压。
- 不明原因的代谢性酸中毒。

四、产科大出血的处理

管理涉及多方面，所有这些都需要同步进行。
- 沟通，尽早升级呼救到高级产科和麻醉科工作人员并及时病案记录。
- 复苏和液体替代。
- 监测和观察。
- 止血。
- 麻醉管理。

（一）沟通（"求助"）和记录

以下为具体记录的列表。
- 呼叫高级助产士、产科和麻醉注册医师，即使你是最资深的临床医师。
- 通知顾问级别的产科医师和麻醉师。
- 通知血库技术员和血液科顾问医师（大多数医院都有协定的议案，如"产科大出血"实验室将会回应）。
- 呼叫运输队运送标本和血液制品。
- 安排一名复苏小组成员作为组长，一名负责记录事件、液体、药物和生命体征。
- 确保"直升机视角"全方位了解情况。

高年资医师持续的书面和口头沟通至关重要，也可能需要其他专家的协助，如重症监护专家、血管外科医师或放射科医师。

（二）容量复苏

评估气道和呼吸情况（见第 10 章），一旦循环血容量恢复，意识水平和自主呼吸通常会迅速恢复。如果母体出现休克，则高流量给氧。

评估循环情况（见第 6 章和第 8 章）。

纠正循环的初步方案包括以下几方面。
- 建立两个大口径静脉通道。
- 抽取 20ml 血液用于诊断测试（包括静脉血气）。
- 开始静脉注射已加温的晶体液。
- 对未分娩的孕妇，应采用左侧卧位，以尽量减少子宫对主动脉的压迫。
- 在进行产科手术时，应继续使用楔形物（或由助手手动移位子宫）保持左侧倾斜。
- 停止硬膜外用药，等待麻醉师评估；代偿性下肢血管收缩是有限的，所以定位的影响可能更明显。
- 头低位可以作为改善静脉回流的短期措施，但这可能会损害呼吸。

液体、血液制品、细胞回收和凝血因子替代均在第 6 章和第 8 章中详细描述，这里不再赘述。

（三）诊断检查

以下为诊断检查的相关内容。
- 全血计数和床边血红蛋白检测。
- 包括纤维蛋白原在内的凝血功能筛查。
- 如果有紧急需要，交叉匹配 4~6U 的群体特异性血液。

- 肾功能。
- 血气和乳酸。

定期复查血红蛋白、凝血功能、血气和乳酸将有助于指导复苏。

床边血红蛋白和凝血功能检测

在紧急出血之初，需要谨慎解释血红蛋白。如果在急性出血中尚未发生血液稀释，产科团队可能会因最初的血红蛋白值而评估错误。

一些单位现在可以使用血栓弹性成像或旋转血栓弹性测量仪作为凝血功能的即时测试，以快速诊断凝血功能障碍，并及时进行靶向治疗，以帮助"关闭水龙头"，即控制出血源。

（四）对响应的监测和评估

应使用改良的产科早期预警评分图表，并记录以下内容。

- 脉搏。
- 血压。
- 呼吸频率。
- 血氧饱和度。
- 温度。
- 通过导尿管记尿量。
- 详细的液体平衡。
- 适当时应监测胎心率。

腹腔内大量出血时，健康女性可以保持血压正常甚至出现高血压。大多数女性，但不是所有，如果出血明显，就会出现心动过速，但也可观察到矛盾的心动过缓（腹膜刺激）。这种心动过速反应不太可能出现在服用拉贝洛尔治疗高血压的女性中，可以通过动脉导管和中心静脉监测进行额外的监测。同样，读者可以参考第 6 章和第 8 章。

（五）出血的管理

可以用"四 T"有效的辅助记忆 PPH 病因。

- Tone：张力（子宫收缩乏力）。
- Tissue：组织（胎盘滞留或胎盘残留）。
- Trauma：创伤（生殖道）。
- Thrombin：凝血酶（作为记忆凝血异常的一种手段）。

---

1. 张力（子宫收缩乏力）

产科大出血通常是由宫缩乏力所致。在这种情况下，应依次采取以下机械和用药措施，直到出血停止。

(1) 机械措施
- 双手按压子宫（"按摩子宫"）刺激收缩。
- 通过留置 Foley 导尿管确保排空膀胱。

(2) 药物的使用
- 缩宫素 5U 缓慢静脉注射（如有必要可重复应用）。
- 麦角新碱 0.5mg 缓慢静脉或肌内注射（高血压产妇禁用）。
- 常规应用缩宫素（40U 缩宫素加入 0.9% 生理盐水 500ml，125ml/h 静脉滴注），特殊情况需限制液体量时应结合临床情况再决定。
- 卡前列素氨丁三醇 0.25mg 肌内注射，最多 8 次，每次间隔 ≥ 15min，哮喘者禁用。子宫肌肉内注射卡前列素是未经许可的，其制造商已经发出了反对以这种方式使用的警告，因直接子宫肌内注射，均有极高风险将药物注射进入怒张的血管和无张力的子宫内血管。
- 米索前列醇 600mg 口服或直肠给药，并不比缩宫素更有效，但也主张使用，特别是在家庭分娩者或对卡前列素氨丁三醇禁忌的哮喘患者。
- 对产科大出血的产妇应给予氨甲环酸 1g IV。研究表明，当阴道分娩后失血量超过 500ml 和 CS 后失血量超过 1000ml 时，静脉注射氨甲环酸是安全有效的。

(3) 进一步措施

如果上述措施不能控制出血，必须采用侵入性进一步的止血技术。需要在手术室麻醉下进行。英国产科监测系统报告了272名PPH的女性需要二线治疗，其中161名女性使用压迫性缝合技术、121名（75%）成功、14名女性使用放射介入治疗、12名（86%）成功，总共有71名（26%）女性需要进行子宫切除术。

① 子宫球囊填塞：填塞过程应辅以调整子宫张力（如宫缩乏力）。

- 子宫内球囊填塞（如Rusch球囊）是大多数宫缩乏力为唯一或主要原因致产后出血产妇的适宜的一线"外科"干预手段。球囊的充气量应该至出血得到控制为止，然后应原位放置6～12小时（避孕套自制球囊已在发展中国家成功地用于止血）。该技术也可用于处置CS中的宫缩乏力。

- 如果没有注水球囊，可以进行子宫填塞。将一条带状纱布（绷带紧紧地绑在一起）放入子宫，并以Z字形的方式紧密填塞。该技术也可用于处置CS中的宫缩乏力。放置24小时后，在静脉滴注抗生素和缩宫素的庇护下，通过阴道取出。

- 如果填塞不能止血，根据临床实际情况和当前的专业知识，可以尝试以下保守手术干预措施。

② 止血捆绑缝合（B-Lynch或改良B-Lynch）：B-Lynch缝合线被设计用于CS。仅用于经双手按压可成功控制出血者。一条可快速吸收的针线在子宫切口水平处穿过子宫前壁，经右宫角上方，水平地穿过子宫下后壁，经左宫角上方，回到子宫下前壁切口左侧穿出，并绑在子宫前面（图28-1）。收紧缝合线时，让一个助手手动压缩子宫。各种不需要打开子宫的捆绑术已经被描述过。

建议在手术室中张贴捆绑技术的层压图。

③ 分步子宫动脉结扎或双侧髂动脉结扎：这种手术很少需要，其使后续的介入放射栓塞极为困难。如果需要，最好由血管外科医生或具有同等经验的外科医生进行，因为这是一个危险的手术。

④ 介入放射科医生进行的选择性动脉栓塞：因需将患者转运至具有成像设备的介入室插入导管来完成，在急性出血期有可能无法进行。若能

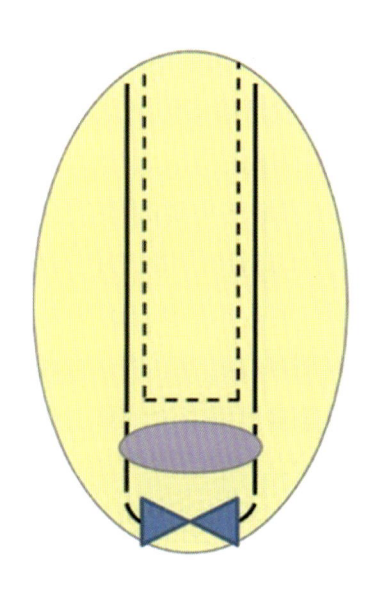

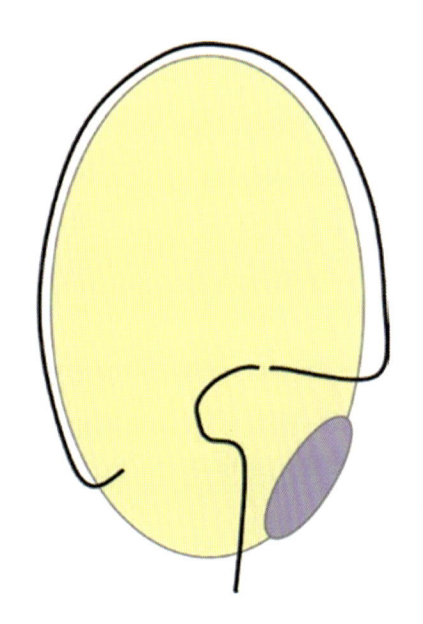

◀ 图28-1　B-Lynch捆绑缝合

成功使用，则可避免子宫切除术并保留未来的生育力。

2. 组织和创伤

若子宫收缩良好而出血仍持续，或使用了缩宫素子宫仍不能收缩，或有收缩但之后又会继续放松，则可能会有组织残留或生殖道创伤。一旦初步复苏有效，就应立即检查阴道、子宫颈和子宫腔。如果有，进一步的干预措施将取决于所发现的病因。介入性放射学技术可能也是合适的。

若止血不能得到保障，子宫切除术应尽早进行。

人工压迫主动脉可以为复苏赢得时间。

（六）麻醉管理

无论产后出血的病因如何，一般的治疗原则都应该是相同的。需要麻醉师能够快速评估病情，开始或继续复苏以恢复血管内血容量，并提供安全的麻醉。

以下为评估要点。
- 既往患病史、产科和麻醉史。
- 专业诊断产科出血的可能原因。
- 当前的生命体征和实验室结果。
- 体格检查心血管系统和呼吸系统。
- 进行快速顺序诱导麻醉插管的上呼吸道评估。建议所有患者均应预防酸吸入。

1. 区域或全身麻醉

存在心血管不稳定和休克的迹象是区域阻滞的相对禁忌证，因交感神经阻滞可能会抵消生理代偿机制，并有可能加重由出血引起的低血压。

如果心血管稳定、出血停止、无凝血因子消耗病因或检验未发现凝血障碍的证据，可以使用区域麻醉。这可能特别适合于在产程中已置管镇痛患者。连续硬膜外阻滞可能比单次腰麻技术更可取，可以更好地控制血压和延长手术时间，但需要把控好阻滞的程度，以保障在处理腹腔内脏而无不适感。

当出血凶险，心血管不能稳定和（或）有消耗性凝血障碍表现，快速顺序诱导全身麻醉更合适。麻醉师应确保已发出"产科大出血呼叫"，以动员高年资医师的协助和援助，并提醒血库、实验室和搬运服务人员，他们将需要进行紧急管理，需要足够的人手来引导复苏和麻醉，控制液体和输血的顺序及更换，同时准备定位侵入性静脉置管并获取血液样本（动脉血气、血红蛋白、乳酸和患者床旁凝血功能检测）。理想情况下，需要麻醉团队三名成员参与。

在这种危急状况下，容易出现人为差错。抢救小组应确保SBAR进行有效信息沟通，并执行世界卫生组织手术暂停，以确保所有参与的工作人员能共享相同的"心理模式"。在复苏过程中，通过使用"暂停"来保持团队成员之间的沟通对患者的安全至关重要。确保组长能持续保持对全局的"直升机视角"。

应考虑选用对外周血管扩张作用最小的诱导剂，如氯胺酮1～2mg/kg（Ketalar®，Parke-Davis）或依托咪酯100～300μg/kg（Hypnomidate®，Janssen-Cilag）。应准备好血管升压药，以防在诱导时出现循环衰竭。积极加温所有液体，并立即开始帮助凝血。应连续监测患者的体温，并每15分钟记录1次。一旦失血量超过1L，就给予氨甲环酸。每30分钟重复1次血气和凝血功能复查，以指导红细胞、血小板和凝血因子的替代治疗，并优化通气方案，在血气的指导下补充钙剂。

挥发性药物对子宫肌肉有松弛作用，可能与增加失血量有关。如果患者宫缩乏力，可考虑全静脉麻醉。

2. 血细胞回收

产科血细胞回收（Cell Salvage in Obstetrics,

SALVO）相关研究得出结论是，在 CS 期间，常规使用供者输血的总体量并没有因开展血细胞回收而减少，两者差别没有统计学意义。因此，在 CS 时常规使用血细胞回收去抢救患者不太可能具有成本效益。但是，在拒绝同种异体输血的患者中，若出现紧急的出血状况，则血细胞回收是恢复携氧能力的唯一选择。

五、患者拒绝输注血液和血液制品

（一）患者的意愿

患者可能会因为他们的宗教承诺或其他个人信仰而拒绝使用血液和血液制品，（译者注：部分国家的国情与我国不同，仅供参考），并希望用有效的非血液替代品来治疗。对于所有的患者，医生都有义务按照患者的意愿提供最佳治疗。法律立场是，任何心智成熟的患者（16 岁及以上）都有权拒绝治疗，即使拒绝治疗很可能导致患者死亡。在法律上没有任何其他人可代表该成年人的意愿让其接受治疗或拒绝治疗，因此约患者妊娠期间的某个时候单独就诊，以明确她们的确切愿望，并确保她们不会受到任何方式的胁迫。在讨论中有一个证人在场是有帮助的，应该清晰地记录下来。

一般来说，对于一些有宗教信仰的人群拒绝输注全血、库存红细胞、白细胞、新鲜冰冻血浆和血小板，但是可以接受不同程度的血液成分衍生物（如冷沉淀、纤维蛋白原浓缩物、凝血酶原因子浓缩物、白蛋白和免疫球蛋白）。血细胞回收通常是可以接受的，但应该向患者解释的是，无法回收内源性凝血因子（见第 8 章）。

（二）签署同意书

清晰地记录讨论的内容（包括在场的人员）。从患者那里获得她的明确声明，声明她已了解了相关的血制品和技术，以及哪些是她接受的和哪些是她拒绝的，并填写一份"拒绝输血"同意书（作为英国皇家外科学院"照顾拒绝输血的患者"的附录：www.rcseng.ac.uk，最后一次访问为 2022 年 1 月）。

客观地解释拒绝使用同种异体血液的风险，但不要夸大。讨论早期的手术干预包括一旦出现产前出血需早期决定 CS，若发生不受控制的 PPH，可能会行子宫切除术。

大多数有宗教信仰的人群都随身携带一项明确禁止输血的声明卡，其中包括患者对血液制品和自体输血程序的看法等信息。声明卡应提交给患者的家庭医生及家人和朋友。如果患者在某种情形下没有表示同意或不同意，但已在较早的时候表达过意愿（预先声明卡或医疗保健预先声明卡），请尊重患者的意愿。

若患者的声明不适用于患者的现状，如患者的声明是模糊而又易于解释的，或者有充分的理由相信患者在发表声明后已经改变了主意，医生的职责是行使良好的医疗判断力，并根据负责任的医疗机构的意见，以患者的利益最大化去对待患者。

让患者有机会与医院的联络委员会交谈，并根据要求，加入他们的讨论。

口头上的改变也应该得到尊重。同样，它应在有证人在场的情况下提供，并记录在案。有必要确保女性有机会在任何阶段改变她们的想法，但她们最终会因失血而失去意识，到那时也就不可能影响决策过程了。

（三）产前和产时护理计划

产科大出血往往是不可预测的，并可能在短时间内危及生命。应在有处理产科大出血设施的单位进行分娩，设施应包括适当的外科专业技能、放射介入和血细胞回收技术。管理人员应注重早预测、早预防和早止血。如果在产前发现任何并发症，必须通知产科医生会诊。

优化产前的生理指标。应常规检查女性的血型和抗体，定期检查血红蛋白和血清铁蛋白，并在首次产检后口服补铁。在整个妊娠期间应给予补血药，以最大限度地储存铁，如果口服铁后铁蛋白仍然很低，可以考虑静脉注射铁。治疗任何可能引起出血的并发症。

由经验丰富的医护人员定期产检和管理产程。当拒绝输血的女性分娩时，应告知产科医生和麻醉师。产程应由有丰富经验的工作人员管理，应避免产程延长。如果需要手术分娩，应由资深产科医生执行。胎儿娩出后应预防使用缩宫素。产妇在分娩后密切监护至少 1 小时，应早期进行干预，以阻止产后出血的发生。

当产妇出院时，应建议她如果在产褥期有任何出血的迹象，需及时报告医生。

如果在妊娠、分娩或产褥期的任何时候发生异常出血，应通知产科顾问医生、麻醉师和血液科医生，并立即开始标准化管理。处理这些病例的出血的原则是避免延误，由高年资医师快速决策是必要的，特别是手术干预，干预的阈值应低于其他患者。应格外警惕对任何异常出血均需量化，并及时发现如凝血异常等并发症。早期给予氨甲环酸。如果患者可以接受，使用血细胞回收，腹部开放。优化生理指标（氧合、温度、血钙），以减少对失血量的影响。如果患者贫血程度低于输血阈值，亦可尽早进入重症监护室进行器官支持。继续予铁替代治疗，并考虑使用重组促红细胞生成素。高氧环境可以预防贫血对生理的影响，但不容易获得。

七、结论

- 产科大出血常见，所有单位必须有明确的处理常规和预案。
- 早期识别是至关重要的。
- 应该有及时复苏（ABC）和容量替代。
- "关掉水龙头"（"四个 T"）。
- 密切监测。
- 规范拒绝输注血液制品女性的围产期保健。

拓展阅读

[1] Khan KS, Moore PAS, Wilson MJ, et al.; SALVO study group. Cell salvage and donor blood transfusion during caesarean section: a pragmatic, multicentre randomised controlled trial (SALVO). *PLoS Med* 2017; 14(12): e1002471.

[2] Klein AA, Bailey CR, Charlton A, et al. *Guidelines: Anaesthesia and Peri-operative Care for Jehovah's Witnesses and Patients who Refuse Blood*. London: Association of Anaesthetists, 2018.

[3] Knight M, Bamber J, Lucas S, Paterson-Brown S, Tufnell D, on behalf of the MBRRACE-UK Haemorrhage Chapter Writing Group. Messages for prevention and treatment of morbidity from major obstetric haemorrhage. In: Knight M, Bunch K, Tuffnell D, et al. (eds) on behalf of MBRRACE-UK. *Saving Lives, Improving Mothers' Care - Lessons Learned to Inform Maternity Care from the UK and Ireland Confidential Enquiries into Maternal Deaths and Morbidity 2014-2016*. Oxford: National Perinatal Epidemiology Unit, University of Oxford, 2018, pp. 23-33.

[4] RCOG (Royal College of Obstetricians and Gynaecologists). *Postpartum Haemorrhage, Prevention and Management*. Green-top Guideline No. 52. London: RCOG, 2016. https://www.rcog.org.uk/en/guidelines-research-services/ guidelines/gtg52/ (last accessed January 2022).

[5] WOMAN Trial Collaborators. Effect of early tranexamic acid administration on mortality, hysterectomy, and other morbidities in women with postpartum haemorrhage (WOMAN): an international, randomised, double-blind, placebo-controlled trial. *Lancet* 2017; 389(10084); 2105-16.

第29章 剖宫产
Caesarean section

郭 慧 黄俊巧 译
李映桃 崔金晖 张兰珍 校

> **学习目的**
>
> 阅读本章后，您能够：
> - 探讨如何预测并在一定程度上避免剖宫产遇到的困难。
> - 熟悉可以帮助解决这些困难的技术。

一、概述

实施剖宫产手术的原因可能来自于母体或胎儿。剖宫产率各个国家及医院的差异均较大，但其在全球范围内普遍呈上升趋势。根据英国国家医疗服务体系产科统计报告（2020年5月），英格兰2018—2020年的剖宫产率为29%。发展中国家的剖宫产率也在持续上升。该手术已成为世界上实施较多（如果不是最常见）的手术之一。在某些情况下，实施剖宫产的指征可能很明确，而在有些情况下则可能非常困难。决策需要经验和临床判断，剖宫产绝不能被视为简单的决策。实施剖宫产与阴道分娩相比的所有风险都应个体化地加以考虑和平衡，兼顾母体和胎儿的利益。

本章并非旨在列出剖宫产的适应证，也不是为手术技术提供复杂的细节，而是强调可能遇到的困难（包括预期的和意外的），并提出可以预测的方法，以便在紧急情况下识别和处理。

剖宫产的术前准备

- 孕产妇应了解该手术的适应证并同意，并签署书面知情同意书。
- 应该给予麻醉（局麻或全麻）。
- 与所有手术干预一样，必须首先执行世界卫生组织术前核查流程。在紧急情况下尤为重要，每个医院必须设计一套方案来确保流程简洁高效。
- 患者或手术台应倾斜30°，以尽量减少手术过程中的仰卧位低血压综合征。

- 应停留导尿管以保持膀胱排空。
- 应该有能够进行新生儿复苏的医师在场。
- 手术团队必须具有相应的经验和能力。
- 应预防性使用抗生素并考虑适当的血栓预防措施。
- 血液可能需要分组保存或交叉配血，具体取决于患者的临床情况及医院的常规。

二、剖宫产的手术技巧

在开始任何手术之前，需练习良好和安全的手术技术规范。
- 手术区保持无菌。
- 通过适当的切口实现良好的术野显露。
- 尽量减少组织处理，避免不必要的解剖和损伤。
- 谨慎处理组织。
- 做到细致止血。
- 手术过程中，需仔细考虑以避免将简单的问题复杂化。

（一）皮肤切口

下腹部的皮肤横切口通常可以满足所有的子宫切口，除外延伸至宫底的真正高位的子宫古典式切口，需确保皮肤切口可提供足够娩出胎儿的通道。

（二）进腹

进入腹腔应谨慎确保安全。尤其既往有手术史更需特别小心，因为肠管和膀胱可能会形成粘连。

用两把镊子提起腹膜并用剪刀或刀在它们之间切开，比用手指戳穿腹膜更好。

手术医生和助手应避免拉扯腹直肌（手指放在腹直肌和腹膜之间），因为这样容易损伤腹壁下的血管束，导致出血和形成腹直肌下血肿。

在通过钝性撕开或剪刀扩大腹膜切口之前，检查是否存在隐匿的粘连，切记要动作轻柔。

（三）评估子宫下段

膀胱腹膜反折确定了子宫下段的上界，在困难的情况下（如宫口开全的剖宫产、早产或胎位异常时），可协助定位。

在切开子宫前，常规检查子宫旋转程度并予以纠正，以减少切口延裂至阔韧带的可能。

（四）显露

确保腹膜切口可良好显露子宫切口的两端，因为如果在分娩过程中需要延长子宫切口，它可能会影响入路、止血和缝合。

（五）子宫切口

在检查和确认骨盆中的先露部分，或者已确认胎位并与助手就如何娩出胎儿制订计划之前，不要切开子宫。

在切开子宫时，尽量保持胎膜完整，因为这样可以减少损伤到胎儿的可能。在娩出胎儿前小心戳破胎膜。

要记住的是，子宫下段越厚（如早产、前置胎盘、先露高或异常胎位），能提供娩胎的空间就越小，所以要确保切口足够大。

手术到本阶段要注意，让助手保持胎儿纵产式，如果下段形成差、多发肌瘤或有胎盘组织，这一点尤其重要。在这种空间受限的困难情况下，最不希望的就是胎儿转成斜位或横位。

（六）分娩

胎儿的头部通过侧屈以枕横位娩出切口。该过程应轻柔缓慢地进行，以避免子宫切口延裂。

分娩过程中的宫底压力应呈持续性，尾随胎儿的远端直至胎儿娩出体外（像挤牙膏一样）。

（七）胎盘

当胎盘未剥离时，胎盘附着部位不会出血，不需要加快这个过程。等待自然剥离，而不是急于剥离。医院常规应包括在非紧急情况，延迟夹闭脐带。如果有出血，则可以根据需要将 Green-Armytage 夹钳夹在出血部位或切口顶端。

检查胎盘胎膜是否娩出完整。

检查宫颈内口是否通畅，是否有胎膜覆盖。

（八）缝合子宫

两侧子宫切口顶端都需要仔细和准确地对合固定，每针应通过宫腔全层缝合。如果不做全层缝合，可能会出现手术医生未能发现遗漏在宫腔内的出血血管，并且在术后出现阴道出血。

如果有胎盘附着部位出血（常见于前置胎盘），在关闭子宫之前应该注意，因为一旦关闭子宫，这种出血就不易被发现。这些可以通过全身使用子宫收缩药来处理，但也可能需要缝合止血。一旦关闭子宫，也可以使用带有球囊导管的填塞物来处理持续性胎盘部位出血，如 Rusch 或 Bakri 球囊。在使用球囊填充的同时可以直接观察子宫缝合处以确保其保持完整。

子宫应常规采用双层缝合。有时子宫下段非常薄，单层全层缝合也是可以的。

（九）止血

子宫关闭后，应在无张力的情况下检查缝合处和切口两端是否止血。

在关闭筋膜之前，应仔细检查止血情况（包括腹膜边缘、腹直肌下间隙，如果可以显露腹壁下血管丛，也应仔细检查。在未关闭腹膜的情况下，止血过程更为重要，因为该层的血管没有压迫作用，可能导致大量出血。

（十）引流管

那些声称永远不需要引流管的人是因为他们认为"如果一切并非完全干燥，就永远不会关闭"，这描绘了一幅令人羡慕但相当天真的画面。虽然止血是最终目的，但如果手术极其困难、解剖范围广、创面大，或者如果可能存在产后凝血障碍（如重度子痫前期、HELLP、弥散性血管内凝血、败血症），有时留置引流管也是有用的。手术中血压可能低于正常值，并出现止血的假象。

> 谨记！引流管不会减少出血，而是会提醒我们正在出血的事实。放置在腹腔内的任何引流管都应该是柔软的、大口径的（如 Robinson 引流管），并且没有负压吸引。如果将负压引流管放置在腹直肌间隙中，则应关闭腹膜（否则引流管实际上是在腹腔内）。

（十一）闭合

关闭前鞘之后，在关闭脂肪层和皮肤之前应检查止血情况。

（十二）术后

如果新生儿状况良好，应尽快母婴同室，鼓励母婴皮肤接触。助产士可以在手术室帮助完成早接触。

手术后应触诊腹部，检查子宫是否收缩良好，擦拭阴道，检查是否有持续性出血。在子宫收缩好及止血之前，产妇不应离开手术室。

清点止血纱布和器械，并执行 WHO 核查表的最后一步。

详细记录手术过程。清楚描述术中所见（包括胎头位置），以及遇到的任何问题。

在离开手术室之前，应清楚记录估计的失血量、尿液的颜色和量，以及麻醉医师给予的液体量和类型。数据可以在麻醉的出入量/恢复记录单上进行总结，记录好管理的差异。应重新计算并记录 VTE 评分。

（十三）督导

督导者对手术的质量和安全负责。他们必须确认培训医师可以胜任手术，并且必须能够快速、有效和敏锐地发现危险情况的征象并阻止其发生。督导过程需要保持冷静并掌控全局，手术结束以后再指出不足之处。

协助娩出胎头时，需要沟通是否有进展。这通常是培训医师认为最困难的地方，通过对胎儿头部的旋转和俯屈，随后以侧屈进入切口，可能会有帮助。

三、剖宫产中的特殊困难

（一）产程中的剖宫产娩头困难

第二产程的剖宫产与孕产妇高发病率相关，并且可能非常困难。在英国，有一些严重的胎儿损伤的病例是由剖宫产中娩头困难所致。一些研究认为，这是由于阴道助产技能下降的原因，导致剖宫产更加必要，而在以前，产钳或胎吸则更合适和更有效。宫口开全的剖宫产并不简单，需要与高年资产科医生（6～7 年专科培训医师或高年资顾问医师）一起决定，并由其完成或督导。

避免压子宫。如果产程中胎头深嵌于骨盆中，一旦在剖宫产中打开子宫并将手伸入子宫，子宫就会随之收缩。此时术者手上会感受到很大压力。应避免在这种情况下继续娩出胎头，这会延长子宫收缩时间，并且很有可能娩出失败或导致子宫切口延裂。术者手不动，直到宫缩缓解，并且手不再感到挤压。随之解除嵌顿、俯屈、旋转（取决于位置）、侧屈和分娩，通常可以在没有宫缩压力的情况下轻松完成操作。可以考虑使用左手辅助解除胎头嵌顿，因为这样对子宫下段施加的压力最小，并且可以使胎头轻松旋转，从而最大限度地减少对子宫的伤害。

从阴道上推胎头或上推胎肩，都是常见的做法，但如果子宫收缩，这同样是无效的，耐心等待子宫放松才是关键。如果需要从阴道上推胎头，请确保助手了解术者目的，并且不会让胎头更加深嵌。同样，试图用一叶产钳撬起胎头是不合理且危险的。

在极少数情况下，尽管做了以上操作，仍不能娩出胎头，那么麻醉医师可以在循环支持及加强监护下给予宫缩抑制药（特布他林 250μg 皮下注射或硝酸甘油 250μg 舌下含服）以进一步放松子宫。

已经引入了胎枕之类的技术在尝试娩胎之前解除嵌顿，虽然它还没被英国国家健康和护理卓越研究所推荐来作为证据支持。由英国产科监测系统进行的 MIDAS 研究正在专门研究剖宫产中胎头娩出困难及其并发症，以及在这些情况下使用的技术。

如果子宫切口不足，可以延长子宫切口（倒置的 T 形切口或 J 形切口），尽管很少需要这样做。也可以使用 Patwardhan 方式，详见本章"肩先露"部分。

（二）进入宫腔

当行第二产程剖宫产时，子宫下段延伸，它的上限可能会比预想的要高得多。这种情况下，危险的是进入"下段"的位置太低，甚至可能直接进入阴道。为避免此类意外的剖腹手术，应明确子宫膀胱腹膜反折，在其下方约3cm处作子宫切口。

肌瘤会严重阻碍进入子宫腔，而产前的超声扫描及对肌瘤的描述并没有考虑到手术入路问题。因此，手术医生在手术前应进行超声检查，可以检查拟行子宫切口处前壁厚度、肌瘤与此的相对位置及胎儿的位置。这对设计最合理的手术入路及如何最好地娩出胎儿有极大的益处。关于肌瘤的另一个问题是肌瘤可能与子宫旋转的程度有关，因此在妊娠早期检查肌瘤的位置可以帮助预测潜在的问题。

（三）娩出胎儿

胎位不稳定或者异常可能会导致剖宫产分娩时出现问题。应该在手术前询问并了解"为什么胎位异常"的问题。对于初产妇，所有此类"不明原因"的病例，都应有经验丰富的手术医生在场，因为遇到的技术问题（如果是由于羊膜带或子宫畸形引起的）可能要求很高。

（四）前置胎盘

目前前置胎盘的发生率为1/200，这是需要高年资医师参与的复杂剖宫产。胎盘及子宫下段怒张的血管会阻碍进入宫腔及娩出胎儿。切开子宫时，助手应保持胎儿纵产式，不要因出血而分心。如果胎盘位于子宫下段，它会使胎儿纵轴偏移，因此应避免中断对腹部的持续压力。准备工作至关重要，确保血源充足。如果情况允许，可以进行自体血回输。

最近的两份MBRRACE报告强调，分别有9名和3名孕产妇死于前置胎盘伴或不伴胎盘植入。

如果孕妇有剖宫产史，并且有前置胎盘，应进行影像学检查并制订多学科团队方案，这对改善分娩结局至关重要。超声和MRI可用于确定植入的程度。它们的结果会有所不同，这可能是报告妊娠期的发病率高达1/2000~1/300的原因。如果采用MDT方案，这些病例应在35~36^{+6}周（如果有症状）或36^{+0}~37^{+0}周（如果无症状）行剖宫产术。介入也许有用。若是在急诊手术中意外发现的，对那些没有出血病例，胎盘原位保留也可以作为一种选择。但是，对这些病例没有使用甲氨蝶呤的证据。

（五）前壁胎盘

根据胎盘所在的位置，可以在胎盘处作子宫切口，然后将其与子宫壁分离以显露胎膜而不分离胎盘本身。术前准备由手术医生在手术前进行超声辅助检查（以决定切口位置）。有时需要穿过胎盘。在这种情况下，避开脐带插入部位（再次术前扫描）很重要。娩出胎儿时应尽快断脐，以尽量减少胎盘剥离造成的胎儿失血。应告知在场的新生儿科医生这些预期的结果，以便他们做好准备，预防新生儿出现急性失血。

（六）臀位分娩

许多产科医生认为，臀位胎儿在作子宫切口时被手术刀割伤的风险相较于头位胎儿来说高得多，但研究表明并没有差异，发生率约为1%。这也重申了之前的建议，即切开子宫时始终保持小心谨慎，尽量保持羊膜囊的完整。

子宫切口需足够大，臀位阴道分娩的所有原则都适用于剖宫产。从上方施加压力，不要拉，也不要提起身体，直到可以看到胎儿颈后。在大多数情况下，如果切口足够大，操作则更容易。

在剖宫产臀位分娩时，娩头困难对产科医生来说压力极大，如果麻醉医师使用宫缩抑制药会很有帮助。

预计发生娩胎困难，始终确保腹壁和子宫切口都足够大。如果仍然遇到困难且宫缩抑制药不能缓解，考虑作 J 形子宫切口，从切口的一角向上延伸。

Wrigley 产钳可用于帮助剖宫产中后出头的分娩。在上钳时仍需注意避免颈部过度仰伸。牵引方向必须俯屈颈部。

（七）早产

分娩时评估是否有足够的子宫下段。如果没有，则建议行古典子宫体部剖宫产。应非常温柔地娩出胎儿，无须不必要的力量，如果可能的话，最好是在胎膜囊内分娩。如果孕周小于 32 周，为了胎儿脑保护，需考虑使用硫酸镁至少 4 小时。如果时间允许，可以使用类固醇。

（八）肩先露

如果胎儿手臂从阴道中脱出，请考虑 Patwardhan 手术，该手术首先娩出胎臀。通常，子宫横切口就足够了，尽管切口可能需要转换为 J 形来扩大。术者手往上探，直到触及一胎足，然后娩出足或臀。其余按臀位剖宫产分娩机制。如果胎头深嵌、解除嵌顿不成功，也同样适用。

（九）极早产

对于极早产，特别是胎儿横位或臀位，应考虑采用体部剖宫产，以避免在分娩时对新生儿进行任何额外的操作。

（十）子宫损伤

子宫切口可能延裂到阔韧带，撕裂子宫血管并导致大量出血。咨询麻醉医师后，将子宫托出腹腔可能会有所帮助，以便探查子宫后壁和阔韧带。此外，牵引以抬高子宫可能会减缓失血，并有助于识别需要注意的出血区域。必须牢记输尿管位置，尽量下推膀胱与输尿管，这可以更好地找到子宫血管。如果出血量很大，可能很难识别输尿管。首要任务是控制出血，如果怀疑有损伤，应请泌尿专家后续提供帮助。

来自子宫切口顶端的出血可以通过结扎子宫动脉来控制出血。同样，尽量识别输尿管。

（十一）预防血栓

所有剖宫产术后的产妇都应考虑血栓预防。正如 MBRRACE-UK 报告，剖宫产术后血栓预防的广泛应用可能是显著降低孕产妇静脉血栓栓塞死亡率的原因。要记住的是，危险因素是累加的，包括高龄、产程中剖宫产、子痫前期、败血症或其他炎症性疾病、出血和产妇肥胖。

四、审核标准

需定期审核以下内容。
- 剖宫产率，特别是不同的女性群体（Robson 群体）。
- 与剖宫产相关的严重产后出血发生率。
- 再次入手术室。
- 伤口感染。
- 规范的手术记录（包括手术结局）。

五、结论

- 剖宫产很常见，注意细节对于降低剖宫产术中的并发症至关重要。
- 能预测剖宫产的相关问题并熟悉本章节描述的技术，以及能适时得到高年资医师的帮助，才有可能获得最好的结局。

拓展阅读

[1] Boatin AA, Cullinane F, Torloni MR, Betrán AP. Audit and feedback using the Robson classification to reduce caesarean section rates: a systematic review. *BJOG* 2018; 125(1): 36-42.

[2] Knight M, Nair M, Tuffnell D, Shakespeare J, Kenyon S, Kurinczuk JJ (eds) on behalf of MBRRACE-UK. *Saving Lives, Improving Mothers' Care - Lessons Learned to Inform Maternity Care from the UK and Ireland Confidential Enquiries into Maternal Deaths and Morbidity 2013-15*. Oxford: National Perinatal Epidemiology Unit, University of Oxford, 2017.

[3] NICE (National Institute for Health and Care Excellence). *Caesarean Section Overview*. London: NICE, last updated July 2017. http://pathways.nice.org.uk/pathways/caesarean-section (last accessed January 2022).

[4] RCOG (Royal College of Obstetricians and Gynaecologists). *Magnesium Sulphate to Prevent Cerebral Palsy following Preterm Birth*. Scientific Impact Paper No. 29. London: RCOG, 2011.

[5] RCOG (Royal College of Obstetricians and Gynaecologists). *Placenta Praevia and Placenta Accreta. Diagnosis and Management*. Green-top Guideline No. 27a. London: RCOG, 2018.

第30章 胎盘植入性疾病和胎盘滞留
Abnormally invasive placenta and retained placenta

卢澄钰　梁黎璇　译
李映桃　崔金晖　校

> **学习目的**
>
> 阅读本章后，您能够：
> - 识别胎盘植入性疾病的高危因素。
> - 了解在疑诊胎盘植入性疾病时多学科诊疗计划的必要性。
> - 描述人工剥离胎盘的技术。

一、概述

产后出血是孕产妇发病和死亡的主要原因。第28章涉及严重产科出血的处理，本章将讨论胎盘植入性疾病或胎盘粘连的处理，这些无法自然剥离的胎盘需要人工剥离。

二、胎盘植入性疾病

（一）定义和发病率

正常胎盘的穿透深度不超过底蜕膜，通常在分娩时子宫收缩后自行分离。胎盘植入性疾病（abnormally invasive placenta，AIP）是一个临床术语，用于描述胎盘不能自行分离或在未造成异常失血过多的情况下不能被剥离。该术语包括胎盘粘连、胎盘植入和胎盘穿透的组织病理学诊断，描述了一种谱群疾病，从小范围异常黏附组织（局灶性植入）到侵犯邻近脏器（穿透性植入），强行剥离异常植入的胎盘可导致灾难性的产妇出血，并可能危及生命。

在发达国家，PPH的发病率正在上升，因大出血造成的产妇死亡率几乎翻了一番。这几乎都是由于AIP导致的死亡人数的增加，AIP本是子宫切除术最常见的指征。随着剖宫产率的上升，AIP的发病率从20世纪50年代的1/25 000上升到目前的1/500。数十年来，AIP的风险随既往剖宫产手术（CS）、其他子宫手术、辅助生殖技术和前置胎盘的增加而增加。AIP发病率的上升跟既往CS，尤其是前置胎盘数量的增加一致。如果孕妇第三次CS伴前置胎盘，患AIP的概率是40%。在2005—2006年英国产科监测系统关于围产期子宫切除术的研究中，AIP女性占39%，主要的危险因素是既往CS。

UKOSS在2013年公布的数据显示，只有50%的胎盘粘连、植入或穿透是在产前发现的。产前发现AIP可以显著降低出血量（2750ml vs. 6100ml），并减少输血需求。MBRRACE-UK的最新数据显示，与大出血有关的产妇死亡率为0.63/10万。

（二）胎盘植入性疾病的诊断

如果产前诊断AIP，这些孕妇在专科中心分娩，由产科医生、产科麻醉医生、泌尿外科和血管外科医生、放射介入科医生及适当的辅助人员组成的多学科团队提供照护，产妇发病率和死亡率就会降低。所有既往CS的孕妇应建议在妊娠20周时对胎盘部位进行超声评估。如果胎盘位于前壁，似乎覆盖了瘢痕（达或覆盖了宫颈口），则应在32周时重复扫描。如果胎盘仍保持在前壁和低置状态，孕妇应转到专科中心进行评估。最近提出了AIP的超声诊断标准。

- 胎盘后低回声区域消失。
- 多发血管腔隙，有些大而不规则，在灰度成像上可见湍流。
- 膀胱壁中断。
- 胎盘后肌层厚度<1mm或检测不到。
- 血管或胎盘组织连接子宫-胎盘边缘、子宫肌层-膀胱界面或穿过子宫浆膜层。
- 胎盘隆起。
- 局灶外生团块。

- 子宫膀胱血管增多。
- 胎盘下血管增多。
- 从胎盘到膀胱或其他器官的"桥接血管"。
- 胎盘腔隙供血。
- 三维多普勒超声观察胎盘内血管增多。

研究表明，彩色多普勒具有较高的敏感性和中等特异性。在扫描不确定的情况下，或当怀疑胎盘已侵犯相邻器官时，建议磁共振成像。

以下为胎盘植入的特征。

- 子宫隆起。
- 胎盘内非均质信号密度。
- T_2加权像显示胎盘内暗色条带。

母体血浆中细胞胎盘信使RNA的测定被认为是为一种提高诊断准确性的方法，但还未应用于临床。甲胎蛋白、游离β-人绒毛膜促性腺激素（β-human chorionic gonadotrophin，β-hCG）和肌酐激酶水平升高也与胎盘植入有关，但不提倡作为筛查或诊断试验。

尽管进行这些研究，但在产前确诊或排除胎盘植入是不可能的。如果在妊娠32周时胎盘仍覆盖在瘢痕上，对既往CS孕妇理应考虑有否植入的风险。

（三）胎盘植入性疾病的处理

任何有低置胎盘或前置胎盘和既往CS的孕妇存在严重产科出血的风险，应该定期进行全血计数评估（在适当的情况下补充铁）。监护应以咨询为基础，并遵循"CS后前置胎盘"干预策略。

- 产科顾问医师计划并直接监督分娩。
- 麻醉顾问医师计划并直接监督分娩时的麻醉。
- 现场可提供血液及血液制品。
- 多学科参与术前计划。

- 讨论并知情同意，内容需包括可能的干预措施（如子宫切除术、胎盘原位保留、血液回输和介入性放射学）。
- 提供二级重症监护床位。

最佳的分娩时间取决于临床特征，但通常建议在 37 周左右，以减少因分娩发动或严重的产前出血发生而导致急诊手术的风险。建议使用类固醇激素以促进胎儿肺成熟度。

多学科讨论应包括以下内容。
- 手术室工作人员准备所需的设备，如自体血回收、子宫切除术和球囊填塞术所需器械。
- 放射介入科医生决定是否需要术前股动脉穿刺放置球囊，建议手术室放置所需的影像设备，或者需要时随时待命。
- 麻醉医生计划麻醉方式和所需设备，并与重症监护室保持联系。
- 血液科医生提醒实验室工作人员可能需要大量血制品和凝血因子。
- 考虑需要其他外科医生支持，其中包括妇科医生、血管外科医生、泌尿科医生。
- 新生儿团队，特别是如果手术必须手术室外进行放射性介入。

建议拟一份名单，列出所有相关人员的姓名和联系方式，还应记录在患者的病历中，以防在计划日期之前临产。

产科顾问医生应该与孕妇及其伴侣在产前详细讨论计划，并将这些记录在病案中。如果胎儿已娩出，胎盘不易分离，那么立即行子宫切除术，让胎盘留在原位是最好的处理方法。如果患者希望保留生育能力，那么可以将胎盘留在原位并关闭子宫。但患者必须明白，可能仍然需要子宫切除，因随访时间相当长，还要考虑感染的风险。

无症状的前置胎盘，建议在 36~37 周分娩。如果是有症状的前置胎盘或已知的胎盘植入，应考虑在 35~36^{+6} 周分娩（如果没有其他早产的危险因素）。这被认为是计划外紧急分娩和胎儿成熟之间的最佳平衡。对于 34~35^{+6} 周的已知前置胎盘，建议使用类固醇来促胎肺成熟，从而为计划外分娩做准备。

1993—2007 年，法国进行了一项多中心回顾性研究，回顾性分析了 167 例行保守治疗的胎盘植入患者。78% 的患者治疗成功，其中 75% 的患者发生自发性胎盘脱落，平均需 13.5 周（范围 4~60 周）；1 例患者死于与应用甲氨蝶呤有关的并发症；有 21 例再次成功妊娠，但 6 例再次发生了胎盘植入。

1. 手术注意事项

可能需要选择皮肤纵切口，理想情况下，应该避开胎盘打开子宫。术前用超声扫描确定胎盘的位置是很好的做法。必要时可用无菌套筒覆盖扫描探头，术中可直接在子宫上扫描。在胎盘覆盖整个子宫前壁的情况下，将子宫置于腹腔外，选择子宫后壁切口。如果在进入子宫时胎盘被切开，一旦胎儿娩出，立即钳夹脐带，以避免胎儿失血过多。

如果使用缩宫素后胎盘没有分离，不钳夹脐带，使脐血排干，靠近胎盘结扎脐带并剪短，并关闭子宫切口。根据患者的意愿和临床需要，可酌情行子宫切除或保守治疗。如果胎盘原位保留，需要预防性应用抗生素几天。每周 2 次行血 β-hCG 水平测定，根据全血计数和 C 反应蛋白水平来观察有无感染的迹象，严密监测患者情况。有甲氨蝶呤治疗成功的报道。由于甲氨蝶呤妨碍母乳喂养，所以不应该常规使用，但如果 β-hCG 水平没有下降，可考虑使用。

在没有预料到胎盘植入的情况下，手术入路不能避开胎盘或胎盘部分剥离，这种情况更危险，并与严重出血有关。在这种情况下，建议尽可能切除胎盘，切除或缝合小部分子宫肌层以减少出血，缩宫素局部注射或球囊填塞可能有帮助。然而，在此类病例中高达 50% 可能需要子宫切除，在患者处于极端危险状态之前，及时认识到这一点并进行手术，就可以挽救生命。

2. 麻醉注意事项

手术时间可能会延长。如果使用局部麻醉，可能有必要改用全身麻醉。由于预计会出现大量失血，需要预置大口径静脉通道并进行有创血压监测。应特别注意患者的体位以避免神经压迫，并采取相应措施，以减少静脉血栓栓塞性疾病和低体温的发生。用温度传感器测量温度，每 15 分钟记录 1 次。设置血液回输。应常规行动脉血气分析和凝血功能检测指导应用红细胞和凝血因子进行复苏支持治疗。如果需要进行盆腔血管栓塞治疗，可能需要将患者从手术室转移到影像科。

三、胎盘滞留

英国国家健康和护理卓越研究所产时保健指南定义胎盘滞留为，在积极处理第三产程的情况下，胎儿娩出 30 分钟内胎盘未能娩出，或超过 1 小时自行娩出，并且没有 PPH 或产妇虚脱的迹象。胎盘滞留的时间越长，出血的风险就越大。以下为胎盘滞留常见的危险因素。

- 既往胎盘滞留。
- 多产次。
- 早产。
- 引产。
- 子宫肌瘤和子宫畸形（如双角子宫）。
- 瘢痕子宫。

胎盘可因正常的黏附而滞留，这种情况下通常不会有大量出血，直到剥离发生，或者如本章前面讨论的由于异常黏附伴有植入，也可能由于子宫体或成角的区域因缩腹环而保留。在这种情况下，由于胎盘部分剥离，但子宫不能完全收缩，出血会更严重。

（一）胎盘滞留的处理

由于存在严重产科出血的风险，应确保大口径静脉通道，并进行交叉配血。助产士可能已经给患者放置了尿管，若没有就应留置尿管。

患者应转移到手术室，在麻醉前检查胎盘若未剥离，则进行人工剥离。一旦胎盘娩出，应静脉注射缩宫素。

（二）人工剥离胎盘的麻醉

如果患者血流动力学稳定，没有阴道流血，则对孕产妇进行局部麻醉更安全。如果有活动性阴道流血，可能需要全身麻醉。常规的"超时设定"可以优化麻醉医生和手术团队的沟通，以确保共有的思维模式和一致的治疗目标。

此外，也可以采用吸入式麻醉剂进行麻醉，以松弛子宫。应给予预防性抗生素，并在胎盘剥离后开始注射缩宫素。

（三）人工剥离胎盘的技巧

手术室采取全面的无菌预防措施。建议戴长手套和防水手术衣，因为操作人员的手臂通常需要伸到子宫的深处。

- 如果脐带还在，操作者应用润滑剂润滑优势手，手指保持圆锥形，顺着脐带穿过子宫颈。
- 另一只手放在患者的腹部以固定宫底并向下推。如果有缩腹环，恒定的压力应该让手能通过，但如果不能，可能需要使子宫松弛。
- 手指和拇指应保持在一起，并识别胎盘边缘，然后运用清扫动作平稳地将胎盘剥离。

- 应避免用手抓取胎盘，因为它可能导致子宫破裂和胎盘小叶滞留。
- 放腹部的手保持对宫底的压力，并将其压向宫腔内的手，以促使胎盘的剥离。
- 胎盘剥离后，用手抓住，慢慢取出，防止子宫内翻，如果还有胎盘附着在子宫上，就可能发生内翻。如果脐带依然附着，将放腹部的手移动到脐带上进行牵引，或在阴道内抓住胎盘边缘。
- 取出胎盘后，手应留在子宫内，检查腔内是否有胎盘残留，子宫壁是否完整。
- 在子宫对缩宫素起作用之前，可能需要双手按摩子宫以减少失血。

四、结论

- 尽管胎盘植入性疾病的发病率不断上升，但并不常见。其对发病率、死亡率和再生育具有巨大影响。需要在专科中心进行有高年资医师参与的多学科协助诊疗。应使用最新的指南。
- 多数情况下选择胎盘留在原位并关闭子宫，术中处理较容易，但也需要为日后可能的大量失血做好准备。

拓展阅读

[1] Fitzpatrick KE, Sellers S, Spark P, Kurinczuk JJ, Brocklehurst P, Knight M. The management and outcomes of placenta accreta, increta and percreta in the UK: a population-based descriptive study. *BJOG* 2014; 121: 62-71

[2] RCOG (Royal College of Obstetricians and Gynaecologists). *Placenta Praevia and Placenta Accreta: Diagnosis and Management.* Green-top Guideline No. 27a. London: RCOG, 2018.

第 31 章 子宫内翻
Uterine inversion

何 青　刘梦玥　译
李映桃　范建辉　校

学习目的

阅读本章后，您能够：
- 学会并讲述子宫内翻的处理方法。

一、概述

如果不及时处理急性子宫内翻，母亲可能陷入休克，这可能是致命的，文献报道的发病率根据地理位置和第三产程积极处理的情况而变化。英国的平均发生率为 1：4000，大多数医疗机构每年至少发生 1 次。这可能在自然分娩时更高。

尽管子宫内翻通常被认为与第三产程处理不当有关，但即使在没有使用 Credé 手法的医疗机构也发现了子宫内翻，这些机构强烈反对用力牵引脐带，并且在胎盘剥离后才使用缩宫素。Brar 等（1989）发现大多数发生子宫内翻的妊娠女性胎盘位于子宫底，其他相关的产科因素包括脐带过短、病态黏附性胎盘、结缔组织疾病（如马方综合征或 Ehlers-Danlos 综合征）和子宫发育异常，但请记住，50% 的病例没有发现任何高危因素。

子宫内翻可发生在产褥期和非产褥期。慢性非产褥期子宫内翻是罕见的。Mwinyoglee 等（1997）的一项研究中，仅报道了 77 例，75 例（97.4%）由肿瘤导致，其中 20% 为恶性肿瘤。

产褥期子宫内翻可发生在阴道分娩或发生在剖宫产，常见的原因为在子宫收缩前进行了脐带牵引，特别是当脐带较短、胎盘在宫底附着或胎盘粘连时。及时了解并通过手法复位可以防止进一步的并发症。

在大多数子宫内翻的病例中，立即的非手术治疗是成功的。Brar 等（1989）和 Watson 等（1980）的综合经验表明，在 102 例子宫内翻中，只有 3 例需要剖腹手术进行手术复位。

二、子宫内翻的识别

早期发现子宫内翻对及时治疗和降低发病率和死亡率至关重要。在出现出血之前，它可能表现为神经源性休克，最初表现为心动过缓和低血压。在 2020 年英国 MBRRACE-UK 的报告中，14 名死于大出血的女性中，有 2 名死于未能及时识别的子宫内翻，并因此延误了病情的诊治。这 2 个病例中，在胎盘没有剥离的情况下仍在继续牵引脐带。该报告明确建议应寻找包括疼痛在内的可能子宫内翻的迹象（产妇病情迅速恶化和宫底高度下降，但胎盘未成功娩出）。

（一）症状和体征

- 第三产程剧烈的下腹疼痛。
- 由于副交感神经刺激而引起的与失血量不成比例的休克。
- 大出血（94% 的病例出现）。
- 胎盘可能已经剥离，也可能未剥离。
- 子宫宫底不能触及（程度较轻的，可能在宫底区域有一个凹陷）。

盆腔检查显示阴道内（程度较轻者）或在阴道口处/外有一个肿块，如果胎盘仍然未剥离，那么子宫在盆腔仍是可触/可见的。

（二）预防

应避免第三产程的处理不当，在胎盘剥离迹象出现之前，不应该进行脐带牵引。

三、子宫内翻的处理

1. 寻求帮助（有经验的产科医生/麻醉师/助产士）。

2. 应同时进行子宫内翻复位和抗休克治疗，因在子宫内翻纠正之后复苏才可能成功。有时，在子宫内翻发生后的几秒钟内操作者立即复位可能会成功。

3. 建立两个大口径静脉通道。

4. 采集血液进行全血细胞计数、凝血试验、血型和交叉配型（4～6U）。

5. 立即开始容量复苏。

6. 持续监测血压、脉搏、呼吸频率、尿量和血氧饱和度。

7. 如果出现明显心动过缓，可给予阿托品。

8. 予以适当的镇痛。

9. 转到手术室。

10. 如果在静滴缩宫素，应该停止，因为复位需要子宫松弛。

11. 如果胎盘仍未剥离，应先原位保留，直至复位成功。试图剥离胎盘可能会导致大出血，因为此时子宫肌肉无法收缩以关闭胎盘床上的血管。

12. 尝试进行子宫复位，复位越早，成功的可能性越大。

13. 一旦成功，预防产后出血。

用以下方法复位子宫。

- 手法复位（Johnson 手法）。
- 静水压复位（O'Sullivan 技术）。
- 药物辅助。
- 外科手术（剖腹探查和 Haultain 手术或 Huntingdon 手术）。

（一）手法复位

手法复位最好在全身麻醉下进行。为了使子宫复位成功，可能需要松弛子宫，目的应该是按"最后出来，最先放回"的顺序逐渐复位子宫，逐步进行，这样最先出来宫底就最后复位。一旦复位成功，手应继续留在子宫内并予缩宫素促进子宫收缩，只有在子宫收缩好时，才应手取胎盘，并注意产后出血的预防和治疗。

（二）静压复位术（O'Sullivan 技术）

首先必须排除子宫破裂。在重力作用下，将温盐水从大约 2 米的高度注入阴道后穹窿，同时密闭阴道口。水使阴道逐渐膨胀，使其伸展，宫颈收缩放松，子宫逐渐恢复到正确的位置。

整个过程需 10~12 分钟，备 5~6L 的温生理盐水进行灌注，进入阴道内的液体多达 2L。

输注液体的最佳方式是将静脉注射装置固定到插入阴道的硅胶通气杯上，它可产生一个良好的密封，保持外阴密闭在阴道杯内。

也可以使用黑色硬质的橡胶麻醉面罩，将其贴合在外阴上，从氧气入口进行体液灌注。

（三）药物辅助

使用药物松弛宫颈，方便操作。

- 特布他林 0.25mg 皮下注射。
- 硝酸甘油（GTN）2 喷，喷入口腔内舌下。

（四）外科手术

只有以上所有尝试都失败的情况下才会进行手术。在 Huntingdon 手术中，将 Allis 钳放置在子宫凹陷处，轻轻向上牵引，顺着向上牵引子宫壁而进行相应的钳子移位，持续牵引直至子宫底已复位。

牵引术采用纵向切口切开宫颈环后方（该处切口累及膀胱或子宫血管的可能性不大），有助于 Huntingdon 法复位子宫。复位完成后，进行子宫切开部位修复。

复位成功后应使用缩宫素，以保持子宫收缩，防止复发。操作者的手应停留在子宫腔内，直到出现强直有效的收缩。

四、结论

- 子宫内翻进行及时复位的成功率最高，抗休克治疗必须同时进行，一旦复位成功，在人工剥离胎盘前，必须诱发子宫收缩。
- 复位后应考虑使用适当的抗生素，以避免感染。
- 详细的汇报和记录必不可少。

拓展阅读

[1] Bhalla R, Wuntakal R, Odejinmi F, Khan RU. Acute inversion of the uterus. *Obstet Gynaecol* 2009; 11: 13-18.

[2] Knight M, Bunch K, Tuffnell D, et al. (eds), on behalf of MBRRACE-UK. *Saving Lives, Improving Mothers' Care - Lessons Learned to Inform Maternity Care from the UK and Ireland Confidential Enquiries into Maternal Deaths and Morbidity 2016-18*. Oxford: National Perinatal Epidemiology Unit, University of Oxford, 2020.

第32章 子宫破裂
Ruptured uterus

钟彩娟　徐崇彬　译
李映桃　朱元方　校

> **学习目的**
>
> 阅读本章后，您能够：
> - 探讨子宫破裂的危险因素。
> - 及早识别子宫破裂。
> - 制订子宫破裂的诊疗计划。

一、概述

子宫完全破裂是危及生命的急症，然而幸运的是，尽管剖宫产率增加，但这种情况在现代产科中也很少见，严重的后遗症更是罕见。

二、病因

经产妇更易发生子宫破裂，尤其是既往有过剖宫产手术史的女性，但没有瘢痕的子宫也可能发生自发性破裂。病史采集时应确保既往没有任何可能导致子宫破裂的子宫手术史。

以下为无瘢痕的子宫破裂的危险因素。

- 多产次。
- 未确诊的头盆不称或胎位不正。
- 使用缩宫素。
- 巨大胎儿。
- 胎盘植入。
- 既往子宫手术史。
- 外倒转术。
- 子宫畸形（如残角子宫）。

（一）既往剖宫产手术史

英国国家健康和护理卓越研究所指南和英国皇家妇产科学院指南支持既往有子宫下段剖宫产手术史的单胎头位妊娠女性在孕37周及以后

进行计划性阴道分娩。随着英国剖宫产率的增加 [占到 2018—2020 年总分娩量的 29%（2020 年 5 月 NHS 数据）]，预计子宫破裂的发生率将会增加。2012 年一项英国产科监测系统研究报告显示，完全性子宫破裂的发生率低于预期，发生率为 1.9/10 000。发生这种情况的主要危险因素是既往剖宫产病史，有剖宫产病史者发生率估计为 11/10 000，而没有剖宫产史者的发生率为 0.3/10 000。

这项研究还表明，如果女性既往有一次以上的剖宫产史，下次妊娠时间距离前次剖宫产不足 12 个月，或合并前置胎盘和引产/催产的女性，都将是导致子宫破裂的独立危险因素。

（二）子宫破裂的发病率和死亡率

尽管子宫破裂罕见发生，但对母婴的严重后果是显而易见的。2009 年 4 月—2010 年 4 月进行了一项全国性病例对照研究，研究对象包括 159 例子宫破裂女性（对照组 448 例）；发生子宫破裂组中有 2 例妊娠女性死亡（1.3%），18 例围产儿死亡。由于子宫破裂导致的围产儿死亡率为 124/1000（NPEU，2012），故要向既往有过剖宫产史女性告知相关风险。

（三）实践和培训事项

所有参与产时女性保健的工作人员，都必须意识到可能导致子宫破裂的相关因素。特别要认识到有子宫瘢痕的女性是"高风险"的，应该妥善管理。
- 产前管理：需要包括引产和分娩计划，需要有资深产科医生参与的书面讨论。
- 使用前列腺素进行引产会使子宫破裂的风险增加 2～3 倍，进行催产会使子宫破裂的风险增加 1.5 倍。

第32章 子宫破裂
Ruptured uterus

- 应在能在 30 分钟内进行紧急剖宫产的环境中进行产时严密地母胎监测。
- 提高对警示信号的识别。
  - 胎心率异常。
  - 胎儿心动过缓。
  - 胎先露的改变，高于预期或前次检查。
  - 子宫瘢痕部位的疼痛和（或）压痛。
  - 阴道出血。
  - 隐匿性出血（肩膀疼痛）。
  - 产程进展缓慢。

（四）剖腹探查时术中所见

子宫下段破裂是最常见的。子宫下段破裂可能向前延伸到膀胱的后部，或者向外侧延伸到子宫动脉的区域，甚至延伸到阔韧带静脉丛，导致大面积出血和损伤。子宫后壁破裂并不常见，通常与既往子宫手术史或子宫内操作有关，但也可自发发生。

三、子宫破裂的处理

首要是抢救休克的同时迅速分娩胎儿。根据剖腹探查术中情况来决定输液和输血。由于瘢痕破裂处的血管较少，出血通常比预期的少。如果瘢痕延裂，可能会导致严重出血。

手术治疗子宫破裂有三种方案，同时应有两名有经验的产科医生在场。

（一）简单修补

这取决于子宫破裂的程度和母亲的意愿。在一项 23 例子宫破裂病例研究中，15 例（65%）进行了子宫切除术，8 例进行了子宫修补术，其中 5 例成功再次妊娠，没有再次发生子宫破裂（均由剖宫产分娩）。

（二）子宫次全切除术

子宫次全切除术的选择取决于个体情况、解剖结构和创伤程度。

（三）全子宫切除术

当破裂向外侧延伸至阔韧带或向下延伸至阴道时，应特别关注输尿管（产后影像检查可能有价值）。

四、结论

- 无论产前或产时，诊断和处理子宫破裂均需时刻保持警惕。
- 注意患者的主诉。
- 预测并发症。
- 密切监测。
- 快速反应。
- 遵循指南。

拓展阅读

[1] Al-Zirqi I, Stray-Pedersen B, Forsén L, Vangen S. Uterine rupture after previous caesarean section. *BJOG* 2010; 117: 809-20.

[2] Fitzpatrick KE, Kurinczuk JJ, Alfirevic Z, Spark P, Brocklehurst P, Knight M. Uterine rupture by intended mode of delivery in the UK: a national case control study. *PLoS Med* 2012; 9(3): e1001184.

[3] RCOG (Royal College of Obstetricians and Gynaecologists). *Birth after Previous Caesarean Section*. Green-top Guideline No. 45. London: RCOG, 2015.

第 33 章 胎头吸引器与产钳助产
Ventouse and forceps delivery

温景锋　甘玉杰　**译**
李映桃　万　波　**校**

学习目的

阅读本章后，您能够：
- 探讨何时进行器械助产是合适的。
- 探讨在具体情况下哪种器械助产最合适。
- 领会胎头吸引器与阴道助产所需要的技巧。
- 识别器械助产失败的原因。
- 了解器械助产失败后应如何处理。

一、概述

阴道手术助产（operative vaginal delivery，OVD）的目的是加速分娩出现危险的或产程停滞的胎儿。在世界范围内，阴道助产仍然是产科医生职责的一个组成部分。阴道助产率为 1.5%（捷克共和国）到 15%（澳大利亚和加拿大），在英国，不同地域各不同，为 10%～15%。据估计，近 1/3 的女性在首次分娩中接受了阴道助产，但在助产士主导分娩的情况下发生率较低。

这些不同的比例不仅反映了不同的临床实践，也反映了对待阴道助产的不同态度。低 OVD 率可能反映了高剖宫产（caesarean section，CS）率（包括那些宫口开全的手术），因为她们不愿意进行器械助产。证据表明，第二产程延长使直接进行紧急 CS 的比例呈现上升趋势，这样不需要尝试进行器械助产，尤其是先露在中骨盆的枕后位。虽然阴道器械助产可能是有危险的，应该谨慎操作，但不应该低估宫口开全时 CS 的困难程度，这可能是极其困难的，并与孕产妇高发病率有关。在首次妊娠中采用阴道助产分娩意味着这些女性在之后的妊娠中更有可能成功地经阴道分娩。有新的证据证实在这种情况下直接对培训医师进行指导，可以最大限度地增加适宜的 OVD 的尝试率和成功率。

通常来说，妊娠女性的目标是阴道分娩，因此应集中精力帮助她们正常且安全地实现这一目标。一些技术都可能对自然阴道分娩有所帮助，如使用产程图、陪伴分娩、有硬膜外麻醉的女性延长分娩时间、直立体位、对有硬膜外麻醉的初产妇积极使用缩宫素管理第二产程。

二、产科的培训与模拟

模拟训练在开发 OVD 的适宜技术方面有着越来越大的作用。使用"高真实度"的人体模型，如 PROMPT 骨盆模型，可以客观地评估牵引力。Dupuis 等（2011）已经表明，复杂的模拟装置可以加速获得正确使用产钳的能力（使用计算机辅助跟踪技术）。

OVD 中非技术性技能的重要性

Bahl 等（2009）最早描述了进行吸引器手术助产所需的"技术性技能"，并描述了以下三种涵盖该领域的"技能"。
- 评估和准备。
- 放置吸引器。
- 牵引吸引器。

这些在教学中特别有用，不论是在模拟器上，还是在与早期患者的接触中都是。在随后的文章中，Bahl 等（2010）概述了"非技术性技能"的重要性。
- 情境意识。
- 作出判断。
- 任务管理。
- 团队合作/沟通。

- 规范的专业行为。
- 交叉监督执行。

这些方面的错误往往会危及患者的安全，如为了尝试实现阴道分娩而导致牵引次数不当，这就是失去了情境意识。经验丰富的术者应该思考如何将这些技能传授给学员。

三、阴道手术助产的适应证

以下为 OVD 的适应证。
- 第二产程延长。
- 第二产程中的胎儿窘迫。
- 因母体因素需要缩短第二产程或需要避免 Valsalva 动作。

（一）OVD 的先决条件

临床检查应包括腹部触诊和阴道检查。
- 最好在腹部触及不到胎头（即 0/5 可触及），如果胎头可触及的部分不超过 1/5（这通常与中骨盆下降停滞和胎位不正有关），则经验丰富的临床医生可以考虑 OVD。
- 宫口开全。
- 先露的最低点（骨性标志，而不是头颅）应位于坐骨棘处或坐骨棘下方。
- 确定胎头的准确位置。
- 临床评估无头盆不称。

需要知情同意：核实母亲是否理解并同意你的方案。皇家妇产科医师学会（RCOG，2010）就 OVD 的知情同意提出了建议，这篇指南概述了那些理论上应该讨论的风险（在临床表现个体化的限制下）。该指南中提供了一份同意书模板。

需要适当的麻醉镇痛，但这根据所采用的分娩类型而有所不同。

确保女性在此过程中尽可能地处于半坐卧位

或倾斜位，以减少对下腔静脉的压迫，理想情况下应是左侧倾斜位（最好是在右臀部下方放置一个楔子）。

应该有能够进行新生儿复苏的人在场。

操作人员必须有丰富的经验和技能。

（二）安全事项及器械的选择

当考虑进行阴道助产时，仔细的临床评估至关重要，以确定是否适合继续进行，并选择最合适的器械。不同类型的胎头吸引器和产钳各有优缺点。只推广其中一种器械而不推广另一种是不合适的，操作者在经验和技能方面最拿手的器械就是当时最适合的，这对每个母亲和婴儿来说最重要。与产钳相比，胎头吸引器的优势是可以显著减少对产妇造成的创伤，以及对麻醉镇痛的依赖程度较低，但它引起胎儿头皮血肿和视网膜出血的可能性更大。此外，与产钳助产相比，使用胎头吸引器助产的失败率更高。产钳和胎头吸引器助产都会增加肩难产的风险，但胎头吸引器助产的风险更高（3.5% vs. 1.5%）。联合使用各种器械会增加并发症，最好是选择一种最有可能助产成功的器械。

不同类型的胎头吸引器和产钳可用于处理牵拉和旋转分娩，但旋转分娩需要特殊的技巧，特别是使用产钳时。由于担心增加新生儿和孕产妇发病率的风险，Kielland 产钳的使用率有所下降。但是，在熟练的操作者手里和经过适当的培训和指导后，总体的母儿发病率较低，并可以避免宫口开全时行 CS 导致的相关创伤。最近的数据表明，Kielland 产钳发生 Ⅲ/Ⅳ 度会阴裂伤的风险并不比非旋转产钳高（尽管两者的风险都高于胎头吸引器助产）。无论选择哪种器械，操作者在使用方面必须是有经验且熟练的（或由符合条件的人直接指导）。

无论何种情况，在操作前必须先确定胎头的准确位置。在过去的 5 年里，有许多刊物证实了在第二产程应用超声评估可以更准确地确认胎方位，在最新的 RCOG 指南（2020）中，建议在"临床检查后存在不确定性"的情况下使用超声。当胎先露为头时，这种技术特别有用，可以作为一种辅助手段（而不是替代）来进行细致的腹部和阴道评估。操作者应将超声探头放置于上腹部，并试图勾画出突起的背脊。超声也被用于分娩的过程，以评估不均倾位和胎头下降的程度，以及预测实现阴道分娩的可能性。

人们普遍认为，因为胎方位不清，而倾向于使用吸引器助产是完全不可接受的和危险的。一项研究表明，在 64 个经阴道检查并临床诊断的胎方位中，有 17 个（27%）在超声检查时发现不准确，故迫切需要在这一领域持续保持警惕、培训和指导。

（三）胎头吸引器优于产钳的情况

- 当先前没有麻醉镇痛的产妇需要紧急分娩时，并且胎头位置较低，预计容易分娩。
- 低位分娩，特别是之前没有实施麻醉镇痛。
- 如果操作者使用 Kielland 产钳的经验不足，则可进行旋转胎头分娩。
- 当任何一种器械都合适时，可考虑操作者或产妇的偏好。

（四）产钳优于胎头吸引器的情况

- 面先露（胎头吸引器的绝对禁忌证）。
- 臀位后出头时（胎头吸引器不能作为选择）。
- 胎儿采血部位有明显的活动性出血。
- 孕周<34 周（孕周在 34~36 周时胎头吸引器属于相对禁忌证）。
- 头围过大。

- 胎儿或产妇罹患某些血液疾病（如免疫性血小板减少症和血友病）。
- 不能或不愿意用力的产妇。
- 当任何一种器械都合适时，可考虑操作者或产妇的偏好。

四、胎头吸引器 / 真空吸引器

有许多常用的软质吸引器可以妥帖地与胎头轮廓相匹配，而不会形成一个"发髻"样的隆起。当软质吸引器应用于中度或重度水肿的胎头时，所达到的真空效果特别差（因为软质吸引器与水肿皮肤褶皱的黏附性很差）。此外，它们的灵活度有限，当胎头未俯屈时不能置于正确位置上。因此，软质吸引器的成功率比金属吸引器低，也不太可能造成头皮外伤。因为柔软，所以很方便使用，也不太可能造成母体损伤。由于它们是一个清洁且无菌的成品，所以不存在装配或漏损的问题。

传统上，硬质吸引器是由金属制成的，其中使用最广泛的是"Bird-modification"吸引器。它们由一个中央牵引链和一个单独的真空管组成。前置吸引器的大小分别有 4cm、5cm 和 6cm。后置吸引器的直径 5cm，带有标准链或新的牵引绳。在设计上，后置吸引器比前置吸引器在阴道内可放置的位置更高，以便在胎头未俯屈时可以正确放置。许多单位会使用 kiwi omnicup 吸引器（一种轻型的、一次性的、带有集成真空机制的硬塑料杯）。有一种附带额外显示器的改良体，它允许半客观地估计所施加的牵引力。这些吸引器对于旋转和非旋转分娩都很有用，但操作者应该注意，两项研究表明与标准金属吸引器相比，这些吸引器失败率更高。经验丰富的操作者通常建议使用最大的金属吸引器在中骨盆水平或以下（坐骨棘水平 0～+2cm）进行助产。

研究表明，当吸引器放置于后囟门前中线约 2cm 处的俯屈点时，成功分娩的可能性最大。应将吸引器对称地放置于矢状缝上，而不是直接放置于后囟门上。一个放置良好的吸引器可以让胎头良好地俯屈（图 33-1），而如果吸引器放置的位置不佳就会导致吸引器偏斜，从而造成更高的脱位率和失败率。

（一）胎头吸引器安全助产

为了尽量减少胎儿损伤的可能性，应遵循胎头吸引器助产的基本原则（框 33-1）。总的来说，使用吸引器的围产期创伤风险与使用时间、分娩开始时胎头的位置、分娩的困难程度和手术开始时胎儿的状况相关。当考虑使用胎头吸引器时，除了前面提到的因素外，子宫有良好的收缩、母亲充分合作且有能力和意愿用力也特别重要。作为"试验"，在手术室进行手术助产（这些试验是在密集的封锁区域下进行的，对产妇的努力作出了显著的妥协）可能增加了这些器械助产的失败率。

（二）胎头吸引器助产流程

- 截石位是最常用的体位（应采取侧倾位），但也可以在背侧位、外侧位或蹲位分娩。
- 仔细检查产妇情况。通过腹部查体估计胎儿的大小，并确保胎头已完全衔接（在腹部可触及的胎头部分不超过 1/5）。通过阴道检查确认胎先露、胎方位和胎头的大小。描述先露部分的状态，是否俯屈（在任何情况下都可以很容易地摸到前囟门），并注意有无任何的不均倾位。
- 应选择合适的吸引器。
  - 只要产妇合作、胎儿大小适中及胎头较小（当紧紧按压头颅时所有细节都可以感受到，头

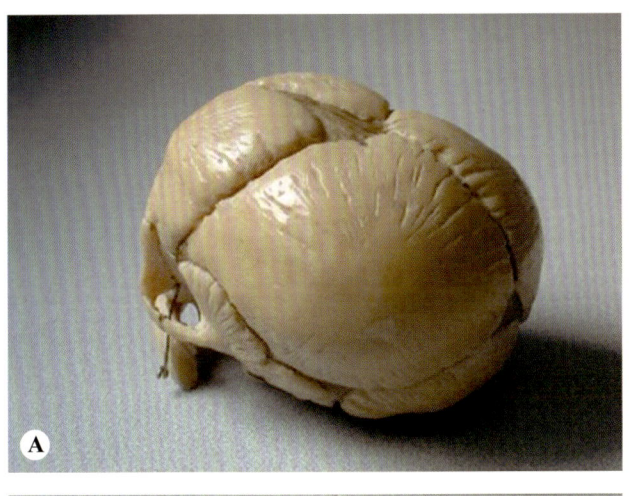

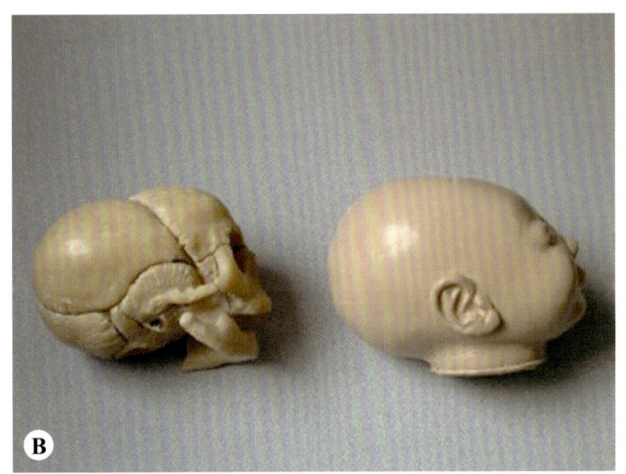

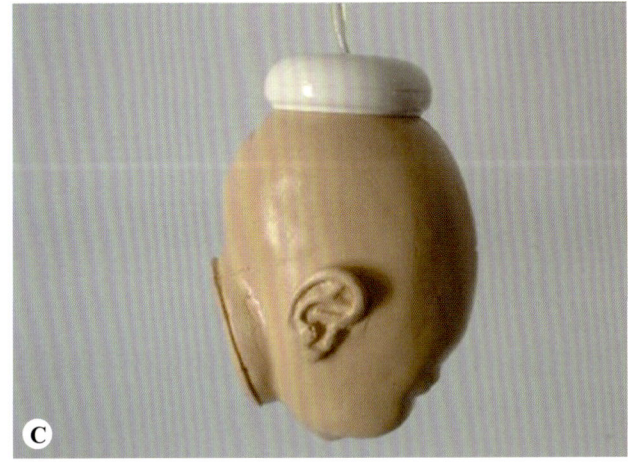

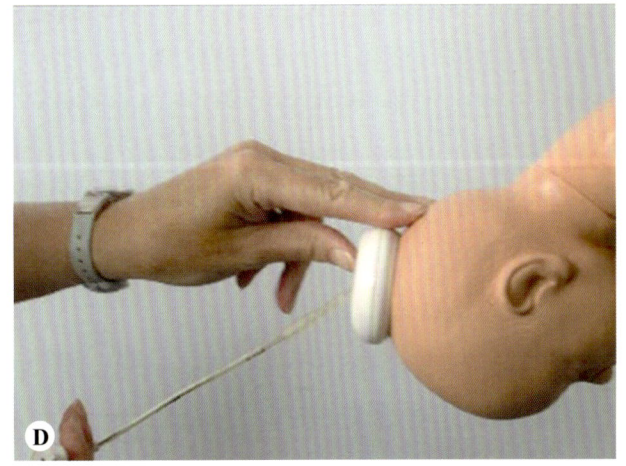

第33章 胎头吸引器与产钳助产
Ventouse and forceps delivery

▲ 图 33-1 胎头吸引器助产
A. 留意后囟门后方的距离；B. 通过俯屈点标记轴线，这呈现了最小的直径；C. 胎头吸引器置于俯屈点；D. 牵引（沿骨盆轴）及用第二只手的三指握住杯身

框 33-1 胎头吸引器安全使用的基本原则

- 应在使用胎头吸引器后 15 分钟内完成分娩（15 分钟为允许范围内的最长时间，在超过 400 例的胎头吸引助产案例中，从放置吸引器到分娩的平均时间为 6 分钟）。
- 胎头，而不仅是头皮，应随着每一次牵引而下降。
- 应在 3 次牵引内完成分娩（如果胎头已靠近会阴，可以额外增加 3 次轻柔地牵引来娩出胎头）。
- 在牵引过程中保持双手的稳定，不要来回摆动，这会增加头皮的创伤。
- 吸引器的使用不能超过 2 次（在一次使用结束后，应传唤一名有经验的操作者）。
- 如果吸引器放置良好且牵引顺利却仍然助产失败，不要再尝试使用产钳。

皮不会深陷，只有轻微的海绵状触感），kiwi 或硅胶橡胶吸引器可以用于任何胎先露俯屈良好的情况。这种吸引器很少适用于枕横位，因为这种不均倾位会使吸引器很难放置于后囟门上。

– 如果胎儿较大、第二产程延长、胎头触感程度中等或能触及大部分的胎头（头皮的触感可能很深，也可能折叠，但肯定会有海绵状触感），应选择前置金属吸引器。如果胎头未俯屈程度较

253

小或只有轻微的旋转，只要可以正确放置吸引器也可以使用。6cm 的吸引器比 5cm 的吸引器更加合适，因为它能在不增加头皮创伤风险的情况下提供更大的牵引力。只有当阴道狭窄时才应该使用 5cm 的吸引器。4cm 的小吸引器是预留给双胎中第二胎的，特别是当宫口未开全时。

- 在产房允许使用的情况下，后置金属吸引器可用于枕后位和枕横位。它在存在明显的不均倾位和（或）胎头未俯屈的情况下特别有用。

• 一旦选择了正确的吸引器并按要求连接好泵（电动或手动），应在开始助产前检查其密闭性。常见的问题包括吸力瓶没有拧紧或吸引管与吸引器连接松散（没有用小塑料环固定）。金属吸引器应该有一个网状的底板，其功能是保持头皮和吸引器之间的空间，以便形成有效的真空环境。

1. 硅胶橡胶吸引器

现在硅胶吸引器在产房单元很少见，因为 kiwi 吸引器是最常用的类型。在海外某些地方，这可能是唯一的选择。硅胶橡胶杯的使用方式：先将它折叠，然后一只手分开阴唇，另一只手将其轻轻地由上而下放入阴道内。在阴道内通过轻柔的扭转将其展开，因为它的直径比金属吸引器大且有一个不太灵活的把手，所以它基本上是不能移动的。将压力值调到 $0.2kg/cm^2$，检查吸引器下方有没有母体组织，直接将压力值加到 $0.8kg/cm^2$，达到这个压力值后便在下一次宫缩时开始牵引。在最近的一项随机对照试验（randomised controlled trial，RCT）中，这种方法与连续增加 $0.2kg/cm^2$ 的压力值相比，阴道分娩成功率没有显著差异（Suwannachat 等，2011）。平均使用时间/最大负压时间（-4.6 分钟 95%CI -4.4~4.8）和平均使用时间/分娩时间（-4.4 分钟 95%CI -4.8~4.0）显著减少。在需要轻至中等牵引力度的情况下，最好将压力值控制在 $0.6kg/cm^2$，在妊娠 34~36 周分娩的情况下，可能 $0.4kg/cm^2$ 的压力值就足够了。

在宫缩期间，应沿着骨盆轴进行牵引。一只手放在杯身上（图 33-1D），另一只手施加牵引力。发明了胎头吸引器的 Malmstrom 说："负压吸引是牵引手和按压手的合作问题。"置于吸引器上的手可以检查吸引器是否脱落，也可以提示胎头是否随着每次牵引而向下移动。置于胎头上的手指可以促进胎头俯屈，并可以通过骶骨前的空间来引导胎头通过耻骨弓。当胎头着冠时，牵引角度将发生＞90°的弧形变化，但应该是胎头来引导手，而不是与之相反。过早地举起手会导致胎头伸展，增加胎先露的直径；增加的胎先露直径反过来又增加了会阴部受到创伤的风险，并可能导致吸引器脱离。

如有必要可行会阴切开术，但如果会阴能够正常伸展，则只需用吸引器上的手来撑开。吸引器的边缘偶尔可能会在阴道口处脱离（当胎头可见或手举得过早时，则更有可能发生）。如果发生这种情况，必须小心在吸引器下方不能带入母体组织，因此应在最终娩出胎头前重新检查。

2. 前置金属吸引器

金属吸引器在轻轻润滑之后斜着置入阴道内。为了确定吸引器的方向，需要确保链条和真空管位于后囟门的中央。在低压状态下检查是否包含母体组织，当负压达到 $0.8kg/cm^2$ 时就可以开始牵引。除此之外，双手操纵分娩的方式与软质吸引器中所描述的类似，对于吸引器和胎头上的手指使用经典的"三指握"法（图 33-1D）。这不仅有助于确认胎头而不仅是头皮下降，而且手指提供的力量可以在助产早期向下牵引时对抗僵硬的吸引器上边缘的上翘趋势，并在助产结束向上牵引时对抗下边缘的上翘趋势。

3. 后置金属吸引器

当面临枕后位且胎头未俯屈的情况时，应该使用"OP"吸引器。应尽可能地放置于胎头较远部位，在俯屈点时目标位置是距离后囟门2cm的中线上。为了使吸引器可以良好地放置，有时可以尝试通过使用左手的两根手指按压前额来俯屈胎头，右手则将杯子置入胎头后方。一旦放置正确，就可启动负压吸引并将压力值调到所需的水平（因为吸引器与阴道平行，所以不太可能吸住母体组织）。

第一次牵引应在胎头俯屈的方向上，随着这种俯屈，胎先露的纵径会立即缩小。此后，应沿着骨盆轴方向进行牵引。可以仅仅通过一次标准的自发旋转、产妇的努力及温和的辅助来完成分娩。重要的是，不要试图通过旋转吸引器来使胎儿旋转，因为这样会增加头皮损伤。

有时在胎头俯屈后会遇到困难，因为吸引管可能会发生扭结，导致吸引器更容易脱落。如果吸引器在这时候发生脱落（在胎头俯屈和旋转之后），最简单的方法可能是改用前置吸引器；或者，如果要求加快分娩，可以使用产钳娩出。

（三）避免胎头吸引器助产失败

文献中报道的失败率差异很大，但研究报道的失败率为6%到20%～30%。越来越多的人担心胎头吸引器助产的失败率正在上升，并且有证据表明，第二产程的CS与显著的发病率相关，因此提升技术是至关重要的。以下为导致胎头吸引器助产失败的因素。

- 对该病例的初步评估不足：胎头位置过高。经典的错误是在坐骨棘下方可以感觉到胎头，就假设胎头已经衔接了，所以一定要仔细进行腹部触诊。
- 对胎方位和胎姿势的误诊：留意简单的细节将会尽量减少这种错误的发生。
- 选择器械错误：当硅胶橡胶吸引器使用不当时，如胎头未俯屈、胎头过大、胎儿体重大、第二产程延长或产妇不合作，失败会很常见。
- 吸引器的前置或外侧放置：这会增加失败率，前置也更可能导致胎儿损伤。早产儿在这方面更容易受伤（在这些情况下，使用吸引器前应该更仔细地检查胎方位）。如果发现吸引器放置错误，可以重新正确放置或更换产钳。
- 牵引方向错误导致失败：这些都可以简单可控地改变牵引的角度。
- 胎头过大：比较少见，因为胎头过大，即使使用金属吸引器及足够的牵引力也不能完成，此时产钳可能更合适。
- 产妇不够努力：毋庸置疑，产妇的努力对于成功分娩有着很大的帮助。应该给予母亲充分的鼓励和指导。

头盆不称（真正失败）的发生率很低。

（四）胎头吸引器助产的特殊适应证

在经验丰富的操作者手中，胎头吸引器也可以用于加速复杂的分娩：宫口开全时发生了脐带脱垂，双胎中的第二个胎儿发生了宫内窘迫（从而避免CS）。

五、产钳

产钳一共有700多种。大多数学者都认同将产钳分类为经典产钳和特制产钳。经典产钳在牵引的设计上包括Simpson、Anderson及Neville-Barnes产钳，而特制产钳包括Kielland产钳（用于旋转）和Piper产钳（用于臀位后出头）。头曲、钳窗和钳胫设计的多样性使得操作者可以进行个体化选择。目前还没有比较不同类型产钳的随机对照试验，人们意识到这种选择往往是主观的。一项随机对照试验发现，当使用钳叶软垫时，可以减少胎儿面部的压痕。

（一）产钳安全助产

操作者对于所选择器械的使用得心应手非常重要，并应根据需要提供充分的指导。为了将发病率降至最低，应遵循所有器械助产的先决条件，并应重视产钳助产的特殊适应证（框33-2）。

（二）产钳助产的流程

1. 产妇取截石位，并在右侧臀部放置楔子使产妇呈倾斜位。在产钳助产前，需导尿排空膀胱。检查产钳是否配对。

2. 当子宫处于宫缩间歇期时，一只手握持产钳（从对侧股骨线进入），另一只手保护母体软组织。如果产钳插入困难，则应卸下产钳，并通过上级人员的辅助重新评估，不允许暴力使用产钳。

> **框 33-2　产钳安全使用的基本原则**
>
> - 操作前检查产钳是否配对。通过将它们扣锁在一起并检查是否对称整齐来完成。检查两钳叶的最大直径也很有用（一对不适配的产钳的最大直径仅有 7cm 或 7.5cm，正常情况下产钳的最大直径应至少有 9cm）。
> - 如果放置产钳时有阻力，或者将产钳置于胎头时，产钳不能正确放置或不能完成扣锁，通常都是因为对先露位置的误诊所导致，此时应卸下产钳，并通过上级人员的辅助来重新评估。
> - 胎头应随着每一次牵引而下降。
> - 应平稳地牵引，手不能摆动，否则有损伤胎儿的风险。
> - 应在三次宫缩期内完成分娩。
> - 如果失败应放弃助产并进行 CS。

3. 放置成功后，两叶产钳应很容易地扣锁在一起（不需要任何力量来实现），并应检查它们相对于胎儿标志的位置（图33-2）。

4. 在宫缩期可尝试使用 Pajot 动作来沿着盆曲进行牵引，这涉及两个独立的组成部分，即惯用手施加牵引力，而另一只手轻轻向下按压钳胫

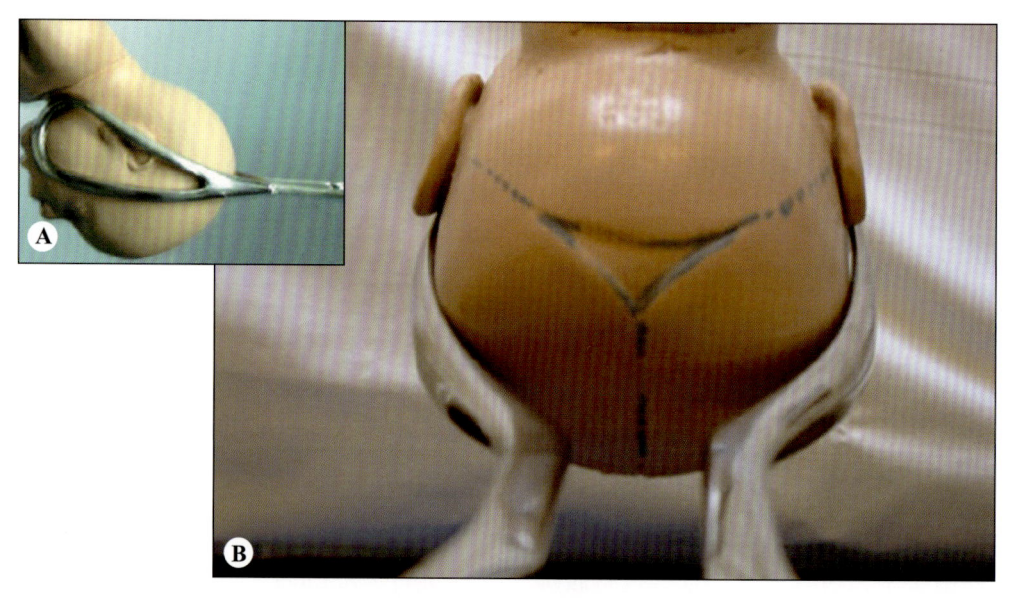

▲ 图 33-2　产钳助产
A. 产钳的正确使用，沿垂直轴放置；B. 产钳应平行于矢状缝，两侧钳叶与人字缝的距离相等，放置产钳后应习惯在牵引前检查这些骨性标志

（图 33-3）。左手的力量对于成功且安全的分娩至关重要，因为左手用力太强会增加会阴损伤的风险，左手用力太弱意味着牵引力主要向前传递（与膀胱相对抗），造成效率低下，并可能导致助产失败和损伤膀胱。如果牵引力的方向太垂直，也会产生后面一种情况。

5. 会阴切开的时机应为会阴部已经变薄且操作者对分娩能够成功完成有充分的信心时。

6. 当胎头着冠时双手需要上抬，跟胎头吸引器助产一样，为了减少会阴损伤，应跟着胎头移动，而不是放任它不管。

（三）产钳助产的特殊适应证

1. 旋转

如前所述，通过人工旋转或使用合适的胎头吸引器，可以实现枕横位或枕后位的旋转分娩。然而，Kielland 产钳在产科手术中对于旋转分娩仍有一席之地，但它们确实需要特殊的专业知识。

在腹部触诊时要特别仔细，以确定胎背位于母亲的哪一侧，因为这将确定胎头应该朝哪个方向旋转（顺时针或逆时针）。当枕骨与胎背位于同一侧时，旋转的方向是明确的，但当它们处于对立面的位置时（有时可见于枕后位），枕骨应向胎背处旋转，以避免对胎儿颈部的牵引（例如，左枕后位时胎背位于母亲右侧，此时应顺时针旋转，即长距离旋转）。

检查产钳是否成对。使用产钳时确保钳胫上的螺纹面向枕骨。

在子宫收缩间期时放置产钳的情况如下。

- 枕后位通常可直接放置。
- 枕横位时，首先放置明确位于前方的钳叶，通常从外侧位置穿过眉毛进行放置。它不能放置得太远，穿过脸颊即可停止。在培训和指导这项

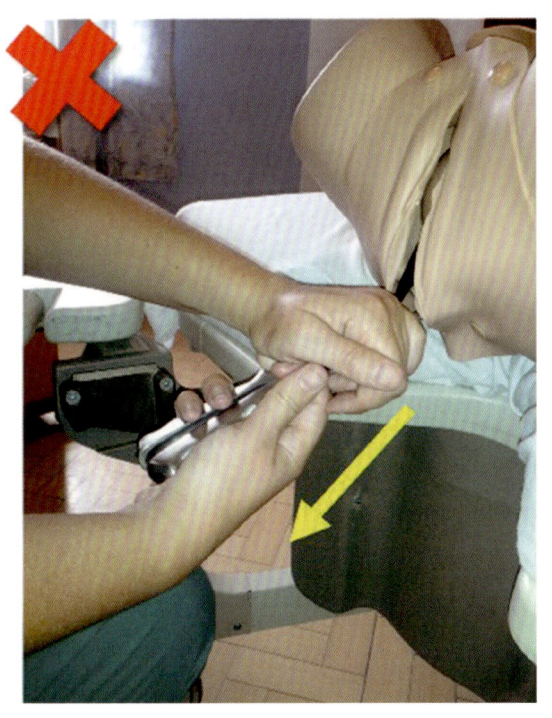

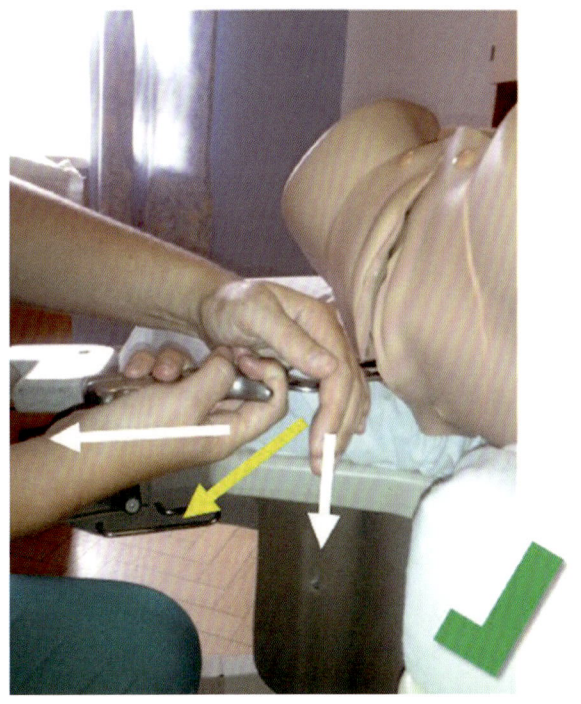

▲ 图 33-3 **Pajot 动作**
A. 不正确的示范：钳柄位于水平线以下约 45°；B. 正确的使用：惯用手沿着产钳的长轴水平地施加牵引力，而另一只手对钳胫施加向下的压力。这就产生了一个合成矢量（黄箭），其牵引方向与骨盆轴一致，直到胎头通过耻骨联合下方

技术时应特别注意这一点（在某些情况下，可以通过将前叶产钳小心地置入耻骨下方来达到"直接"放置产钳的效果，但当胎头在骨盆中位置较低时，这应该是不可能的）。接着可以直接放置后叶产钳，越过尾骨通常是这一步骤中的很有技术含量的部分。

产钳放置好后应该轻轻地靠近并扣锁，而不是像其他类型的钳子那样把钳柄攥紧（这会压迫 Kielland 钳叶）。应该把拇指放在钳柄之间，它可以将钳叶固定在一起而不会产生挤压（图 33-4）。应确定它们相对于胎儿标志的位置。

扣锁在一起后，由于不均倾位，钳柄很可能会彼此稍微分开（通过 Kielland 钳上的滑动锁）。这是正常的，不应该尝试去强制矫正，因为当旋转完成和不均倾位得到解决后会自然恢复。

应使用最小的力气在宫缩间歇期的松弛状态下尝试旋转。这是一种"靠感觉"的技巧，是不能够强求的。在这一点上，操作者通过压低双手来降低钳柄是非常重要的。目的是使产钳沿着真正的骨盆轴倾斜，同时促进胎头俯屈。旋转不成功的最常见原因（就技术而言）是没有将钳柄压得足够低，以至于产钳没有位于真正的骨盆轴上。操作者可以通过跪在患者两腿之间来改善这一情况。

旋转只能在宫缩间歇期尝试。在放置好钳叶后，可以尝试先在钳叶所在的水平上进行旋转。如果初次尝试旋转不成功，首先应重新检查钳柄是否已充分向下压。如果是这样，操作者可以尝试轻轻地将胎头略微向上移动（不超过 1cm）或略微向下移动（同样不超过 1cm）。在稍高或稍低的水平上，旋转可能更容易完成。这些尝试绝不应该将胎头"送回"到较高的骨盆平面。如果在旋转过程中出现宫缩，应先停止旋转直到下一次宫缩间歇期，但应继续轻轻地握住钳柄，不然会发生移位。

一旦完成旋转，必须触诊胎儿头部以检查其

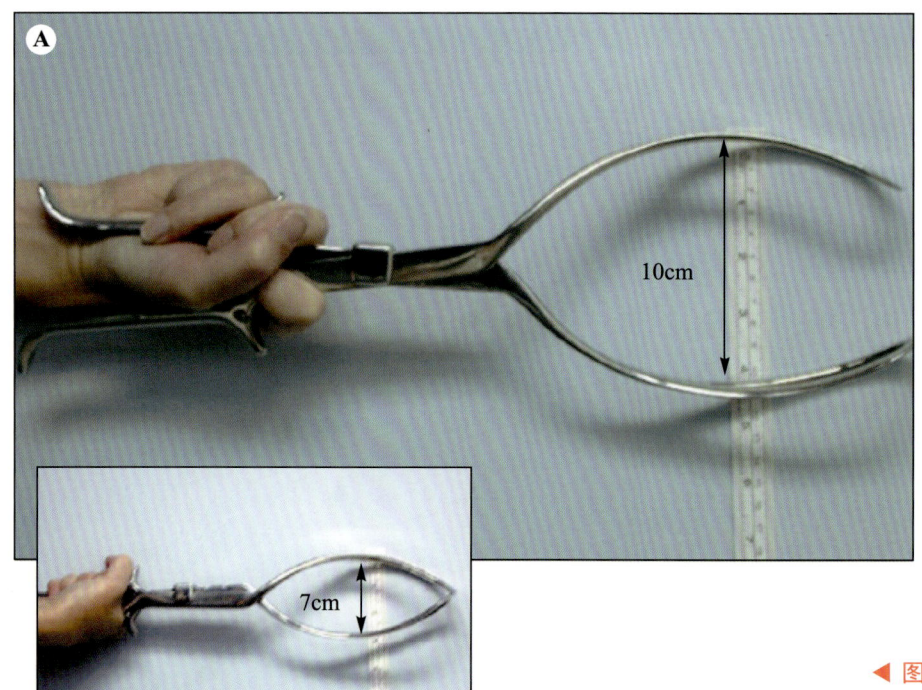

◀ 图 33-4 Kielland 产钳展示
A. 正确握法（直径 10cm）；B. 错误握法（直径 7cm）

胎方位，并确认它现在是否为枕前位。钳叶有可能在胎头周围滑动，在操作者确信没有发生这种情况之前不能进行牵引。

用 Kielland 产钳牵引时需要将钳柄保持在较低的位置，因为它没有盆弯（类似于标准的非旋转产钳）。在正确的骨盆轴线上进行牵引，因此 Pajot 动作不是必需的。操作者在牵引时应小心地保持对 Kielland 产钳的安全握法。会阴切开术是需要的（在几乎所有的情况下），因为缺少盆弯意味着 Kielland 产钳轴会导致额外的会阴拉伸。

当胎头着冠时可通过上举钳柄来完成分娩，就像标准产钳助产一样。但是，因为没有盆弯，所以 Kielland 产钳的钳柄不会像标准产钳的钳柄那样在耻骨联合上方举得过高。

2. 面先露

面先露的部分详见第 36 章，但必须重申的是，在开始进行产钳辅助的颏位分娩前，判断胎头的位置是很有必要的。在这种情况下，胎头的位置总是比人们想象得要高，所以不仅仔细的腹部触诊至关重要，仔细的阴道检查也是必需的。如果阴道检查发现骶骨处是空虚的，那么胎头就没有完全衔接，阴道分娩也就不合适。

3. 臀位分娩后出头

Piper 产钳就是为这种操作而设计的，但任何牵引产钳都可以使用。如果操作者对 Kielland 产钳很熟悉也可以使用。没有盆弯的优点是产钳更容易放置，因为它们可以远离胎儿的身体。臀位分娩详见第 37 章，如前所述，臀位分娩可能不需要产钳，但如果需要，产钳的应用原理和牵引方向与本章中描述的类似。安全要点列于框 33-3 中。

（四）器械助产试验

如果由于操作者不确定胎方位或胎头衔接的

> **框 33-3　臀位分娩后出头产钳助产的安全要点**
> - 产钳不适用于臀位分娩中胎头未入盆的助产。在胎儿的身体被举起之前，必须看到枕骨/颈部。
> - 当决定对臀位分娩的后出头进行产钳助产时需要一个助手，操作者和助手之间必须保持协同一致，一个控制胎儿的身体，另一个控制胎儿的头部。
> - 应该将胎儿水平放置，但是由于胎儿的手臂容易往下掉从而干扰产钳的使用，所以建议助手将胎儿及其手臂裹在一条毛巾里，以保证操作舒适。
> - 应始终避免颈部过伸，操作者应严格控制助手上举胎儿的高度。
> - 在这种情况下助产需要行会阴切开术，如果因臀部导致会阴肿胀而没有切开，应在放置产钳后切开。

程度而不确定是否适合器械助产，则应达到良好的镇痛效果以便进行充分的检查。如果仍然存在不确定性，应该在尝试助产前请一个更有经验的人进行评估和协助。任何在手术室的器械助产试验都必须由顾问或经验丰富的注册员批准和（或）监督。重要的是，在手术室进行器械助产试验必须获得书面同意。

（五）在使用胎头吸引器助产失败后的产钳助产

以下情况不能再尝试产钳助产。
- 胎方位的诊断正确。
- 吸引器的放置正确。
- 使用了足够的牵引力但胎头未随着胎头吸引器下降。

如果没有上述情况，即存在误诊、吸引器放置错误或牵引不足（如胎头因素、器械问题、缺少产妇的协助），才可能有理由更换产钳助产。Murphy 等（2011）表明，连续使用器械助产通常与胎方位异常相关（OR=1.8，95%CI 1.3~2.6）。与"使用单一器械"相比，它会增加孕产妇和新生儿发病率。

- 肛门括约肌撕裂：17.4% vs. 8.4%（OR=2.1，95%CI 1.2~3.3）。
- 脐动脉 pH＜7.10：13.8% vs. 5.0%（OR=3.3，95%CI 1.7~6.2）。

因此，这要求在深思熟虑的情况下作决定，并需要由高级临床医生进行正式的临床评估。

也可能出现这样的情况，即在胎头旋转后并良好地下降至骨盆出口平面时（位于坐骨棘下方 2cm 以上），胎头吸引器滑脱了。在这种情况下，原本可能是困难的 Kielland 产钳助产，现在已经变成了一个可行的、直接的、"取出式"的产钳助产。在最后这种情况下，当操作者重新仔细评估后才可以允许双器械助产。

六、所有器械助产完成后的要点

- 如果婴儿出生状况良好，应尽快交给母亲以鼓励肌肤接触。
- 分娩后应仔细评估会阴损伤，特别注意检查肛门括约肌和肛门黏膜的完整性。
- 在修复所有的裂伤或会阴切口后，应清点拭子和器械数量。
- 在阴道手术助产结束时应进行阴道和直肠检查，以确认解剖结构的完整性，去除所有直肠内的残余缝线，并确保没有拭子残留。
- 记录分娩过程的详细内容。
- 有机会应检查婴儿的头部，以确认所使用仪器的位置跟医生认为它在的位置有无出入，以及它应该在什么位置。这对于医生对自己技术和教学的自我反省、对学员的反馈都很重要。
- 最近来自 ANODE 试验（2019）的证据表明，在阴道手术助产后，多达 16% 的女性有感染，而在没有预防性使用抗生素的低位 CS 女性中，20%~25% 伴有感染。该随机对照试验纳入了 3427 名女性，她们被随机分配到安慰剂组或在器械助产后使用一剂抗生素的治疗组（阿莫西林和克拉维酸）。在给予单剂量抗生素的这一组中，疑似或确诊的感染比例显著下降，风险比为 0.58（P＜0.0001）。未来的工作应该反映出这一点，以使用抗生素作为标准。最近的 RCOG 指南推荐单剂量的阿莫西林和克拉维酸 IV（如果没有过敏）。在器械助产后，应重新评估静脉血栓的风险。

七、器械助产的督导

负责督导的产科医生必须进行全面的临床评估，否则他们就无法知道手术阴道助产是否合适或所选择的器械是否适合。

在牵引过程中，督导者需要确认胎头随着每一次牵引而下降，如果有疑问，他们应该要靠自己的感受去确认。在评估情况之前让学员在 3 次宫缩期内进行牵拉，这会导致一个几乎不可能的决定，即是否及如何继续下去，并有着不恰当的过度尝试的风险。

分娩后，应一起仔细检查会阴损伤的程度。这不仅对识别Ⅲ度或Ⅳ度裂伤（这在临床上经常漏诊）很重要，而且还可以为器械使用技巧提供有用的反馈，如裂伤或会阴切口的延长可能是因为在胎头着冠时过早举起手，或使用产钳助产时左手太过用力。

八、书面记录和报告

分娩完成后，操作者应完成一份详细、（理想状态下）同步的分娩单，用于临床记录。RCOG OVD 绿顶指南（RCOG，2011）的附录中有一份模板。

尽管与产科轮班系统相关的护理存在连续性问题，但确保操作者在患者出院前提供一份正式的报告是必需的（且是良好的临床规范）。如果这不能实现，操作者应明确要求同事代替其进行汇报。应该给予女性积极的心理支持，这通常不需要太长时间，告知女性她自己的努力对操作者完成分娩是有所帮助的。告知患者将来仍有机会进行正常分娩可能会让患者变得安心。

九、结论

- OVD 必须由经验丰富的从业者或在其直接督导下进行。
- 正确评估胎方位是至关重要的，超声是进行仔细检查的一个有用的辅助手段。
- 需要知情同意和专家意见，并有良好的程序文件和时间安排。
- ANODE 试验推荐，如果没有过敏反应，推荐静脉注射单剂量的阿莫西林和克拉维酸。

十、在线资源

这里罗列了一些优秀的在线资源。RCOG 资源有开放访问权限。

Garrison A, Ramus RM (chief ed.). *Vacuum Extraction*. Medscape, 2017. http://emedicine.medscape.com/article/271175-overview (last accessed January 2022).

RCOG (Royal College of Obstetricians and Gynaecologists). *eLearning and Simulation for Instrumental Delivery (EaSi)*. RCOG, 2021. https://elearning.rcog.org.uk/tutorials/technical-skills/elearning-and-simulation-instrumental-delivery-easi (last accessed January 2022).

Ross MG, Isaacs C (chief ed.). *Forceps Delivery*. Medscape, 2020. http://emedicine.medscape.com/article/263603-overview (last accessed January 2022).

拓展阅读

[1] Edozien LC. *Operative Vaginal Delivery*. Consent Advice No. 11. London: Royal College of Obstetricians and Gynaecologists, 2010.
[2] Knight M, Chiocchia V, Partlett C, et al. Prophylactic antibiotics in the prevention of infection after operative vaginal delivery (ANODE): a multicentre randomised controlled trial. *Lancet* 2019; 3939(10189): 2395-403.
[3] Murphy DJ, Strachan BK, Bahl R, on behalf of the Royal College of Obstetricians Gynaecologists. Assisted vaginal birth. *BJOG* 2020; 127: e70-e112.

第 34 章 肩难产
Shoulder dystocia

袁俏奇　陈绍呈　郭　岩　译
李映桃　万　波　校

学习目的

阅读本章后，您能够：
- 了解肩难产的病因和并发症。
- 探讨肩难产的危险因素。
- 了解可以尝试的预防肩难产的策略。
- 对克服肩难产的各种产科操作更有信心。
- 了解正规的技能/演练培训对肩难产产妇和胎儿结局的获益。

一、概述

肩难产仍然是最可怕的产科并发症之一，往往是难以预料的。它与严重的围产儿死亡率和发病率及孕产妇的发病率有关，会引起昂贵的医疗诉讼赔付。本章将对若干事项进行论述。

定义和发病率

肩难产指胎头娩出后分娩胎肩时遇到的困难。根据定义，据报道产科急症中肩难产的发生率占阴道分娩中的 0.15%～2%。mMOET 认为肩难产是由于前肩嵌顿在耻骨联合上方，需要一种特殊操作手法来协助娩出胎肩。

二、肩难产的临床风险及结局

（一）胎儿的死亡率和发病率

肩难产仍然是足月胎儿死亡的一个重要原因。在 1993 年关于婴儿期死产和死亡的机密调查（Confidential Enquiry into Stillbirths and Deaths in Infancy，CESDI）年度报告中，肩难产占所有分娩期胎儿死亡的 8%。后来，重点报告（1998

年）严格审查了 56 例与肩难产相关的死亡病例，尽管分娩在 5 分钟内完成，仍有 47% 的婴儿死亡。在 37 例（66%）病例中，由专业人员提供的不合格的护理水平被分级为"3 级"（用不同的管理方法可能会带来更好的结果）。这些婴儿由助产士和医务人员共同分娩，应强调所有参与分娩的专业人员都需要了解并进行适当的培训演练。

肩难产可导致以下结局。
- 大脑缺氧。
- 脑瘫。
- 锁骨和（或）肱骨骨折。
- 臂丛神经损伤。

在胎头娩出后，脐带血的 pH 下降达 0.04U/min。此外，还会出现颅静脉淤血，会加剧胎儿的损伤。因此，分娩完成的延迟可能造成窒息，如果娩出头部和躯干的间隔时间延长，可能会造成永久性的神经功能损伤。肩难产应当在 5 分钟内完成分娩，若延迟超过 10 分钟，则造成永久性损伤的可能性会逐渐增加。

肩难产可发生肩臂神经丛损伤，因为颈部向下牵引，过度侧屈，拉伸了其软组织。Erb 麻痹是其中最常见的。2000 年的一项研究（Wolf 等，2000）发现，在 13 366 例分娩中有 62 例臂丛神经损伤（发生率为 0.46%），22 例在 1 个月内完全恢复，23 例延迟但完全恢复；在剩余的 17 例中，11 例接受了手术，但只有 3 例患有严重的麻痹。预测"不恢复"可能性的最重要的标志是出生体重 >4000g。

有人认为，宫内适应不良可能在臂丛神经损伤中起一定的作用，这意味着臂丛神经的损伤不应作为产时神经丛损伤的初步证据。损伤的可能机制暂不明了，因为臂丛损伤也被报道在相反侧肩膀（后肩），还没有任何难产的记录。此外，也有关于剖宫产分娩后出现臂丛神经损伤的报道，显然这与分娩时不恰当的牵引胎儿头部和颈部有关。

锁骨或肱骨骨折等骨损伤也可能发生。这些骨折通常愈合得很快，预后良好。

（二）母体发病率

产后出血和生殖道创伤是肩难产常见的并发症。子宫破裂也可能发生，尤其是在腹部用力过大时。

（三）产前的危险因素

产前危险因素普遍存在，缺乏敏感性和特异性，多数病例发生肩难产时没有任何危险因素。胎儿体重与肩难产有很强的相关性（表 34-1）。

越来越多的母体肥胖、糖尿病和妊娠期糖尿病都增加了巨大儿的可能性。然而，正常体重的胎儿亦可能发生肩难产，因此所有的专业人员都需要做好面对肩难产意外发生的准备。

表 34-1 肩难产的危险因素

产前因素	产时因素
• 巨大儿 • 母亲肥胖 • 糖尿病 • 过期妊娠 • 高龄产妇 • 男婴 • 体重增加过多 • 既往肩难产 • 既往巨大儿史	• 第一产程延长 • 第二产程延长 • 助产

（四）产时危险因素

第二产程停滞和第一产程延长可能与肩难产的发生率增加有关（表 34-1），但许多研究表明，分娩异常的因素在肩难产组和对照组中基本相似，使肩难产发生的临床预测并不精确。

肩难产在阴道助产分娩中更常见。Boekhuizen 等（1987）分析了 256 例吸引产和 300 例产钳分娩，他们发现其肩难产的发生率为 4.6%，而头位阴道分娩肩难产的发生率为 0.17%。提示了阴道助产前，特别仔细地进行腹部和阴道评估的重要性，需警惕巨大儿的可能。

（五）培训与教学

1993 年英国皇家妇产科学会的报告指出"应定期对产科医生和助产士进行应急演练和培训，以应对罕见的或棘手的并发症。"

这些并发症包括梗阻性难产和肩难产。现已有明确的证据表明，我们可以从由 Draycott 和 Crofts 领导的研究团队的工作中获益。在一项随机研究中（Crofts 等，2008）发现，对 450 名临床医生，开展正规的肩难产的技能/演练培训，肩难产成功分娩率有所增加（训练前 72%，训练后 94%），减少了施加的总压力。更重要的是，在引入培训后，新生儿预后的改善（Draycott 等，2008），在一项对 > 29 000 名新生儿的分析中，正确操作的使用显著增加，新生儿在肩难产后出生时新生儿的损伤显著减少。

（六）预防

众所周知，产前对胎儿体重的估计很显然是不可靠的（尤其是在极端情况下）。一些肩难产发生在正常体重的胎儿，并且大多数经阴道分娩的巨大胎儿并不发生肩难产。如果采取适当的预防措施，大多数的肩难产可以克服而不造成母亲或新生儿的创伤。剖宫产分娩对新生儿不是 100% 安全的，也会对母亲造成损伤。因此，对临床上所有的巨大儿进行选择性 CS 的策略并不能有效降低肩难产和随后的臂丛神经损伤的发生率，但英国皇家妇产科学院的指南建议，对妊娠合并糖尿病（孕前糖尿病或妊娠期糖尿病）胎儿体重估计 > 4.5kg，考虑进行选择性 CS；在非糖尿病妊娠中，这个临界值会增加到 5kg。

1. 疑似巨大儿的引产

引产已被认为是管理疑似巨大儿的孕妇的一种选择，以试图减少肩难产和随后的分娩创伤的发生率。一项研究（Friesen 等，1995）回顾了 186 名疑似足月巨大胎儿的孕妇，46 例引产中 23.9% 需要 CS，140 例自发临产者 CS 率为 14%。无论胎次或胎龄如何，这种差异均具有统计学意义。肩难产、1 分钟 Apgar 评分 < 7、脐血气异常的频率无差异。作者的结论是，当出生体重为 ≥ 4kg 时，自然临产者需 CS 的概率低于引产。

由于前面提到的原因，女性糖尿病患者的情况有所不同。各种权威机构都建议当估计胎儿体重 ≥ 4kg 时选择 CS。还建议在妊娠 37~38 周对糖尿病的孕妇进行引产，特别是血糖控制并不理想时，不仅可以避免胎儿宫内死亡，还可以避免肩难产和分娩创伤。

2. 医疗文书的记录

风险因素应记录在病历记录中，特别是当存在多种因素时。还建议在第二产程，有经验的临床医生应在场。强烈建议在病历中记录，如事件、操作手法和准确的时间，使用表格单以确保注意到所有重要的事实。

3. 早期发现

以下事件可能是肩难产的早期迹象。

- "胎头伸缩"（产妇用力时胎头向下朝向会阴口，宫缩间歇期又回缩）。
- 出现"乌龟"征（娩出的胎头在会阴部回缩）。
- 常规牵引不能娩出。

三、肩位难产的处理

由于肩难产很少发生，并且难以预测，每个临床医生都应该掌握肩难产的应对操作手法，也就是正规演练。所有操作手法均来自以下三种机制中的一种（或多种组合）。

- 增加可用的骨盆直径。
- 通过内收双肩缩小双肩径。
- 双肩径移动到相对于骨盆入口更有利的角度（骨盆入口斜径大于骨盆入口前后径）。

（一）处置流程

1. 寻求帮助。
2. 把臀部下拉到床边。
3. 考虑会阴切开术。
4. McRoberts 手法加上适度的牵引力。
5. 耻骨上加压配合适度的牵引力。
6. 会阴切开术（如果还没有切开），以留出空间让手插入内部进行操作。
7. 实施操作手法娩出后臂和肩部或内旋转手法（包括 Wood 手法）。
8. 重复上述操作手法或尝试以下操作。
   - 腋窝牵引。
   - 后腋窝吊带牵引（posterior axillary sling traction，PAST）。
9. 改变姿势（"四脚着地"或 Gaskin 的操作手法）。
10. 如果以上都失败，尝试耻骨联合切开术、锁骨切开术或 Zavanelli 手法。
11. 确保全面和及时的书面记录。

（二）呼救

包括呼叫能够叫到的最有经验的产科医生、儿科医师和麻醉师，以及其他护理和辅助人员的支援。

（三）会阴切开术

建议进行会阴切开术，以获得更大的操作空间方便娩出后臂或肩膀内旋。虽然有人认为会阴切开术不影响肩难产的结局，但强有力的证据表明，肩难产伴发阴道撕裂伤发生率很高，建议采用会阴切开术，以减少严重撕裂伤的概率。但建议行会阴切开术的主要原因是让操作者有更多的空间利用骶骨凹来进行不同的内部操作。

（四）McRoberts 手法（有或没有适当的牵引力）

两条大腿急速弯曲、外展并向外旋转（膝盖到肩膀）（图 34-1A）。床应该是平的，并且腿部不应该取截石位，因为这将限制屈曲的度数。这种体位有助于使骶骨相对于腰椎变直，并引起骨盆向头侧旋转，有助于释放受嵌顿的肩膀。患者置于 McRoberts 体位后再适当地对胎儿颈部进行牵引，可减少所需的牵引力及随后发生臂丛神经损伤、锁骨骨折的可能性。因此，McRoberts 手法与减少新生儿创伤有关。

在分娩过程中的牵引力可以通过 mMOET 培训时进行客观测量，分娩过程中应用的牵引力可以通过使用的训练提示器进行客观测量，研究显示平均应用的最大牵引力为 106N（范围从 6N 到超过 250N）。计算机模型表明，最大牵引力不应超过 100N，以降低新生儿臂丛神经损伤的风险。

在演练时，为了避免伤害工作人员，要使用 Lloyd Davis 马镫来实现 McRoberts 手法。

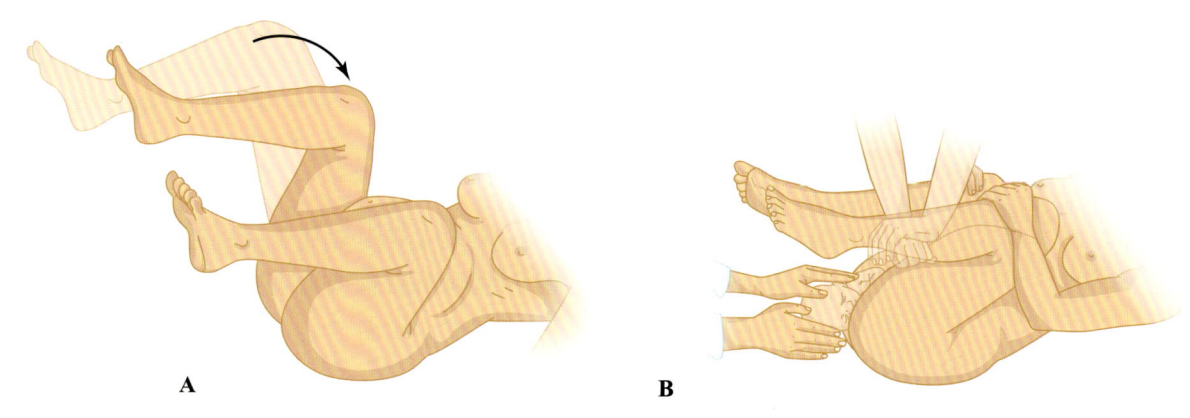

▲ 图 34-1 **A.** McRoberts 手法；**B.** McRoberts 手法在耻骨上加压

（五）耻骨联合上加压法（配合适度牵引力）

耻骨联合上加压（图 34-1B）可以内收和内旋转动前肩，从而减少双肩径，将前肩推入耻骨联合下方的骨盆内。使用"心脏按压"握法对肩膀后部施加压力。了解胎儿背部的位置是很重要的，这样才能在正确的方向上施加压力。如果持续的加压不成功，可以尝试一个"摇摆"动作。这也被称为 Rubin 手法。在这种情形下，只需采用适度的牵引力，并且从始至终都应该避免应用很强的牵引力和宫底加压。增加腹压可能与宫底加压效果类似，在完成双肩移位前，应劝阻产妇尽量避免增加腹压，因为这有可能会增加双肩的嵌顿，增加神经和骨科并发症。

（六）牵后臂娩后肩法

操作者的手应该向上移动到胎儿的腋窝，并把肩膀钩下来。因骶骨凹有更多的空间，对后腋窝的牵引通常使操作者能够触及后臂，然后可以娩出后臂；如果可触及肘窝，向后按压可使手臂放下，然后可娩出手臂；也可通过抓住这只手并扫过胸部和胎儿的脸来实现。这个过程类似于 Pinard 手法在臀位分娩时拉下一条腿的方法。这种操作通常容易成功。

（七）内旋转手法

内旋转手法，如 Rubin Ⅱ、Wood 和反 Wood 手法，经常被相互混淆并且在文献中经常被错误地描述。

1. Rubin Ⅱ

术者通过将一只手的手指插入阴道，将指尖放在前肩的后方。肩膀被推向胎儿胸部（收双肩，并将双肩径旋转到骨盆的斜径上）。如果不成功，可以尝试与 Wood 手法相结合。

2. Wood 手法

Wood 在 1943 年描述了这一手法。另一只手的手指插入阴道，贴近胎儿后肩的前方，目的是使肩部向耻骨联合旋转。Rubin Ⅱ 和 Wood 手法可以联合使用，使肩部旋转 180°（"就像螺钉上的螺纹"）。重要的是不要扭曲胎儿的头部或颈部。

3. 反 Wood 手法

如果上述操作失败，则尝试向相反的方向旋转。如果成功，肩膀将在相反的方向上旋转 180° 并娩出。

Hoffman 等证实，与其他操作相比，娩后臂法成功分娩率最高（84.4% vs. 24.3%～72.0%，$P<0.005$ 至 $P<0.001$），但新生儿损伤率无差异 [8.4% vs. 6.1%～14.0%，$P=$（0.23～0.7）]。然而，

很明显，所执行的手法的总数与新生儿损伤率显著相关。其他论文已经证实了使用多种手法的成功率增加（72%上升到79%和95%），但相对于内旋转法，娩后臂法新生儿损伤发生率更高。

总的来说，文献支持明智地使用多种手法来实现成功的分娩，并且操作者应该熟悉各种不同的方法。首先使用哪一种方法取决于培训和熟悉程度。

最后，通过计算机建模，Grimm等证实，所有手法都减少了完成分娩所需的牵引力和臂丛的拉伸度。使用建模技术显示娩后臂法作用最大，神经拉伸减少71%，牵引减少80%。

（八）"吊索"或后腋窝吊带牵引

这些娩出后臂的技术在两个病例系列研究中被描述（Menticoglou，2006；Cluver和Hofmeyr，2009）。当其他标准操作不成功，后肩顶在骶骨岬上，该入路可能特别有用。Menticoglou描述临床医生的手沿着骶骨凹插入，并在娩出后臂之前娩出后肩。Cluver和Hofmeyr描述了软硅橡胶吸管的使用，用食指将硅胶管环绕在后肩和腋窝下。用另一根食指取出环，在肩膀周围形成一个吊带，用于向下牵引（目标还是先娩出后肩）。这些技术与肱骨骨折的高风险相关。

（九）"四脚着地"体位（Gaskin手法）

这种体位时，产妇的体重均匀地分布在四肢上，增加了骨盆入口的前后径，并为其他的手法操作提供便利。在这种情况下，后肩（相对于产妇的骨盆）可能会先娩出。早期助产士在处理肩难产经常使用这种手法。4452例分娩中82例发生肩难产（发生率为1.8%），所有新生儿均通过该手法成功分娩，操作所需平均时间为2.3分钟（范围为1～6分钟）。无死亡病例，也无臂丛神经损伤病例。1例新生儿肱骨骨折。如果可行的话，产科医生应该考虑这种替代方法的优点（如不需硬膜外阻滞）。

（十）其他措施

1. Zavanelli手法（胎头复位法）

这种方法是以1978年首次进行该操作手法的医生的名字命名的。它描述了通过旋转、俯曲并重新将已娩出的头部推回纳入阴道，然后进行CS娩出胎儿的过程；也就是说，在尝试所有肩难产的手法失败之后，颈部伸展复位，头部向后推进入阴道。当双肩停留在腹部（双肩难产）时，它可能特别有用，因为后肩未进入骨盆，胎头回纳相对较容易。

一项研究报道称，59名产妇接受了胎头回纳手术。除6例外，其余均成功回纳并剖宫产分娩，没有过多的母体或胎儿发病率。该研究描述了需要使用一种宫缩抑制药，特布他林0.25mg皮下注射，以抑制子宫后壁对胎头强大而恒定的压力。那些有应用这种技术经验的人报道了非常好的结果。

按文献中的描述，Zavanelli操作手法表现得几乎是轻松自如的，过程也无并发症。但是，也有报道称，这个过程可能会有多么困难。一名作者报道了3例因子宫破裂而导致的子宫切除术。也有围产期严重缺氧的病例，最终导致脑损伤和（或）死亡。有人建议，它只能作为最后的手段来使用。

2. 耻骨联合切开术

耻骨联合切开术详见第40章。该手术需要插入导尿管来将尿道移到一边，这在胎头已娩出的时候是极其困难的，几乎也是不可能的。两名助手将双腿从马镫中取出并支撑着。在联合关节处做了一个不完整的中线切口。此时，也需做会阴切开术，增加可用的空间，以利于肩膀的娩出。在紧急情况下，由此前从未执行过该操作的手术者执行这种罕见的手术，必须冒相当大的风险。但是，该技术的成功使用已被描述。必须强调在做切口时扶住产妇的腿的重要性，以防止双腿的突然外展。

3. 锁骨人为骨折（锁骨切开术）

采用上述操作可使锁骨自发骨折。虽然通过手术进行锁骨切开可能是最后的选择，但是锁骨可以被操作者的手指折断，这可能被一些临床医生认为是在当时极其不利的情况下的最佳选择。

（十一）其他作者提倡的方法

一些作者提倡使用类似的系统手法来处理肩难产。建议演练的顺序有所不同，但主要原则都主张采取有序、合乎逻辑和冷静的操作手法。产科高级生命支持采用 HELPEER 口诀来辅助记忆（操作的顺序不是强制性的）。

> H （Help）：求助（需要大量求助）。
> E （Evaluate for episiotomy）：评估会阴切开术。
> L （Legs）：屈曲双腿（（McRoberts 的手法）。
> P （Pressure）：加压（耻骨上）。
> E （Enter）：进入内部（旋转手法）。
> R （Remove）：牵后臂娩后肩法。
> R （Roll）：翻转成"四脚着地"体位（Gaskin 的手法）。

在需要进行内部操作时，不同指南可能会有所不同。到底应该"进入并旋转"（肩膀）先还是先"进入并娩出"（后臂），目前还没有任何科学证据可以作为这种选择的依据。

因此，应该让专业人员使用他们最熟练和最舒适的手法。在一项对产科医生的调查中，56% 的人会先尝试娩出后臂手法，36% 的人会先尝试旋转肩手法。mMOET 主张培训这两种技术，因为在紧急情况下，每一种都可能是无价的。

四、分娩后

如本章开头所述，肩难产是一种可怕的产科紧急情况，成功地娩出新生儿很自然地伴随着一种巨大的解脱感。但团队必须保持警惕并做好准备，面对产妇生殖道创伤的相关并发症，其中包括三度和四度会阴撕裂和产后出血。

此外，应检查脐血 pH，准确的记录是必不可少的（包括哪个肩膀是前肩），应该向孩子父母和工作人员汇报。

五、医疗诉讼

当指控肩难产"应该被预测"，并且为了避免并发症应该提供剖宫产时，法院发现对相关专业人员有利。人们普遍认为，大多数情况都是不可预测的，而且不能指望专业人员在产前预测这场灾难。并且，许多情况下，肩难产一旦发生，没有哪个部门的指南或规范可以适用。不适当的手法，如过度的侧向牵引和宫底加压是不可接受的，而且实际上，在当今的现实中会很难进行辩护。2000—2009 年，NHS 诉讼管理局为肩难产的案件支付了超过 1 亿英镑的诉讼费用。

各单位应根据不断变化的循证实践，不断审查和修订其管理准则。人们普遍认为，在这一领域不可能产生 A 级（随机对照试验）证据。因此，"专家"意见所推荐的操作手法将是最佳实践的基础。

六、结论

- 虽然肩难产通常是一种不可预测的产科急症，虽有临床指南和操作流程，也要警惕肩难产的可能，尽量减少胎儿和母亲的创伤。
- 现有的 A 级证据表明，通过技能的培训 / 演练的模拟可以提高操作者的技术和降低臂丛神经损伤的发生率。
- 重要的是，每个医疗机构都应该有一个所有的工作人员都熟知的工作指南和操作流程。
- 模拟演练。
- 通过使用"应急演练"和完成结构化的技能培训课程，可以增强人们对这种罕见的紧急情况的信心。

拓展阅读

[1] NHS Litigation Authority. *Ten Years of Maternity Claims: an Analysis of NHS Litigation Authority Data*. London: NHS Litigation Authority, 2012.
[2] RCOG (Royal College of Obstetricians and Gynaecologists). *Shoulder Dystocia*, 2nd edn. Green-top Guideline No. 42. London: RCOG, 2012.

第 35 章 脐带脱垂
Umbilical cord prolapse

李兆生　张梦琪　译
李映桃　尹保民　校

学习目的

阅读本章后，您能够：
- 了解如何安全有效地管理脐带脱垂，以改善围产期结局，同时最大限度地降低孕产妇风险。

一、概述

当发生胎膜破裂时，脐带脱出位于胎先露下方，称之为脐带脱垂。脐带脱垂发生率占所有分娩的 0.1%～0.6%，臀位分娩脐带脱垂的发生率高达 1%。

在 1932 年，脐带脱垂的发生率占所有分娩的 0.6%。经产妇发生率较高，其并发症发生率的降低可能与家庭分娩的减少及产科处理的改变有关，其中包括非头位择期剖宫产和产程中转剖宫产增加，或者对胎先露未衔接、远离足月的早产儿在产程中采取更积极的管理策略。

意义

据报道，在脐带脱垂中，因窒息导致围产儿死亡发生率高达 25～50%，可能原因包括以下几方面。

- 脐带受到胎先露和骨盆的机械性压迫。
- 当受到寒冷或触碰刺激时，脐带血管发生痉挛。

近年来，与脐带脱垂相关的围产儿死亡率也有所下降。一项大的研究（Murphy 和 MacKenzie，1995）发现围产儿死亡率是 91/1000。目前看来，发生脐带脱垂后所导致的新生儿死亡原因更多是与早产并发症、先天性畸形和出生体重过低有关，而不是产时窒息。

目前认为围产儿死亡率下降的部分原因是，一旦诊断出脐带脱垂，更多会采取紧急剖宫产终止妊娠。然而，考虑到脐带脱垂和早产的联系，新生儿重症监护的改善也同样重要。

二、脐带脱垂的临床处理

（一）病因学

脐带脱垂往往发生于先露部与骨盆不能紧密衔接时，这可能是由胎儿原因引起的，具体有以下几项。
- 胎位异常（足先露、横位和斜产式等）。
- 早产。
- 低出生体重（2.5kg）。
- 羊水过多。
- 多胎妊娠。
- 先天性畸形。

也可能是由以下母体原因所致。
- 经产妇。
- 胎位不正。
- 胎先露未衔接。
- 低置胎盘。

（二）其他危险因素

一项研究发现，47%的脐带脱垂发生前有产科干预，这些干预措施包括人工破膜、头皮电极的应用及宫内压力导管的置入，外倒转、内倒转和徒手旋转时的胎儿操作，以及胎膜早破的期待治疗。

（三）脐带脱垂的诊断

1. 临床疑诊

先露高浮应引起对脐带先露或脐带脱垂的怀疑，尤其是当胎心率减慢时提示脐带受压。

2. 阴道检查

应该认真仔细地进行检查是否可触及脐带。如果胎膜未破，能触及脐带，称为脐带先露，但是如果胎膜破裂，称之为脐带脱垂。检查应轻柔，尽量减少对脐带的挤压，以避免进一步压迫脐带甚至引起痉挛。

3. 超声

如果条件允许的话应尽快使用超声检查来确认胎心。无论手头有什么工具（Pinard胎心听筒/多普勒/胎心电子监护），都应该进行或持续胎心监测。当怀疑脐带受压时可以利用彩色多普勒血流信号进行评估。

（四）脐带脱垂的产科处理

自20世纪50年代以来，脐带脱垂的产科管理没有多少变化。如果是活胎，且出生后成活概率高，处理措施是持续抬高胎先露部并快速分娩，通过采用CS（除非宫口开全并且可快速经阴道分娩）。应立即停止注射任何的缩宫素。

早期的诊断是重要的，当胎心率改变频发时，持续的电子胎心监护可有助于诊断。快速结束分娩所需的时间将根据采取措施后是否存在胎心减速而决定，或者胎儿心率是否正常。无论哪种情况，如果宫口开全，并且胎先露在骨盆内下降良好，均可快速经阴道分娩。

（五）减少脐带压迫，改善胎心率的措施

一些方法可以减少脐带受压，其中包括人工抬高胎先露部、抑制宫缩、充盈膀胱、患者采取膝胸卧位及脐带还纳（脐带复位术）。

脐带脱垂的传统管理包括膝胸卧位或Trendelenburg体位，以及上推胎先露使其位于骨盆入口上方，从而减轻脐带受压，胎儿存活时且短期无法经阴道分娩者，传统的做法是采用紧急CS分娩。

如果担心胎儿心率异常，应采取胎儿宫内复苏措施，其中包括加快静脉注射速度、使用面罩吸氧、停止滴注缩宫素。如果发现脐带脱出于阴道口，应尽量轻柔地将其置入阴道内。如果无法做到这一点，可以将其小心地放在浸泡过温生理盐水的无菌纱布之中，尽管这种做法在降低血管

痉挛风险方面的益处尚未被证实。

如果脐带无搏动或听不到胎心，紧急进行超声评估是至关重要的，因为已有证据表明在这种情况下是可以看到胎心搏动的，如果仍有胎心搏动，应立即进行胎儿宫内复苏。

充盈膀胱是处理脐带脱垂的一种新措施（除非计划快速阴道分娩）。1970年，Vago首先提出了充盈膀胱，作为一种减轻脐带受压的方法。膀胱膨胀可提高胎先露使其脱离受压的脐带一段时间，因此不需要检查者使用手指移动胎先露。将16号Foley导尿管置入膀胱，用标准输液器通过导管将生理盐水注入膀胱。所需生理盐水的量由胎心率的改变和耻骨联合上方膀胱膨胀的表现决定，通常500ml就足够了。充盈球囊，夹住导管，连接并固定引流管和尿袋，在准备实施剖宫产术前释放液体。

充盈膀胱还有一个额外的好处，充盈的膀胱可以减弱或抑制子宫收缩。Chetty和Moodley进行的一系列研究（1980）中没有围产儿死亡病例。所有新生儿的Apgar评分均为6分及以上，从诊断到分娩的平均时间为69分钟。在他们的研究中，8名产妇分娩时间为80分钟或更长。如果该措施可行，这将有时间允许进行脊髓麻醉而不是全身麻醉，从而减少产妇的并发症和风险。

可通过皮下注射0.25mg特布他林以减少宫缩和改善心动过缓。如果没有胎儿窘迫的证据，实施区域阻滞麻醉可能是合理的（左侧卧位）。在备皮时，通过松开导尿管来排空膀胱。

当脐带脱垂发生在宫口开全时，可以使用胎头吸引器或产钳进行阴道助产分娩，但前提是预计可实施快速阴道分娩。这种情形下没有时间去使用复杂或耗时的器械，因为将会加剧脐带受压，并可能导致胎儿情况恶化。

关于诊断和分娩的间隔时间与死产及新生儿死亡有关的证据是相互矛盾的。通过Apgar评分和脐带血气分析评估，新生儿状况更有可能受到急性事件期间对新生儿状况产生的影响，而不是时间间隔本身，而且围产儿死亡率的增加更多地归因于早产和先天性异常。发生在院外的新生儿产时窒息是更加严重的（约占25%患儿），其围产儿死亡率高达86.4%。

三、记录

与所有产科急诊一样，仔细的实时记录是必不可少的；记住指定一名记录员来记录处理经过和时间是至关重要的。推荐采用英国皇家妇产科学院指南中的脐带脱垂记录范本。

四、结论

- 脐带脱垂是一种罕见的产科急诊，需要快速识别和紧急处理。
- 注重胎儿宫内复苏的同时准备快速分娩，可以改善围产儿结局。
- 大多数患者需要实施CS，少部分可以经阴道分娩，其紧迫性取决于胎儿的情况，经胎心率来评估。
- 参与孕产妇服务的工作人员至少每年应强制进行定期演练，每个人都要知道自己在这种紧急情况下的具体角色。
- 发生这种紧急情况后，向工作人员、产妇和合作同伴汇报情况是至关重要的。

拓展阅读

[1] RCOG (Royal College of Obstetricians and Gynaecologists). *Umbilical Cord Prolapse*. Green-top Guideline No. 50. London: RCOG, 2014.

第36章 面先露
Face presentation

程 澄　徐崇彬　译
李映桃　张春华　校

学习目的

阅读本章后，您能够：
- 了解面先露的分娩机制。
- 了解产前和产时确定面部位置的重要性。
- 掌握阴道分娩转剖宫产的指征和评估方法。

一、概述

面先露在足月分娩的发生率约为 1/800～1/600。

病因学

发生的诱因是胎头俯屈不足，包括下列因素。
- 经产妇。
- 早产儿和新生儿体重<2.5kg。
- 多胎妊娠。
- 脐带绕颈。
- 胎儿颈部肿瘤。
- 子宫畸形。
- 头盆不称。
- 巨大儿。
- 扁平骨盆。

二、面先露的临床表现

（一）诊断

原发性面先露可在孕晚期超声检查中被发现。但大多数的面先露是继发性的，发生在产时。

1. 腹部检查

胎头入盆前，可在胎背同侧触及大部分胎头，而四肢一侧则不能触及。

2. 阴道检查

在产程的早期，胎先露位置较高。行阴道检查时，通常以嘴、下颏、鼻子、颧骨和眼眶脊为标志。如存在齿槽边缘，则可将口腔与肛门区分开，从而区分出是面先露还是臀先露。此外，口腔和上颌骨形成一个三角形的斜角，臀先露则是肛门与坐骨结节形成一条直线。在进行阴道检查时，要避免因创伤或消毒液造成眼部的损伤。

（二）处理

按照以下步骤进行处理。
1. 做出诊断。
2. 检查有无脐带先露或脱垂。
3. 持续胎心监测。
4. 定期检查产程进展。
5. 如果出现宫缩乏力或产程进展缓慢，适时给予缩宫素。
6. 避免使用头皮电极或进行胎儿血液采样。
7. 如果颏前位，则可经阴道分娩（在分娩过程中可以从其他方位旋转形成）。
8. 进行会阴侧切。
9. 如果胎儿持续枕颏位，则进行剖宫产。

（三）分娩时的注意事项

1. 面先露

在产程早期，轻微的胎头俯屈不良很常见，尤其是枕后位和多胎妊娠。在这种情况下，子宫收缩往往会使俯屈增加。偶尔会出现过度仰伸，继而发生额先露，最终导致面先露。因此，大多数面先露是继发的，只在产程晚期才出现，诊断较为困难。约50%的病例，直至分娩在即才能做出诊断。

胎头下降后通常会出现内旋，下颏前移。因此，与其他产程一样，可以通过扩张、旋转和下降来评估产程进展。如果宫缩乏力，排除了梗阻的情况下，可以用缩宫素来增强宫缩。

必须记住，双顶径在面部后面7cm处，即使胎儿脸部使外阴膨胀，双顶径也只是刚刚进入盆腔。因此，即使考虑到通常存在的严重水肿，下降的程度总是比阴道检查所显示得要慢。在这种情况下，腹部检查显得尤为重要。然而，当下颏在前，枕骨在后时，即使胎头仍在腹中，也很难从腹部感觉到胎儿的头部，因为"在面先露时，头部总是比你想象的高"。关键点在阴道检查时对骨盆后方的感觉，检查骶骨凹，它应该被枕骨填满，如果骶骨凹是空的，枕骨可能仍然在腹腔内。

2. 颏前位

下降过程中下颏发生前旋，颈部随之从耻骨联合下方经过。胎头经俯屈娩出，由于枕部凸出，会造成会阴部极度膨隆，因此在大多数情况下建议进行会阴切开术。

颏前位且子宫收缩良好，60%～90%的产妇可以自然分娩或用产钳轻轻地"带出"（千万不要用胎头吸引）。胎肩和躯干通常能正常娩出。

3. 颏后位

即使在产程中诊断为颏后位，在大多数情况下，会在第一或第二产程发生向前旋转，因此，只有10%的面先露表现为持续性颏后位或颏横位。

如遇到持续性颏后位，胎儿颈部必须极度伸展达母体骶骨的长度（平均12cm），才能使枕部通过耻骨联合，但因胎儿颈部过短而无法实现。颏后位不能经阴道分娩，除非胎儿非常小，肩部与头部可同时进入骨盆。因此，持续性颏后位应采用剖宫产，以降低胎儿和产妇的发病率。

（四）面先露时的阴道操作

阴道操作，包括产钳分娩和 Thorn 手法将颏后位的胎儿转成枕前位，在历史上曾有报道，由于其导致胎儿损伤的风险高，在现代产科中是禁忌。然而，值得注意的是 Newman 等（1994）报道了 11 名犹太人因拒绝剖宫产而行徒手颏后位转枕前位操作。10 名产妇使用利托君，成功转位且阴道分娩。给予利托君注射的同时，经阴道向上推，松动胎头，然后利用超声引导下经腹触及枕部，朝向母体耻骨联合方向手法轻轻俯屈胎头。一旦达到枕前位，就开始输注缩宫素。本报道中唯一的失败案例是作者最初处理的案例，在该案例中并没有使用利托君干预。尽管如此，所有案例的产妇和新生儿结局均良好。

需要事先告知新生儿的父母，如新生儿出生后面部水肿和瘀伤是不可避免的。在某些情况下，这类情况可能会持续数天，同时可能造成喂养困难。

三、结论

- 面先露不常见，一旦发生，往往发现较晚。
- 助产士应该为这种情况做好准备，并意识到持续性颏后位需要进行剖宫产。

拓展阅读

[1] Shaffer BL, Cheng YW, Vargas JE, Laros RK, Caughey AB. Face presentation: predictors and delivery route. *Am J Obstet Gynecol* 2006; 194: e10-e12.

第 37 章 臀位分娩和外倒转
Breech delivery and external cephalic version

余丽君　谢玉珍　叶　婷　译
李映桃　丘峻朝　校

> **学习目的**
>
> 阅读本章后，您能够：
> - 掌握外倒转的风险和益处。
> - 了解外倒转技术。
> - 掌握阴道臀位分娩的风险和益处。
> - 了解正常和复杂的阴道臀位分娩的管理技术。

一、概述

妊娠 28 周时臀位的发生率约为 20%，因随后大多数胎儿会自然转位，到足月时则下降至 3%~4%。臀先露大多是偶发的，早产时常见，往往与胎儿或子宫异常有关。臀位的围产期死亡率和发病率较高，主要与早产、胎儿先天性异常及出生窒息有关，并且已成为大家的共识。应在产前、产时和新生儿处置时进行医患沟通，并告知无论采用何种分娩方式，臀位都是潜在胎儿残疾的信号。

臀位建议剖宫产（cesarean section，CS）已被认为是减少产时胎儿相关并发症的一种方法，在北欧和北美的许多国家，CS 已成为臀位最常见的分娩方式。但是，规范产前和产时臀位管理技术仍然是一个重要的临床举措。外倒转术（external cephalic version，ECV）、阴道臀位分娩管理的各种技术将分别介绍。

二、外倒转

外倒转，即臀先露经腹转位为头先露，从希波克拉底时代和欧洲中世纪一直沿用到现代。20 世纪 70 年代末和 80 年代，该手术声名狼藉，但随后因选择阴道臀位分娩女性的减少，导致其又重新被广泛地重视。英国皇家妇产科学院已经制订了一项临床指南，强烈建议为确诊足月臀位的女性提供 ECV。

（一）有效性

足月臀位 ECV 的使用已经历了一系列随机对照试验，并进行了严格的科学评价。有意向进行 ECV 的女性剖宫产率明显降低且胎儿的风险没有增加（OR=0.52，95%CI 0.4～0.7）（RCOG，2017）。一项包含 8 项研究的（n=1308）系统性回顾性分析表明（Hofmeyer 等，2015），足月尝试 ECV 者与未尝试 ECV 者相比，以下临床情况发生概率降低并有统计学意义：①出生时非头先露（平均 RR=0.42，95%CI 0.29～0.61；8 项试验，1305 名女性）；②未实现阴道头先露分娩（平均 RR=0.46，95%CI 0.3～0.62；7 项试验，1253 名女性）；③进行 CS 情况（平均 RR=0.57，95%CI 0.40～0.82；8 项试验，1305 名女性）。两组围产儿结局无差异。

因初产妇 ECV 成功率的下降，有人提出了足月前 ECV 的尝试。一项涉及 900 名女性的三项较老（早）的系统回顾研究显示，CS 率并没有降低（RR=1.1，95%CI 0.78～1.54）。早期 ECV 研究（Hutton 等，2011）也显示出生时头先露增加，但 CS 率没有降低。此外，ECV 做得太早还可能增加早产风险。

ECV 也可以在产程早期（如果胎膜完整）中成功进行，但无法进行随机对照试验，而且研究规模太小，无法评估其安全性。

ECV 在英国已成功引入临床实践，虽然成功率（转为头先露）低于引用的某些研究（如在非洲超过 80%），但与其他研究的成功率类似。这些成果在英国的推广显著地降低了臀位 CS 率。

通过案例的选择和操作人员的经验和技术的提高，有可能获得更高的成功率。在已发表的美国研究中 ECV 总体成功率为 65%。

据报道，足月 ECV 成功的胎儿有可能自发性回转为臀位，发生率为 3%～7%；而足月前 ECV 后回转为臀位的概率则超过 20%。

1. 影响成功的因素

胎次是影响成功的主要因素，初产妇成功率约为 1/3，经产妇成功率约为 2/3 或更高。羊水量可能会影响成功率，但目前对其是否应该有一个绝对的界限尚无共识。母亲的体重和身高影响成功率，胎儿的体重（包括巨大儿和小于胎龄儿）可能也是一个影响因素。即使在"足月"期内，孕周也很重要，而且胎儿臀先露的入盆程度也有影响。目前也暂无一种有效的预测方法。

2. 提高成功率的技术

推荐使用宫缩抑制药和麻醉来提高成功率。一项系统回顾（Cluver 等，2012）证实，宫缩抑制药在增加产时头先露（平均 RR=1.38，95%CI 1.03～1.85；8 项研究，993 名女性）和减少 CS 率（平均 RR=0.82，95%CI 0.71～0.94；8 项研究，1177 名女性）方面是有效的。区域镇痛联合宫缩抑制药比单独应用宫缩抑制药成功率更高（通过 ECV 失败率评估，平均 RR=0.67，95%CI 0.51～0.89；6 项研究，550 名女性），但在产时头先露占比（平均 RR=1.63，95%CI 0.75～3.53；3 项研究，279 名女性）和 CS 率方面却没有差异（平均 RR=0.74，95%CI 0.40～1.37；3 项研究，279 名女性）。

3. 各种协助转为头先露的体位

推荐各种体位，如膝肘、膝胸、印度和 Zilgrie 姿势。一项临床回顾性研究显示，这些体位并不增加出生时转为头先露的发生率。

艾灸至阴穴技术为，在第五趾甲外角旁 BL$_{67}$

穴位使用燃烧的艾草药灸。虽然早期研究表明头先露增加，但随后一项更大、设计更好的研究显示没有任何益处。

（二）并发症

对 ECV 的安全性进行了系统回顾显示，5.7% 出现一过性胎心率异常，约 1/300 发生持续胎心监护异常，胎盘早剥罕见，发生率为 1/1000。对一系列 ECV 分娩的围产儿死亡进行详细分析提示，其围产儿死亡率为 1.6/1000，与正常女性妊娠 37～40 周的围产儿死亡率相当。

越来越多的证据表明，成功 ECV 孕妇的 CS 率大约是头先露的 2 倍，阴道手术风险也可能增加。应该充分告知接受 ECV 治疗的孕妇这些数据情况。

大多数孕妇仍然准备选择 ECV 来以头先露进行后续的阴道分娩。但有调查表明，有相当一部分符合条件的孕妇会优先选择 CS 而拒绝 ECV。在某种程度上来说，这是沟通教育的失败，可以通过构建良好的沟通信息途径去改进和提高。

（三）外倒转技术

目前尚无研究比较不同 ECV 方法的效果。培训在很大程度上是"手把手"的教学，不同的操作者可能略有不同。虽然 RCOG 指南没有推崇一种特定的技术流程，但它肯定并证实了使用 $β_2$ 肾上腺素能受体激动药可提高 ECV 的成功率。

1. 术前准备

(1) 充分告知孕妇不同国家和地区的 ECV 流程、相关风险和成功率。

(2) 术前常规胎心监护，并且 CTG 显示正常。

(3) 超声检查应由接受过适当培训的医生进行。检查应确定以下内容。

- 胎方位。
- 腿部的姿势。
- 羊水量。
- 排除头部仰伸。
- 排除脐带绕颈。

(4) 需行产科超声扫描评估，排除小于胎龄儿（small for gestational age，SGA）和巨大儿。

(5) 主张签署书面知情同意书，而非口头同意。

(6) 虽然严重的并发症很罕见，但操作医生应确保 ECV 孕妇能够立即进入产科手术室，并确保届时产科麻醉师随叫随到。

(7) 术前应给予宫缩抑制药。如果没有 $β_2$ 肾上腺素能受体激动药使用禁忌证，可通过皮下注射特布他林 250μg，需注意其潜在的不良反应。

2. 手术操作流程

(1) 让孕妇平躺，确保她不会出现明显的仰卧位低血压。如有必要，使用折叠的枕头或楔子使其侧卧位。一些医生还会将床头摇低，让孕妇头稍微朝下倾斜。

(2) 臀部脱离骨盆可以通过多种方法来实现。大多数医生使用双手手指的掌面逐渐拉起臀部（图 37-1），还有一些人则通过 Pawlik 手握法来抬高臀部。一般会让一个助手帮助抬高臀部，而产科医生则专注于俯屈头部并进行旋转。

(3) 有些人会使用滑石粉或各种油。选择取决于个人偏好，没有证据表明使用这些方法会影响成功率或舒适度。

(4) 一旦臀部脱离盆腔，再将其慢慢地向上拉或推向胎背的侧面。进一步的操作旨在促进胎儿俯屈。多数医生在臀部完全脱出骨盆后，保持臀部向侧面屈曲，然后让胎儿在自己控制的时间内做一个"前滚翻"，也有一些人则用一只手推动胎臀，另一只手按压枕骨和颈后保持胎儿俯屈

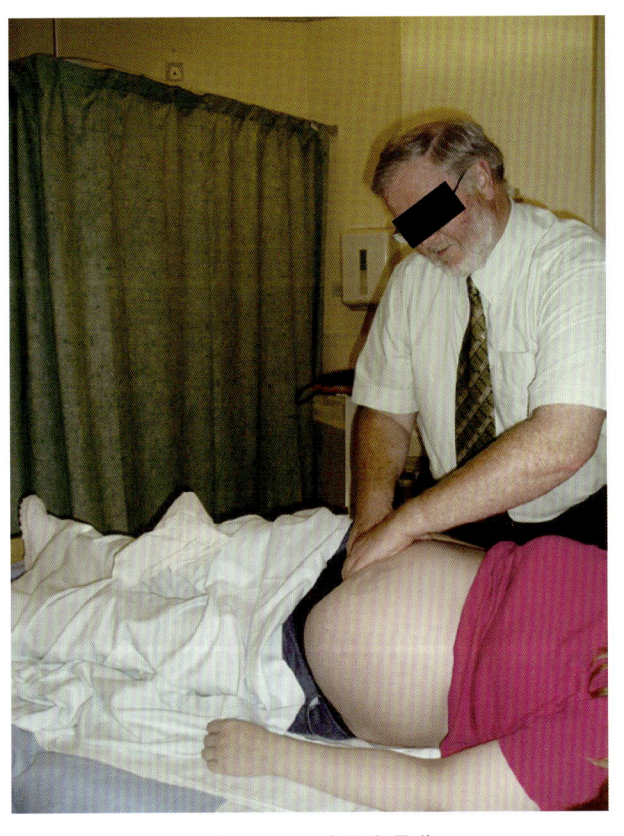

▲ 图 37-1　胎臀出骨盆

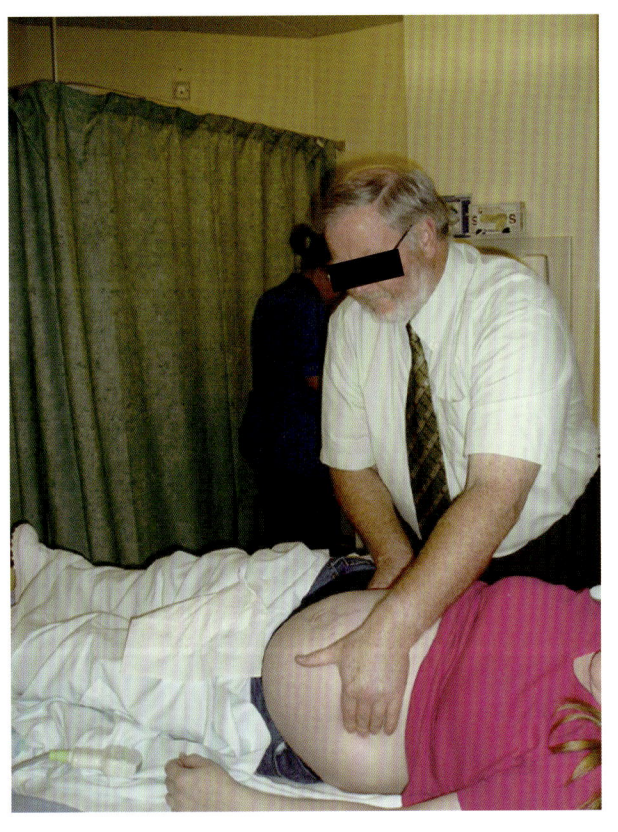

▲ 图 37-2　屈曲胎头

（图 37-2）。手跟着胎儿进行旋转，其主要目的使胎儿转成横位。操作到这个位置时，胎头常可轻易快速移动，不需要进一步的努力就可轻易进入骨盆。

(5) 手术时间不应该过长，产科医生和孕妇应该有持续的交流反馈，这不仅可以让她了解进展，而且可以分散那些不可避免的不适。应进行间歇性 CTG 外监测或超声扫描观察，特别是当手术需要 2～3 分钟以上才能完成时。ECV 最多应尝试三次。"前滚翻"通常是最好的目标方向，但如果要进行第三次尝试，则可以考虑尝试"后滚翻"。每次尝试应注意观察或听诊胎心率。

3. 术后流程

- 试行 ECV 后，不论成功与否，均应立即进行母胎监护并评估，持续至少 20 分钟。
- 对于 Rh 阴性血的妊娠女性，拟行母血 K-B 实验评估，至少应用抗 D 免疫球蛋白 500U（最终剂量由实验室结果决定）。
- 如果 ECV 成功，建议等待自然分娩，除非出现出血、胎膜早破或胎动减少。告知妊娠女性没有证据支持 ECV 后常规立即引产能降低胎位复转概率，以缓解其可能的焦虑。
- 如果 ECV 不成功，则应该讨论原因。在某些情况下，妊娠女性可能会要求另选时日进行进一步的尝试，但更常见的是，讨论决定选择最终的分娩方式。

三、阴道臀位分娩

（一）足月分娩

足月臀位研究（Hannah 等，2000）发表后，因研究显示 CS 对胎儿和新生儿有明显的短期优势，越来越多的发达国家使用 CS 作为足月臀位分娩方式的主要选择。然而，2 年的随访数据显示，计划 CS 组和阴道试产组在围产儿死亡和神经系统异常方面两组间没有显著差异。此外，在阴道试产组出生的儿童报道的医疗问题较少，尽管这一意义尚不清楚。

荷兰数据（Verhoven 等，2005；Schutt 等，2007）表明，在临床上，随着 CS 率的增高可以使预期的围产儿死亡率降低，但代价是也增加了产妇短期和长期的罹患率和死亡率。荷兰和其他一些国家的建议仍然是，如果产妇有意愿且有适应证，足月臀位首选的分娩方式是阴道分娩。法国回顾性研究数据也表明，若合理选择患者、密切产程监测且接生者经验丰富，新生儿结局没有显著差异（Goffine 等，2006）。患者的选择包括评估臀先露的类型、胎儿头的仰伸度和胎儿体重。

臀位常规 CS 的策略对母亲有不利影响。因此，有臀位阴道分娩的临床技能对选择阴道臀位分娩来说是非常必要的。目前，英国绝大多数臀位女性行选择性 CS，尽管这种做法一直受到质疑。

由于这些原因，产程中首次被诊断为臀先露（足月臀位研究中没有提到的一组）且仍然坚持阴道臀位分娩，迫使医生必须掌握阴道臀位分娩的技能。

辅助阴道臀位分娩中使用的许多操作或 Bracht 手法可以而且应该用于臀位 CS 分娩。这些也可以用于正规的人体模型训练，以教授和保持必要的分娩技能。

（二）早产

一项对四项研究提供的数据（$n=116$）进行研究的系统性回顾分析（Alfirevec 等，2013）发现，早产臀位胎儿的最佳分娩方式尚不清楚。在婴儿分娩损伤（RR=0.56，95%CI 0.05～5.62；1 项试验，38 名女性）或出生窒息（RR=1.63，95%CI 0.84～3.14；12 名女性）方面，计划急诊 CS 和计划阴道分娩组间没有显著差异。围产儿死亡率也无显著性差异（RR=0.29，95%CI 0.07～1.14；3 项试验，89 名女性）。

应告知女性，因产妇和（或）胎儿窘迫而需终止妊娠的早产臀位者多推荐 CS，但低生存阈值（22～25^{+6} 周）的臀位自然早产者除外。最近的一项队列研究（$n=390$）证实，对于妊娠 26～34 周早产或未足月胎膜早破的臀位单胎，计划 CS 对新生儿并没有益处（Lorthe 等，2019）。总的来说，早产臀位分娩的管理包括密切监测胎儿宫内状况和产程进展，应注意避免过早用腹压导致的罕见的宫颈不完全扩张的并发症，如胎头嵌顿，建议硬膜外镇痛，以减少这种并发症的发生风险。

（三）产程管理

在考虑阴道臀位分娩时，应进行超声检查，以确定臀先露的类型、胎头的俯屈度和估计胎儿体重。如果先露是足先露（足月）、胎头过度仰伸、估计胎重＜2500g 或＞4000g，则推荐 CS；若患者决定继续阴道分娩则必须告知其可能的意外风险，若接近或处于第二产程者则不主张 CS。事实上，臀位分娩研究中的研究结果与足月臀位分娩没有直接关系，因研究不包括足月臀位分娩这一组女性。回顾性数据显示，这一组有相对较高的阴道分娩成功率且不影响围产儿结局，另外，良好的结局有赖熟练的专家接生或在场进行督导。

下面讲述的是大多数产科医生遵循的阴道臀位分娩的处置流程。"四肢着床位"分娩技术现正被使用，特别适用于助产同仁为在非产科病房要求阴道臀位分娩的女性接生，将在本章的末段进行讲述。

（四）第一产程

1. 入院时，应呼叫高级助产士、产科和麻醉科工作人员会诊评估，并由经验最丰富的产科医生指挥并督导分娩过程。

2. 应确保由有经验的助产士提供一对一的陪产。

3. 如果自然临产，孕产妇和胎儿的监测应遵循一般的产程管理指引。臀位需要更密切的监测，保障产程进展正常。

4. 若产妇向助产士咨询并要求，主张镇痛分娩，但没有证据表明硬膜外镇痛对臀位分娩有特别的益处。

5. 使用正常剂量的缩宫素可以加速产程。有充分的证据表明，宫缩乏力是第一产程进展不佳的原因。万一出现支持和反对增加缩宫素的证据不充分时，特别在第一产程后期或第二产程出现进展停滞时，最后的决策最好由上级医生做出。

6. 通常建议进行持续的电子胎心监护，除非产妇强烈反对。必须小心可疑或病理性 CTG，虽然可以进行胎儿臀部血液取样，但几乎没有证据支持其在臀位分娩时的可靠性。建议臀位分娩中出现显著异常 CTG 时，应及时与上级医师讨论以确保做出恰当的决定。

7. 一旦进入第二产程，有经验的医生应该上台接生或床旁督导分娩。产房还应有随叫随到的麻醉医师和产科手术室。

（五）接生技术

最新的数据没有比较在臀位分娩中使用的各种技术的安全性或有效性。因此，关于经典技术是否优于 Bracht 操作，或者产钳是否优于 Mauriceau-Smellie-Veit（MSV）技术的争论均是个体化的。最后一次对 Bracht 技术与经典技术的详细比较是在 1953 年进行的，并且实际上是推荐了 Bracht 技术。1991 年的一项研究显示，比较经典和 Bracht 技术，新生儿结局没有差异。助产士所使用的技术基本上来源于 Bracht。在所有的技术中，避免对臀位的牵引是关键。

（六）第二产程管理

以下描述的产妇在半卧位（通常取截石位）的阴道臀位分娩，这是产科医生最熟悉的一种。"四肢着床位（掌膝位）"更常用，特别受助产士喜爱，将在后面描述。

1. 延迟主动用腹压，直到胎臀抵达阴道口。观察到随母体肛门扩张及会阴膨胀，胎儿肛门可见。

2. 半卧位的产妇通常在此时取截石位。确保产妇的骶部贴近产床的边缘。臀位分娩初产妇需行会阴切开术，经产妇有可能也需要。是否需会阴切开术可由经验丰富的接生人员独自做决定。臀位分娩通常为左或右骶横位。

3. 鼓励在整个阴道臀位分娩过程采取"不干涉"的方法。鼓励接生者最好把胎粪放置在母亲臀部的旁边。"不干涉"方法的唯一例外是胎儿背部向后旋转变成骶后位，或者需要协助娩出腿或手臂时。如果发生后旋，则必须予以手法纠正。用"骨盆抓握法"抓住胎儿（图 37-3），即双手裹住骨盆，双拇指平行置于胎儿脊柱近骶部，食指放在髂前上棘上，这样可以避免对内脏器官造成损伤。同样，只有在绝对必要的时候才协助胎儿，否则允许胎儿依靠自身的重量下降。

4. 允许母亲用力将胎臀娩出至脐部水平。将胎背转向母体的耻骨联合。没有证据表明此时下拉脐带有任何好处，故应该避免，因为下拉脐带可引起脐动脉痉挛。

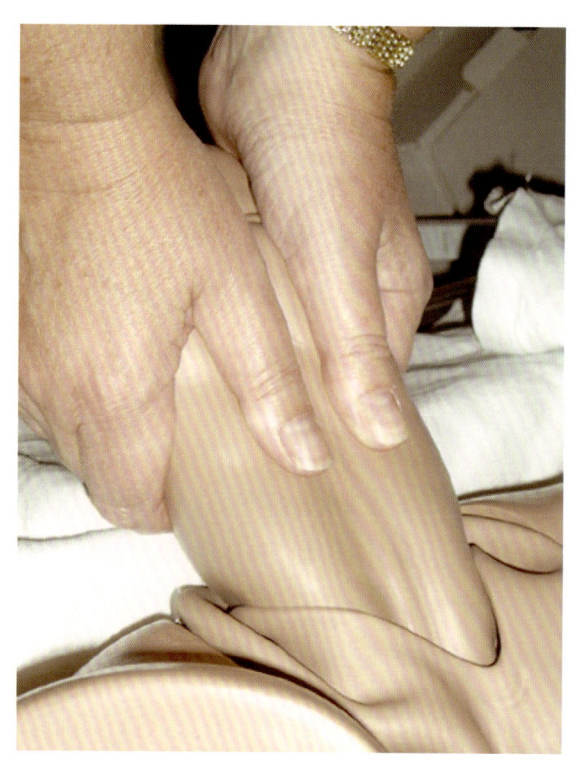

▲ 图 37-3 握持胎儿骨盆

5. 一旦露出脐带，不可避免地会有脐带的受压。应该鼓励产妇在宫缩间隙期继续用力，可帮助胎儿持续下降。

6. 如果胎儿双腿弯曲，通常会自发娩出。如果双腿伸展，可能需要 Pinard 操作，即将一个或两个手指放在大腿后面，沿着股骨的长度（指尖在腘窝）弯曲臀部，股骨在胎儿腹部周围的髋关节处呈"过度屈曲"状态。弯曲膝盖，足则会向下下垂，可以抓住足部，轻柔向下牵引就可完成腿部的分娩。

7. 如果第二条腿不能自发分娩，握持胎儿骨盆并旋转胎儿，使腿转向前方。重复上述操作以娩出双腿。在旋转胎儿时，不应该向外牵引，因为这可能会导致手臂的伸展（使随后的分娩更加困难）。继续用力娩出胎儿的背部。

8. 下降良好的"标志"是肩胛骨的顶端出现在阴道口外。那时，手臂已经准备娩出了。手臂通常在胎儿胸部前弯曲并自发娩出。如果没有，他们可以通过示指和中指穿过肩膀，沿着肱骨的长度伸展（指尖在肘窝前部），与娩腿的方式类似，施加压力，轻轻将手臂绕过胎儿胸前及一侧娩出。如果第二只手臂不能自发娩出，则握持胎儿骨盆（没有牵引力）旋转胎儿，使手臂向前移动，并像前述一样娩出。

9. 如果手臂向上伸展，无法够到前臂，就采用 Løvset 手法。通常会发生在分娩过程中不适当的牵引时，因前臂被卡在耻骨联合的后面或上方，才会无法够得到。胎儿处于骶横位，用"握持胎儿骨盆"法握住臀位，先轻轻地将胎体弯曲在水平上方约 20°，这可将后臂进一步拉入盆腔，相对于伸展的前臂，它位于骨盆的位置更低。接着将胎体旋转 180°，使后臂向前，在旋转时需保持背部是在最上的。当背部在最上时，旋转到一半开始施加温和的牵引，降低胎儿，向下屈曲，直至旋转到水平下方 20°～30°。此时，后侧的手臂将转位置于前方，并出现在耻骨联合下，可以如前所述方法娩出。再次应用"握持胎儿骨盆"法，并再次向相反方向旋转身体 180°，以娩出第二只手臂。手法的关键在于，在旋转的后半部分，需小心地屈曲和向下牵引上臂。

10. 手臂娩出后，允许头部在骨盆内进一步下降，并等待颈后部（胎头枕部）的出现。让胎儿在自己的重量下悬吊 15～20 秒，可以促进胎头俯屈和下降到适当的水平。胎儿的娩出可以通过手法或使用产钳来完成。MSV 操作允许接生者在没有助手的情况下娩出胎儿（图 37-4）。胎儿被置于一只手臂上，两个手指放在鼻子旁边的颧骨上（通常是示指和中指），小心避免眼球受压，避免将中指插入胎儿口中以造成胎儿下颌骨的不适当牵引。另一只手向前插入，中指位于枕骨下方的胎儿颅骨上，示指和无名指则钩在胎儿的肩膀上。双手用于支撑胎儿颈部，促进头部娩

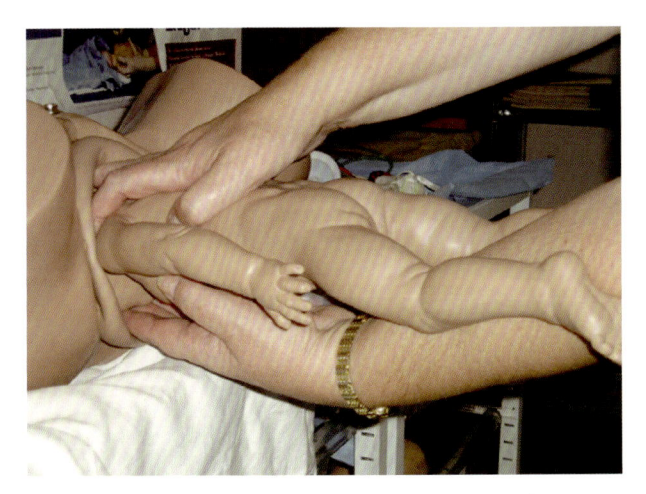

▲ 图 37-4　Mauriceau-Smellie-Veit 手法

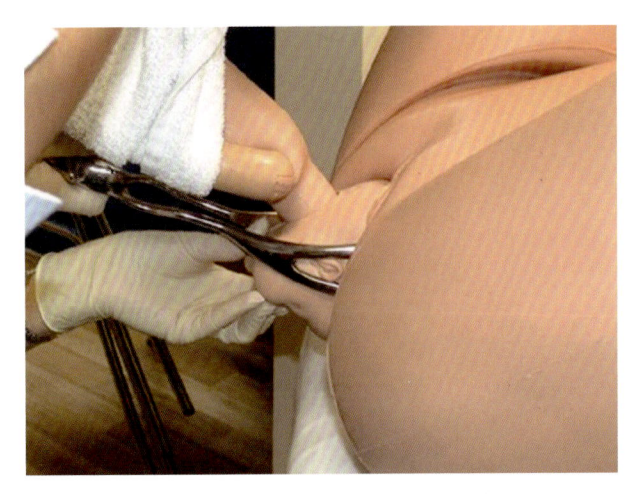

▲ 图 37-5　应用非旋转产钳协助后出头（Kielland 产钳是一个很好的选择）

出时的俯屈。牵引时让母亲用力，沿骨盆轴方向牵引。如果需要，助手可以在耻骨联合上施加压力，但通常是不需要的。

11. 如果使用产钳，建议使用一种具有长手柄的，如 Neville-Barnes 产钳。Wrigley 产钳不合适。助手小心地抓住胎儿的脚踝，把胎体放在水平面，小心不要过度屈曲颈部，从胎儿下方放置产钳。每叶产钳应小心地沿胎儿头部一侧插入，操作者的第二只手保护阴道侧壁。在美国，使用 Piper 产钳。它的柄非常长且有一个夸张的"向下"曲度，使手柄在插入时可远离胎体。当使用带有盆弯的产钳（如 Neville-Barnes 产钳）时，需把手柄靠近胎儿身体（图 37-5）。Kielland 产钳没有盆弯，可以用来协助臀位后出头，确保在放置后或在牵引期间，手柄没有被压缩在一起。

12. 处理完第三产程，应对阴道和会阴进行系统的检查。修复会阴或阴道裂伤，详细记录分娩情况，并向产妇和她的伴侣进行知情告知。

（七）替代分娩技术

1. Bracht 技术

当胎儿的腿和躯干下降到耻骨联合，该技术允许胎儿头部自然娩出。

① 延迟主动用腹压，直到臀先露已充分扩张阴道。

② 截石位接生并在恰当时机行会阴切开术。

③ 等待胎儿自然娩出至脐部。

④ 接生者双手环绕在胎儿骨盆周围，用拇指把胎儿大腿抵向其肚子（图37-6），称之为"骨盆-股骨"握力，本质上与之前描述的骨盆握力相反。当产妇用力时，轻轻地将胎儿沿母体耻骨联合向上提，保持向上运动和最小的牵引力。

⑤ 大腿娩出，持续向上旋转，手臂随着娩出。

⑥ 使用这项技术的大多数医生建议，助手自母体耻骨联合上方协助推压胎头，协助胎头保持俯屈和下降。

⑦ 如果手臂不能自然娩出，请回复到前文所述的操作。

⑧ 持续向上旋转，胎头通常会自然娩出（图37-7）。助手在头部分娩时应保护会阴，以减少肛门括约肌裂伤的风险。如果胎头不娩出，则可以使用产钳或 MSV 手法。

2. "四肢着地"技术

助产士经常使用这项技术。在院外，急救车

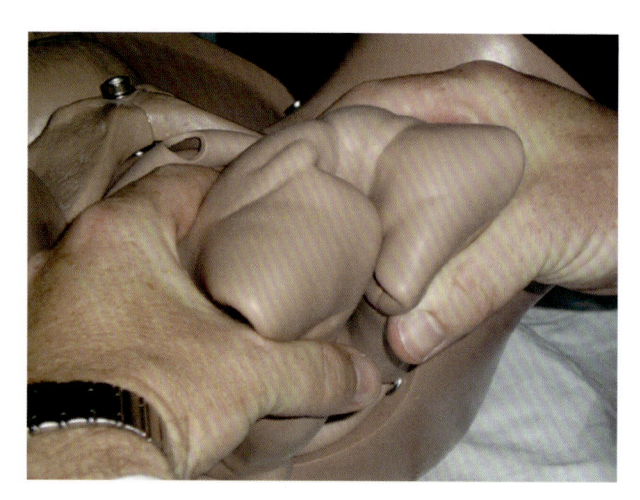

▲ 图 37-6　用 Bracht 技术放置双手以协助分娩

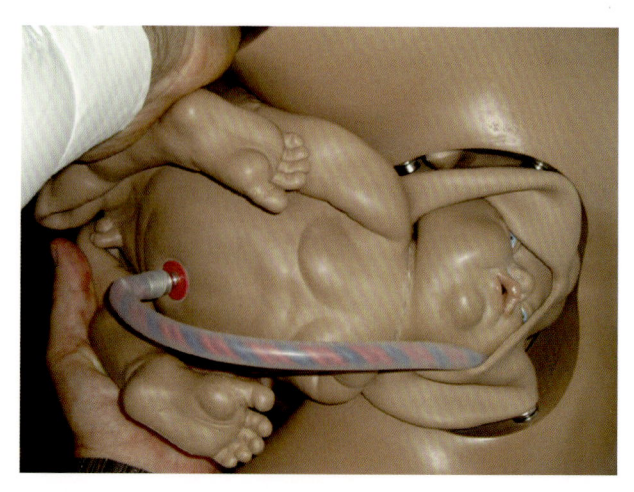

▲ 图 37-7　使用 Bracht 的技术娩出胎头（助手应保护会阴，以避免肛门括约肌裂伤）

为意想不到的臀位接生，它是一种非常有用的技术。因急救人员不太熟悉相对"复杂"的操作，有时需要在标准半卧位进行阴道臀位分娩。RCOG 指南建议，合适的接生体位取决于产妇的意愿和接生者的经验。应告知产妇，如果使用"四肢着地"体位，依据进展，必要时也可以转为半卧位。

① 产妇在床上保持"四肢着地"（或肘部 - 膝盖）的姿势。

② 胎儿通常会自然分娩，随着胎体和胎头的娩出，胎儿最终会"坐在床上"。

③ 产科医生对这个姿势不太熟悉，即分娩时胎儿的腹部对着他们！请记住，在所有的分娩体位中，只有一个是背部面对着接生者！在"四肢着地"体位，接生者面对的是"产妇的背部和胎儿的腹部"。在半卧位，则是"胎儿的背部和产妇的腹部"。

④ 鼓励自然分娩。一般来说，"四肢着地"臀位分娩的方法是鼓励产妇适当运动。也鼓励在收缩期和间歇期持续的、温和的用力，以确保持续地下降和进展。

⑤ 适当保护会阴部并根据临床需要行会阴切开术。"四肢着地"臀位分娩不常规行会阴切开术。

⑥ 通常不需干预胎儿腿部就能自然娩出。鼓励持续用力，当脐和下胸部娩出时，胎儿会"坐"在分娩床上。

⑦ 随着进一步地用力，上胸部将出现，锁骨将进入视野，手臂通常会自行娩出。

⑧ 如果手臂不能自行娩出，请协助前臂以"洗脸"式娩出。前臂更靠近母体耻骨联合，也是离接生者更远的。这可能会协助恢复生理分娩机制，另一只手臂也会跟随娩出（如果需要的话，也可以"洗脸"式娩出）。

⑨ 胎头娩出：胎头俯屈、下降并通过产妇的努力娩出。如果无法俯屈和娩出，请使用"肩压"技术。

• 双手包绕胎肩，手指放在胎儿的背部，拇指在胎儿的胸骨。

• 向后推胎儿同时保持收肩。

• 娩出前胎头应该俯屈且会阴膨胀。

• 如果不能俯屈娩出，尝试"摇肩按压"术（轻轻地前后摇晃胎儿的身体，但保持收肩）。

⑩ 分娩结束，对新生儿进行评估后再交给产妇。

⑪ 在任何时候，如果有延迟，并且这些简单

的操作无效，可以让产妇转为半卧位，在她翻身过程中注意保护胎儿。

⑫ 确保产妇的臀部位于产床的边缘，以便再进行任何必要的操作（如 Løvset 或 MSV 技术）。

⑬ 如前所述，完成分娩的其他操作。

四、分娩失败

阴道臀位分娩最令人生畏的是胎头嵌顿或手臂上举，分娩明显延迟。大多数有经验的产科医生都可能处理过这些问题，但医生的经验正在减少。像任何罕见的、不可预测的产科急诊（症）一样，临床医生应该有一个他们所遵循的流程或演练。除了病例报道或小系列文献外，没有其他文献来指导临床实践。

（一）胎臂上举

胎臂上举是一种罕见的并发症，其中一个或两个胎臂上举至胎头/颈的后方。

1. 接生者必须"在头脑中"描绘这种情况。对于左臂上举，使用"握持胎儿骨盆"法旋转胎儿身体，并从脖子后面"展开"手臂，顺时针方向旋转胎儿。对于右臂上举，沿逆时针方向旋转胎儿。你正在把胎儿转向颈部手臂的手指方向，是婴儿在引导你！

2. 一旦单臂（或双臂）从胎儿颈部后面移动，可能需要 Løvset 的操作来完成分娩。

3. 如果这一切都失败了，那就抓住胎儿的脚，在高于产妇耻骨联合的水平，顺着上举的胎臂朝向旋转（摆动）胎儿，这可能会有助于娩出后臂，如果没有，它也给了枕骨在肘部下方滑动的空间。接生者的一只手可以放在胎肩和肱骨的后面，并向肱骨施加压力，以洗脸法娩出手臂。

4. 如果另一只手臂在此之后不能娩出，则可以重复这个过程。

5. 如果这个动作失败了，那么时间就至关重要了。在胎背部前方可以插入一只手抓住胎儿一只手臂的肘部，并施加足够的压力来纠正胎儿肩膀的伸展，允许随后使用 Løvset 手法。如果这种尝试失败了，实施强制"洗脸式"娩出手臂是合法的。

6. 很可能在采用后来这些操作时造成肱骨或锁骨骨折，但不会造成长期伤害；避免胎儿缺氧窘迫。

（二）胎头嵌顿

最近则很少有文章提到，当这种情况发生时如何处理，只是提供了如何避免发生的建议。确保符合要求的助产士和麻醉师支持并准备立即行 CS。如果训练有素请使用耻骨联合切开术设备。

1. 胎儿背部朝前（宫口开全）

(1) 首先使用 McRoberts 体位来增加骨盆径线，并在耻骨联合上施加压力协助胎头俯屈和下降。

(2) 如果不成功，旋转胎体至骶外侧位置。在耻骨联合上施加压力协助胎头旋转和俯屈，并应用牵引力来将头部拉入骨盆。最后向后转至骶前，用产钳使用 MSV 技术娩出。

(3) 如果头部旋转到枕前位但仍然高，条件许可则行镇痛，并尝试使用中位产钳助产。

2. 胎儿背部朝后（宫口开全）

这是未管理产程或未能纠正胎儿下降时旋转不良的结果。胎儿下巴可能会被卡在耻骨联合后面。

① 一只手沿着骶骨凹插入，旨在将胎头旋转至枕横位以解除嵌顿、或者试着直接抵着胎儿的下巴来旋转以解除嵌顿。

② 尽早在耻骨联合上施加压力并联用牵引

力，完成分娩。

3. 最后的选项

① 如果你训练有素，就进行耻骨联合切开术。

② 如果没有，那么如果胎儿还活着，你就需要进行 1 类 CS。麻醉完成后，需要将胎儿从肩膀开始回送入阴道，这并不容易，所以考虑以下建议。

- 考虑使用宫缩抑制药。
- 使用"经典"子宫切口以实现通路最大化。
- 考虑经子宫切口使用胎头吸引器协助从骨盆深处拔出胎儿。

4. 胎头下降失败（宫口未开全）

这是一种罕见的紧急情况，因产妇过早用腹压导致。更可能发生于早产阴道臀位分娩。医生会感觉到子宫颈在胎儿颈部和下巴形成一个收缩环。

① 尝试徒手扩张子宫颈（对经产妇更有可能成功）。必要时可以小心地使用产钳，以加速分娩。

② 尝试 Duhrssen 切口，小心地引导剪刀进入阴道，以避免对母体和胎儿造成创伤，在 2 点钟、6 点钟和 10 点钟方向切开宫颈。产后在良好的麻醉下修复切口。

③ 如果不成功且胎儿仍然存活，请考虑进行如前所述的 1 类 CS。

（三）臀位内倒转

臀位内倒转最常用于双胎的第二胎分娩（见第 38 章）。该技术也用于 CS 中异常胎先露的娩出。

五、医疗诉讼

在英国，单胎臀位分娩的医疗诉讼越来越罕见，因为大多数胎儿臀位的孕妇都不会拒绝选择 CS 或 EVC 不成功后选择 CS。然而，如果 CS 中使用的娩胎技术不适当，仍然会导致创伤从而引发诉讼。

阴道臀位分娩可发生在任何孕周，任何情况下都可咨询顾问医生或由经验丰富的专家做决策。虽然文献不支持在产程中常规使用缩宫素、持续电子胎心监护或硬膜外镇痛，临床应用时可能存在争议，若有任何疑虑，应请顾问医生参与讨论决策。

在英国培训的专科医生，处置阴道臀位分娩的能力目前是一个问题。即使是顾问或专家级别的人员，也可能没有阴道臀位分娩方面的经验或信心，他们也应该确保在必要时有其他有能力的同事可以协助。

六、结论

- 提倡并鼓励孕 36 周后行 ECV。
- 目前没有简单的算法来预测 ECV 的成功率。
- 使用 $β_2$ 肾上腺素能受体激动药抑制宫缩可以增加 ECV 成功率。
- 评审 ECV 成功率。
- 若选择阴道臀位分娩，确保产程早期有顾问医生和最有经验的接生者参与接生。
- 截石位分娩是产科医生最熟悉的体位，他们也应该学会与"四肢着地"技术的相关知识和技能。

- 确保熟悉 Løvset 手法娩出"手臂上举"。
- 使用模拟演练，培训团队"手臂上举"和"胎头嵌顿"处置的技能并确保熟练掌握。
- 通过剖宫产臀位分娩技术和定期的人体模型训练来实现掌握和保持臀位阴道接生技术。

拓展阅读

[1] RCOG (Royal College of Obstetricians and Gynaecologists). *External Cephalic Version and Reducing the Incidence of Breech Presentation.* Green-top Guideline No. 20a. London: RCOG, 2017.

[2] RCOG (Royal College of Obstetricians and Gynaecologists). *Management of Breech Presentation.* Green-top Guideline No. 20b. London: RCOG, 2017.

第 38 章 双胎妊娠
Twin pregnancy

张梦琪 刘红娥 蓝 天 **译**
李映桃 李 佳 黄 蓓 **校**

> **学习目的**
>
> 阅读本章后，您能够：
> - 探讨如何评估双胎妊娠阴道分娩适应证。
> - 描述如何安全地管理适宜阴道分娩的双胎妊娠。

一、概述

单卵双胎的发生率相对恒定，约为 3.5/1000。但双卵双胎发生率因年龄、胎次、种族和辅助生殖技术的使用而差异巨大。双胎妊娠的发生率持续增长，主要原因是辅助生殖技术的广泛使用。英国国家统计局公布了 2018 年英格兰和威尔士的产妇的多胎出生率为 15.4/1000。总体上多胎妊娠的孕产妇和围产儿的死亡率和发病率均高于单胎。早产和早产的并发症是导致不良结局的主因，其他导致不良结局的风险因素有胎儿宫内生长受限、胎儿先天性发育异常、胎位不正、脐带脱垂和胎盘早剥。

常规使用产前超声评估有助于多胎妊娠的诊断。多胎妊娠的女性应在妊娠早期产前检查时确定绒毛膜性，然后按照最近英国国家健康和护理卓越研究所（NICE，2019）关于多胎妊娠产前检查的指南建议，应用超声进行系统性的生长发育评估。该指南推荐无合并症的单绒毛膜双羊膜囊双胎妊娠在经过一个疗程的产前类固醇激素治疗后，于 $36^{+0}\sim36^{+6}$ 周计划分娩，双绒毛膜双羊膜囊双胎妊娠在 $37^{+0}\sim37^{+6}$ 周分娩。一项关于双胎妊娠分娩管理的 Meta 分析发现，对比计划阴道分娩和计划剖宫产，不同分娩方式对新生儿的死亡率或发病率方面的影响，结果没有显著性差异。一项对 2890 例妊娠 36 周后出生的双胎进行的队列研究发现，通过剖宫产分娩的双胎没有死亡，但在阴道分娩的双胎中有 9 例双胎胎儿 2 死亡。一项国际性、多中心、随机对照的双胎出生队列研究（Barrettetal 等，2013）由 2400 名女性参与，随机选择 CS 和计划阴道分娩，显示阴道分娩是安全的。但是，双胎妊娠的分娩方式在某些方面仍然存在争议。

二、双胎妊娠的临床管理策略

（一）双胎胎儿 1 为先露头

必须评估阴道分娩的适应证，考虑到即使胎儿 2 在产前是头位，也很难预测其最终产时的胎位。如果胎儿 2 是臀位的，阴道分娩被认为是安全的，而且可以通过臀位助产或臀牵引来进行。如果胎儿 2 是横位，那么可以采用外倒转术或内倒转术而后以臀牵引完成分娩。

（二）双胎胎儿 1 为非先露头

当双胎胎儿 1 是臀位时，目前的观点是优选剖宫产。尽管有一项大型、多中心的回顾性研究证明，阴道分娩没有导致风险增加，但观点却依旧未改。此种情况下阴道分娩主要担忧的风险之一是双胎胎头交锁，虽然发生率非常低，为 1/645。足月臀位的研究是一项对单胎的研究，结果并不适用于双胎。所以，若双胎胎儿 1 为臀位者决定进行阴道分娩，应由顾问医生评估决定；当双胎胎儿 1 是横位时，则主张剖宫产。

（三）双胎间的分娩间隔

胎儿 2 与胎儿 1 理想的分娩间隔时间尚无统一标准。在胎儿 2 的先露部分进入骨盆之前，过早的破膜可能出现问题，而不适当的延迟也不是没有危险。一份研究报告提示，随着分娩间隔时间的延长，胎儿 2 的脐动脉和静脉血 pH 和剩余碱均会逐渐恶化。双胎分娩间隔在 15 分钟内，无胎儿 2 脐带动脉血 pH<7.00 的发生；如果双胎分娩间隔>30 分钟，有 27% 的胎儿 2 脐带动脉血 pH<7.00；若双胎分娩间隔>30 分钟，73% 胎儿 2 有胎儿窘迫的证据，需要手术干预。

此前也有研究表明，不需要设定特定的分娩时间间隔，只要持续进行电子胎心监护，显示胎儿 2 是安全的。

（四）双胎胎儿 2 横位：外倒转术与内倒转术

这两种技术都是适用的，尽管有许多研究者报道首次尝试外倒转术成功，但也有研究者报道，与直接进行内倒转术相比，外倒转术的成功率不仅较低，而且导致产妇并发症发生率增加。但是，考虑到外倒转术侵入性较小，如果操作者对该技术更有把握，应首先考虑该项技术。操作者的经验可能是最重要的因素，更多的高年资医生可能会选择直接进行内倒转术。

（五）多胎妊娠

尽管三胎妊娠的发生率升高，但大多数产科医生分娩三胎的经验相对较少，通过阴道分娩的经验则更少。

尽管荷兰的一项研究报道称，与剖宫产分娩相比，通过阴道分娩的结局更有利，该单位在这类分娩中经验特别丰富。但对于大多数产科医生来说，都会选择更安全的剖宫产。

（六）既往剖宫产史

缺乏现有的证据表明，在没有阴道分娩禁忌的情况下，阴道试产是一个安全的选择。据报道，瘢痕子宫破裂发生率为 0%~3%。显然，当双胎都是纵产式（双头位或头位/臀位）时，阴道分娩是最合适的。对于需要使用外倒转术或内倒转术的横产式则更具争议。

（七）早产儿/极低出生体重的双胎妊娠

对极低出生体重双胎妊娠，阴道分娩和剖宫产的结局似乎没有差别，在围产儿结局方面也不存在差异。但是，必须准确和连续地对双胎的两个胎儿进行胎心监护。

（八）双胎妊娠剖宫产指征

除了剖宫产的一般适应证，如前置胎盘外，还应包括以下情况。
- 连体双胎。
- 单羊膜囊双胎妊娠（可能有脐带打结或脐带缠绕），建议在 32~34 周分娩。
- 某些先天性异常。

三、双胎阴道分娩的产前管理

（一）第一产程的管理

1. 进入产房。
2. 开通静脉通道。
3. 完善血液检查：全血计数、血型并保留血清。
4. 使用双胎胎心监护仪进行连续胎心监护。
5. 若双胎中一胎出现胎儿心率异常，取该胎儿头皮血进行检测。
6. 理想情况下，胎儿头皮电极应该置于双胎中的 1 个胎儿进行监测，以明确区分双胎。
7. 如果发现胎儿 2 胎心率异常，则进行剖宫产。

在产程的任何阶段，只要双胎中有一个胎心监护不到的话，剖宫产就可能是唯一安全的选择。

必须对两个胎儿都同时进行胎心监护，并仔细追踪确保检查结果（如双胎的胎心率是不同的，并且都不同于母体的心率）。同样重要的是，要确定哪段异常的胎心监护结果与双胎中的哪个有关，因为有时易被混淆，以至于有可能取了胎儿 1 的血液样本检测，而有异常胎监图形的却是胎儿 2 的。

超声评估应由经规范培训的医生来进行，以确定以下情况。
- 每个胎儿的胎先露。
- 羊水量评估。
- 胎盘位置。
- 每个胎儿的发育情况。
- 如果没有近期测量的话，则需估计胎儿体重。

超声也可以用来指引操作者在胎儿 2 娩出时进行外倒转或内倒转。

通常会建议进行硬膜外镇痛，因为分娩胎儿 2 可能需要进行宫内操作，应通知以下人员和部门。
- 麻醉医师。
- 新生儿医师。
- 新生儿监护病房。

（二）第二产程管理

1. 提供适当的镇痛。
2. 如果第一产程没有应用缩宫素，配备缩宫素 40U 加入 0.9% 生理盐水 500ml 中，在胎儿 1 和胎儿 2 分娩间隔必要时加强宫缩使用。
3. 像单胎接生一样娩出胎儿 1 后，固定胎儿 2 为纵产式。
4. 用带标签的脐带夹为胎儿 1 断脐。
5. 进行腹部触诊以明确胎儿 2 的胎产式。
6. 确认胎儿 2 的胎产式、胎先露和胎心率，必要时可利用超声检查。

7. 对胎儿 2 进行连续电子胎心监护。

8. 如果是横产式，则进行外倒转术或内倒转术（可以借助超声）。

9. 如果 5～10 分钟没有宫缩，则开始滴注缩宫素。

10. 当胎儿 2 为纵产式且胎先露已经进入骨盆，可进行人工破膜以促进宫缩并加速分娩。

（三）第三产程管理

1. 胎儿 2 娩出后注射 1 安瓿麦角新碱（如果有麦角新碱使用禁忌，则改为垂体后叶素 5U）。

2. 娩出胎盘。

3. 大多数医院的产科建议开始滴注缩宫素（40U 的缩宫素加入 500ml 0.9% 生理盐水中），因为多胎妊娠分娩后存在宫缩乏力的风险。

（四）内倒转术

辨认胎足的方法是通过完整胎膜触摸辨认出足跟，先抓住胎足，然后不断轻轻地拉入产道，在操作过程中尽可能保持胎膜的完整，胎膜有可能会自发破裂；否则在牵引旋转完成后再人工破膜。若横位为胎儿背部在上方或后方时，这种操作是最容易的。而如果背部朝下，或者四肢不能迅速触及，操作者可以借助超声来确定位置。这就可以将牵拉胎手的风险降至最低。如果胎足不能安全触及，则可能需要通过剖宫产完成分娩。

（五）针对胎儿 2 的剖宫产手术

这往往是双胎分娩时管理不善的结果，胎儿 1 分娩时未固定胎儿 2 或胎儿 2 在入盆前发生了胎膜破裂。另一种错误是在双胎之一分娩后触及宫颈回缩，则评估不可能再进行阴道分娩。在这个阶段宫颈可触及的唯一原因是先露仍然很高。如前所述，牵拉胎儿先露部位下降，宫颈仍会展开。

四、沟通和团队合作

双胎和多胎妊娠的分娩，团队合作对于保障母婴的分娩安全至关重要。分娩时产科医生（包括高年资产科医生）、助产士和新生儿医生均应在场，麻醉医师也应进驻产房，以备紧急剖宫产之需。

五、结论

- 双胎妊娠阴道分娩通常都很简单，但也可能很危险，需要一个经验丰富的产科医生在场，以避免常见的错误发生。
- 需认真准确地监护双胎妊娠的两个胎儿。
- 不要过早对胎儿 2 进行人工破膜，最好延迟直到宫缩重新建立，胎先露已进入骨盆。

拓展阅读

[1] Barrett J, Aztalos E, Wilan A, et al. The Twin Birth Study: a multicenter RCT of planned cesarean section (CS) and planned vaginal birth (VB) for twin pregnancies 320 to 386/7 weeks. *Am J Obstet Gynaecol* 2013; 208: S4-5.

[2] NICE (National Institute for Health and Care Excellence). *Twin and Triplet Pregnancy*. NG137. London: NICE, 2019.

[3] RCOG (Royal College of Obstetricians and Gynaecologists). *Management of Monochorionic Twin Pregnancy*. Green-top Guideline No. 51. London: RCOG, 2016.

第 39 章 会阴和肛门括约肌的复杂裂伤
Complex perineal and anal sphincter trauma

陈 佳 李玉芳 译
李映桃 郭晓玲 校

> **学习目的**
>
> 阅读本章后，您能够：
> - 识别和评估会阴Ⅰ～Ⅳ度裂伤。
> - 掌握会阴裂伤缝合术的所有技巧。
> - 掌握Ⅲ度和Ⅳ度会阴裂伤的术后护理和随访。

一、概述

分娩导致的会阴裂伤在临床中较常见，且孕产妇发生率高，并可能对家庭生活和性关系产生毁灭性的影响。阴道分娩后，85% 以上的女性发生会阴裂伤，高达 2/3 的需要缝合，高达 30% 的女性遭受产后肛门括约肌损伤（obstetric anal sphincter injury，OASI）。许多的 OASI 被忽略，而且有较多的 OASI 未上报，导致 OASI 的发病率仅占阴道分娩的 1%～2%。有以下危险因素者发生会阴裂伤的风险明显增加，这些危险因素通常同时发生，如出生体重＞4kg、持续性枕后位、初产妇、引产、硬膜外麻醉、第二产程延长＞1小时、肩难产、会阴正中切开术和产钳分娩。通过加强培训，可以提高检出率，但阴道分娩导致的"隐匿性"肛门括约肌损伤（如肛门内超声检查发现的肛门括约肌损伤）也很常见，最常见的原因是缺乏辨识，误诊为Ⅱ度裂伤。

（一）定义

会阴裂伤可能在阴道分娩时自发发生，或有意地为方便分娩而做的手术切口（会阴切开术）。会阴切开和自发裂伤也有可能同时发生。Sultan 对自发性会阴裂伤的以下分类现已被皇家妇产科学院和国际尿失禁专家咨询委员会所采纳。

第39章　会阴和肛门括约肌的复杂裂伤
Complex perineal and anal sphincter trauma

- Ⅰ度裂伤：会阴部皮肤和（或）阴道黏膜损伤。
- Ⅱ度裂伤：会阴部肌肉损伤，但未伤及肛门括约肌。
- Ⅲ度裂伤：损伤累及肛门括约肌。进一步细分为以下情况。
  - Ⅲa：肛门外括约肌裂伤深度＜50%。
  - Ⅲb：肛门外括约肌裂伤深度＞50%。
  - Ⅲc：肛门内括约肌也受损。
- Ⅳ度裂伤：Ⅲ度裂伤伴肛门上皮裂伤，以及肛门和（或）直肠受损。
- 纽孔状裂伤：无肛门括约肌受累的直肠黏膜裂伤。

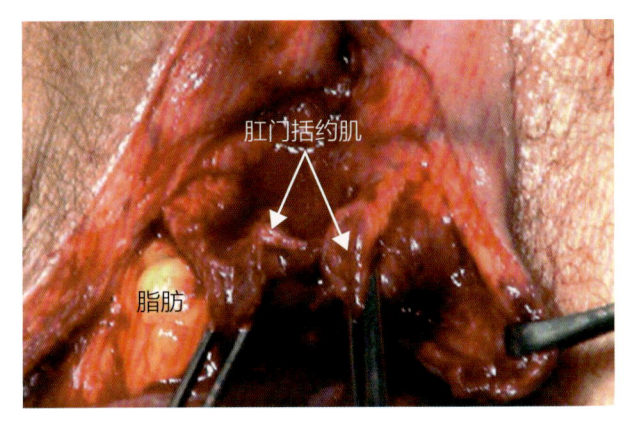

▲ 图 39-1　Ⅲ度裂伤（Ⅲb级），Allis 钳夹住的是肛门外括约肌；坐骨肛门窝及脂肪体位于肛门外括约肌的外侧

（二）会阴切开术

会阴切开术是分娩过程中为扩大阴道开口所行的外阴切开术。会阴中侧切开（与正中切口相比，并发症较少）是与括约肌的中点成60°，约在8点钟的位置，以避开肛门括约肌复合体。

会阴切开术不应常规使用，但在下列情况时可使用。

- 胎儿窘迫。
- 肩难产时进行阴道操作。
- 减少阴道助产时发生的严重裂伤，特别是钳产。
- 会阴厚而弹性差时协助阴道分娩。
- 长时间地"增加腹压"可能对母亲有危险，如重度高血压或心脏病。

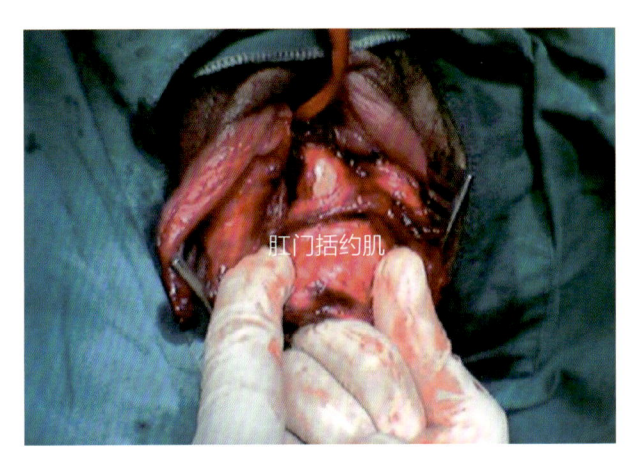

▲ 图 39-2　肛门括约肌完整的直肠"纽孔状"裂伤

二、会阴裂伤的评估

阴道分娩后必须在良好的曝光和照明下仔细检查会阴。评估应包括直肠检查，以排除 OASI（图 39-1）。这一点相当重要，因为即使在会阴完整的情况下，直肠的"纽孔状"裂伤也可能单独发生（图 39-2）。检查肛门括约肌时食指在直肠，拇指在会阴或在后方的股四头肌上进行来回滚动。在没有硬膜外麻醉的情况下，可以要求女性收缩肛门括约肌，以检查肛门括约肌是否断裂。完全断裂的括约肌末端可以收缩（遵循外括约肌的环状排列），因此可能看不到。应仔细检查肛门两侧的任何缺损或"空隙"，因为肌肉撕裂的断端会在其深处找到（通常分别在8点钟和4点钟位置）。在检查或缝合之前，向患者及其伴侣解释并征得同意是非常重要的。

三、裂伤缝合

1. 会阴缝合前应先处理子宫出血。
2. 缝合之前，确保会阴伤口已充分麻醉。
   - 用 1% 利多卡因进行局部浸润麻醉对简

293

单裂伤来说是足够的，但广泛的裂伤和复杂的缝合可能需要 20ml 以上才能更有效地镇痛，一定要避免注射到血管中。

- 补充现有的硬膜外麻醉或局部麻醉，对于难以显露的广泛裂伤（如后穹窿裂伤），或者涉及肛门括约肌复合体的地方，这尤其重要。

3. 应快速评估操作者是否有能力完成缝合，因为这有助于尽早求助上级，而不应该在承认失败前纠结太久，在此期间可能发生大量出血。

4. 目前的研究表明，会阴的缝合应采用连续非锁边缝合，用可吸收缝线（Vicryl rapide®）依次分层缝合（阴道、会阴肌肉和皮下组织）。

5. 注意裂伤顶端，检查裂伤程度，裂伤是单侧还是双侧，以及裂伤的深度。第一针在阴道裂伤顶端上方 5～10mm 处入针，以缝扎任何可能看不到的出血点，然后依次缝合。任何大的出血血管应单独结扎，而不是"隐匿它们"，因为由此可能会发生持续隐匿性出血，造成坐骨直肠血肿。

6. 检查缝合是否恢复解剖位，并完全止血。进行阴道检查，检查阴道是否缝合太紧。

7. 缝合完成后应进行直肠检查，以确保缝合材料没有穿过直肠黏膜。

8. 清点所有的棉签、针头和器械。

9. 缝合完成后，裂伤程度、缝合技术和使用的材料必须用黑色墨水笔记录在病历中。附上用一张图表来说明裂伤的程度也很有用。

（一）Ⅲ度和Ⅳ度裂伤缝合

缝合只能由在肛门括约肌修复方面有丰富经验的医生进行或培训医生在有经验的医生指导下进行。如果对诊断有任何疑问，谨慎的做法是通知顾问医生并等待第二次意见（DVD，www.perineum.net；2022 年 1 月最后一次访问）。

对于简单的Ⅲ度和Ⅳ度裂伤，不需要肛肠外科医生，但当裂伤为Ⅳ度时，评估损伤的深度是至关重要的。如果撕裂从肛管延伸到直肠上提肌板，则可能需要进行功能性结肠造口术，并需外科医生配合（这种严重的裂伤是罕见的）。

Ⅲ度和Ⅳ度裂伤应在有良好照明、设备齐全和无菌条件的手术室进行缝合。会阴缝合包应包含适当的器械（框 39-1 和图 39-3）。

全身或局部（脊髓/硬膜外）麻醉是一个重要的前提条件，特别是对于重叠缝合，因为括约肌固有的张力会导致撕裂的肌肉末端在鞘内回缩。为了恢复末端，肌肉松弛是必要的，特别是进行无张力的肌肉重叠缝合。

截石位时，应通过仔细的阴道和直肠检查来评估裂伤的程度，并根据本章前面给出的分类进行分级。

1. 第一步：缝合肛门上皮

Ⅳ度裂伤时，裂伤的肛门上皮用可吸收缝线 3-0 缝合（Vicryl®，Ethicon，Edinburgh，UK）。可采用连续缝合或间断缝合（肛管打结）。

框 39-1　肛门括约肌裂伤缝合的器械和缝线

器　械	缝　线
• Weislander 拉钩（或 Gilpin 拉钩）	• 肛门上皮：3-0Vicryl 可吸收缝线，26mm 圆针
• 有齿镊（细而结实）	• 肛门内括约肌：3-0PDS 可吸收缝线，26mm 圆针
• 持针器（大小各一）	
• Allis 钳（皮钳）（×4）	• 肛门外括约肌：3-0PDS 可吸收缝线，26mm 圆针
• 血管钳（×4）	
• McIndoe 剪（组织剪）	• 会阴肌肉：2-0Vicryl 快可吸收缝线，35mm 三角针
• 线剪	
• Sims 内镜（肛门内镜）	• 会阴皮肤：2-0Vicryl 快可吸收缝线，35mm 三角针
• 阴道侧壁深牵开器	
• 海绵钳（×4）	
• 止血棉	
• 大号棉签	
• 透热疗法器	

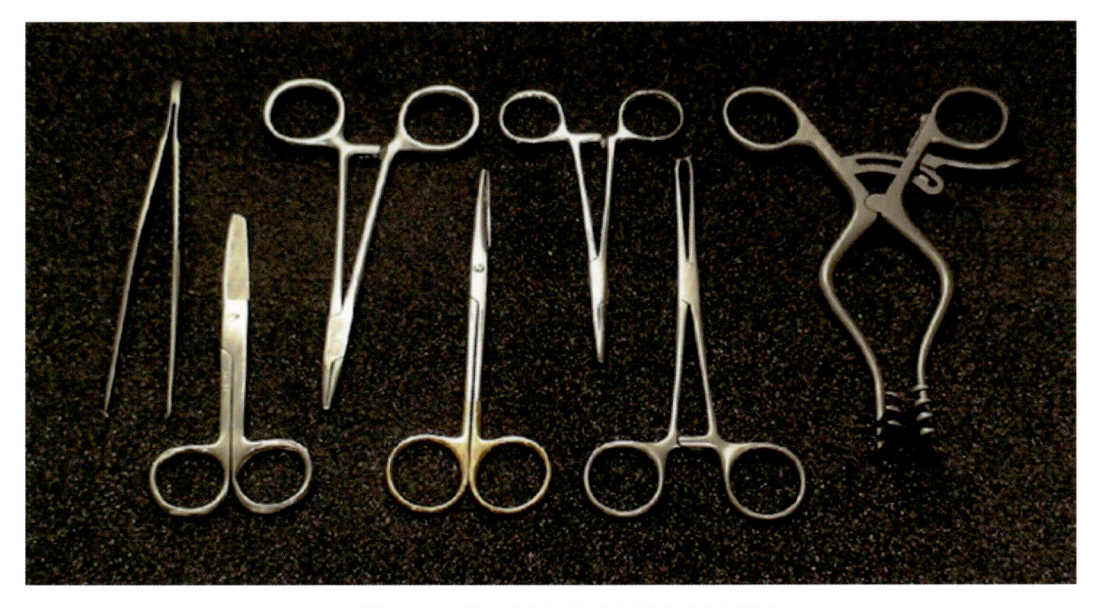

▲ 图 39-3　肛门括约肌裂伤缝合专用器械
从左到右：齿镊、线剪、持针器、McIndoe 剪刀、血管钳、皮钳和 Weislander 拉钩

2. 第二步：缝合肛门括约肌

在缝合肛门括约肌之前，先固定阴道裂伤的顶端，有助于括约肌裂伤的缝合，然后保护好缝线，以便稍后缝合。

裂伤时，应识别肛门内括约肌（internal anal sphincter，IAS）与肛门外括约肌（external anal sphincter，EAS），并分层缝合。IAS 位于 EAS 和肛门上皮之间。它比有条纹的外括约肌（红色肉状）（图 39-4）更苍白（生鱼状），肌肉纤维纵向排列，而外括约肌纤维环状排列。IAS 裂伤应采用间断缝合或褥式缝合（而不是重叠缝合），使用细单丝线缝合材料，如 3-0 可吸收缝线（PDS）或编织的 2-0 聚酯缝线（Vicryl）。对于产科医生来说，识别并修复 IAS 的裂伤至关重要，因为结直肠外科医生发现，如果这些女性出现大便失禁，再次手术时则难以识别及修复。

EAS 的缝合应该使用单丝缝线，其中包括 PDS 或编织缝线，如聚酯（Vicryl）。对于部分深度裂伤（Ⅲa 级和 Ⅲb 级）来说，应采用端-端技术，而全层裂伤可以通过端-端缝合或重叠缝合修复。目前的证据表明，全层裂伤采用端-端缝合（图 39-5）或重叠缝合（图 39-6），在肛门失禁方面没有显著差异。

确认肛门外括约肌的断端，并用皮钳夹住。无论采用哪种方法，都应注意将结的末端埋在会阴肌下，特别是在使用 PDS 缝线时，尽量减少以后拆除移位缝线的风险。

如果进行端-端缝合，建议采用褥式缝合（因为 8 字缝合可能会导致缺血）。通常缝合两针就足够了。

对于重叠缝合，需要进一步分离。

- 用一把组织剪将肌肉从坐骨肛门脂肪侧面分离出来（图 39-1）。
- 用皮钳夹住外括约肌，并将其以"双乳"的方式重叠。
- 外括约肌断裂的两端可以重叠，如图 39-6 所示。
- 确定外括约肌的全长非常重要，以确保完全接近或重叠。

缝合阴道皮肤，重建会阴体肌肉，并与会阴

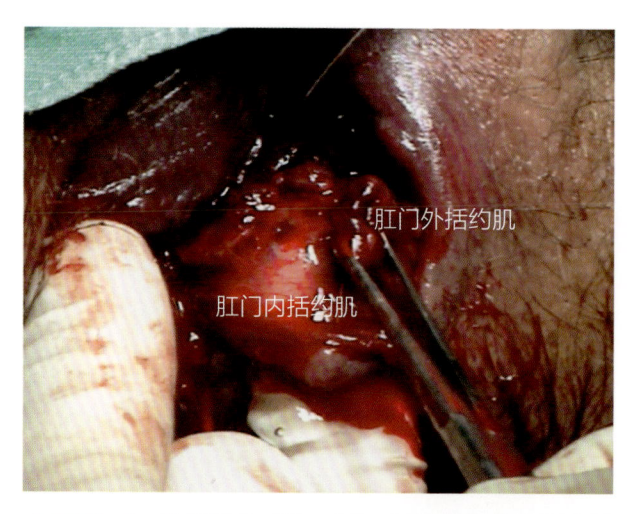

▲ 图 39-4　Ⅲ度裂伤（Ⅲ b 级），显示完整的肛门内括约肌和断裂的肛门外括约肌

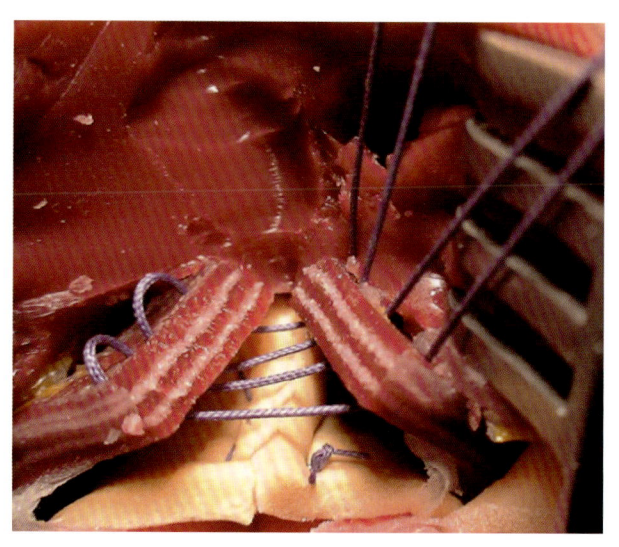

▲ 图 39-5　全层裂伤 8 字端 – 端缝合的模型

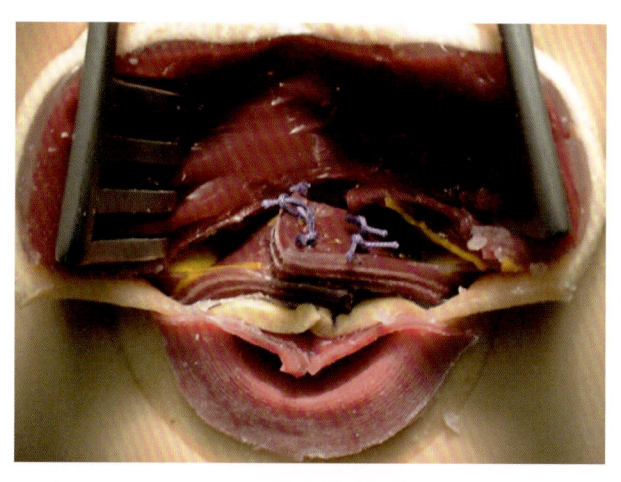

▲ 图 39-6　全层裂伤重叠缝合的模型

部皮肤接近（如会阴切开缝合和Ⅱ度裂伤缝合）。重建会阴肌时应特别注意为括约肌缝合提供帮助，并将 PDS 缝合线埋在会阴肌浅层以避免移位。会阴短而弹性差会使肛门括约肌在下次阴道分娩中更容易发生裂伤。

（二）步骤

- 与所有的会阴缝合一样，术后应进行直肠阴道检查，以确认完全修复，确保没有缝线穿过肛门直肠黏膜，并确保所有止血纱布或棉签都已取出。
- 术中应静脉注射广谱抗生素（如复合阿莫西林 – 克拉维酸），并持续口服 5～7 天。虽然没有随机试验证实这种做法的益处，但感染可能会影响伤口愈合并导致大小便失禁或瘘管形成。
- 严重的会阴不适，特别是阴道助产后，是导致尿潴留的原因，在局部麻醉之后，膀胱感觉的恢复可能需要 12 小时。插入 Foley 导尿管 12～24 小时，助产士在拔除导尿管时应评估患者是否能自主排尿。

如实记录发生的情况和缝合技术是必不可少的。在出现并发症、遭受审计或诉讼后审查记录时，裂伤的图示可能是有用的。

（三）产后护理

- 规律、有效的止痛是促进早期活动的关键。
- 由于大量的硬便排出可能会导致伤口裂开，因此术后 10～14 天应使用软化剂（乳果糖，每天 2 次，每次 10～15ml）。
- 应向产妇解释裂伤的程度，并告知她在出现感染或大小便失禁时如何寻求帮助。
- 出院前应复查，对其进行会阴护理的指导，并告知其在舒适的时候开始盆底锻炼。
- 建议在盆底专科门诊进行随访。

第39章 会阴和肛门括约肌的复杂裂伤
Complex perineal and anal sphincter trauma

四、培训

为了提高对肛门括约肌裂伤的认识，需要进行更加集中和强化的培训。通过使用特制的模型（图 39-7）和动物的肛门括约肌，培训可以在技能培训室进行。

五、结论

- 阴道分娩后的会阴裂伤很常见。
- 必须清楚地向患者解释裂伤的程度，并在征得其同意后进行修复。
- 通过训练保持灵敏的操作技能。
- Ⅲ度和Ⅳ度裂伤需要上级医生的参与。
- 精细的缝合技术和绝佳的术后护理是获得良好预后的必备条件。

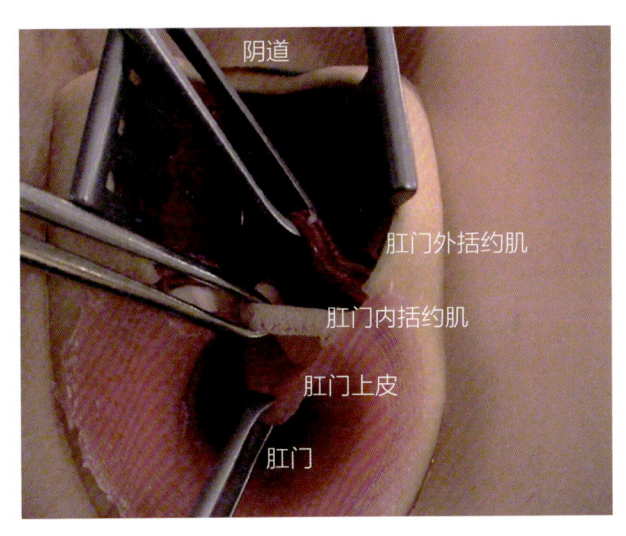

▲ 图 39-7 目的：建立肛门括约肌解剖教学模型

拓展阅读

[1] Fernando RJ, Sultan AH, Kettle C, Thakar R. Methods of repair for obstetric anal sphincter injury. *Cochrane Database Syst Rev* 2013; 12: CD002866.

[2] RCOG (Royal College of Obstetricians and Gynaecologists). *Third-and Fourth-Degree Perineal Tears, Management*. Green-top Guideline No. 29. London: RCOG, 2015.

第 40 章 耻骨联合切开术和毁胎术
Symphysiotomy and destructive procedures

王振宇　李玉芳　译
李映桃　陈　慧　校

学习目的

阅读本章后，您能够：
- 掌握耻骨联合切开术的适应证及操作技术。
- 认识毁胎术的作用。
- 掌握毁胎术的操作步骤。

一、概述

在英国，临床中很少使用耻骨联合切开术，但此技术有助于经阴道臀位分娩时，胎头娩出困难的处理，这也是处理肩难产的最后手段。毁胎术在当代英国产科操作中很少使用，但在发展中国家，在缺乏产前保健及没有良好的产时护理的基层医院或在丛林野外，发生难产或胎儿死亡时仍经常使用。报道指出，毁胎术的发生率为0.094%～0.98%。毁胎术避免了经腹分娩可能给妊娠女性带来的极大风险，主要是避免因无法提供产时和住院分娩护理而可能发生的剖宫产相关的风险，以及下次妊娠时子宫破裂的风险。因可以通过预防性使用抗生素和预防血栓形成，所以发达国家的 CS 是相对安全的，在现代医疗实践中毁胎术的作用非常有限。以下描述了在英国临床实践中可能考虑进行耻骨联合切开术或毁胎术的情况。

在发展中国家，因头盆不称无条件行 CS 时，耻骨联合切开术是一种相对常见的手术操作。耻骨联合切开术不会在子宫上留下瘢痕，而且不会增加下次妊娠时子宫破裂的风险。Van Roosmalen（1987 和 1990）阐述了在发展中国家的乡村医院进行的 CS 手术而存在潜在发病率和死亡率。

据报道死亡率高达 5%，下次妊娠中高达 6.8% 的孕妇发生子宫破裂。而耻骨联合切开术的孕产妇死亡率较低，在 1752 例手术中仅报道了 3 例死亡，并且此 3 例死亡均与耻骨联合切开术无关。

Hartfield（1973）研究了 138 例接受过耻骨联合切开术的产妇。若遵守指南建议，很少发生早期和晚期并发症且很少出现严重的并发症。他还分析了已发表的行耻骨联合切开术的产妇病例在术后 2 年或更长时间（1975）的随访结果，并得出结论，永久性重大骨科残疾的发生率仅占 1%~2%。

Pape（1999）对 1992—1994 年进行的 27 例耻骨联合切开术的女性进行了回顾性研究，发现其中有 5 例出现尿道旁撕裂需缝合，有 9 例出现外阴水肿或血肿，但术后这些女性均完全康复，并未出现严重的骨盆疼痛。

2001 年，有人提出了对在爱尔兰进行耻骨联合切开术的产科医生采取法律行动的问题（Payne，2001）。Verkuyl（2001）指出，越来越多的耻骨联合切开术在罗马天主教国家进行，因为在罗马天主教国家，即便是出于医疗原因，避孕也是非法的，女性可因不进行重复手术分娩而幸免于难。

耻骨联合切开术是一种有用的技术，在英国偶尔应用于临床。英国有报道声称，它是经阴道臀位分娩后出头困难，促进胎头娩出及肩难产的辅助手段，已成功 4 例。

Björkland（2002）根据 1900—1999 年发表的论文，发表了一篇回顾性综述，此综述包括 5000 例耻骨联合切开术和 1200 例 CS 手术，文章指出耻骨联合切开术可及时挽救新生儿生命，并对产妇是安全的，并且很少出现严重的并发症。

二、耻骨联合切开术

（一）适应证

- 因头盆不称（cephalopelvic disproportion，CPD）导致臀位的后出胎头娩出困难。
- 通过常规操作无法解决的严重肩难产病例。
- 耻骨联合切开术仅限在发展中国家的某些地区特定的情况下使用。
- 头盆不称合并顶先露且胎儿存活时，至少 1/3 胎头仍位于骨盆入口之上（注意，胎头高浮禁用产钳）。
- 顶先露合并 CPD，孕妇拒绝 CS 时。

（二）操作流程

1. 将孕妇置于膀胱截石位，双腿放在支架上，双腿之间的角度不应超过 60°~80°，以避免对骶髂关节造成过多压力，以及撕裂尿道和（或）膀胱。

2. 将局部麻醉药注入皮肤和耻骨联合纤维软骨。此步需确定耻骨联合关节位置；若关节难以定位，则可将针头留在原处作为定位。

3. 插入尿管并固定，在耻骨上涂抹消毒液。

4. 用中指将导尿管及尿管推向一边，同时食指仍然靠在耻骨联合后部韧带下。注意手术刀的深度，避免伤及耻骨联合韧带下的食指。

5. 沿耻骨联合软骨中上 1/3 的交界处中部切开，以未切割的 1/3 上部作为支点，利用手术刀切开联合的下 2/3。切开软骨至在阴道的手指感觉到手术刀刀片的压力。

6. 取出手术刀并旋转 180° 并切割剩余的联合的上 1/3。建议使用有固体刀翼式手术刀。如果没有，请小心使用更锋利的可更换标准手术刀刀片的手术刀。耻骨联合很容易被切断，当心切割过深而伤到阴道或膀胱或操作者的手指。

7. 切开后，用拇指与另一指捏住耻骨联合，切开宽度应与操作者拇指相同。

8. 软骨成功分离后，拔出导尿管，减少尿道损伤。

9. 为缓解分娩过程中阴道前部和骨盆的紧张状态，可行会阴切开术。

10. 胎盘、胎儿娩出后，用拇指和食指、中指按压耻骨联合数分钟，将血块挤出，并促进止血。可缓慢静脉注射 1g 氨甲环酸，注射时间超过 10 分钟。

11. 重新插入导尿管并停留导尿管 5 天或直到产妇可下床活动。

12. 在骨盆前部的两侧髂嵴绑好弹性绑带，以固定耻骨联合并减轻疼痛。产妇尽可能保持侧卧，并松散地捆绑膝盖 3 天。之后，就可以开始活动了。

13. 可请理疗师参与产妇恢复治疗。并参考骨科会诊意见并随访。

三、毁胎术

如果胎儿死亡且正在尝试阴道分娩，可能需要进行毁胎术。毁胎术可以最大限度地降低产妇风险，也是最适合产妇及最有希望经阴道分娩的途径。实施毁胎术前，必须得到产妇的知情同意。

以下是毁胎术的基本原则。
- 若产妇情况不稳定，必须迅速进行基础复苏，以避免死胎分娩的产程过长。
- 导尿。
- 因泌尿和生殖道感染很常见，应预防性使用抗生素。
- 采用全身或局部麻醉联合镇静药。
- 宫颈须充分扩张（注意：当宫颈扩张≥ 7cm 时，可由经验丰富的手术者进行毁胎术）。
- 术后必须进行阴道和直肠的全面检查。
- 应留置导尿至少 48 小时。

以下四种为最常见的毁胎术方法。
- 胎儿颅骨切开术。
- 胎儿后颅穿孔 / 脑脊液引流术。
- 胎儿颅骨穿刺术。
- 胎儿断头术。

（一）背景

在世界上医疗资源匮乏的地区，CS 往往无法开展或存在很大风险。潜在的问题包括宫缩乏力导致出血、全腹腹膜炎及后续妊娠中瘢痕破裂的风险。Gogoi（1971）在一组 158 名严重感染的女性中发现，胎儿颅骨切开术的发病率和死亡率远低于 CS。CS 后 66% 的产妇发生腹膜炎，毁胎术后为零；CS 组的孕产妇死亡率为 13/107（12%），而颅骨切开术组为 1/37（2.7%）。

Marsden 等（1982）报道了 4 例横位死胎引产，使用 Blond-Heidler 锯线行毁胎术引产后，产妇无并发症发生。作者并认为，在这种情况下，此方法比 CS 更合适，因为 CS 通常可能需要一个常规切口，这显著增加了母亲的风险。

来自发展中国家的关于毁胎术后产妇发病率和死亡率的报道证实，首先需要考虑进行毁胎术的原因为长时间的难产。Ekwempu（1978）报道了 1974—1975 年接受毁胎术的系列病例共 112 名。报道指出，毁胎术的唯一并发症是 7 例女性发生了软组织撕裂（主要是阴道和会阴部裂伤）。毁胎术本身相对简单，并发症发生率较低。

有报道指出，在发展中国家行毁胎术，有几例发生术后膀胱阴道瘘，主要归因于难产导致的压力性坏死。然而，有人提出，这也可能继发于使用尖锐器械或毁胎术过程中显露的骨性组织。通过使用人体模型进行定期培训并选择有适应证的产妇，可以最大限度地减少创伤。

（二）颅骨切开术

1. 适应证

颅骨切开术适用于 CPD 的死胎及脑积水的死胎。

2. 操作流程

① 尽可能确保适当的镇痛/镇静。

② 除脑积水者，胎头不得超过骨盆入口 3/5。

③ 请助手在耻骨联合上方固定胎头。

④ 为尽量减少滑脱的风险，使用 Simpson 穿孔器通过囟门对颅骨进行穿刺时，穿孔器与颅骨表面应成直角。若无法触及囟门，穿孔器应穿过头骨。

⑤ 朝远离胎儿肩部方向推动叶片，首先在一个方向上分开，然后以直角重复。

⑥ 抽空脑脊液/脑组织，并使用双爪钳反向牵引拉动颅骨边缘来协助胎头娩出。若分娩困难，用绷带将双爪钳固定在 1kg 物品上（如 1L 液体袋），这使得分娩较慢且创伤可能更小。

⑦ 若为巨大儿，可能需在胎头娩出后使用重剪刀行锁骨切开术以减少双肩径。

（三）后出头的穿孔或引流

臀位后出头可通过类似颅骨切开术的方式进行类似的处理。穿过颅底对头部进行穿孔，自颈背部开始，瞄准颅顶。若胎头已俯屈可在后囟区域进行枕骨穿孔。

在脑积水的情况下，可以通过如上所述的小的穿孔插入弯曲的金属 Drew-Smythe 导管（图 40-1）来实现头部减压。在脑积水与脊柱裂相关的情况下，可以通过显露椎管、将导管插入椎管并向上进入颅骨来抽取脑脊液。也可以在超声控制下使用大口径脊椎针对脑积水进行减压。

（四）颅骨穿刺术

在发达国家，当产前诊断提示因严重脑积水导致头部增大时，可能需要 CS。如果存在潜在的致命因素，可考虑在超声引导下对胎头进行经腹减压，以实现阴道分娩。这可能需要与堕胎药结合使用。在如此困难的情况下，多学科的团队讨论和父母的直接参与是至关重要的。

（五）断头术

1. 适应证

断头术的适应证为忽略性斜位或横位，发生肩先露梗阻性难产且胎儿已死亡。在如此悲伤的情形下，向父母解释这一选择可能会让所有人感到痛苦，但为减少对产妇的伤害，尽早分娩仍然

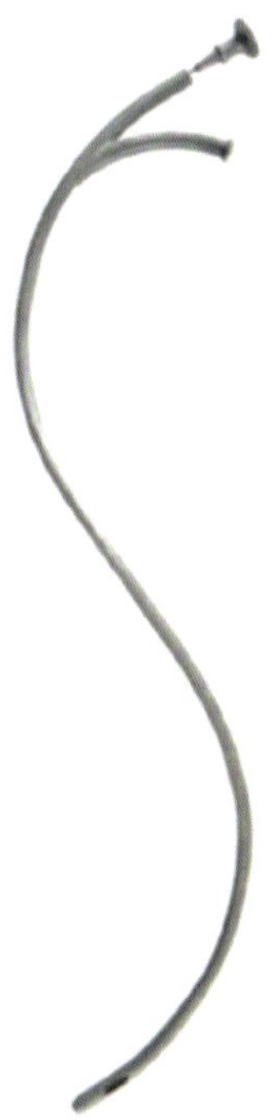

▲ 图 40-1　Drew-Smythe 导管
引自 Omega Healthcare

是最佳选择。在发达国家，CS可作为断头术的一种替代选择。分娩也可以通过一个被称为"自发进化"的过程自然发生。胎儿先自我折叠起来，再伸展拉长，胎肩先娩出。这种情况更有可能发生在较小的孕周（＜26周）。

2. 操作流程

① 若胎儿较小，容易扣及胎儿颈部，可以用粗大的剪刀剪断。对于较大的胎儿，尤其是不易触及颈部的，可使用Blond-Heidler线锯（图40-2），此为最安全的断头工具。

② 可将胎儿手臂放下后由助手用力拉动，使颈部降低，更容易接近。

③ 用一个改良的金属"顶针"连接到柔性线锯的一端，将线锯小心地绕在胎儿颈部。线锯两端连接到两个紧密连接的手柄上。这可以防止对阴道造成伤害，然后只需轻轻敲几下即可轻松切断胎儿颈部。

④ 通过牵引胎儿手臂娩出躯干，操作者的手应保护阴道，以免其受任何骨性结构的损伤而导致撕裂。

⑤ 用大的双爪钳抓住颈部/残端娩出头部，并考虑使用Mauriccau-Smellie-Veit动作。

⑥ 胎儿娩出后，可在胎儿颈部周围进行简单的皮肤缝合恢复解剖学的连续性。

⑦ 在给父母看之前，应将胎儿体面地包裹好。

四、结论

- 耻骨联合切开术是在某些紧急情况下使用的有效的手术方法。
- 耻骨联合切开术必须由训练有素的临床医生执行并了解其潜在并发症。
- 在处理梗阻性难产时需迅速做出决定以避免或尽量减少胎儿病率。
- 产时和产后管理对于减少孕产妇远期发病率都是至关重要的。
- 毁胎术使用范围有限，但在难产情况下分娩死胎是有用的，主要用于发展中国家。

拓展阅读

[1] Björklund K. Minimally invasive surgery for obstructed labour: a review of symphysiotomy during the twentieth century (including 5000 cases). *BJOG* 2002; 109: 236–48.

[2] Wykes CB, Johnston TA, Paterson-Brown S, Johanson R. Symphysiotomy: a lifesaving procedure. *BJOG* 2003; 110: 219–21.

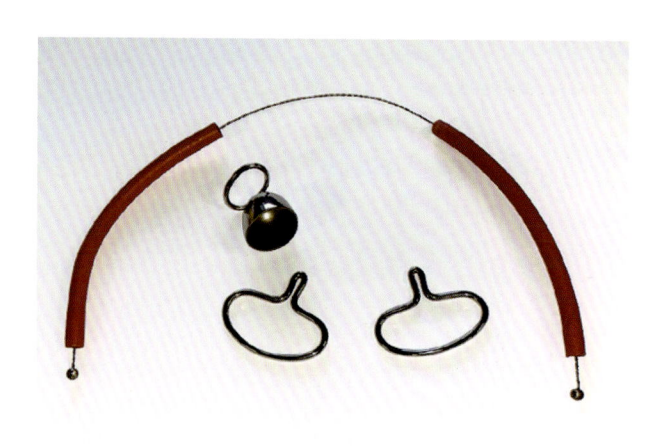

▲ 图40-2 **Blond-Heidler线锯**

第41章 产科麻醉并发症
Anaesthetic complications in obstetrics

罗 金 译
王寿平 李映桃 校

> **学习目的**
>
> 阅读本章后，您能够：
> - 了解麻醉药物及技术给孕产妇所带来的风险。
> - 了解影响孕产妇的麻醉紧急事件。

一、概述

近20年来，因麻醉并发症而死亡的女性比例有明显的下降。目前产科全身麻醉的死亡风险约为1/20 000。据英国母婴机密调查报告显示，过去10年中因气道问题而死亡人数有所下降。2015年的一项文献综述显示，产科患者气管插管失败率约为1/390，比非产科患者气管插管失败率高了约7倍。母体因素、胎儿因素、外科手术及环境因素均增加了气管插管失败率。产科患者的气管插管失败与分娩的紧急性相关，并且多与发生于非正常工作时间段时在场人员经验不足、也没能成功实施标准的处理流程有关。2015年产科麻醉医师协会（Obstetric Anaesthetists' Association，OAA）和困难气道学会（Difficult Airway Society，DAS）的产科气道指南建议，应提高气道评估及预测问题的能力从而降低气管插管失败率（流程41-1）。

框41-1中列举了母婴机密调查报告中关于麻醉的具体建议。

二、困难气道插管

防患于未然。

（一）全身麻醉的准备

OAA和DAS制订的产科气道指南流程1（图41-1）有助于帮助团队为安全的产科全身麻醉做

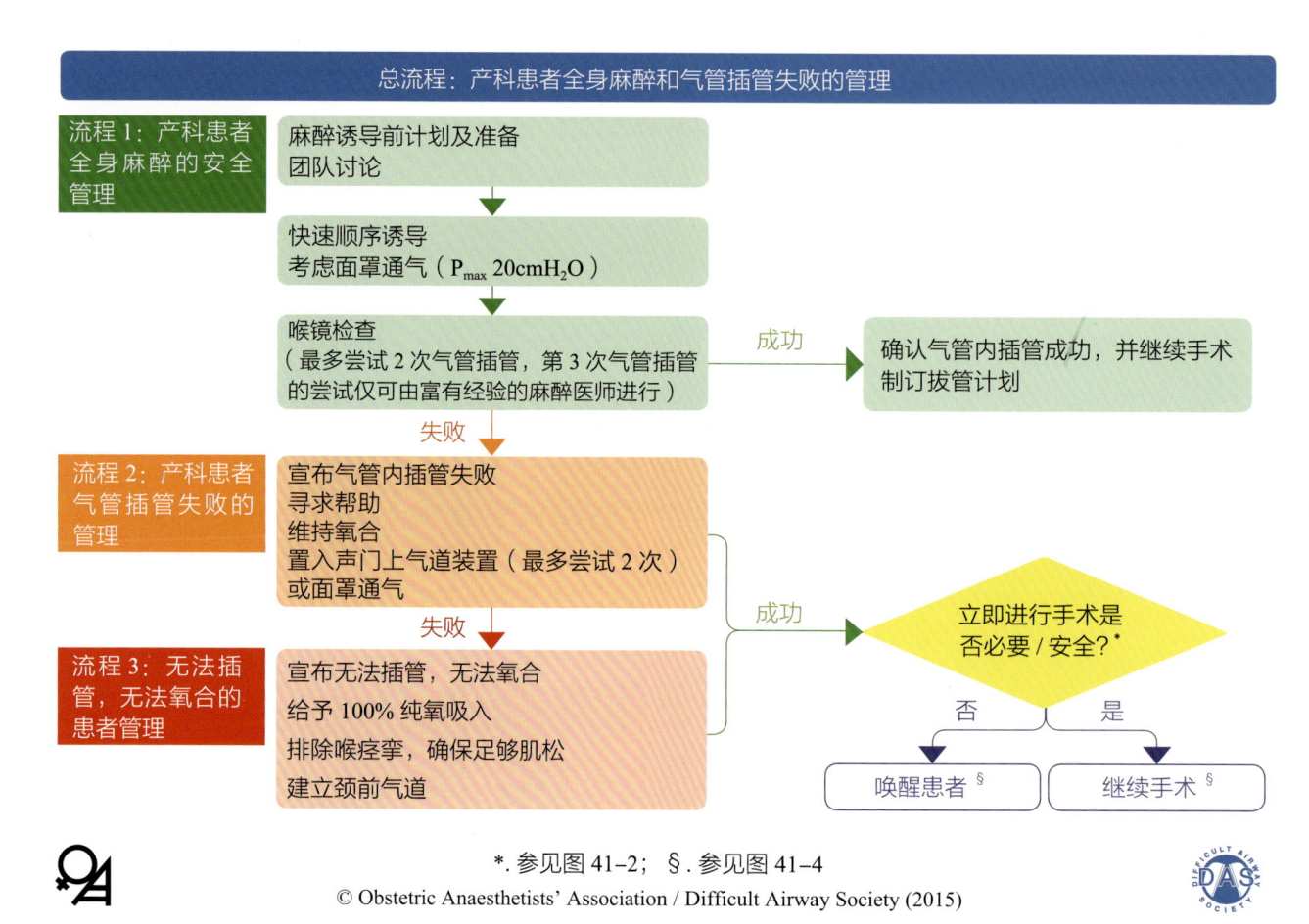

总流程：产科患者全身麻醉和气管插管失败的管理

流程1：产科患者全身麻醉的安全管理

- 麻醉诱导前计划及准备
- 团队讨论

↓

- 快速顺序诱导
- 考虑面罩通气（P_{max} 20cmH$_2$O）

↓

- 喉镜检查（最多尝试2次气管插管，第3次气管插管的尝试仅可由富有经验的麻醉医师进行）

→ 成功 → 确认气管内插管成功，并继续手术 制订拔管计划

↓ 失败

流程2：产科患者气管插管失败的管理

- 宣布气管内插管失败
- 寻求帮助
- 维持氧合
- 置入声门上气道装置（最多尝试2次）或面罩通气

→ 成功 → 立即进行手术是否必要/安全？*
- 否 → 唤醒患者§
- 是 → 继续手术§

↓ 失败

流程3：无法插管，无法氧合的患者管理

- 宣布无法插管，无法氧合
- 给予100%纯氧吸入
- 排除喉痉挛，确保足够肌松
- 建立颈前气道

*. 参见图41-2；§. 参见图41-4

© Obstetric Anaesthetists' Association / Difficult Airway Society (2015)

▲ 流程41-1　产科患者全身麻醉期间气管插管失败的管理总流程图

引自 Mushambi MC, Kinsella SM, Popat M, et al. Obstetric Anaesthetists' Association and Difficult Airway Society guidelines for the management of difficult and failed tracheal intubation in obstetrics. *Anaesthesia* 2015; 70: 1286-306.©2015 Obstetric Anaesthetists' Association/Difficult Airway Society

---

框41-1　机密调查报告中关于产科麻醉的具体建议

气道

- 插管困难、插管失败及插管误入食管和严重支气管痉挛的处理是一项核心麻醉技能，应定期进行演练。
- 必须使用呼出气二氧化碳监测仪来确认气管导管进入气道。
- 孕产妇气管插管常规使用7.0mm气管导管，但6.0mm及5.0mm气管导管也应该准备好，以便可以立即使用。

麻醉紧急情况

- 硬膜下血肿和脑静脉窦血栓分别是硬膜穿破和妊娠的并发症，必须纳入头痛的鉴别诊断。
- 麻醉医师必须具备处理局麻药不良反应的能力，如意外鞘内注射或静脉注射局麻药等不良事件。
- 产妇突发严重休克（如过敏反应）时，脉搏的存在可能并不是一个心排血量充足的可靠指标。
- 在测不到血压或缺乏其他心排血量指标的情况下，早期启动心外按压或许可以挽救生命。
- 任何仰卧位孕妇在麻醉诱导后出现严重低血压，应考虑到主动脉腔静脉压迫所引起的仰卧位综合征。

重症监护及危重症

- 对孕产妇急危重症的认识和管理需要包括麻醉医师和（或）重症监护专家在内的多学科团队协作。
- 产科医师和产科麻醉医师必须持续密切参与重症监护室特殊孕产妇的管理。

其他

- 孕产妇应该与非产科患者有着相同的术中和术后监测标准。

第41章 产科麻醉并发症
Anaesthetic complications in obstetrics

流程 1 产科全身麻醉的安全管理

麻醉前准备
气道评估
禁食状态
预防性使用抑酸药
胎儿宫内复苏（条件允许时）

团队合作
WHO 安全核查表 / 全麻核查表
必要时向上级医师寻求帮助
预备好处理插管困难 / 失败的气道工具
讨论是等待患者苏醒还是继续手术，并做好计划（图 41-2）

快速顺序诱导
检查气道设备、吸引设备、静脉通路
最佳体位：头高位 / 斜坡位及左倾体位
预充氧使 $F_{ET}O_2 \geq 0.9$ 或鼻导管吸氧
环状软骨加压（从 10N 增大至 30N）
给予适当麻醉诱导或肌松药
实施面罩通气（P_{max} 20 cmH$_2$O）

第一次插管尝试
如果声门显露不佳，可尝试以下方法：
- 降低或去除环状软骨压力
- 声门上通气策略
- 重新调整头 / 颈位置
- 使用探条或管芯

失败 → 面罩通气 与助手交流

第二次插管尝试
考虑：
- 更换喉镜
- 去除环状软骨压力
第三次插管由经验丰富的麻醉医生操作

成功 → **确认气管导管位置正确**
继续麻醉及手术
制订术后拔管计划

失败 → 参见流程 2——产科气道插管失败后气道管理流程

©Obstetric Anaesthetists' Association/Difficult Airway Society (2015)

▲ 图 41-1 产科患者全身麻醉的安全管理

引自 Mushambi MC, Kinsella SM, Popat M, et al. Obstetric Anaesthetists' Association and Difficult Airway Society guidelines for the management of difficult and failed tracheal intubation in obstetrics. *Anaesthesia* 2015; 70: 1286-306.©2015 obstetric Anaesthetists' Association/Difficult Airway Society

准备。对插管困难和插管失败的气道评估和计划应有重点，应通过使用世界卫生组织建议的安全核查表来进行讨论和评估，该清单在紧急和突发手术的作用比择期手术更为重要。

在做产科全身麻醉时，面对气管插管失败，确定选择继续插管还是唤醒患者的决策是至关重要的。OAA 和 DAS 制订的产科气道指南为麻醉医师做出这一决策提供了有用的工具（图 41-2）。

2011 年英国皇家麻醉师学院（Royal College of Anaesthetists, RCoA）的 NAP4（the 4th National Audit Project）调查报告调研了英国气道管理的

表 1　唤醒患者还是继续手术？

	考虑因素	唤醒产妇	←——————→		继续手术
麻醉诱导前	产妇情况	体征平稳无不适	轻度急性不适	需要液体复苏治疗的出血	• 需要于术治疗纠正的低血容量 • 严重的心肺并发症，心搏骤停
	胎儿情况	体征平稳无窘迫	宫内复苏部分缓解胎儿窘迫，7.15＜pH＜7.2	宫内复苏后胎心仍持续异常，pH＜7.15	• 持续心动过缓 • 胎儿出血 • 疑似子宫破裂
	麻醉医师	初学者	低年资住院医师	高年资住院医师	顾问医师/专家
	肥胖程度	超级病态肥胖	病态肥胖	肥胖	正常
	手术因素	复杂手术或预计大量出血	• 多次瘢痕子宫 • 预计手术会有些困难	单次瘢痕子宫	无危险因素
	误吸风险	进食不久	• 未进食 • 临产 • 使用了阿片类药物 • 未用抑酸药	• 未进食 • 临产 • 使用了阿片类药物 • 使用了抑酸药	• 禁食 • 未临产 • 使用了抑酸药
	其他麻醉方式 • 区域麻醉 • 清醒气管插管	无预计困难	预计困难	相对禁忌	• 绝对禁忌或已经尝试并失败 • 手术已经开始
气管插管失败后	气道设备/通气	面罩通气困难 颈前紧急通气	充足面罩通气	第一代声门上气道装置	第二代声门上气道装置
	气道损害	喉水肿 喘鸣	出血 创伤	分泌物	无明显气道损伤

在气管插管失败后，决定是唤醒患者还是继续手术的判断标准。对每个单独的患者而言，一些因素可能提示唤醒患者，另一些因素则建议继续进行手术。最终的抉择还是取决于麻醉医师的临床判断。©Obstetric Anaesthetists' Association/Difficult Airway Society（2015）

▲ 图 41-2　决定是唤醒患者还是继续手术的判断标准

引自 Mushambi MC, Kinsella SM, Popat M, et al.Obstetric Anaesthetists' Association and Difficult Airway Society guidelines for the management of difficult and failed tracheal intubation in obstetrics.Anaesthesia2015; 70: 1286-306.©2015 Obstetric Anaesthetists' Association/Difficult Airway Society）

主要并发症，发现有 3/4 的产科病例都是肥胖患者。使用 25°"半坐位"或斜坡位可以更容易地引导肥胖患者气管插管，使用特定的枕头或许可以有效地使患者处于最佳气管插管位置（图 41-3）。

（二）气管插管失败

孕产妇气管插管失败的管理是一项应定期演练的核心技能，应由包括产科医生、助产士和手术室人员在内的整个团队共同参与（图 41-4）。

OAA 和 DAS 所制订的产科气道指南（图 41-5）提供了一个在产科气管插管失败后易于决策的操作流程，该流程以产妇的氧合作为首要目标。当插管失败后，麻醉医师不应该只执着于插管，此时选用第二代声门上气道装置是可取的。这些装置有一个可以早期发现和引流出反流的胃内容物的通道。案例报道显示，早在2003年开始，这些装置就在维持氧合方面得到广泛使用。在做好血氧饱和度监测后，如果麻醉医师需要额外帮助，产科医师和助产士应及时提供帮助，并提醒麻醉医师应注意孕妇的氧合而不能只执着于插管（图41-6）。这些对分娩决策有着积极的影响。

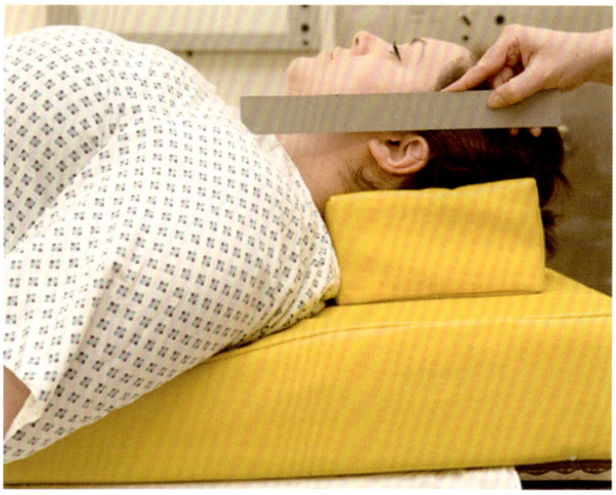

▲ 图 41-3 ALMA 医疗公司的头颅抬高喉镜枕（head elevation laryngoscopy pillow，HELP）所显示最佳气管插管体位，能使耳朵与剑突在同一水平线上

引自 Alma Medical，info@ alma-medical.com

表 2 气管插管失败后麻醉管理

唤醒患者
- 维持氧合
- 在不影响通气的情况下保持环状软骨压力
- 维持头高位或转向左侧卧位
- 用舒更葡糖逆转罗库溴铵的作用
- 如果患者肌松时间延长，评估神经肌肉阻滞情况，处理术中知晓
- 预料喉痉挛 / 无法插管、无法氧合的情况

患者清醒后
- 与产科团队讨论手术的紧迫性
- 适时行胎儿宫内复苏
- 对于再次麻醉，应由 2 名麻醉医师进行管理
  - 麻醉方案选择
  - 首选侧卧位下行区域麻醉
  - 再次施行全身麻醉时选用清醒插管

进行手术
- 维持麻醉
- 维持通气，需要考虑利弊的因素
  - 控制或自主通气
  - 如果使用了舒更葡糖，使用罗库溴铵维持肌松
- 预料喉痉挛 / 无法插管、无法氧合
- 最大限度减少误吸风险
  - 持续环状软骨施压直至胎儿娩出（不阻碍通气）
  - 胎儿娩出后维持警觉，若出现反流征兆，马上进行环状软骨加压
  - 使用二代声门上气道装置时，应置入胃管胃肠减压
  - 尽量降低宫底挤压压力
  - 如未给抑酸药，静注 H_2 受体阻滞药
- 由资深产科医师进行手术
- 告知新生儿团队插管失败的情况
- 考虑全凭静脉麻醉

©Obstetric Anaesthetists' Association/Difficult Airway Society（2015）

▲ 图 41-4 气管插管失败后麻醉管理

引自 Mushambi MC, Kinsella SM, Popat M, et al.Obstetric Anaesthetists' Association and Difficult Airway Society guidelines for the management of difficult and failed tracheal intubation in obstetrics. *Anaesthesia2015*; 70: 1286-306.©2015 Obstetric Anaesthetists' Association/Difficult Airway Society

流程 2　产科手术气管插管失败后处理流程

```
宣布气管插管失败
向上级医师寻求帮助
首要任务是维持氧合
```

声门上通气设备
（最好选用第二代声门上通气设备）
置入声门上通气设备时去除环状软骨加压
（置入次数最多为两次）

面罩通气加用或不用口咽通气道
考虑：
- 双人加压通气
- 减少或去除环状软骨压力

是否能进行充分氧合？

否 → 参见流程 3　无法插管　无法氧合

是 → 是否必须马上手术且安全*

否 → 唤醒患者§　　是 → 继续手术§

*. 参见图 41-2；§. 参见图 41-4
©Obstetric Anaesthetists' Association/Difficult Airway Society（2015）

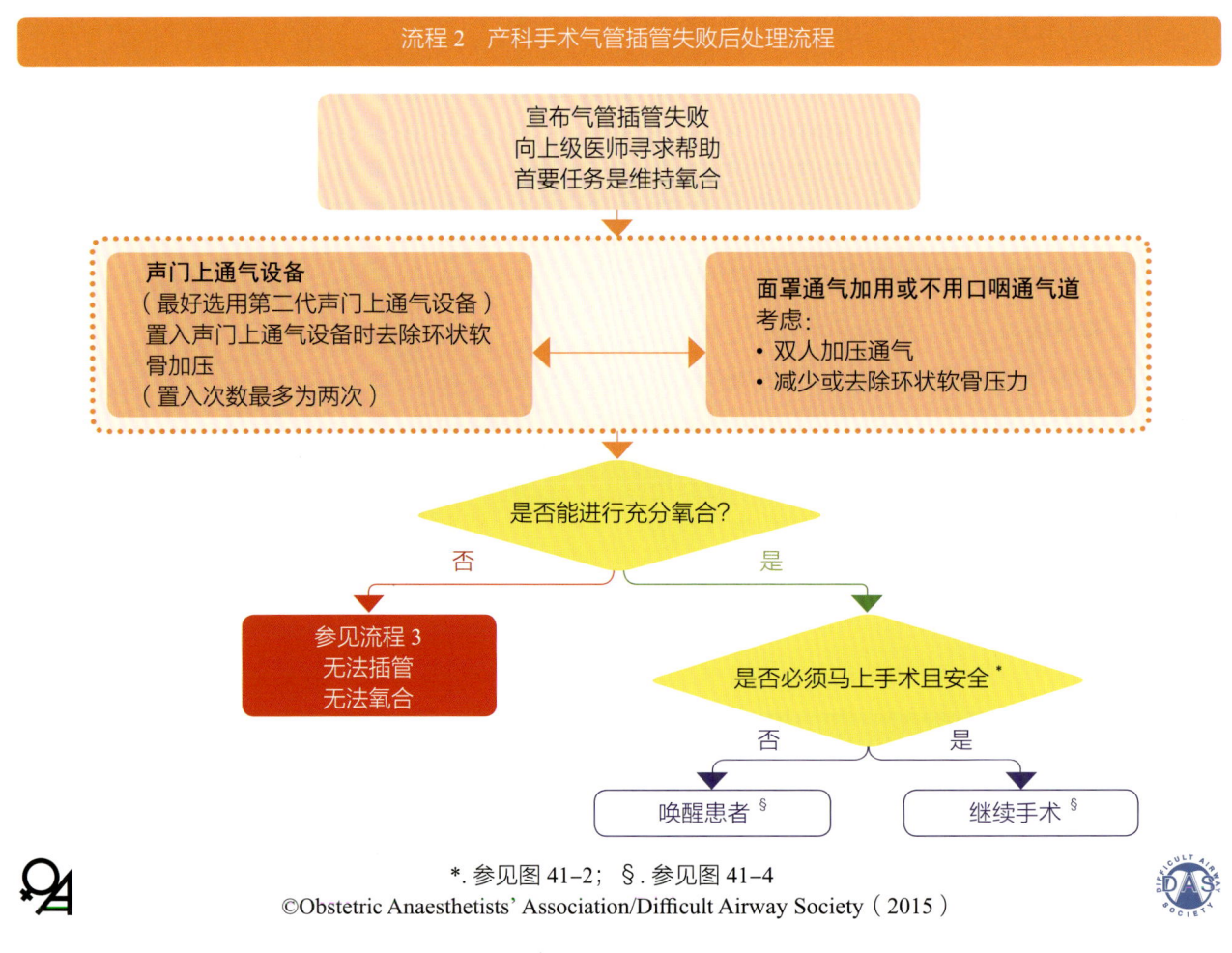

▲ 图 41-5　产科手术气管插管失败处理流程

引自 Mushambi MC, Kinsella SM, Popat M, et al.Obstetric Anaesthetists' Association and Difficult Airway Society guidelines for the management of difficult and failed tracheal intubation in obstetrics. *Anaesthesia2015*; 70: 1286-306.©2015 Obstetric Anaesthetists' Association/Difficult Airway Society

（三）其他并发症

1. 过早拔管

只有在孕产妇处于完全清醒、自主呼吸通气足够且气道保护性反射已恢复、血流动力学稳定的情况下，才可以考虑拔除气管导管。麻醉医生通常应在有完整监护的情况下，以患者左侧位或坐位拔除气管导管。过早拔管会导致胃内容物误吸、缺氧及喉痉挛的发生。肌松残留则可导致呼吸衰竭的发生。在需要处理紧急情况时，药物、设备和援助应立即到位。

死亡案例报道显示，手术室外呼吸性死亡是由阿片类药物的不恰当使用和对患者接受阿片类药物后的管理不足造成的。

2. 术中知晓

英国皇家麻醉师学院的 NAP5（the 5th National Audit Project）调查报告调研了全身麻醉期间术中知晓（accidental awareness during general anaesthesia，AAGA）的发生情况。术中知晓指的是患者在全身麻醉过程中依然保留或突然恢复了意识，它在产科全身麻醉中的发生率约为 1/670，比在非产科麻醉中的发生率高了 10 倍。NAP5 的

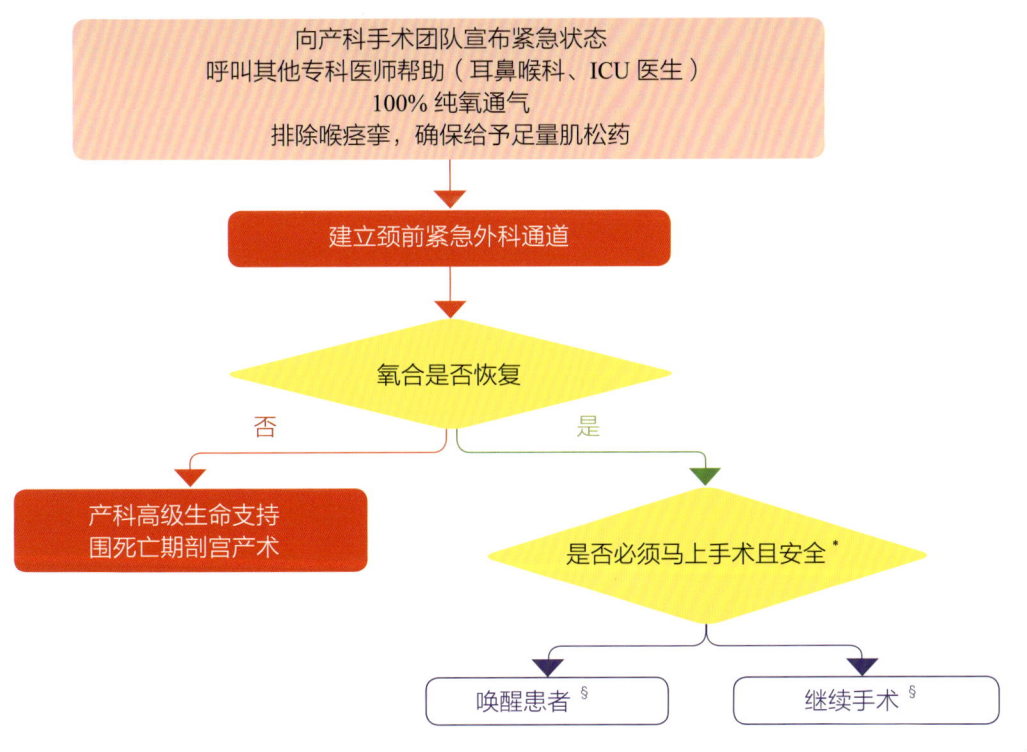

流程 3　无法插管，无法氧合

```
向产科手术团队宣布紧急状态
呼叫其他专科医师帮助（耳鼻喉科、ICU 医生）
100% 纯氧通气
排除喉痉挛，确保给予足量肌松药
          ↓
建立颈前紧急外科通道
          ↓
      氧合是否恢复
     ↙否        是↘
产科高级生命支持      是否必须马上手术且安全*
围死亡期剖宫产术      ↙              ↘
                唤醒患者§          继续手术§
```

*. 参见图 41-2；§. 参见图 41-4
©Obstetric Anaesthetists' Association/Difficult Airway Society（2015）

▲ 图 41-6　产科手术气管插管失败处理流程

引自 Mushambi MC, Kinsella SM, Popat M, et al.Obstetric Anaesthetists' Association and Difficult Airway Society guidelines for the management of difficult and failed tracheal intubation in obstetrics. *Anaesthesia* 2015; 70: 1286-306.©2015 Obstetric Anaesthetists' Association/Difficult Airway Society

研究显示，14 例产科术中知晓中有 12 例发生在剖宫产全身麻醉诱导期间或手术早期。

AAGA 的危险因素包括了急诊手术、非工作时间段手术、低年资麻醉医生、快速顺序诱导、硫喷妥酮诱导、肥胖和困难气道。AAGA 也可能是由于不小心将硫喷妥钠注射器与含有抗生素的注射器互换使用所致。所有这些风险在产科麻醉中都很常见。

为了减少术中知晓的发生，NAP5 给了以下方面建议，即增加全麻诱导药物的剂量、使麻醉气体迅速达到足够的呼气末挥发浓度、使用一氧化二氮时的浓度恰当、适当使用阿片类药物、使用缩宫素维持宫缩以便使用足够浓度的挥发性麻醉药。

NAP5 同时也建议，在出现困难气道和不适合产妇恢复意识的情况时，应追加静脉镇静药物维持麻醉。

患者反映的术中知晓情况必须认真对待，并反映给麻醉医生进行调查和处理，以避免患者发展为创伤后应激障碍。

三、区域阻滞麻醉（硬膜外和蛛网膜下腔麻醉及镇痛）

脊髓从枕骨中发出，在枕骨大孔处离开颅骨

并在椎管中延伸，在成人中通常延伸到第一或第二腰椎。椎管与蛛网膜和硬脑膜相邻，向下延伸到骶骨的上部，其内充满脑脊液。

硬膜外腔是一个从颅底延伸到骶骨裂孔的"潜在"腔隙，它里面包含神经根、脂肪和血管。硬脊膜和蛛网膜形成了将蛛网膜下腔或鞘内空间与硬膜外腔分开的解剖边界。

与神经阻滞仅阻滞某一条单独的神经（如阴部神经阻滞）不同的是，在区域阻滞中常使用局部麻醉药物对某一组神经进行阻滞以达到镇静镇痛效果。将局部麻醉药送入脑脊液中的区域阻滞称为脊髓阻滞、蛛网膜下腔阻滞或鞘内阻滞。如果在硬膜外腔注射局部麻醉药，称为硬膜外阻滞。在两种技术都是利用局部麻醉药阻断了神经冲动的传递。

- 在脊髓阻滞中，少量的局部麻醉药被注射到脑脊液中后，能够迅速扩散起效。
- 由于硬膜外腔中的神经有额外包膜覆盖，局部麻醉药的扩散和起效时间更慢，同时由于腔隙更大，所需要的局麻药物也更多。
- 硬膜外分娩镇痛在第一产程需要达到 $T_{10} \sim L_1$ 的感觉阻滞平面，在第二产程需要达到 $T_{10} \sim S_4$ 的感觉阻滞平面。

剖宫产的麻醉需要达到 $T_4 \sim S_5$ 的运动和感觉阻滞平面。

（一）蛛网膜下腔麻醉（腰麻）与硬膜外麻醉的特点

硬膜外麻醉最常用于（阴道）分娩中的镇痛（硬膜外分娩镇痛）。硬膜外分娩镇痛可（加药后）转变成为适合剖宫产的麻醉。通常情况下，硬膜外麻醉中会将一根小导管置入硬膜外腔。通过此导管可反复追加或持续输注药物，为分娩持续提供镇痛。硬膜外麻醉也可以用于剖宫产手术。硬膜外麻醉起效慢的特点限制了它在常规手术中的实用性，但在一些如患有严重心脏疾病的患者的手术中，它能提供安全的区域麻醉。

蛛网膜下腔麻醉通常用于外科手术，如剖宫产或产钳助产。蛛网膜下腔麻醉中，药物通过腰麻针到达蛛网膜下腔并维持约 2 小时的麻醉效果。与硬膜外麻醉不同的是，蛛网膜下腔麻醉由于没有放置导管，其麻醉持续时间不能延长。

一种结合了蛛网膜下腔麻醉和硬膜外麻醉特点的麻醉技术称为腰硬联合麻醉。它既有蛛网膜下腔麻醉快速起效的特点，又能够像硬膜外麻醉那样，在需要的时候可以提供持续镇痛。

腰硬联合麻醉在产科手术中也有一席之地。蛛网膜下腔麻醉可以快速达到手术所需要的麻醉效果，硬膜外麻醉则可以在手术时间延长时继续维持麻醉效果或者可用于术后镇痛。

蛛网膜下腔麻醉在脊髓所在的连续分布区达到了一个快速阻滞的效果。阻滞有三种形式：感觉神经阻滞、运动神经阻滞和自主神经阻滞。后者能导致蛛网膜下腔麻醉的并发症，即血管扩张所引起的低血压。可以预防性地使用升压药去氧肾上腺素和调整患者体位以避免主动脉腔静脉压迫来治疗低血压。麻黄碱、间羟胺和肾上腺素可作为第二线和第三线替代药物。

蛛网膜下腔麻醉的麻醉阻滞平面受药物的剂量/容量、患者身高及身体状态的影响，其可以通过皮肤测量但无法被准确预测。在一定程度上，阻滞平面可以受到患者体位的影响：头抬高可以防止阻滞平面进一步升高，头低位则可以增加阻滞平面高度。对于剖宫产来说，理想的阻滞平面在 T_4 水平，高于 T_2 水平的阻滞称为高位脊髓阻滞。阻滞平面高度不足会导致患者在手术中感受到疼痛。

（二）标准剂量

麻醉医师通常会联合使用局部麻醉药和阿片类药物。对于这两种药物，硬膜外阻滞需要比蛛网膜下腔阻滞高 5～10 倍的剂量。

1. 蛛网膜下腔阻滞

剖宫产麻醉中，蛛网膜下腔阻滞的剂量通常为浓度 0.5% 的重比重罗哌卡因 2.2～2.7ml。在大多数情况下，也会添加阿片类药物，如 15～25μg 芬太尼、300～400μg 二醋吗啡或 100μg 吗啡。阿片类药物改善了术中麻醉的质量，并提供了长时间的术后镇痛。重比重罗哌卡因是一种比脑脊液密度更高的溶液，可以有效地防止局麻药物过度向头部扩散。芬太尼和二醋吗啡可改善术中麻醉的质量，二醋吗啡和吗啡可提供长时间的术后镇痛。

2. 硬膜外阻滞

常用于硬膜外分娩镇痛的局部麻醉药是 0.1% 的左旋丁哌卡因加 2μg/ml 芬太尼。标准剂量是在硬膜外麻醉后立即使用 15～20ml 混合药物。在局部麻醉药中添加阿片类药物可提高镇痛质量，并允许使用较低浓度的局部麻醉药，最大限度地减少运动阻滞等不良反应。

为提供持续镇痛，可通过间断推注、持续输注或通过患者自控镇痛装置给予相同的混合药物。

四、区域麻醉并发症

区域阻滞的并发症可以与技术本身有关，也可以由药物引起，如局部麻醉药、阿片类药物或升压药，下文将对此进行讨论。

五、局麻药物所致的并发症

局部麻醉药物可引起一系列并发症，其中包括低血压、运动阻滞、尿潴留、高位阻滞、全脊麻和局麻药物中毒。其中后两者极为罕见，但一旦发生会立即危及生命。

（一）低血压

低血压没有通用的定义，虽然平均动脉压是器官灌注最有意义的指标，但它在产科没有足够的临床研究数据。最常用的低血压定义是收缩压（systolic arterial pressure，SAP）小于基础血压的 80% 或＜100mmHg。2017 年关于升压药治疗低血压的国际共识声明对在蛛网膜下腔麻醉下行剖宫产提出以下建议（Kinsella 等，2018）：

"血压控制的目标应该是维持 SAP ≥ 90% 的基础血压直到分娩，意在减少＜80% 基础血压的显著性低血压发作的频率和持续时间。对于收缩压值＜80% 基础血压的，应尽快处理。"

与硬膜外阻滞相比，蛛网膜下腔阻滞后低血压发生率更高，并常伴有恶心和呕吐。这是由于分布在心血管系统上的交感神经被阻滞所导致的。妊娠女性的低血压可引起胎心率变化和胎儿酸血症。

发生于蛛网膜下腔阻滞后的低血压的治疗可以是预防性的，而硬膜外阻滞后出现的低血压的治疗则是被动反应性的。可泵注去氧肾上腺素 25～50μg/min 防治蛛网膜下腔阻滞后的低血压。对于硬膜外阻滞后出现的低血压，可使用 50～100μg 去氧肾上腺素或 3～6mg 麻黄碱静脉推注处理，应注意麻黄碱可能会加重胎儿酸中毒。

在患有子痫前期或心脏病的妊娠女性中，升压药的使用必须谨慎，并且应该在进行区域阻滞麻醉前就最佳升压药和剂量征求专家意见。

低血压的管理

- ABC 法。

- 手法子宫侧移或左侧卧位。
- 液体负荷：增加晶体液灌注速率，但在子痫前期和心脏病妊娠女性中需谨慎。
- 升压药的使用说明。
  - 妊娠女性首选的升压药为去氧肾上腺素。
  - 如果妊娠女性存在心动过缓，改用具有β受体兴奋作用的升压药可能更合适，如麻黄碱。
  - 可考虑泵注 25～50μg/min 去氧肾上腺素预防蛛网膜下腔阻滞引起的低血压。
  - 去氧肾上腺素的单次推注剂量为 50～100μg。
  - 6mg 麻黄碱是去氧肾上腺素 75μg 的等效剂量。
  - 患有子痫前期或心脏病的产妇需要特别注意升压药的选择和剂量。

（二）运动阻滞

剖宫产术中行蛛网膜下腔麻醉需要达到运动阻滞的效果。但在分娩镇痛中，运动阻滞则是需要避免的，因为它与产妇的不满、压疮和器械助产率的增加有关。

产妇的不满和压疮是由产妇的活动受限和感觉丧失引起的。因此应鼓励分娩中的产妇经常改变体位，产床也应该尽可能保持干燥。

硬膜外分娩镇痛可以通过降低局麻药浓度、增加阿片类药物及避免持续输注来减少运动阻滞的发生率。

（三）尿潴留

感觉阻滞和副交感神经阻滞相结合可引起尿潴留，但其往往被患者所忽视。对所有行硬膜外分娩镇痛及在区域阻滞麻醉下手术分娩的产妇，定期排空膀胱是很重要的。

六、局部麻醉药物的严重即时并发症

（一）局部麻醉药全身毒性

局部麻醉药能快速通过血浆和细胞内膜，对心脏、中枢神经系统（central nervous system，CNS）和骨骼肌产生多种不良反应。局部麻醉药的全身不良反应与剂量有关，常见局部麻醉药的推荐安全剂量见表 41-1。

表 41-1 常见局部麻醉药的推荐安全剂量

药　物	4 小时内给予的最大安全剂量（mg/kg）
利多卡因	3
利多卡因加 1∶200 000 肾上腺素	7
（左旋）丁哌卡因	2
罗哌卡因	3
普鲁卡因	6

大多数局部麻醉药用相对浓度表示，如 1% 利多卡因。以毫克（mg）计算剂量的公式为：

剂量（mg）= 百分比 ×10× 容量（ml）

例如，如果硬膜外分娩镇痛用 20ml 2% 利多卡因加 1∶200 000 肾上腺素，那么剂量是：

2% × 10 × 20ml=400mg

由丁哌卡因引起的全身毒性被认为是最难治疗的。左旋丁哌卡因是丁哌卡因的一种单一异构体，被认为具有较低的心脏毒性。然而，由于缺乏研究数据，两种药物的最大安全剂量仍认为是一样的。罗哌卡因是另一种被认为心脏毒性较小的新局部麻醉药。

局部麻醉药毒性可以从任何给药途径发生，

但由于使用剂量很小，在蛛网膜下腔阻滞中很少发生。在硬膜外阻滞中，局麻药中毒可能是由于硬膜外腔隙吸收局麻药或局麻药不小心注射到血管而产生的。后者可发生在硬膜外腔且有时未能识别出来，因为硬膜外导管很细，可能未回抽出血。它也可以发生在先前正常起作用的硬膜外导管移位到硬膜外静脉血管后。

1. 中枢神经系统毒性

中枢神经系统毒性表现为兴奋性和抑制性两个阶段。

兴奋性阶段的特点。

- 口周麻木。
- 口腔金属味。
- 耳鸣。
- 言语不清。
- 眩晕。
- 震颤。
- 意识错乱。
- 烦躁不安。

抑制阶段的特点。

- 惊厥发作。
- 昏迷。
- 呼吸抑制。

2. 心血管毒性

心血管毒性有三个阶段，初始阶段的症状和体征。

- 高血压。
- 心动过速。

中间阶段的特点。

- 低血压。
- 心肌抑制。

终末阶段可能的情况。

- 外周血管扩张。
- 严重低血压。

- 心律不齐。
  - 窦性心动过缓。
  - 传导阻滞。
  - 心脏停搏。
  - 室性心律失常。

3. 局部麻醉药中毒管理

如果怀疑局部麻醉药中毒，可尽快静脉注射20%的脂肪乳治疗。大不列颠及爱尔兰麻醉学会（Association of Anaesthetists of Great Britain and Ireland，AAGBI）发布的严重局麻药中毒解救指南可以在线查看到，总结如图41-7。随着增援人员的到来，可以专人负责注射脂肪乳。

(1) 即刻处理措施

- 停止使用局麻药。
- 呼叫其他医生帮助：麻醉科医师、重症医学科医生、产科医生、新生儿科医生。
  - 指定一名助手按规定程序给予20%的脂肪乳。
- 孕产妇复苏的ABC方法。
  - 如果孕产妇有意识，向左侧倾斜孕产妇；如果没有意识，则手动子宫侧移。
- 使用静脉给药和针对血压滴定升压药治疗低血压。
- 如果发生心搏骤停，则按照心搏骤停处理方案使用肾上腺素，并准备排空子宫。
- 由于极度的血管扩张，肾上腺素的使用量可能需要增加。

(2) 治疗围心搏骤停期心律失常

- 局部麻醉药诱导的室性心动过速和心室颤动常对电除颤具有抗性。
- 胺碘酮300mg是抗心律失常的首选药物。
- 可能需要长时间的心肺复苏，且如果条件允许，可以考虑行体外循环。

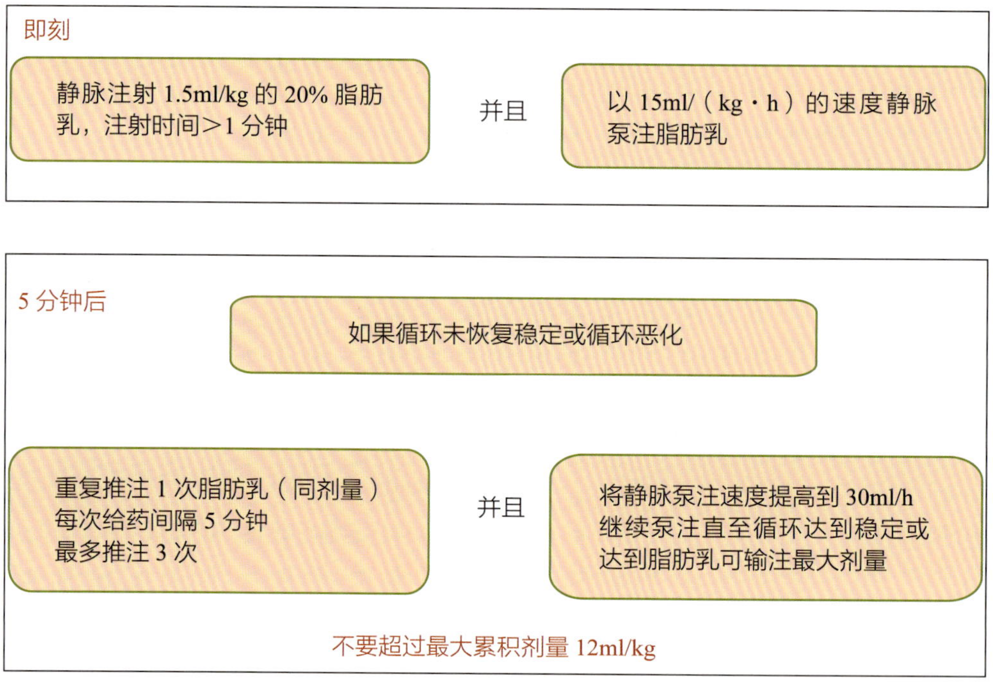

```
即刻
  ┌─────────────────────────┐         ┌─────────────────────────┐
  │ 静脉注射 1.5ml/kg 的 20% 脂肪 │  并且  │ 以 15ml/(kg·h) 的速度静脉  │
  │ 乳，注射时间>1 分钟         │         │ 泵注脂肪乳                │
  └─────────────────────────┘         └─────────────────────────┘

5 分钟后
              ┌──────────────────────────────────┐
              │ 如果循环未恢复稳定或循环恶化          │
              └──────────────────────────────────┘

  ┌─────────────────────────┐         ┌─────────────────────────┐
  │ 重复推注 1 次脂肪乳（同剂量） │  并且  │ 将静脉泵注速度提高到 30ml/h │
  │ 每次给药间隔 5 分钟         │         │ 继续泵注直至循环达到稳定或  │
  │ 最多推注 3 次              │         │ 达到脂肪乳可输注最大剂量    │
  └─────────────────────────┘         └─────────────────────────┘

不要超过最大累积剂量 12ml/kg
```

▲ 图 41-7　局麻药中毒的解救

(3) 控制癫痫发作

• 用小剂量递增剂量的苯二氮䓬、硫喷妥钠或异丙酚控制癫痫发作。

• 可能需要气管插管以保护气道。

• 一旦即刻复苏步骤完成，如果不需要应对产妇心搏骤停，应检查胎心音，并考虑分娩的时机和方法。

（二）高位脊髓阻滞

高位脊髓阻滞是一种阻滞平面延伸到 T_4 水平以上的阻滞，其可导致呼吸系统和心血管系统损害。它可能是由未预料到的局部麻醉药过度扩散或不适当的高剂量所造成的。高位脊髓阻滞也可能是由硬膜外麻醉中硬膜外导管穿过硬脊膜进入脑脊液中所致。因此，通过硬膜外导管大量给药前必须回抽，以防止导管进入脑脊液或血管。

如果患者出现心动过缓和低血压，以及（或者）如果她们反映手部麻木或乏力，并诉说呼吸困难和说话困难，就应该怀疑高位脊髓阻滞。胸骨切迹水平的感觉降低可以证实高位脊髓阻滞。体征和症状反映了阻滞平面的高度（表 41-2）。

表 41-2　高位脊髓阻滞的体征和症状

阻滞高度	体征和症状
$T_4 \sim T_1$ 导致： • 心脏交感神经支配的阻滞 • 辅助呼吸肌的运动纤维的阻滞	• 心动过缓 • 严重低血压 • 咳嗽困难 • 深呼吸困难
$C_8 \sim C_6$ 导致： • 尺神经、桡神经、正中神经的阻滞	• 手部感觉异常 • 手和手臂乏力 • 呼吸困难 • 只能低声耳语 • 焦虑/痛苦
$C_5 \sim C_3$ 导致： • 膈神经阻滞 • 膈肌麻痹	• 严重的呼吸窘迫 • 缺氧 • 呼吸停止

图 41-8 概述了高位脊髓阻滞及全脊麻管理流程。

第41章 产科麻醉并发症
Anaesthetic complications in obstetrics

```
┌─────────────────────────────────────┐
│ 呼叫帮助！（产科急救）              │
│ 麻醉医师、产科医生、复苏车          │
│ 考虑：新生儿科医师、重症监护医师    │
└─────────────────────────────────────┘
                  ↓
┌─────────────────────────────────────┐
│ 立即处理                            │
│ • 停止硬膜外麻醉（如果正在进行）    │
│ • 左侧卧位（如果患者有意识）        │
│ • 手动子宫移位（如果患者无意识）    │
│ • 考虑把患者置于头高位              │
│ • 向陪产者解释                      │
└─────────────────────────────────────┘
```

气道
- 评估
- 开放和维持气道
- 考虑口腔气道
- 15L/min 流量给氧

呼吸
- 评估
- 如果需要的话，协助使用呼吸球囊面罩
- 15L/min 流量给氧
- 每 5 分钟记录 1 次

→ 如果患者意识不清，通过气管插管保护气道

循环
- 评估脉搏和血压
- 大口径静脉通路
- 采血进行全血细胞计数（FBC）和尿素与电解质（U&E）
- 如果患者心搏骤停，开始 CPR
- 在心搏骤停后 5 分钟内进行围死亡期剖宫产手术

心动过缓？
给予阿托品 600μg 静脉推注

低血压？
- 快速静脉补液
- 如果没有心动过缓，静脉推注去氧肾上腺素 75μg
- 麻黄碱 6mg 静脉推注
严重 / 无反应性低血压考虑肾上腺素

其他：
- 检查胎心率
- 考虑是否分娩
- 排除其他导致意识丧失的原因

▲ 图 41-8 高位脊髓阻滞及全脊麻管理

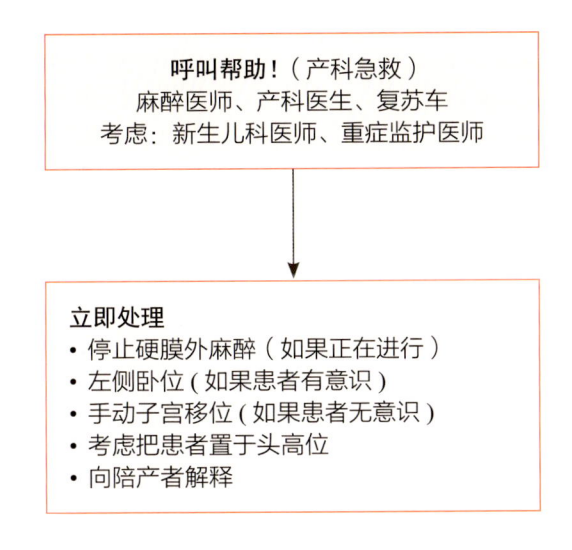

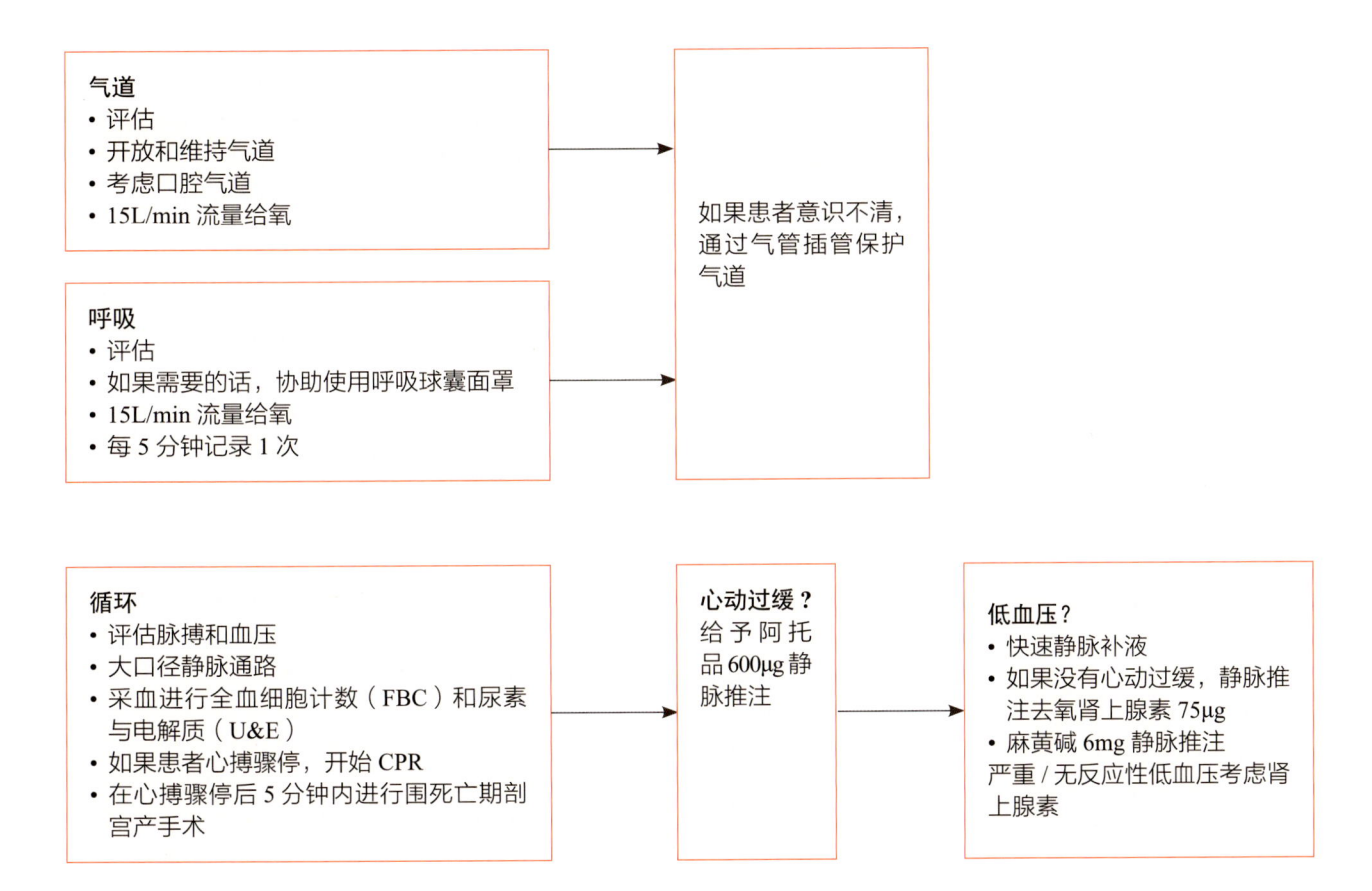

（三）全脊髓麻醉

全脊髓麻醉是局部麻醉药扩散到颅内的高位脊髓阻滞的进一步延伸。全脊髓麻醉症状和体征与高位脊髓阻滞相同，但程度更为严重，并且会出现意识丧失的症状。延髓和脑干血管舒缩中枢的抑制可导致心搏骤停。

2017 年 CAPS 英国产科监测系统研究显示，产妇心搏骤停的发生十分罕见。然而，25% 的产妇心搏骤停单纯是由麻醉引起的，2/3 麻醉引起的心搏骤停则是由全脊髓麻醉所致。所有心搏骤停成功复苏的妊娠女性中，3/4 都有肥胖。麻醉所致者的 100% 的存活率有赖于及时诊断和及时规范治疗（图 41-8）。日后将有机会能进一步减少孕产妇心搏骤停发生率。

七、阿片类药物的并发症

阿片类药物的并发症包括以下几点。
- 瘙痒。
- 尿潴留。
- 未过量用药情况下的迟发性呼吸抑制，特别是使用长效阿片类药物时。

蛛网膜下或硬膜外阿片类药物继发的瘙痒与组胺释放无关，因此使得抗组胺药物对其治疗无效。可使用 0.1mg/kg 昂丹司琼进行治疗。

尿潴留可由椎管内阻滞本身引起，但也可由阿片类药物引起。每家医院的产科都应该有膀胱护理预案。

蛛网膜下或硬膜外阿片类药物后的呼吸抑制是相对罕见的，吗啡是最有可能导致这种情况的药物。可通过呼吸机辅助和纳洛酮治疗。纳洛酮应以 100μg 的增量静脉注射，并滴定至起作用。其半衰期较短，因此可能需要反复使用。任何在蛛网膜下腔或硬膜外腔使用过长效阿片类药物的女性都必须密切监测以预防迟发呼吸抑制。纳洛酮对阿片类药物引起的瘙痒也有效果。

八、技术导致的并发症

2009 年 RCoA 的 NAP3（the 3rd National Audit Project）调查报告调研了椎管内麻醉的主要并发症（RCoA，2009）。每年约有 140 000 例硬膜外麻醉用于产科患者。产科椎管内麻醉后造成永久性伤害的发生率估计为 1/320 000~1/80 000。

由技术引起的并发症包括以下方面。
- 未能定位正确部位、遗漏节段和单侧阻滞。
- 腰麻术后头痛。
- 暂时性和永久性神经系统损害。
- 导管移位引起相对蛛网膜下隙内药物过量。
- 硬膜外/蛛网膜下血肿。
- 硬膜外脓肿。
- 脑膜炎。

（一）阻滞失败

未能正确识别蛛网膜下腔隙和（或）硬膜外腔隙的情况是相对罕见的，其更容易发生在病态肥胖患者。蛛网膜下腔阻滞失败的发生率在文献中差异很大，但在有经验的医生中的发生率应该不足 1%。蛛网膜下腔阻滞不足有时可以通过将患者头低足高位以促进局部麻醉药向头侧扩散来弥补。否则可能需要再次进行蛛网膜下腔阻滞或改用全身麻醉。

约 12% 的患者会出现硬膜外阻滞失败，通过简单的操作可以使其中几乎 50% 的患者硬膜外阻滞效果恢复。5%~8% 的硬膜外麻醉会出现遗漏节段和单侧阻滞。硬膜外麻醉失败的处理措施包括拔出少许硬膜外导管、改变患者体位、使用更多的局部麻醉药物、使用额外的硬膜外阿片类药物和硬膜外使用可乐定。约有 7% 的患者需要再次进行硬膜外阻滞。未能在镇痛分娩过程中提供足够镇痛的硬膜外阻滞也不太可能为手术分娩提供有效的麻醉。

在手术开始前必须仔细评估阻滞平面并记录阻滞范围。

（二）硬脊膜穿破后头痛

硬脊膜穿破头痛（postdural puncture headache，PDPH）是一种低压头痛，它是由腰麻针或意外由硬膜外针（Tuohy 针）穿刺造成的硬脊膜孔中的脑脊液泄漏引起的。在极端情况下，由低颅内压力引起的对颅内结构的牵拉可导致后颅窝颅内出血。在使用 25G 或更小的铅笔尖设计的穿刺针后，PDPH 的发病率约为 1/200。硬膜外针意外刺破硬脊膜导致 PDPH 的病例约占 70%。

PDPH 一般发生在穿刺 24～48 小时后。典型的头痛为额部和（或）枕部头痛，并且当患者平卧时缓解。常伴有其他症状（包括耳鸣、恶心和呕吐、视力障碍和畏光）。需要阿片类药物镇痛的头痛不太可能是 PDPH，应该考虑颅内其他危急重症病变。如果对诊断有疑问，必须尽快进行神经影像学检查，并征询神经科意见。

处理方案
- 告知麻醉团队。
- 建议患者保持平卧位。
- 最初的保守处理措施。
  - 保证适当的补液。
  - 简单的止痛药。
  - 咖啡因。
- 确定性的治疗是一种硬膜外血补丁。
  - 在无菌条件下，将约 20ml 的产妇自身的血液注入硬膜外腔。
  - 可能需要重复操作。
  - 硬膜外穿刺后 48 小时后再进行血补丁可以提高成功率。
- 可以考虑以下鉴别诊断。
  - 偏头痛。
  - 脑膜炎。
  - 脑静脉窦血栓形成。
  - 蛛网膜下腔出血。
  - 硬膜下血肿。

九、神经损伤

外周神经体征和症状在产后常见，可能因区域麻醉或分娩过程中神经压迫和（或）神经受损所致。

（一）神经失用症

继发于区域阻滞的神经失用症可由针刺刺激或直接损伤神经引起。产科区域阻滞中，短暂的神经根损伤发生率约为 1/3000，永久性神经病变发生率约为 1/15 000。当通过腰麻针或硬膜外导管注射局部麻醉药时患者诉有疼痛，应立即停止注射。

与分娩用力或胎儿对神经的挤压有关的产科神经失用症更为常见，接近 1/100。最常见的主诉是感觉异常性股痛，因大腿外侧皮神经受压引起。

神经失用症的治疗常采用保守治疗，康复治疗通常是有帮助的。更复杂的病因可能需要进行神经电生理检测，可考虑转诊到神经科治疗。

椎管内麻醉除了在进针部位的局部不适，不会引起背部疼痛，也不会加重原有的下背部疼痛。对椎管内麻醉后主诉严重背部疼痛且常规镇痛无效的患者，可能需要行紧急辅助检查，鉴别诊断包括硬膜外和蛛网膜下血肿、硬膜外脓肿和急性椎间盘脱出。有脊髓压迫症状和体征的患者（严重的疼痛、感觉和运动功能障碍及肠/膀胱功能障碍），需紧急行磁共振成像检查。在这些情况下，可能需要紧急脊髓或神经根减压，以避免永久性神经功能损害。

（二）感染（硬膜外脓肿、脑膜炎或椎间盘炎）和血肿

这些都是极其罕见但具有潜在破坏性的并发症。硬膜外脓肿在产科硬膜外麻醉中的发生率为（0.2~3.7）/100 000。细菌性脑膜炎是腰麻或腰硬联合麻醉的并发症，发病率小于 1.5/10 000。症状和体征包括严重背痛、神经功能损害（包括肠道/膀胱功能障碍）和不明原因的发热。中枢神经系统感染可能导致大脑兴奋或抑制的体征。

怀疑有以上任何病症，应立即进行检查，因为拖延可能导致不可逆转的神经功能丧失。患者的生命体征和体温及她们的神经状况必须定期监测。血液检查应该包括白细胞计数、C 反应蛋白和血培养。如果出现这些病症的可能性极小，应按照脓毒症处理方案治疗患者。根据疑似的病种，放射科医生会提出恰当的影像学检查建议，可能是计算机断层扫描或 MRI。同时可能需要紧急转诊至神经科。

硬膜外或蛛网膜下血肿的症状和体征与硬膜外脓肿相似，但无任何脓毒症的特征。硬膜外血肿发生的风险估计为 1/168 000。

十、并发症对胎儿的影响

母体受到损害，如缺氧和心血管循环不稳定，可导致胎儿窘迫并引起胎儿心动过缓、胎心监护异常和胎儿血气异常。在这些情况下，应立即进行宫内复苏，要懂得母亲的复苏可改善胎儿的宫内状况。

阿片类药物很容易穿过胎盘屏障，并可能导致新生儿呼吸衰竭。如果阿片类药物是静脉或肌内注射的，则应通知儿科医生到场，因为可能需要呼吸支持。

十一、结论

- 文献中有充分的证据表明，及时并正确地处置妊娠女性的麻醉紧急事件，母儿的结局往往良好。
- 麻醉医师、产科医师和助产士必须作为一个团队在产科病房和手术室工作。大家需要密切的合作和良好的沟通来一起照护母亲和胎儿。在高危产科、产科急诊和麻醉并发症发生之时愈加重要。
- 在产科进行多学科麻醉紧急事件模拟演练，可帮助大家认识到团队合作和人为因素对于救治成功的重要性。

拓展阅读

[1] AAGBI (Association of Anaesthetists of Great Britain and Ireland). *Quick Reference Handbook 3-10 Local Anaesthetic Toxicity, 2019*. https:// anaesthetists.org/Home/Resources-publications/ Safety-alerts/ Anaesthesia-emergencies/ Quick-Reference-Handbook/ PDF-version (last accessed January 2022).
[2] Beckett VA, Knight M, Sharpe P. THE CAPS Study: incidence, management and outcomes of cardiac arrest in pregnancy in the UK: a prospective, descriptive study. *BJOG* 2017; 124(9): 1374-81.
[3] Kinsella JM, Carvalho B, Dyer RA, et al. International consensus statement on the management of hypotension with vasopressors during caesarean section under spinal anaesthesia. *Anaesthesia* 2018; 73(1): 71-92.
[4] OAA/DAS (Obstetric Anaesthetists' Association/Difficult Airway Society). *Obstetric Airway Guidelines 2015*. https:// www.oaa-anaes.ac.uk/OAA_DAS_Obstetric_Airway_Guidelines (last accessed January 2022).

第42章 分诊
Triage

梁伟璋 黄 蓓 李 佳 译
李映桃 潘石蕾 校

> **学习目的**
> 阅读本章后，您能够：
> - 了解当伤员人数超过可用资源时，提倡的优先排序的系统方法。
> - 理解在包括产科在内的紧急情况下，优先排序至关重要。

一、概述

分诊（triage）一词源自法语 trier，指就像用筛子一样进行分类或筛选。这个词最初是用来描述选择咖啡豆的过程。在现代，拿破仑的军医元帅 Dominique Jean Larrey 男爵首次描述了分诊。他引入了一个系统，对送到战地急救站的伤员进行分类，以确保轻伤的士兵用最少的治疗就能够迅速返回战场。近年来，分诊已成为民用急诊部门的日常管理工具。

在民用实践中，无论在何处进行分诊，其目的不仅是在正确的时间将正确的患者送到正确的地点，以便他们得到最佳的治疗，而且优先治疗更为紧急的患者。当患者人数超过可利用的医疗资源时，应采用分诊原则。

分诊适用于急症医疗和产科工作。分诊是正式的，例如在重大事故的管理中，也可以在急救室或产房的日常实践中作为常规方法。它必须反映患者不断变化的状态，因此是一个动态而不是静态的过程，定期重新评估患者的优先级至关重要。

分诊过程的终点是优先级的分配。然后使用这个优先级结合其他因素来确定最佳治疗。大多数分诊系统将患者分成四种类别。所以，必须有一种评估方法来确定类别（图 42-1）。

表 42-1 中用于重大事故的分诊优先级，反映了临床干预的必要性，而不是损伤的严重程度。例如，一个因单纯头皮伤口出血的休克患者

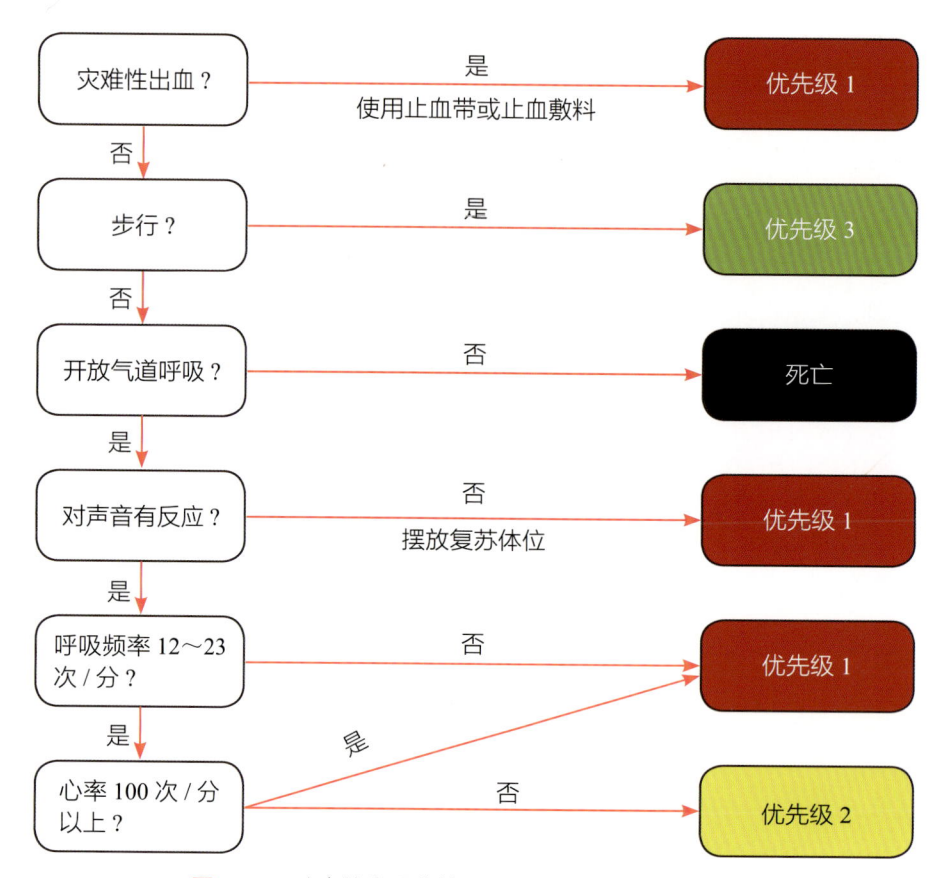

```
┌──────────┐   是   ┌────────┐
│ 灾难性出血？├─────→│ 优先级 1 │
└────┬─────┘ 使用止血带或止血敷料 └────────┘
     │否
     ↓
┌──────────┐   是   ┌────────┐
│  步行？  ├─────→│ 优先级 3 │
└────┬─────┘       └────────┘
     │否
     ↓
┌──────────┐   否   ┌────────┐
│开放气道呼吸？├─────→│  死亡  │
└────┬─────┘       └────────┘
     │是
     ↓
┌──────────┐   否   ┌────────┐
│对声音有反应？├─────→│ 优先级 1 │
└────┬─────┘ 摆放复苏体位 └────────┘
     │是
     ↓
┌──────────┐   否   ┌────────┐
│呼吸频率12~23├─────→│ 优先级 1 │
│  次/分？  │       └────────┘
└────┬─────┘
     │是
     ↓
┌──────────┐  是→  优先级1
│心率100次/分│
│  以上？  │  否→  ┌────────┐
└──────────┘       │ 优先级 2 │
                    └────────┘
```

▲ 图 42-1　改良的生理分诊工具 24（MPTT-24）分诊筛查

引自 Vassallo J, Smith JE, Wallis LA. Major incident triage and implementation of a new triage tool, the MPTT-24. *J Roy Army Med Corps* 2017; 164(2): 103-6. Licensed under CC by 4.0

表 42-1　重大事故的分诊分类

治疗级别	优先级别	类　别	颜　色	说　明
T1	P1	即刻	红色	需要立即挽救生命治疗的伤员
T2	P2	紧急	黄色	需要 2~4 小时手术或医疗干预的伤员
T3	P3	推迟	绿色	病情较轻，可安全推迟 4 小时以上再治疗的患者
T4	P4	期待	蓝色（非标准）	①治疗后无法存活的伤员；②要求给予一定程度的干预，但对他们治疗会使其他人的治疗严重让步
死亡	死亡	死亡	白色或黑色	死亡

引自 Major incident triage categories. ©Advanced Life Support Group

可能需要紧急干预（红色优先），但损伤本身可能相对次要。通过将此类患者优先放在高级别，一个简单的操作（应用加压包扎）就能挽救伤员的生命。同样，四肢大面积烧伤的患者显然会有严重的、可能危及生命的解剖损伤，当然比头皮撕裂伤的患者更严重。然而，如果不是在第一分钟，而是在最初的数小时内才接受治疗，可能并不会改变他们的预后。

如果在重大事件中使用了"优先级别",那么第 4 类(P4)的使用需由相关的高年资人员决定。决策必须基于对情况的全面评估,它必须同时考虑患者的负荷和可用的资源。如果使用该类别,则只有在经高年资医务人员评估后,才能认为患者属于该类别。

在妊娠晚期,对胎儿的评估将紧跟对母体的评估。

二、孕产妇的评估

(一)产科分诊

分诊工具通常在急诊科使用,其中很多都是基于曼彻斯特分诊系统(Manchester Triage System,MTS)。现今的产科分诊是公认的一个比其他分诊系统更加专业的领域,因为它必须考虑到母亲、胎儿和(或)产程(如果有的话)。为了保证患者的安全,有必要进行适当的分诊,以便在正确的时间提供正确的护理。产科分诊工具必须与其他标准工具不同,需考虑到不同的妊娠生理(相对低血压、心动过速和呼吸急促)。

到目前为止,虽然在伯明翰已经开发了伯明翰-症状特异性-产科分诊系统(Birmingham Symptom-specific Obstetric Triage System,BSOTS),但英国还没有标准化的产科分诊工具。这个 BSOTS 系统,是每个患者在入院 15 分钟内由助产士使用 4 层颜色编码进行分诊。这种彩色编码可以让医务人员清楚地看到和了解病情的严重程度。这是需要培训的,但可允许基于观察、病史、疼痛和查体(包括胎心)的评估进行标准化护理。BSOTS 已通过子午线健康创新交流平台免费上线(2021 年 3 月)。

(二)产科创伤分诊

产科创伤分诊的原则是相同的,包括能够立即发现危及生命的情况,并以正确的顺序处理。优先级的类别,ABC 是由识别可能致命的问题及它们可能致命的顺序所决定的。在孕产妇中,分诊的类别首先根据对孕产妇生命的威胁确定,然后根据是否存在对胎儿的威胁确定(图 42-1)。

- ABC 优先级。
- 在治疗前进行评估,但在继续治疗之前要先解决每个问题。
- 评估行动能力,然后评估 ABC。
- 患者可以步行吗?
  – 如果是这样,则患者的气道通畅,有呼吸和有足够的循环血量让其可以活动。
- 患者在说话吗?
  – 如果是这样,则气道是开放的,患者有呼吸,有足够的循环血量让大脑进行氧合。
- 患者有呼吸但没有意识吗?
  – 如果是这样,患者的呼吸道存在潜在的风险。
- 患者没有呼吸吗?
  – 开放气道。
- 患者还没有呼吸吗?
  – 可能已经死亡,尤其是在创伤的情况下。
- 如果患者有呼吸,检查呼吸频率。
- 如呼吸频率正常,检查循环及毛细血管再充盈情况。
- 评估胎儿健康和生存能力。

三、情景分析

(一)情景 1

你是值班的产科住院医师。当你在产房查看

胎心监护图时，听到喇叭响，接着是一声巨大的撞击声，然后是破碎的声音。一辆运送磁共振成像扫描仪的卡车撞进了大楼，并推倒了一堵墙。你跑向受影响的房间，发现实习助产士 A 满身是瓦砾，茫然地走了出来，而她头皮上的伤口正在流血。当你走进产房时，你发现卡车已经撞穿了窗户，驾驶室挡风玻璃碎了，司机坐在驾驶位，双手抓住方向盘，呼吸急促，而且他没有系安全带。

B 夫人正在床上分娩，她的腿正处于截石位，因为第二产程延长，初级医生准备要进行吸引助产。CTG 仍在运转，胎儿心率看起来很正常。B 夫人喘着气说她需要用力。初级医生躺在地板上呻吟，她的骨盆上压有一大块砖头。助产士 C 躺在 B 夫人身上一动不动，她的后脑勺有明显伤口。B 先生看起来毫发无伤，但他在你一进门就抓住了你，告诉你必须马上给他妻子接生。

> 请花几分钟写下你认为的优先级顺序…
>
> _____
>
> _____
>
> _____

优先级顺序

① 助产士 C 可能存在气道问题，她可能昏迷或死亡。应快速评估她的气道、呼吸和血液循环情况。如果她没有呼吸，检查呼吸道也没有阻塞，那么也没有什么可以操作的了。

② 卡车司机存在呼吸问题，很可能是胸部受伤，这需要进行早期评估。他可能被困在驾驶室里，也可能因为长骨骨折而出现循环系统问题。必须及早注意他的情况。

③ 初级医生在呻吟，因此没有呼吸道或呼吸问题。他有可能存在严重的循环系统问题。

④ 实习助产士 A 存在血液循环问题。她的神志不清可能是继发于脑缺氧/低血容量，或由头部受到撞击造成的脑震荡引起的。

⑤ B 夫人似乎没有呼吸道或呼吸问题，尽管助产士摔倒在 B 夫人的腹部上可能造成了一些创伤，但也形成一种保护来保护她。目前不需要紧急分娩立即分娩的急迫性。

⑥ B 先生不需要立即就医。

（二）情景 2

你是一名住院医师，周日早上 8 点到产房值班。主管的助产士告诉你昨晚非常忙碌。上一组值班团队刚带着一位前置胎盘并发大出血的患者去了手术室，顾问医生也将和他们同行。她先和你一起查阅了产房的告示板（表 42-2）。就在你查阅报告的时候，后勤人员进来了，带来了 7 号房间的助产士的一条紧急信息，说她无法听到胎心。然后 1 号房的蜂鸣器响了，患者现在诉有瘙痒，感觉喘不过气来，而助产士不久前给她静脉注射了青霉素。

> 请花几分钟写下你认为的优先级顺序…
>
> _____
>
> _____
>
> _____

优先级顺序

① 1 号房间有呼吸问题，可能会进展成呼吸道问题，因为她可能有过敏反应，需要紧急治疗。

表 42-2 产房告示板

房 间	产 次	阴道检查	硬膜外	缩宫素	注 释
1	1+0	07:30，5cm	否	否	B 族链球菌携带者
2	5+1	06:30，已分娩	否	否	胎盘滞留：脐带断裂，产后出血 600ml，持续滴流出血
3	0+0	05:00，4cm	是	是	妊娠 38 周，因明显水肿和蛋白尿 ++++ 引产，尿量少，血压 160/95
4	2+0				足月 +14 天，计划引产
5	0+0	07:30，9cm	是	否	CTG 晚期减速，07:30 FBS pH 为 7.21
6	2+1	06:00，开全	否	否	
7	1+0		否	否	妊娠 34 周，主诉胎动减少和腹痛，既往妊娠 38 周死胎史

CTG. 胎心监护仪；FBS. 胎血采样

② 3 号房间可能会出现呼吸和气道问题；她的血压控制不好，需要尽早复查。

③ 2 号房间有循环问题，要确保静脉通道和交叉配血；她需要尽快去手术室进行人工剥离胎盘的手术。

④ 7 号房间可能存在循环系统问题，因为她可能有过胎盘早剥。她需要开放静脉通道，交叉配血和凝血检查。

⑤ 5 号房间存在胎儿问题，应评估 CTG，并决定是否需要进一步的胎儿血液采样。

⑥ 6 号房间应该要分娩了，需要评估是否存在第二产程延长。

⑦ 4 号房间没有问题，她的引产应该推迟，直到有足够的医护人员可以保证安全。

由于有几个重要问题需要注意，所以有必要去分配可用的资源。如果有一名麻醉医师和一名初级医师也来值班，他们可以被安排到 1 号和 3 号房间。要让手术室了解到还有其他的情况，以便在可能的情况下快速周转，一旦出血得到控制，顾问医生就能有空出来帮助产房。

四、结论

- 当需要治疗的伤员/患者数量超过可用资源时，分诊是关键的组成部分。
- 关于分诊过程的更多细节不在本手册的范围内，但在 mMOET 课程和其他高级生命支持小组培训课程中有涉及，如医院重大事故医疗管理和支持（Hospital Major Incident Medical Management and Support，HMIMMS）和曼彻斯特分诊。

拓展阅读

[1] ALSG (Advanced Life Support Group); Carley S, Mackway-Jones K (eds). *Major Incident Medical Management and Support: The Practical Approach in the Hospital*, 2nd edn. Oxford: Wiley Blackwell, 2018.

[2] ALSG (Advanced Life Support Group); Mackway-Jones K, Marsden J, Windle J (eds). *Emergency Triage: Manchester Triage Group*, 3rd edn. Oxford: Wiley Blackwell, 2013.

[3] Kenyon S, Hewison A, Dann S-A, et al. The design and implementation of an obstetric triage system for unscheduled pregnancy related attendances: a mixed methods evaluation. *BMC Pregnancy Childbirth* 2017; 17: Article 309.

第43章 转 诊
Transfer

梁伟璋 刘梦玥 陈 平 译
李映桃 潘石蕾 校

> **学习目的**
>
> 阅读本章后,您能够:
> - 了解危重患者安全转诊的原则。
> - 接受管理此类患者的系统性 ACCEPT 方法。

一、概述

由于专科医院服务的重新配置、整合和集中,使医疗服务的提供变得复杂,越来越多的患者需要转诊。在澳大利亚、加拿大和美国这些地理面积广阔、农村分散和社区偏远的国家,这种转诊可能是非常复杂的后勤工作,从大城市内数公里数分钟,到数千公里数小时的路程不等。当孕产妇和(或)新生儿的临床监护需求超过现有机构的资源能力或专业时,可能需要进行院间转诊。

本章将讨论宫外和宫内转诊所需的方法,并概述其成功和安全的原则。这些原则可以应用到你自己的实践中,无论是在英国还是在海外。

以下为需要将孕妇/刚妊娠的女性转诊其他医院的常见原因。

- 临床原因。
  - 需要加强对母亲的产前或产后监护,或解决产科的情况(如早产、子痫前期、胎儿生长受限)或与妊娠没有直接相关的情况。
  - 需要新生儿专科服务(如在未来7天内有自发性或医源性极早产分娩的高风险或已知胎儿畸形的)。
- 运营原因。
  - 新生儿重症监护室关闭(人员/容量)。
  - 新生儿的需求(人员/工作量)。
  - 产房的能力(人员/工作量)。

对于女性及其家庭,转诊离开本地区不仅是

引起压力、不便和费用开销的重要原因，同时也会对转诊单位造成资源和运营业务上的影响。转诊转出政策的目的是确保安全、及时和适当地将女性和（或）新生儿转移到最能满足其需求的机构，同时要尽量减少转诊转出和后续抢救的不必要次数和昂贵费用。

实现一个成功的转诊转出和抢救，临床和转运的专业技术都是必需的。正确的患者必须在正确的时间，由正确的人员，用正确的设备，送到正确的地方——在第一时间，通过正确的转运方式，以受到正确的监护。转诊并不能替代诊断和治疗。

二、ACCEPT 方法

一旦做出转诊的决定，就要开始做好转诊的准备和计划。转诊的协调和促进应遵循当地网络的指引。转诊的安排需要在转介、转运和接收团队之间进行有效的沟通。产科处理"两个患者"额外的复杂性要求对这一过程要采取高度系统化的方法。其中一种方法是由高级生命支持小组开发的 ACCEPT 方法。

> A（Assessment）：评估。
> C（Control）：掌控。
> C（Communication）：沟通。
> E（Evaluation）：评价。
> P（Preparation and packaging）：准备和打包。
> T（Transportation）：转运。

遵循 ACCEPT 方法可以确保评估和规程按照正确的顺序进行。这种方法也正确地强调了在运送患者之前所需要的准备工作。

（一）评估

到这时为止，参与转运的临床医师可能一直参与治疗。然而专门安排另一位转运者的话，他并不了解患者的病史。所以，进行转诊的人有责任去充分了解患者病情。

对于适合转诊的患者，转介医院的工作人员需要权衡转诊的风险和潜在的好处。

转诊可能被认为是不恰当的或不安全的临床情况如下。

- 已知胎儿或母体的危险，需要立即分娩。
- 转诊过程中有明显的分娩风险（处于活跃期，宫颈扩张 3cm 以上）。
- 母体或胎儿状况不稳定，在转诊过程中可能恶化。
- 患者拒绝转诊。
- 孕妇无合并症，妊娠 22 周前（即低于可存活能力的孕周），或妊娠合并潜在致死性的胎儿疾病，并且即使是活产也不考虑对胎儿进行积极干预。
- 对于有极早产风险 [妊娠 23^{+0}～24^{+6} 周和（或）<500g]，给予适当的咨询后（即与新生儿专科医生一起告知相关的预后、发病率和死亡率），其父母不希望对新生儿进行积极的复苏的，应提供不转诊的选择。
- 存在先兆早产症状，但分娩的可能性低。

如果患者拒绝转诊，就不能违背她的意愿。但患者需被告知她拒绝转诊可能会给她和她的孩子带来的风险。谈话的细节要仔细记录在病历中。患者也应该被告知出生后转诊可能和影响。文献有明确的共识，如果在具备新生儿设施的单位进行分娩，相对宫外转运，早产儿将有一个明显更好的结局。

在英国，早产分娩（妊娠 37 周之前）占所有妊娠的 7.1%（每年 >50 000 分娩量），其中大多数是由于早产临产引起的。在早产儿中，5% 为极早产（妊娠 28 周之前），11% 为早期早产（妊娠 28~32 周），85% 为中晚期早产（妊娠 32~37 周）。早产仍然是新生儿发病率和死亡率的主要原因，但及时的干预措施可以改善新生儿结局，如产前类固醇促进肺成熟、硫酸镁用于神经保护，以及在有适当新生儿护理设施的病房分娩。

Marlow 等（2014）利用 EPICure2 的出生地点的数据，在英国极早产儿的前瞻性出生队列中，研究了出生地点和围生期转诊对新生儿生存率和发病率的影响。在这个新生儿队列（妊娠 22~26 周）研究中发现，相比 2 级或更低级别新生儿病房，在 3 级新生儿病房出生的婴儿死亡率显著降低（调整后 OR=0.73，95%CI 0.59~0.90）。这归因于胎儿死亡率和出生后第 1 周死亡率的减少，因此可能与产科和新生儿护理有关。

然而，早产的准确诊断是具有挑战性的。早产的临床特点是非特异性的，常有假阳性诊断，有早产体征和症状的女性 80% 以上在 7 天后仍然会继续妊娠下去，大多数会在足月分娩。为了确保少数真正早产儿能受益，诊断的不确定性意味着很大一部分有早产症状的女性会接受不必要的治疗。目前对先兆早产的过度干预导致许多女性住院和（或）被不必要地转出当地医院。这也会妨碍了适当的转诊，为了在早产发生时能接收早产儿，新生儿床位会被"预定"，这会对已经紧张的新生儿病房和网络的效率产生了负面影响。这通常会对其他母婴产生连锁反应，尽管婴儿床位是空的，但被"预定"了。由于婴儿床位紧缺，患者可能需要转诊到其他单位。这还可能增加子宫外转诊的风险。

目前已有针对早产的床旁诊断性检验，应在做出转院决定之前用于帮助改善早产的预测。现有的生化检验包括 ① fFN®（Hologic，Marlborough，MA，USA），用于检测宫颈阴道分泌物中的胎儿纤维连接蛋白；② Actim® Partus（Medix Biochemica，Espoo，Finland），测量磷酸化的胰岛素样生长因子结合蛋白 -1；③ PartoSure™（Parsagen Diagnostics，Boston，MA，USA），用于检测胎盘 α- 微球蛋白 -1。现有的胎儿纤维连接蛋白（fFN）的研究数据明显比其他的标志物可靠。在英国，使用最广泛的检验是 fFN。fFN 通常不存在于妊娠 22 周后的宫颈阴道分泌物中，直到 35~37 周后妊娠晚期才会出现。无论在无症状或有症状的女性中，检测到这一标志物都是自发性早产的良好预测指标。定量试验提高了检验的阳性预测值和似然比，同时也维持了高于定性试验的高阴性预测值。

此外，还有一种方法（可以与定量的胎儿纤维连接蛋白检验结合）是使用经阴道超声测量宫颈长度。因为宫颈越长，早产的可能性越小。干预的精确阈值将取决于临床整体情况，但如果预测未来 7 天分娩的风险较低的话，建议暂缓转诊。

发生在孕 24~31 周的胎膜早破，到分娩的中位潜伏期为 7~10 天。宫内转诊到有合适设备的新生儿病房的指征，不仅因为是未足月胎膜破裂，而是因为还可能存在子宫收缩的相关证据或提示绒毛膜炎的体征。

（二）掌控

评估完成后，转诊的组织者需要掌控局面。有以下 3 项要求。
- 确定临床团队负责人。
- 确定要执行的任务。
- 分配任务给个人或团队。

尽快确定责任范围。从理论上讲，在转诊过程的不同阶段，最终责任由转诊的顾问医师、接受转诊的顾问医师和转运人员共同承担。所以，应有一个指定的人来全面负责组织转诊。

组织者需要展示领导能力，同时始终采取系统的视角，避免狭隘的视野或任务固化。

在许多情况下，协调工作通常由专门的区域网监协调员进行，他们通常利用先进的通信技术，如多方电话会议、远程保健视频会议、病例记录和综合数据管理系统。

协调转诊需要与团队就病例进展、估计反应时间和患者状态变化进行持续的沟通和反馈。在反应和转诊阶段，协调中心应与提供后勤支持和监督的反应团队保持联系。

（三）沟通

成功、安全的转诊最重要的一个方面是沟通。把患者从一个地方转移到另一个地方需要多人的配合和参与。因此，在考虑转运时，需要通知关键的人员。

转诊和接收医院的新生儿专科医生应直接沟通。是因产科问题转诊还是因非产科问题转诊将决定由谁来负责孕产妇的护理。如果转诊是非产科问题，产科保健在接收医院也必须继续，而且转诊必须是转到接收医院的产科。

孕妇和她的亲属必须随时了解情况。

酌情考虑通知以下人员。

- 负责当前孕产妇临床保健的顾问医生。
- 负责当前产科保健的顾问医生（如果与上述不同）。
- 负责当前新生儿临床保健的顾问医生。
- 转诊单位的特护病房工作人员。
- 负责转诊患者的顾问医生（如果与上述不同）。
- 负责孕产妇重症监护的顾问医生（如果有的话）。
- 转诊单位的高级助产士。
- 接收单位负责产妇临床保健的顾问医生。
- 接收单位负责产科保健的顾问医生。
- 接收单位负责新生儿保健的顾问医生。
- 接收单位的特护病房工作人员。
- 接收单位的高级助产士。
- 救护车管制或特殊转运管制（视情况而定）。

如果麻醉师参与了产科保健，他们也应该直接沟通。

如果一个人沟通完所有事情可能需要很长时间才能完成。因此，最好在考虑了专业知识和当地政策的情况下，由相应的小组进行组间沟通。团队间的沟通是必要的。无论什么情况，信息的传递都要明确无误，尤其是在与人通过电话交谈时。

ISBAR 工具提供了一个框架，以确保安全、及时和结构化的临床信息交换，应有效利用。

I（Introduction）：介绍。
S（Situation）：情景。
B（Background）：背景。
A（Assessment）：评估。
R（Recommendation）：建议。

信息需要缓慢而清晰地传达。打电话前计划好要说什么是很有用的。重要的是要确定你是谁（姓名、角色和你打电话所在的机构），并确定患者（至少有三个标识）。

以下为所涉及的步骤。

1. 情境

- 患者发生了什么（主要诊断/存在的问题，转诊的原因）。
- 如果是孕妇，孕周/预产期的情况。
- 确定是否临产。
- 如果是产后，产程和分娩/第三产程的详细情况。
- 目前医院的能力和容量级别。
- 目前是否有医疗/助产支持。

2. 背景
- 提供相关的临床病史和背景。
- 简要说明迄今为止为解决该问题所做的工作。
- 药物 / 过敏。
- 体重（空中转运时需要）。
- 强调任何需保障的问题。

3. 评估
- 临床对目前情况的评估。
- 传达担忧、不确定性和紧迫性（患者血流动力学是否稳定，情况是否危急）。
- 描述评估和检查结果（详细分娩评估的信息，MEOWS 图表，影像学发现和血液结果）。

4. 建议
- 讨论对方需要什么（如临床建议，帮助寻找床位，转诊的交通工具和人员的安排）。
- 明确你的要求和时间范围。

作为"建议"步骤的一部分，阐明和确保理解是至关重要的。沟通不足的风险很高，甚至更糟的是误解所传达的信息。立即和直接的援助请求应该清晰，这样就不会有误解。谈话的细节需要记录在患者的医疗记录中。部分单位会使用特定的表格或清单来帮助这个过程。

是否拒绝适当转诊，应由顾问级别的医生决定。接收转诊的医院应认识到，除非转院后很可能立即分娩，否则不一定需要空的新生儿床来接受转诊。同样，接收孕产妇的单位也应考虑其产前和产房的容量。一些孕妇在转院后可以在产前病房进行管理。因为转院往往需要数小时才能完成，产房的急症可能不会影响接受转院的能力。

即使在紧急情况下，也不能忽视以家庭为中心的治疗原则。保健提供者需要关注孕妇及其家人的情感需求。转诊转院的需求必须与该孕妇及其家人细致地沟通和讨论，如情况允许，应提供充分的机会，使孕妇的担忧和问题得到解决。向孕妇及其家人提供的信息应包括以下几个方面。
- 转诊的原因。
- 转诊预定的日期、时间和持续的时长。
- 目的地。
- 随行的工作人员名单。
- 接诊医院的探视时间和电话号码。
- 预期的住院时间。
- 家庭成员前往接诊医院的车辆路线或其他交通方式的信息。
- 家庭成员的住宿选择。

（四）评价

评价的双重目的是评估转诊是否适合患者，如果适合，转诊的紧急程度如何。通常，只有当 ACCEPT 的第一阶段完成时（ACC），才会收集到足够的资料来进行评价。评价是评估复苏和稳定过程的有效性，是一个动态过程，从第一次接触患者开始，其中包括对患者进行持续的再评估。

1. 这个患者是否适合转院

转诊的理由应该是合理的，最好能证明对孕产妇和（或）她的胎儿有直接好处。

转诊的风险必须与留下的风险权衡，也要和只能由接收单位提供的保健的益处相权衡。

2. 临床紧迫性

在转诊的指征明确后，必须评估紧急程度。疾病的严重程度和病情的自然史（可能是已知的或未知的，可预测的或不可预测的），以及对患者稳定性的评估，可用于对转诊的紧迫性进行排序。这种层次结构还有助于确定所需的人员和转运方式。决定应基于即刻和延缓转诊的利弊，并应由高级医护人员参与。一些指南已经发布以帮助决策过程，如脑损伤患者指南 [英国和爱尔兰的麻醉医师和神经麻醉和重症监护协会（Neuro Anaesthesia and Critical Care Society，NACCS）]，但在其他缺乏指南的情况下，决策可能更加困难。

3. 转诊的类别

- 重症/危及生命的紧急情况。
- 时间紧迫。
- 患病且病情不稳定。
- 患病且病情稳定。
- 身体不适。
- 健康/选择性转诊。

（五）准备和打包

准备和打包的目的都是确保在转运患者的过程中，所提供的监护水平尽量不改变，并且患者的病情不会恶化。

"拉起跑"和"留下干"一直是许多抢救医学专家之间的区别点。从本质上说，快速评估、最低限度的稳定和迅速转诊到最终的治疗医院将使一些患者获益最大。否则，如果在转诊之前不进一步采取稳定措施，病情在路途上将会显著恶化。在任何特定情况下，决定哪些原则是最合适的是复杂的，不仅取决于患者和疾病因素，还取决于当地技能、转运团队技能、后勤和最终的治疗时间。第一阶段（准备）包括完成患者病情稳定工作和准备转诊小组的人员设备。第二阶段（打包）是最后需要采取的措施，以确保转运过程中患者自身安全和保障。

1. 患者准备

为了确保母婴的最佳结局，并减少路途中出现并发症的可能性，转诊前应进行细致的复苏和稳定措施。这可能涉及执行接收医院或单位（产妇或胎儿）要求的程序。转运的充分准备应遵循标准的 ABCDE 方法，需要解决的问题示例如下。

① 气道
- 气道通畅是目标。
- 无创正压通气（特别是空运）在转诊过程中是否使用仍存在争议。
- 如果认为在转运过程中可能需要气道干预，应在转运前完成。
- 转运时气管插管是困难的。

② 呼吸
- 保持充分的氧合。
- 如果空运，所有在地平面都需要吸氧的患者，到高空中需要的氧气会更多。
- 如有指征，应在转运前置入肋间胸腔引流管，尤其是需空运时。

③ 循环
- 在出发前应评估容量状况并使其正常化，因为低容量患者对运动和运输惯性力的耐受非常差。
- 确保有良好的静脉通路。
- 骨间针是可接受的可靠的补液通道。
- 为了舒适，或者在需要严格监测出入量的情况下，应考虑使用导尿管。

④ 意识状态
- 在转诊前检查瞳孔和记录意识水平。
- 如患者不合作、好斗或烦躁，会将患者自己和工作人员置于危险之中。
- 飞行恐惧和恐高是公认的恐惧症，如果在转诊前不加以考虑和处理，管理起来将非常困难。
- 骨折和疑似骨折必须固定，注意防止压力损伤。
- 如果患有糖尿病，要控制血糖达标。

⑤ 暴露
- 适当暴露和检查患者。
- 考虑长时间转运的影响。

- 定位：应将患者转运到运输推车上并妥善固定，并适当注意任何可能的脊柱损伤。患者应倾斜以防止主动脉下腔静脉受压。
- 药物：合理化治疗并尽量减少输注次数。确保足够的镇痛和（或）镇静药和止吐药。如果妊娠女性出现早产情况，应考虑使用类固醇、镁剂和宫缩抑制药。
- 体温控制：转移过程中应为患者提供良好的遮盖和保暖。
- 静脉血栓栓塞预防：长时间转运过程中的不动会增加 VTE 事件的风险。

不充分的复苏或遗漏了疾病和损伤将导致转诊转运过程中病情的不稳定，并将对预后产生不利影响。转送患者只是工作的一部分。医疗和治疗的记录（或复印件）应跟随患者。如果有出血，确保已清楚地记录估计的出血量。如果在出发时还没有得到血液检验结果，应尽快打电话通知他们。重大创伤患者也要做影像学检查，并确保图像 [和（或）PACS 访问] 和报告都发送到接收单位。

为患者的随身物品做一个计划。

2. 设备的准备

所有设备必须运转正常，并配备适当的听觉和视觉报警系统。转运设备只能用于转运。必须按照制造商的指导和定期检查，并在转运前立即进行进一步的测试。应特别注意确保便携式电子设备有足够的电量。

转诊团队通常可以使用以下设备：全套的气道管理设备，其中包括困难气道套件、心脏监护除颤起搏器、适用正性肋力药物的多个输液泵、能够进行复杂呼吸支持的转运呼吸机、有创血压监测、温度监测、二氧化碳检测仪和血氧测定。

氧气、基本药物（特别注意正性肌力药和镇静药物）和液体的供应应超过预定路程的全部量，包括不可预见的延误。

特殊患者可能需要专科设备，如那些可能有分娩风险的患者（风险很高，也有可能在分娩后才转诊）和那些有脊柱损伤的患者。

转运团队应随身携带电池充满的手机或无线电，以便在转运过程中能够紧急通信。相关联系电话应预先录入手机。

3. 人员的准备

转运团队也要做好准备，如保暖的衣物、合适的鞋子，如果路途较长则要准备食物、手机和足够的钱，以便在需要的时候能够回原单位。他们要知道接诊医生的姓名和联系方式，以及接诊单位的确切位置。

转运过程中陪同人员的数量和性质反映了患者的转运类别。例如，有明显症状的子痫前期的患者通常会有麻醉医师和助产士陪同。

无论患者属于何种类别，所有人员都应能胜任转诊程序，并熟悉在救护车或飞机上的实际工作状况，他们应熟悉转运中使用的设备和药物，以及在转运时患者可能发生不良的生理变化。

所有的工作人员必须在他们的专业范围内训练。重症监护协会建议，对于重症监护患者的转院，随行医生"应该接受过重症监护和医疗转运方面的培训，有转诊转运的经验，最好有至少 2 年的麻醉和重症监护医学或其他同等专业经验"。此外，他们应由经验丰富的医生、护士、熟悉重症监护程序和转运设备的辅助或技术人员陪同。

雇主必须为患者的转诊提供适当的医疗赔偿保险。此外，还必须为转运团队成员提供适当的人身伤亡和意外伤害保险。

4. 打包

患者的正确准备非常重要（包括转运前的物资准备），目的是尽量减少静脉管路、导管和设备断开的风险。气管插管和静脉插管应固定可靠、易见，必要时使用延伸套管。对于机械通气的患者，建议放置鼻胃管。引流管和导管应固定，引流通畅。应使用适当的商用引流阀和引流袋系统代替任何水下密封装置来固定和开放胸腔引流管。

在出发时，应向接收单位提供预计到达时间。转诊单位负责安排安全、高效、快速的转诊。实际上，有些转诊可能需要更长的时间来安排。在这种情况下，考虑到转运时间本身可能很长，应在出发前重新评估患者的临床状况和（或）胎儿的健康状况，包括在适当的情况下再次阴道检查。临床状态的改变可能使计划的转诊变得不切实际或不安全。如果这样的话，就需要更新接收单位和转运团队。

（六）转运

1. 转运的模式

可以利用一些运输工具，包括道路救护车、旋转翼和固定翼飞机，偶尔也可以使用船只。每种方法都有特定的优点和使用限制。在决定最佳转运方式时，需要考虑以下几个因素。

- 疾病的性质。
- 患者体重。
- 转诊的紧迫性。
- 交通的可获得性，以及对资源的优先事项和需求。
- 民用航空的限制。
- 医疗和转运团队的疲劳限制（安全工作时间）。
- 转诊人员数量及随行设备数量。
- 转运设备对患者进行紧急医疗干预时可能的临床影响。
- 动员时间。
- 地理因素（患者的位置、涉及的距离和转运时间、是否需要加油）。
- 地形（包括接近降落跑道、是否有直升机停机坪、道路入口和道路状况）。
- 天气条件。
- 交通状况。
- 成本。

尽量减少转院次数和患者的院外总时间是重要的原则。患者在转运工具转换（从病床到手推车、救护车到飞机担架等）过程中面临更高的风险。

到目前为止，道路救护车是英国最常用的转运工具。它们的总体成本较低，动员时间短，受不利天气条件的影响较小。它们还能减少生理上的干扰，使患者的管路通道和监测更容易。

路途的目标是顺畅稳定，而不是快速、坎坷。转运团队应规定车辆行驶速度。速度将反映临床的紧迫性和有限资源（如氧气）的可用性。

空中转运可用于 80km 以上或持续时间超过 2 小时，或者道路交通不便的情况。空运本身的感知速度必须与组织过程时间延误和路途开始结束时的换乘车辆间所需的时间相平衡。

空运引起生理影响也必须考虑在内。海拔的增加导致气压的降低，同时也导致氧分压降低和封闭空间内气体膨胀。气体膨胀（如未引流的气胸或肠胀气）可能导致疼痛或潜在病理性严重恶化。相对缺氧（由于高度或飞机增压不足）是常见的。如果一个正常人的动脉血氧饱和度为 98%，在没有补充氧气的情况下，在海拔 3000 米处动脉血氧饱和度会下降到约 90%。潜在的影响包括心肌缺血、晕厥、思维混乱和意识丧失。

大多数固定翼飞机通常将机舱加压到海拔 2450 米左右。然而，一些航空医疗平台可以加压到海平面水平，而一些（包括大多数直升机）根本不能加压。如被加压到海平面水平时，飞机则无法达到正常的巡航高度。它们因此需要携带更多的燃料，飞行更低更慢，这将减少它们的飞行距离，并可能使它们暴露在更多的湍流和不利的天气条件下。

2. 转运中的监护

患者的体位摆放应使其能提供最多的管路通道。头部应有足够的空间来监测和管理气道，并随时准备处理脱落的线或管道。在转运过程中，每个人的安全都很重要。患者和陪同人员都必须系好安全带（任何时候都要系好安全带），所有的设备都要妥善安放。如果途中出现问题，可能会限制管路的速度。同样，由于噪声和隔离，与患者和其他人员的交流可能受到限制。

转运过程中需遵守基本的最低监测标准。所有患者都需要监测氧饱和度、心电图和无创血压。对于机械通气患者，还应监测吸入氧浓度、呼气末 CO_2 浓度、呼吸机参数和气道压力。胎儿监护也是合适的。

转运过程中出现的生理问题可能是由于运输环境对患者异常生理的影响而产生的。仔细准备可以最大限度地减少惯性力的有害影响，如倾翻、加速和减速，以及温度和气压的变化。

如果准备充分，转运阶段通常不会发生事故。运送孕妇时最可怕的并发症是飞行中分娩，以及随后虚弱早产儿的复苏。幸运的是飞行中分娩是罕见的事件，很少会发生。然而，不幸的事件也会发生。如果是这种情况，则需要使用 ABC 法重新评估患者。

应采取适当的纠正措施。在移动中的车辆里面进行临床干预几乎是不可能的，要考虑在合适的地方停车。发生任何不良事件后，与接收单位的沟通很重要，应遵循前面描述的 ISBAR 框架。

（七）交接

在转运快结束时，必须与接收团队直接联系，以便能够提供简明和系统的患者总结。随后，由接收单位负责患者的监护。接诊人员应留下医疗记录和转诊记录复印件。这是患者的病史、生命体征、治疗和转运期间重要的临床事件的书面记录。患者随身携带的所有其他文件也要交接。在此期间，转运团队的其他成员可以帮助将患者从救护车推车移到接收单位的病床上。然后，转运团队可以取回所有设备，并返回原单位。

三、常见的协调问题

（一）问题 1

由于以下原因之一，转运平台不可用。
- 天气条件。
- 目前正在进行其他的转诊。
- 被安排做其他任务。

解决方案
- 考虑在时间紧迫的情况下，与车辆中途会合（可能需要医院或当地医护人员的护送）。
- 其他任务能否以其他方式完成或延缓。
- 分路段转诊（转移到更大的中心而不是直接转移到最终的救治站）。

（二）问题 2

与转诊人存在冲突。
- 他们认为应更早开始转诊而不是等待安排。
- 转诊人拒绝执行协调员建议的干预措施。
- 转诊人拒绝向协调员提供信息。

解决方案
- 解释决策背后的原因。
- 引入第三方，如接收医院的医生。
- 使用视频会议来加强沟通。

（三）问题3

与接收医院的工作人员有冲突。

- 由于关键人员联系不上，他们无法确认能否接收该病例。
- 接收机构声明已经满员，无法接收患者。
- 管理冲突，接收医院的工作人员认为患者应该留下来在转诊地点接受治疗。

解决方案

- 转诊服务部门应了解并倡导相关政策，如要求某些医院对其所在地区的患者或患有某些疾病的患者负责，如严重创伤、急性ST段抬高心肌梗死或急性脑卒中。
- 在医院满负荷运转时应制订政策，如转诊的规定。
- 与当地受尊敬的专业顾问一起安排抢救服务，如在发生有关管理和处置的冲突时，接受重症监护专家的建议。
- 多方电话会议或视频会议可以帮助解决问题。
- 如果所有其他措施都失败，在转诊组织和医院主管内部将问题升级。

（四）问题4

转诊中心要求在手术干预前转运一名病情不稳定的外科患者。

解决方案

- 直接与转诊医院的外科顾问医生沟通。对于病情可能恶化且无手术治疗前景的患者，比较手术治疗与院外转院4～6小时的风险。
- 可以考虑将手术团队与不稳定的患者一起转运并提供干预措施，但这是比较罕见的选择。

四、结论

- 患者的安全转诊需要系统性方法。
- 按照ACCEPT方法，要适时开展重要活动。
- 应采用整体方法来进行患者准备，其中包括解决心理和社会问题，以及复苏和稳定的重症监护要素。
- 组织不善和仓促完成的患者转运会显著增加发病率和死亡率。
- 转诊团队应接受由高级生命支持小组提供的新生儿、成人和儿童安全转诊和抢救课程（Neonatal，Adult and Paediatric Safe Transfer and Retrieval Course，NAPSaR）的特定培训。

拓展阅读

[1] ALSG (Advanced Life Support Group); Mackway-Jones K, Marsden J, Windle J (eds). *Neonatal, Adult and Paediatric Safe Transfer and Retrieval: A Practical Approach to Transfers.* Oxford: Wiley Blackwell, 2019.

[2] Marlow N, Bennett C, Draper ES, Hennessy EM, Morgan AS, Costeloe KL. Perinatal outcomes for extremely preterm babies in relation to place of birth in England: the EPICure 2 study. *Arch Dis Child Fetal Neonatal Ed* 2014; 99(3): F181-8.

第 44 章 知情同意*
Consent matters

黄心怡 梁伟璋 **译**
刘晓绛 李映桃 **校**

学习目的

阅读本章后，您能够：
- 懂得何时和为何需要知情同意。
- 理解有效性、能力、自主性和责任的概念。
- 明确胎儿的法律地位。

一、概述

（一）何时需要知情同意

在与患者进行任何治疗、检查或身体接触之前，都需要征得患者同意。患者参与研究、教学或披露私密信息（可以是书面的、图像的或音频的）之前，也需要得到同意。

英格兰和威尔士并不像某些国家，没有规定知情同意原则的法规。未获得知情同意可能导致民事或刑事诉讼，因为无论什么意图，对患者的任何接触都是侵权行为。然而，为了避免受到侵犯他人人身权利的指控，必须获得广泛的同意。

相比之下，获得知情同意的义务要求更高，源于卫生专业人员对患者有照顾责任。如果不能提供足够的信息，患者就无法做出知情的选择。患者在没有充分知情的情况下，接受了其本应会拒绝的治疗，并因此受到损害的，可以以疏忽过失为由进行索赔（即使该损害是难以避免的手术风险，而非诊疗过程管理不善导致的）。

Chester 和 Afshar（2004）一案提示了即使患者在选择治疗前已被告知风险，但如果（医方）未能提供具体详细的信息并确保患者能及时

---

*. 译者注：本章一些内容与我国国情有差异，仅供参考。

理解，也会导致患者索赔成功。在该案例中，患者在椎间盘切除术后出现了马尾神经综合征（是该手术公认的并发症）。她指控外科医生没有告知该并发症，而法院也认同了这一指控。她承认，即使她知道这种并发症，她很可能还会选择同一个外科医生做手术，但她被剥夺了做出知情选择的权利。当这个案件在英国上议院提出上诉时，多数人认为，患者的手术知情权和自我决定权被剥夺了，构成了损害。这一裁决对英国判例法形成了深远的影响，国家医疗服务诉讼管理局（NHSLA，2004）已经就此问题发出了警示。

在手术之前应尽早征得患者同意，但是医生在手术开始之前应该再次确认患者是否保持同意。在产科，应该在产前向患者提供关于潜在并发症和可行的替代治疗方案的信息。众所周知，在紧急情况下知情同意是不太可能实现的，甚至在产前也可能无法预料那些最危险的患者。英国医学总会（General Medical Council, GMC）认为，获得知情同意是一个过程，而不是一个独立的事件。英国医学总会建议："在提供信息时，你必须尽最大努力去了解患者的个人需求和优先考虑的事项。你应该诚实地回答患者提出的任何问题。"本书中有整个章节都是关于信息保护的："你不应该隐瞒患者做决策所需的信息，除非你认为透露一些相关信息会对患者造成严重伤害。"即使在这种情况下，也并不意味着患者会对这些严重伤害感到不安，而拒绝治疗。GMC 目前正在修正这一指南。

（二）法律和伦理要求有知情同意

征得有效的同意不仅仅是法律要求，也体现了尊重个人自主权的伦理原则，是临床诊疗实践的基础。这是卫生行政部门和医学会的观点。

传统的知情同意模式是"伤害规避模式"，在这种模式中，患者被笼统地告知手术风险，另一方面却又被排除在决策过程之外。"以一种权威但仁慈的方式（如满足他们所需，但强制其诊疗）对待患者"（Switankowsky，1998）。这在 Sidaway 诉伯利恒皇家医院董事会一案中被认为是允许的（1985）。正如法官所说："当和患者讨论手术相关事宜时，医生已经决定了说什么和怎么说。"

随着对个人权利的日益重视，知情同意的形式需求也变得更加严格。这就是所谓的"自主增强知情同意模式"，在这种模式下，患者必须获得他们所需要的所有信息，以便他们对所建议的方案做出完全知情的决定。

同意可以是默许的，也可以是明示的。默许同意的一个例子是患者伸出手臂以便进行静脉穿刺。这种默许同意通常会让你避免受到侵害人身权利的指控，然而这可能也很难得到证实。进行"实质性"风险的手术之前，需要得到明确的知情同意。知情同意的有效性并不取决于其采用的形式：表格上的签字并不一定会使知情同意生效。同样，如果得到了有效的知情同意，没有签署同意书也并不妨碍治疗。当涉及的手术复杂或有风险，涉及对患者个人的研究或筛查而不是临床治疗时，或可能"对患者的工作、社交或个人生活产生重大影响"（GMC，2008）时，则书面同意被认为是明智的 GMC（2020）。最新指南认为，"尽管患者可以口头（或非口头）表示知情同意，但应确保将此记录在病历中"。

（三）决策和知情同意的原则

GMC 在 2020 年发布的最新指南中概述了在获得患者知情同意和就其决定治疗时应适用的"七项原则"。

- 所有患者都有权利参与关于其治疗和护理的

决定，并在他们有民事行为能力的情况下得到支持并决定。

- 决策是一个围绕重要事项的对话过程：针对患者个人相关信息的交流。
- 所有患者都有被倾听的权利，并获得做出决定所需的信息，以及理解信息所需的时间和支持。
- 医生必须尝试找出患者的重点需求，以便他们能够提供建议方案和合理的替代方案的相关的利弊信息，包括不处理的选项。
- 医生必须先假设所有成年患者都有完全民事行为能力对其治疗和护理可以决策。只有在符合法律要求的评估后，才能断定患者缺乏在特定时间做出特定决定的能力。
- 对于缺乏决策能力的患者，选择的治疗或护理必须对其总体而言是有利的，并应与他们近亲属或法定代理人协商后进行。
- 应支持那些知情同意权受到法律限制的患者参与决策过程，并在可能的情况下让其行使选择权。

（四）是什么使得知情同意有效

- 患者必须获得足够的信息。
- 患者必须有能力决定。
- 患者必须被允许自愿决定。
- 从通过培训和具有资质的医务人员处获得知情同意。

二、充分的信息

这是个不确定的领域，这一定义随着时间推移和不同国家的变化相当大。本章中只详细讨论英国的案例。

在1957年，在Bolam诉Friern医院案（1957）中，根据Bolam原则或"合理的医生测试"，确定了医生的实践将由医学同行评判，这特别适用于评判向患者传递的信息。这在1985年的Sidaway案中受到了质疑，当时认为可能在某些情况下，虽然不是"医疗鉴定机构"的意见，但关于某一特定风险的信息是显然必要的，法院也会以此裁定不提供信息是疏忽的。在Bolitho（1997）案和Pearce（1999）案中，Bolam原则被推翻。法院明确表示，法院是向患者提供多少信息量才是合理的最终仲裁者，而不是医学界。医生所认为的谈话的合理性已经被患者对合理谈话的期待所取代。而美国的情况有所不同，在某些州，提倡"完全披露"的政策（尽可能多地告诉患者）。

实质性风险是指处于患者位置的人才会重视的一种风险。Rogers诉Whitaker（1992）一案中指出，不能仅根据风险发生的可能性来判断该风险是否重要，必须考虑到风险的严重性。患者的个人情况也很重要。例如，对初产妇来说，手术后不孕的风险可能比已完成家庭生育任务的女性更大。应告知患者的信息类型包括对手术过程的描述，以及所涉及风险的发生率和严重程度（即使这些风险没有发生在该医生的临床实践中，也应提及）。医生应该与患者讨论遵循或拒绝某一特定的治疗方案的可能性或可能的结果，以及有哪些替代方案（如果存在）。

麻醉医师协会（Yentis等，2017）指出，影响患者被告知的因素可能包括"患者想要知道和能够理解风险的预估能力"和"建议治疗的紧迫性"。

最高法院在2015年3月的Montgomery诉Lanarkshire案的裁决中推翻了Bolam原则。这是关于1型糖尿病患者Nadine Montgomery的一个具有里程碑意义的案件。她身材娇小但怀了一个巨大儿，而且表达了对分娩过程的担忧。最终因为阴道分娩时发生肩难产，导致她的儿子患上了脑瘫。尽管她在产前就表达了担忧，但是医师并没有向她提及肩难产的风险和可以进行剖宫产选择。她坚信如果早知道有这些风险，她可能会选择剖宫产，而最高法院也支持了她。这个案件改变了我们对知情同意的看法，知情同意决定了应该告诉患者他们需要知道的一切，而不是医生想告诉他们的。这要求医生以患者角度去讲述其可能重视的风险，或者医生合理地推断出特定患者可能发生的严重风险。

有时候，患者可能希望知道的很少，或要求亲属（在产科通常是伴侣）为他们做决定。在法律上，没有人可以取代一个成年人替他（她）做决定。如果向患者提供了信息但被拒绝了，英国医学总会建议尝试向患者解释清楚病情的重要性，而卫生行政部门认为在病历中做好记录是"明智的做法"。成年人的亲属不能选择隐瞒信息，必须征求患者本人意见。

在产科，要告诉患者多少信息的问题尤其棘手。产科通常是年轻和体健的患者，而年轻患者往往想要了解更多的信息。女性及其伴侣也更积极地希望了解情况。多项研究（Pattee 等，1997；Kelly 等，2004；Plaat 和 McGlennan，2004）表明，产科患者想要的信息比其所获得的信息更多。有证据表明，提供更多的信息并不会增加焦虑的程度，而这也是医学界普遍关注的问题（Inglis 和 Farnhill，1993）。

影响孕产妇获取所需信息机会的是缺乏足够的时间：分娩时的大多数医疗干预措施都是计划外的，如产程延长、阴道助产、会阴切开术或手取胎盘术。2/3 的剖宫产手术是非择期的。在英国皇家妇产科学院的一项全国审计中，16% 的剖宫产手术被认为是第一类：当女性及其胎儿的生命受到直接威胁时，必须在 30 分钟内分娩（RCOG，2001）。当涉及创伤时，时间总是最宝贵的。大多数权威人士建议应向女性提供产前所有可能的产科并发症的知情信息。一项临床试验指出，将印刷材料与面对面的问答环节相结合似乎是向患者知情告知的最有效方式（Webber 等，2001）。

在真正的紧急情况下，时间是至关重要的，RCOG 关于知情同意的指南中建议，口头知情同意应有其他医护专业人员的见证并进行相应的记录（Re T，1992）。

自 Montgomery 案裁决以来，对获得良好的知情同意的认识，使得许多单位引入了 BRAIN 概念，通过询问以下问题来帮助准父母完成知情同意的过程。

B（Benefits）：利益	"这将如何帮助我和我的孩子呢？"
R（Risks）：风险	"这个手术对我和我的孩子有什么风险？"
A（Alternatives）：替代方案	"我还有别的选择吗？"
I（Intuition）：直觉	"我的直觉告诉我应该怎么做？"
N（No change）：不变	"如果我在这种情况下什么也不做会怎么样？"

三、能力

患者具有能力（能胜任）决定有关医学治疗的方案，必须符合下列标准。

- 患者必须能够理解这些信息。
- 患者必须能够保留信息足够长的时间，以便将其作为决策的依据。
- 患者必须能把评价/权衡信息作为决策过程的一部分。

- 患者必须能够表述他们的决定（不一定是口头上的）。

在英国，18 岁以上的人都被认为有能力选择或拒绝治疗，除非事实证明并非如此（对于年龄 16—18 岁，见下文），这不是有关成年人的智力或受教育程度的问题。为了使患者能够理解信息，信息必须以患者能够理解的形式呈现（如使用患者能够理解的语言，如果是文盲，则避免使用书面材料）。卫生行政部门提醒切勿低估有学习障碍的患者获得知情同意的能力。应尽最大的努力，以这些患者所能理解的形式提供信息。此外，患者不需要做出别人认为是合理的决定，"无论抉择的原因是合理的、不合理的、未知的，甚至是不存在的，患者的选择权都存在"[Lord Donaldson（Re T，1992）]。

除非通过授权书合法指定，任何人不得代表成年人（包括无行为能力的成年人）知情同意接受治疗。

自 1969 年以来，年满 16 岁或 17 岁的人就有权知情同意进行医疗干预（1969 年《家庭法改革法案》第 8 节）。然而，与成年人不同的是，他们拒绝治疗的行为有时可能会被负有父母责任的成年人推翻。否决的权力是建立在孩子的权利至上的基础上的。为了孩子的权利，法院可以驳回孩子或有父母责任的人拒绝治疗的决定。这对耶和华见证人（基督教徒）的孩子有显著影响（而苏格兰的情况并非如此，有能力的孩子的拒绝是不能被推翻的）。

考虑到手术的复杂性和风险，以及孩子的健康和精神状况，16 岁以下的儿童如果被医生判定为有行为能力，则可以有知情同意接受医学治疗的能力。这个过程评估孩子是否有"Gillick 能力"。医生应确保所有与他们的决定有关的考虑都被记录在案。

值得注意的是，在 2000 年，就产科而言，英国有超过 41 000 名未满 18 岁的女孩妊娠，其中 8000 名不满 16 岁。很大比例的年轻女孩试图终止妊娠。在这种情况下，在是否终止妊娠的问题上，父母和孩子之间可能会发生冲突，因此确定女孩是否具有"Gillick 能力"是至关重要的。

（一）缺乏知情同意能力：无民事行为能力

患者的能力范围遵循从无民事行为能力到有民事行为能力的连续统一体（Maybury 和 Maybury，2003）。在缺乏民事行为能力而无法获得有效知情同意的情况下，指导治疗的基本原则是遵循个人的最大利益（对未成年人来说是"儿童的权利"）。可以而且应该根据必要的法律依据给予治疗。个人的最大利益不仅涉及他们的身体健康，而且必须取决于以下内容。

- 提供选项的风险和利益。
- 患者以前是否有民事行为能力，以及是否有既往观点的证据，如提前声明。
- 了解患者的观点或信念。
- 第三方对患者偏好的看法。

给患者在未来的治疗方案上有更多的选择机会。

（二）心智与能力法案

该法案于 2007 年在英格兰和威尔士生效，旨在保护缺乏民事行为能力的人。它基于以下五个基本原则。

- 一个人必须被假定为有民事行为能力，除非能确定其缺乏民事行为能力。
- 除非采取了所有可行的恢复能力的措施但没有成功，否则不应认为一个人缺乏民事行为能力。

- 不能仅仅因为一个人做出了一个不理智的决定，就被判定为缺乏民事行为能力。
- 根据本法案，为缺乏民事行为能力的人或代表其提供的任何决定都必须符合其最大利益。
- 在进行手术或决定手术之前，必须考虑是否能够以较少限制个人权利和行动自由的方式有效地达到所需要的目的。

该法案要求能力评估分为两个阶段（框44-1）。

框44-1 两阶段评估

第一阶段
这个人是否有精神或大脑的损伤，或者是否有某种干扰影响了他们的精神和大脑的因素存在（损伤或干扰是暂时性的还是永久性的都不重要）。

第二阶段
如果是这样，这种损伤或干扰是否意味着本人无法在需要决策的时候做出决定。

能力可能为特定医疗的决策，并可能随着时间而波动（患者可能有能力进行某些决定，但没有能力决定其他事情）。精神疾病并不一定意味着缺乏民事行为能力（Tameside 和 Glossop 紧急服务信托诉 CH 案；www.medicalprotection.org/uk/articles/assessing-capacity，最近访问在 2022 年 1 月）。

该法案赋予任何年满 18 岁的患者，在今后缺乏民事行为能力时有权拒绝接受特定医疗。这就是所谓的医疗预嘱。

- 个人起草指令时，是有民事行为能力的。
- 该指令表示拒绝治疗（医生无权采取任何特定的措施，也不能采取任何未经允许的救治措施）。
- 治疗问题的具体情况是指，患者在起草医疗预嘱时已经能明确预见到（医生）所建议的治疗方案的情况。
- 没有证据表明患者在仍有民事行为能力时改变了主意。

医疗预嘱可以是口头上的，除非是必须由患者书写并签名的涉及救命的治疗。该法案并没有规定口头上医疗预嘱的形式，它将由临床医生来决定它们是否存在并在当时是否有效。

医生不能因为良心或信仰而选择无视有效的医疗预嘱。

医疗预嘱的例子包括在进展性、衰退性疾病中拒绝采取高风险手术或复苏措施，以及基督教徒可能携带的拒绝使用血液或血液制品的声明。在产科方面，分娩计划可能满足医疗预嘱标准。在这种情况下，最重要的是确定患者是否已经预料到会出现这种情况（如经历比以往更严重的疼痛），是否已经改变主意，以及目前的情况是否使她目前失去相应民事行为能力。

如果对医疗预嘱的有效性存在担忧，那可能有必要去咨询法院。1998年《人权法》第9条（思想、道德和宗教自由）也许将来在这一领域产生影响。

根据 1983 年《精神卫生法》的保障措施，精神上丧失民事行为能力的患者可以接受强制治疗，但仅限于他们所患的精神障碍。在 Norfolk 和 Norwich 国家医疗服务信托诉 W（1996）案中，一名患有精神分裂症的产妇被迫接受了剖宫产，理由是剖宫产是治疗精神分裂症的一部分，而不是拯救她或她孩子的生命。当中法官认为分娩可以阻止患者精神状态进一步恶化，精神病学家也认为活产是精神分裂症治疗成功的必要条件，最后，患者在分娩之前还不能给予强力的药物治疗，因为这可能会伤害胎儿。

对于缺乏民事行为能力的儿童，1989 年的《儿童法案》规定了谁可以承担监护人的责任。

- 如果孩子的父母在孩子出生或受孕时已经结

婚，这种监护人责任不会因为离婚而丧失。

- 如果孩子的母亲未婚，则母亲有而父亲不具有责任，除非他们后来结婚或法院授予他具有为人父母的责任。然而，在英格兰和威尔士，从 2003 年 12 月起登记的出生人口（苏格兰和北爱尔兰的日期不同），只要孩子的出生证明上有未婚父亲的名字，他就有为人父母的责任。
- 法律规定的监护人或养父母。
- 依法为该孩子签发居住令的人。
- 孩子由其照顾的地方当局（通常与父母共享）。
- 持有儿童紧急保护令的地方当局或个人。

有父母责任的一方可以在另一方拒绝的情况下知情同意基本的治疗；在这种情况下，如果可行，这些决定应提交法院。在紧急情况下，缺乏民事行为能力的儿童可在未经父母责任人的同意的情况下接受治疗。

具有决定能力和暂时失去决定能力是产科的一个特殊的棘手问题。一系列案件突显了这一点，在这些案件中，有人向法院提出申请，要求允许在违背女性意愿的情况下实施急诊剖宫产。在 CH 案中，1983 年的《精神卫生法》允许这种手术，因为该手术被认为是治疗女性精神疾病的一个重要部分。在随后的案例中，是否允许手术的决定是基于孕产妇的决定能力问题。在一个案件中（Norfolk 和 Norwich 国家医疗服务信托诉 W 案），分娩过程中的"疼痛和急性情绪压力"，加上患者的精神病史（患者不相信自己妊娠了），使法官认定她是无法权衡她收到的信息。然而，同一天的另一个案件（Rochdale 国家医疗服务信托诉 C 案）中，同一位法官仍认为由于分娩的情绪压力和疼痛，患者"无法对任何事情做出任何有效的决定，即使是最微不足道的事情"。而产科医生则认为产妇没有精神病史，是有民事行为能力的。

第三个案例是一名严重的针头恐惧症患者（ReMB，1997），她因为臀先露而要求剖宫产。此案裁决该女性的决定能力由于针头恐惧症引起的恐慌和恐惧而暂时降低。

休克、意识模糊、疲劳、疼痛和药物等因素可能会暂时削弱人的民事行为能力。当考虑产程中妊娠女性的民事行为能力时，所有这些因素都可能是相关的。

1998 年的《人权法案》将《欧洲人权公约》纳入英国法律。这很可能有助于加强对拒绝治疗的个人的保护（第 3 条，禁止酷刑；第 5 条，自由和安全的权利；第 6 条，接受公平审判的权利），并强调人们有充分知情同意的权利（第 8 条，私人和家庭生活的权利）。

（三）胎儿的地位

1967 年的《堕胎法》没有赋予胎儿合法生命权的法定地位。该法案明确规定了允许终止妊娠的情况，即女性的身体状况不能耐受继续妊娠。堕胎的理由如下。

- 妊娠尚未超过第 24 周，继续妊娠对妊娠女性或其家庭现有子女的身心健康造成伤害的风险大于终止妊娠的风险。
- 为防止对妊娠女性的身心健康造成严重的永久性伤害，终止妊娠是必要的。
- 与终止妊娠相比，继续妊娠会对妊娠女性的生命造成更大的风险。
- 如果孩子出生，就会有很大的风险患有生理或精神异常，从而导致严重残疾。

如果"为了挽救妊娠女性的生命或防止对其身心健康造成严重的永久性伤害，必须立即终止妊娠"，并且有公信力的临床执业医生认为堕胎是符合法案的规定，则可以终止妊娠。

在一个案例中，一名男子申请禁令阻止他的妻子堕胎但失败了，这证明了胎儿是缺乏法定权利的（Paton 诉英国妊娠咨询服务的受托人案，1979）。这个案件根据法案第二条（生命权）诉讼到欧洲人权委员会，但是被驳回。上诉法院对 Re MB（1997）一案的裁决不仅强调了权限的问题，而且强调了未出生的胎儿与其母亲权利相关的法律地位。上诉法院在判决书中明确指出，有决定能力的女性同意或拒绝治疗的权利优先于胎儿的权利。在随后的一个案件中（Re S, 1992），上诉法院总结："虽然人类受到法律的多种保护。但未出生的胎儿对于其母亲并不是一个独立人。胎儿对医疗援助的需要并没有凌驾于母亲的权利之上。无论是她自己还是她未出生胎儿的生命，妊娠女性有权拒绝那些违背其个人意愿的身体侵害。她的权利，不会仅仅因为她行使这项权利的决定在道德上令人反感而被削弱或减少。"

四、自愿知情同意

知情同意只有在自愿的情况下才有效。GMC 在题为"确保自愿决策"这一章节中指出，"应该由患者而不是医生来决定什么才是符合患者的最大利益"（GMC, 2008）。然而，患者接受医生可能想要推荐一种特殊的治疗方法，如果以冷静的方式提供基于循证的信息，这应该是可以接受的，将讨论记录下来是一种明智的做法。

女性的伴侣，有时是其他亲属，但往往是产科患者的陪伴，当中任何人都可能对她的管理有强烈的意见。在考虑外部影响时，"必须考虑患者本人的意志和试图强加意志人的关系"（Lord Donaldson, Re T, 1992）。

同样，可能削弱女性行为能力的因素也可能削弱女性承受强迫的能力（疲劳、疼痛、压力

等）。两性关系的文化因素也可能是一个因素。一个女人说，"我将按照我丈夫的决定去做"，这是一种很常见的情况。尝试寻求女人的意愿是很重要的，但最好是在伴侣不在的情况下。同样的情况也适用于父母陪同时，尤其是较年轻的女孩。在 Re T 一案中，上诉法院法官维持允许一名非基督教徒但拒绝献血的患者接受输血，理由是患者母亲是基督教徒，并对她产生了不适当的影响。

应该重申的是，任何人都不能代表其他成年人同意或拒绝治疗，无论其是否有民事行为能力（除非他们有授权委托书）。因此，那些说"我的妻子会想要/不想要一个特定的干预"的伴侣，无权强加他的观点给伴侣。然而，这样的声明可能会提醒医生，存在一个确实有法律分量的医疗预嘱。

五、谁可以获得知情同意

提供治疗的人应负责获得患者的知情同意。GMC 指南指出此项工作可以委托，只要受委托的人经过适当的培训并取得资格，以适当的方式获得知情同意，并对拟行的治疗方案有足够的认识。

六、结论

- 若缺乏基本的知情同意，与患者的任何身体接触都构成侵犯，并可能受到侵害他人人身权利的指控。
- 医生有义务确保患者对手术知情同意，不这样做就可能构成疏忽，特别是造成了伤害时。
- 在无法获得知情同意的情况下，而且基于治疗符合患者的最大利益，医生可以根据必要原则合法地提供治疗。
- 如果 16 岁以下的儿童被认为有接受治疗的

民事行为能力（"Gillick 能力"），则有权独立于父母之外知情同意接受治疗，但他们可能没有权利拒绝治疗。

- 胎儿没有合法的生命权，即使面临胎儿死亡，孕产妇的权利也是至关重要的。
- 如果医疗预嘱有效，如分娩计划，则是具有法律约束力的。
- 一般来说，产科人群希望并需要更多的信息来帮助她们做出治疗决定。

拓展阅读

[1] Chan C, Tulloch E. Montgomery and informed consent: where are we now? *BMJ* 2017; 357: j2224.

[2] GMC (General Medical Council). *Decision Making and Consent*. London: GMC, 2020. https://www.gmc-uk.org/ethical-guidance/ethical-guidance-for-doctors/decision-making-and-consent (last accessed January 2022).

[3] RCOG (Royal College of Obstetricians and Gynaecologists). *Obtaining Valid Consent*. Clinical Governance Advice No. 6. London: RCOG, 2015.

附录 缩略语
abbreviation

95%CI	95% confidence interval	95% 置信区间
AAGA	accidental awareness during general anaesthesia	全身麻醉时的偶然意识
ABG	arterial blood gases	动脉血气
ACS	acute coronary syndrome	急性冠状动脉综合征
ACVPU	alert, new confusion, responds to voice, responds to pain, unconscious	意识清醒、意识错乱、对声音有反应、对疼痛有反应、意识丧失
AED	automated external defibrillator	自动体外除颤仪
AFE	amniotic fluid embolism	羊水栓塞
AIP	abnormally invasive placenta	异常侵入性胎盘
ALSG	Advanced Life Support Group	高级生命支持小组
ALSO	Advanced Life Support in Obstetrics	产科高级生命支持
ALT	alanine aminotransferase	谷丙转氨酶
ARDS	acute respiratory distress syndrome	急性呼吸窘迫综合征
AST	aspartate aminotransferase	谷草转氨酸
ATLS	Advanced Trauma Life Support	高级创伤生命支持
BMI	body mass index	体重指数
BP	blood pressure	血压
BSOTS	Birmingham Symptom-specific Obstetric Triage System	伯明翰症状特异性产科分诊系统

CEMACH	Confidential Enquiry into Maternal and Child Health	妇幼健康机密调查
CEMD	Confidential Enquiry into Maternal Deaths	对孕产妇死亡情况的机密调查
CESDI	Confidential Enquiry into Stillbirths and Deaths in Infancy	对婴儿死产和死亡的机密调查
CGM	continuous glucose monitoring	连续血糖监测
CJD	Creutzfeldt-Jakob disease	克雅病
CMACE	Centre for Maternal and Child Enquiries	妇幼调查中心
CMDh	Coordination Group for Mutual and Decentralised Procedures-human	相互认证和分布处理协调小组
CNS	central nervous system	中枢神经系统
CO_2	carbon dioxide	二氧化碳
CPAP	continuous positive airway pressure	连续气道正压通气
CPD	cephalopelvic disproportion	头盆不称
CPR	cardiopulmonary resuscitation	心肺复苏
CRP	C-reactive protein	C反应蛋白
CRT	capillary refill time	毛细血管再灌注时间
CS	caesarean section	剖宫产
CSE	combined spinal and epidural	腰硬联合麻醉
CSF	cerebrospinal fluid	脑脊液
CT	computed tomography	计算机断层扫描
CTG	cardiotocography	胎心监护图
CTPA	computed tomography pulmonary angiography	计算机断层扫描肺血管造影
CVP	central venous pressure	中心静脉压
CVT	cerebral venous thrombosis	脑静脉血栓
CXR	chest x-ray	胸部X线
DAS	Difficult Airway Society	困难气道协会

DKA	diabetic ketoacidosis	糖尿病酮症酸中毒
DVT	deep vein thrombosis	深静脉血栓
EAS	external anal sphincter	肛门外括约肌
ECG	electrocardiogram	心电图
ECMO	extracorporeal membrane oxygenation	体外膜肺氧合
ECV	external cephalic version	外倒转
ED	emergency department	急诊部
eFAST	extended focused assessment with sonography for trauma	扩展的创伤超声重点评估
ERCP	endoscopic retrograde cholangiopancreatography	经内镜逆行胰胆管造影检查
FAST	focused assessment with sonography for trauma	创伤超声重点评估
FFP	fresh frozen plasma	新鲜冰冻血浆
FRC	functional residual capacity	功能残气量
GCS	Glasgow Coma Scale	格拉斯哥昏迷评分
GIC	Generic Instructor Course	通用讲师课程
GMC	General Medical Council	医学总理事会
GP	general practitioner	全科医生
GTN	glyceryl trinitrate	硝酸甘油
hCG	human chorionic gonadotrophin	人绒毛膜促性腺激素
HDU	high dependency unit	加护病房
HELLP	haemolysis, elevated liver enzymes, low platelet count（syndrome）	HELLP综合征
HIE	hypoxic ischaemic encephalopathy	缺血缺氧性脑病
IAS	internal anal sphincter	肛门内括约肌
ICP	intracranial cerebrospinal pressure	颅内压
IgE	immunoglobulin E	免疫球蛋白E
ILCOR	International Liaison Committee on Resuscitation	国际复苏联合委员会

IO	intraosseous	骨髓腔输液
ITU	intensive treatment unit	重症治疗室
IV	intravenous	静脉注射
LDF	leucocyte depletion filter	白细胞滤过器
LMA	laryngeal mask airway	喉罩
LMWH	low molecular weight heparin	低分子肝素
MBRRACE-UK	Mothers and Babies: Reducing Risk through Audits and Confidential Enquiries across the UK	审计和机密调查降低英国母婴风险项目
MEOWS	modified early obstetric warning score	改良产科早期预警评分
MEWS	maternity early warning scoring systems	孕产妇早期预警评分系统
MHRA	Medicines and Healthcare products Regulatory Agency	药品和医疗保健产品监管局
MIMMS	Major Incident Medical Management and Support	重大事件的医疗管理和支持
mMOET	Managing Medical and Obstetric Emergencies and Trauma	产科紧急情况与创伤医疗管理
MMR	maternal mortality rate	孕产妇死亡率
MOH	major obstetric haemorrhage	产科大出血
MRI	magnetic resonance imaging	磁共振成像
mRNA	messenger RNA	信使 RNA
MRV	magnetic resonance venography	磁共振静脉造影术
MSV	Mauriceau-Smellie-Veit	莫-斯-韦手法（后出头娩出法）
MTS	Manchester Triage System	曼彻斯特分诊系统
MUD	manual uterine displacement	人工子宫移位
NACCS	Neuro Anaesthesia and Critical Care Society	神经麻醉和重症监护协会
NAP	National Audit Project	国家审计项目
NAPSTaR	Neonatal, Adult and Paediatric Safe Transfer and Retrieval	新生儿、成人和儿科的安全转运和检索

NICE	National Institute for Health and Care Excellence	国家健康和护理卓越研究所
NICU	neonatal intensive care unit	新生儿重症监护病房
NLS	newborn life support	新生儿生命支持
NNT	number needed to treat	需要治疗的数量
OAA	Obstetric Anaesthetists' Association	产科麻醉师协会
OASI	obstetric anal sphincter injury	产科肛门括约肌损伤
ONS	Office for National Statistics	国家统计局
OR	odds ratio	比值比
OVD	operative vaginal delivery	手术阴道分娩
PAST	posterior axillary sling traction	后腋窝悬带牵引
PCI	percutaneous coronary intervention	经皮冠状动脉介入治疗
PDPH	postdural puncture headache	椎管内麻醉后头痛
PDS	polydioxanone	聚二噁烷酮
PEA	pulseless electrical activity	无脉冲电活动
PEEP	positive end-expiratory pressure	呼气末正压
PEFR	peak expiratory flow rate	呼气流速峰值
PET	pre-eclampsia toxaemia	子痫前期毒血症
PMCS	perimortem caesarean section	围死亡期剖宫产
PND	postnatal depression	产后抑郁症
POCUS	point of care ultrasound	床旁超声
PPH	postpartum haemorrhage	产后出血
PRES	posterior reversible encephalopathy syndrome	可逆性后部脑病综合征
qSOFA	quick sequential organ failure assessment	快速序贯器官衰竭评估
RCoA	Royal College of Anaesthetists	英国皇家麻醉师学院
RCOG	Royal College of Obstetricians and Gynaecologists	英国皇家妇产科学院
RCT	randomised controlled trial	随机对照试验

RCVS	reversible cerebral vasoconstriction syndrome	可逆性脑血管收缩综合征
Rh	rhesus	恒河猴
ROSC	return of spontaneous circulation	自主循环恢复
ROTEM®	rotational thromboelastometry	旋转式血栓弹力测定
RR	respiratory rate	呼吸频率
RR	risk ratio	相对危险度
SAD	supraglottic airway device	声门上气道装置
SAG-M	saline-adenine-glucose-mannitol	生理盐水－腺嘌呤－葡萄糖－甘露醇
SALVO	Cell Salvage in Obstetrics (trial)	产科自体血回收（试验）
SAP	systolic arterial pressure	收缩压
SBAR	situation, background, assessment and recommendation	情况、背景、评估和建议
SCAD	spontaneous coronary artery dissection	自发性冠状动脉夹层
SHO	senior house officer	高年资住院医师
SSRI	selective serotonin reuptake inhibitor	选择性5-羟色胺再吸收抑制药
STEMI	ST segment elevation myocardial infarction	ST段抬高型心肌梗死
SUDEP	sudden unexpected death in epilepsy	癫痫猝死
SVT	supraventricular tachycardia	室上性心动过速
tds	ter die sumendum（three times a day）	每天3次
TEG®	thromboelastography	血栓弹力图
TFT	thyroid function test	甲状腺功能试验
TIVA	total intravenous anaesthesia	静脉全身麻醉
U&E	urea and electrolytes	尿素和电解质
UK	United Kingdom	英国
UKOSS	UK Obstetric Surveillance System	英国产科监测系统

USA	United States of America	美国
VAD	ventricular assist device	心室辅助装置
VF	ventricular fibrillation	心室纤颤
V/Q	ventilation/perfusion	通气与血流灌注比值
VT	ventricular tachycardia	室性心动过速
VTE	venous thromboembolism	静脉血栓栓塞
WHO	World Health Organization	世界卫生组织

相关图书推荐

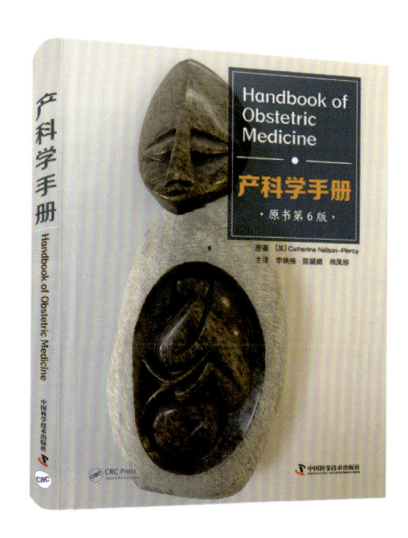

主译：李映桃　陈娟娟　韩凤珍
定价：180.00元

本书引进自CRC出版社，是一部新颖、实用、全面的产科学"教科书"，由伦敦国王学院产科医学教授Catherine Nelson-Piercy联合众多妇产科专家共同打造。本书为全新第6版，简明清晰地介绍了妊娠期间最常见和最严重的疾病，包括心脏病、血栓栓塞性疾病、糖尿病、皮肤疾病、胃肠道疾病、神经系统疾病、内分泌疾病、高血压和子痫前期等。对于每种疾病，从发病率、临床特征、发病机制、诊断、与妊娠的相互影响及管理的条件等方面采用分段式描述，便于读者快速检索阅读。书中对症状和鉴别诊断均以易于阅读的表格形式呈现，包括重要临床特征和特异性辅助检查。本书新颖、实用，采用图表、项目符号和要点框等多种呈现形式，帮助读者轻松掌握产科学方面的临床和实践要点，可作为产科医生、内科医生、全科医生和助产士的案头参考用书。

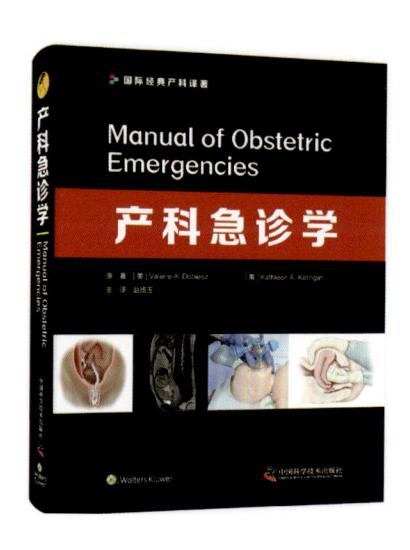

主译：赵扬玉
定价：268.00元

本书引进自Wolters Kluwer出版社，是一部实用性很强的产科急诊情况处置手册。全书共31章，全面介绍了从妊娠早期至产后整个过程中涉及的各种产科相关急诊情况，如异位妊娠、早产、急产、肩难产、产后出血、羊水栓塞、产褥感染等，同时还包括新生儿复苏的相关内容，所述内容将急诊医学与妇产科学相互交融，全书各章节均按照概述、病因、临床表现、诊断、治疗与管理、小结、核心要点的顺序进行阐述，可对急诊科医师准确管理产科相关急诊病例提供帮助。本书内容精练、配图精美、实用性强，是妇产科医师及急诊科医师日常实践的理想参考书。

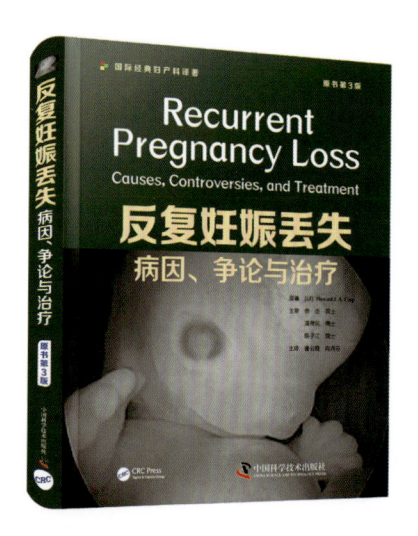

主审：乔　杰　院士　　黄荷凤　院士　　陈子江　院士
主译：曹云霞　向卉芬
定价：158.00元

本书引进自CRC出版社，由全球著名妇产科临床教授Howard J. A. Carp编写，是一部深入介绍反复妊娠丢失（RPL）的经典参考书。全书共五篇，对反复妊娠丢失的病因及相关治疗手段进行了系统阐释，从不同角度细致讨论了当前颇具争议的热点问题，可帮助读者全面了解反复妊娠丢失的基础理论和前沿知识。本书深入浅出、内容系统、图表明晰，非常适合妇产科和生殖医学相关工作人员参考阅读，亦可作为该领域相关学者的案头参考书。

相关图书推荐

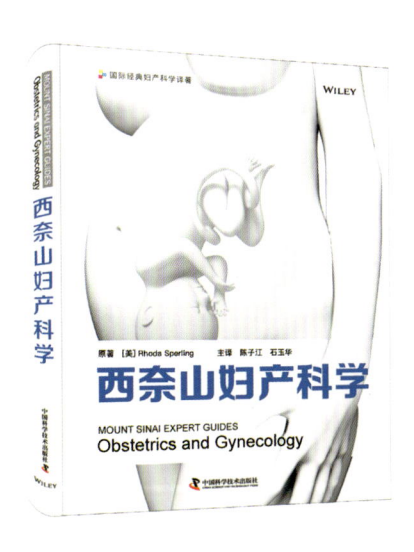

主译：陈子江　石玉华
定价：198.00元

本书引进自WILEY出版社，由西奈山伊坎医学院妇产科和生殖科学系RhodaSperling博士领衔编写，是一部系统介绍妇产科疾病的实用性指导用书。全书分为产科学、妇科学、生殖内分泌学、妇科肿瘤和计划生育五篇，共45章，内容全面，涵盖妇产科学各个领域。本书从妇产科学各种疾病的背景入手，详细介绍了疾病的定义、发病率、病因学、病理机制和危险因素等基础知识，展开阐述了疾病筛查和早期预防的方法，重点强调了疾病的诊治及预后，同时还加入不同疾病的循证依据和全新的国际/国家指南。本书内容丰富、图文并茂，深入浅出、紧扣临床、条理分明，便于速查和系统学习，可作为妇产科相关专业学生及临床工作者的参考用书。

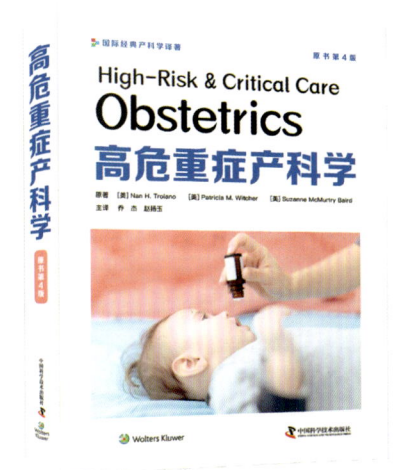

主译：乔　杰　赵扬玉
定价：198.00元

本书引进自Wolters Kluwer出版社，是一部实用性极强的高危重症产科学专业著作，目前已更新至全新第4版。著者就目前产科遇到的严重并发症，针对临床诊疗方面进行了详细阐述，既描述了疾病的病理生理过程，又介绍了疾病诊治的循证医学证据。书中所述既涵盖了常见的产科并发症（如产后出血、妊娠期高血压疾病），又结合目前临床现状及孕产妇疾病谱的变化，更新纳入了胎盘植入、静脉血栓性疾病等病种。同时根据当前高危重症孕产妇的管理需求，新增了有关孕产妇发病率及死亡率相关内容，并引入了管理理念，阐述了提高产科重症护理能力及改善孕产妇结局的策略。对美国产科的分级管理也进行了详细介绍，通过规划孕产妇就诊的优先级，提高医疗资源分配的效率。

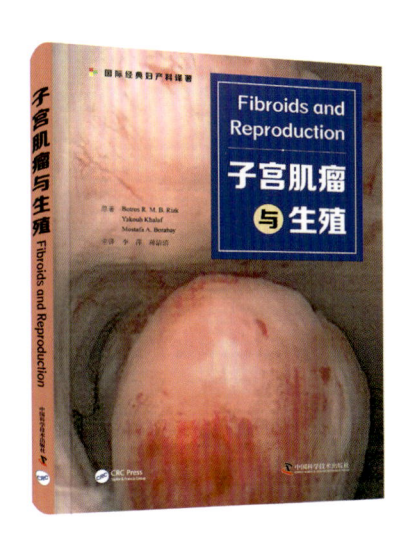

主译：李　萍　蒋清清
定价：108.00元

本书引进自CRC出版集团，由国际妇产科专家Botros R. M. B. Rizk 教授、Yakoub Khalaf 教授及 Mostafa A. Borahay 教授联合生殖及影像领域的权威专家共同打造，是一部临床实践与指南推荐相结合的实用著作。本书全面阐述了子宫肌瘤与生殖的各种问题，立意新颖，内容丰富，不仅讨论了子宫肌瘤对生殖、辅助生殖技术及子宫内膜容受性（胚胎移植）的影响，还论述了子宫肌瘤与复发性流产的关系问题、妊娠合并子宫肌瘤后如何处理、子宫肌瘤在生殖方面医疗干预的选择及避免子宫肌瘤对生殖影响的新技术、新理念等。本书从临床实际出发，紧贴医患共同关注的子宫肌瘤对生殖的影响与处理问题，运用简洁的语言和直观的图表，对最新循证证据进行梳理和提炼，不仅可满足妇产科与生殖医学工作人员在实际工作中的需求，还可启发相关临床医生进一步思考。

相 关 图 书 推 荐

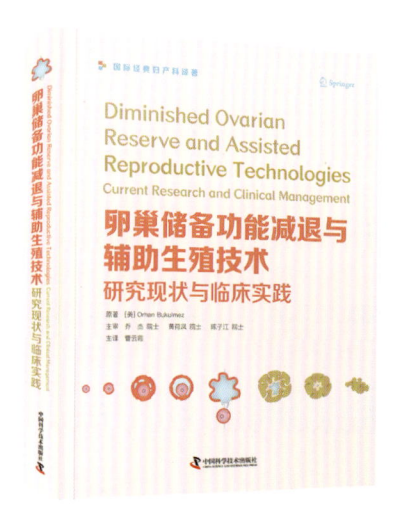

主审：乔 杰 院士　黄荷凤 院士　陈子江 院士
主译：曹云霞
定价：198.00元

  本书引进自Springer出版社，是一部系统介绍卵巢储备功能减退与辅助生殖技术相关研究及进展的著作。全书共分四篇，回顾了相关术语的定义和范围，以及对DOR自然史的当前理解，概述了饮食、激素、传统补品和用于刺激卵巢和改善ART结果的常规方法；介绍了微刺激、温和刺激方案和替代方案、冷冻胚胎移植准备、胚胎培养和子宫内膜准备注意事项及对临床结局的回顾；讨论了现代技术在DOR治疗中的应用，包括新鲜胚胎移植与冷冻胚胎移植、冷冻保存及全面的染色体分析；还展望了未来发展前景，如人工卵母细胞和卵巢的发育、早期卵母细胞的冷冻、卵巢皮质组织的冷冻和卵巢皮质的活化等。

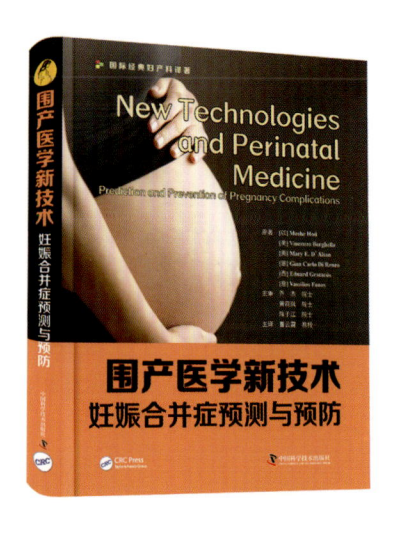

主审：乔 杰 院士　黄荷凤 院士　陈子江 院士
主译：曹云霞
定价：198.00元

  本书引进自世界知名的 CRC 出版集团，是一部新颖、实用、全面的母胎医学"教科书"，由Moshe Hod 教授联合众多母胎医学专家共同打造。著者以"为什么我们需要组学和系统生物学研究"开篇，概述了围产医学的发展趋势和新形势下利用组学和生物学技术研究围产期疾病的重要意义，然后在上篇中对目前重点关注的各类围产期母胎病症进行了全面细致的阐述；随后在下篇中，针对不同病症的发病机制，从预测到预防详细展示了组学和系统生物学技术在围产期母胎病症研究中的重要作用。本书内容全面系统、图文并茂，既可作为母胎医学医师的实用诊断工具书，亦可供母胎医学学生及相关技术人员等阅读参考。

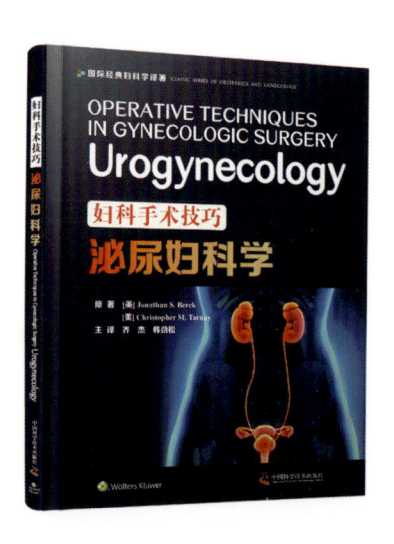

主译：乔 杰　韩劲松
定价：128.00元

  本书引进自Wolters Kluwer出版社，是妇科手术技巧系列丛书之一，是一部实用性极强的泌尿妇科学专业图解类手术操作指南。全书共10章，全面介绍了泌尿妇科学的各种手术治疗方式，均按照总体原则、影像学检查与其他诊断方法、术前准备、手术治疗、手术步骤与技巧、经验与教训、术后护理、预后、并发症的顺序进行介绍，对每种术式的操作步骤和手术过程中的注意事项都做了细致地阐述，同时配有丰富的高清彩色图片及具体说明。本书内容简洁明晰、配图精美丰富，是妇产科各亚专业及相关专业住院医师和临床医师日常实践的理想参考书，同时亦是一部不可多得的手术操作技术指导宝典。